「食育」のすべてがわかる！

新版 食育の本

Shoku-iku

監修　服部幸應

KIRASIENNE

はじめに

食育は食べ方の教育です

2005年6月、「食育基本法」が誕生しました。

これは日本の教育の3本柱といわれる「知育」「徳育」「体育」に「食育」が加えられ、学校教育としても成立したことを意味しています。

しかし、なぜ学校教育に「食育」を加えなければならなかったのでしょうか。

箸が上手に使えない、孤食や偏った食生活、食物アレルギーや生活習慣病の増加、さらに家庭の味（おふくろの味）を知らない子どもが増えました。

核家族世帯が8割を超え、食卓などでの家庭教育の担い手であった祖父母がいなくなり、家族の風習や礼儀作法の伝承が欠落してきたからだと私は思っています。

ここに「食育」を法律にまでしなければならない現代日本の社会事情があります。

そしてこれは日本のこれからの食文化に大きな影響を与えます。

私の食育活動の原点

いまでこそ環境問題や食品の安全性の危機感は人々の共通認識となっていますが、誰もそんな問題に気づかなかった半世紀以上も前に発行され、「環境問題の古典」といわれる本があります。

アメリカの生物学者レイチェル・カーソンによって著された「SilentSpring」（1962年発行 邦題「沈黙の春」新潮社刊）です。


サンフランシスコの北、145キロの山中にあるクリアー湖は付近に別荘が点在する保養地です。

毎年冬になると、産卵のためにカイツブリという渡り鳥がたくさん飛来してきます。

1957年、伝染病が流行したわけでもないのに数多くのカイツブリが死にました。

解剖すると、脂肪組織から1600ppmものDDD（DDTに似た殺虫剤）が検出されました。

湖の周りではハエの一種のブユが大量発生して、住民や観光客は悩んでいました。

そこで1949年にDDDを7000分の1の濃度に薄めて散布。

それによりブユは姿を消しましたが、5年後に再び大発生。

今度は5000分の1の濃度で散布すると姿を消しましたが、3年後にまた大発生し、増え続けました。

3回目散布を行なったのち、多数のカイツブリが死んでしまったのです。

そのときのクリアー湖のDDD濃度は0.3ppmでしたが、

プランクトンを餌にしている魚は40～300ppmという高濃度のＤＤＤが検出されました。
カイツブリはその魚を食べていたのです。
いわゆる食物連鎖です。
レイチェル・カーソンは科学的な調査・研究をもとに、
ＤＤＤ、ＤＤＴをはじめとする有機塩素系殺虫剤や農薬などによる環境汚染を
本格的に取り上げ、野生動物や自然生態系への影響、人間の体内での濃縮が
次世代に与える影響にまで警鐘を鳴らしました。
この本の刊行当初、全米の化学薬品業界、農薬協会から激しい非難や攻撃を受けました。
しかし、本書をきっかけに化学物質規制が大きく前進し、
アメリカ・環境保護局に発足にもつながったともいわれています。
この本を１９６０年代末に読んだとき、若かった私は大きな衝撃と感銘を受けました。
それがもとになり食の安心・安全、有機農業のあり方、
そして、“食べ方の教育”である食育から「食育基本法」につながっていきました。

法律が施行され10年以上経た現在、
以前より熱心に「食」を考え、「食育」に取り組む団体、人も増えましたがまだ完全ではありません。
農林水産省の調査では「食育に関心を持っている人は
75％（平成27年度食育白書）」でした。
「食育」を実践する人としない人を二極化させてはいけません。
すべての人にとって大切であり、必要不可欠なのが「食」であり「食育」です。
大切なのは一人ひとりが「食」への意識を高め、
安心・安全・健康な人生を送るために努力することです。
言葉は堅いですが、「食育」は決してむつかしいことではありません。
この書籍はあらゆる方に読んでいただきたい、家庭に一冊常備していただきたい思いで作りました。
この書籍を参考に現状を理解し、ひとつずつ生活を改善し、
豊かな心の成長と健全な身体、安心して暮らせる環境を育み、
次世代へつなげていただきたいと願います。

（学）服部学園 服部栄養専門学校 理事長 校長　医学博士
農林水産省「食育推進会議」委員　食育推進評価専門委員会」座長
服部幸應

「食育」のすべてがわかる！

新版

食育の本

Shoku-iku

CONTENTS

＊本誌は2013年に発行した「家庭の食育」を改訂し、新版「食育の本」として発行しました。

食育はいま、「実践の輪を広げよう」へ

「食育基本法」が制定された２００５年から、12年が経過しました。
２０１１年より小学校の学習指導要領に「食育の時間」が、
また、２０１２年からは中学校に、
そして２０１３年から高等学校の授業にも入るようになりました。
農林水産省（内閣府から移管）による第三次食育推進基本計画（平成28年度〜32年度）では「実践の輪を広げよう」をコンセプトに、

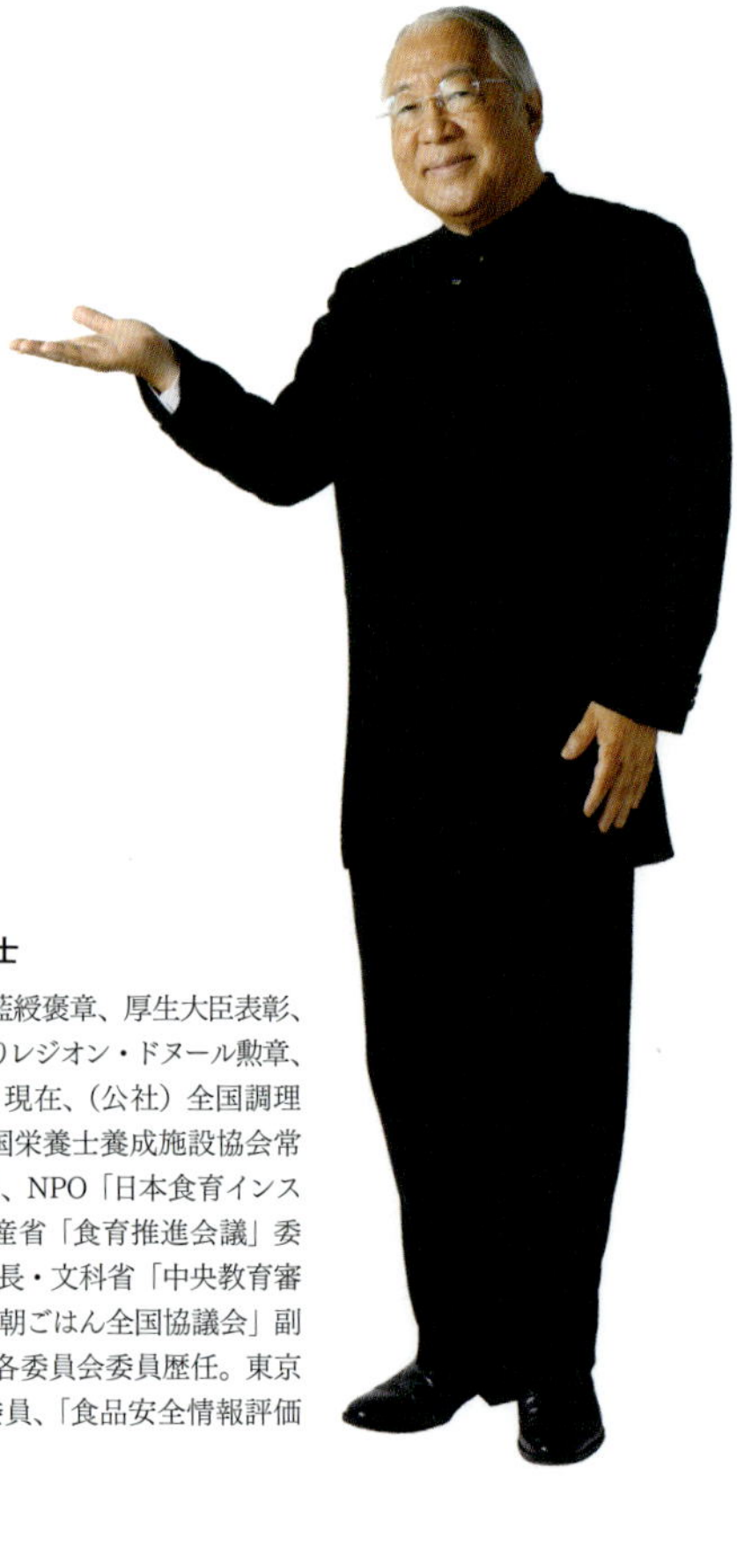

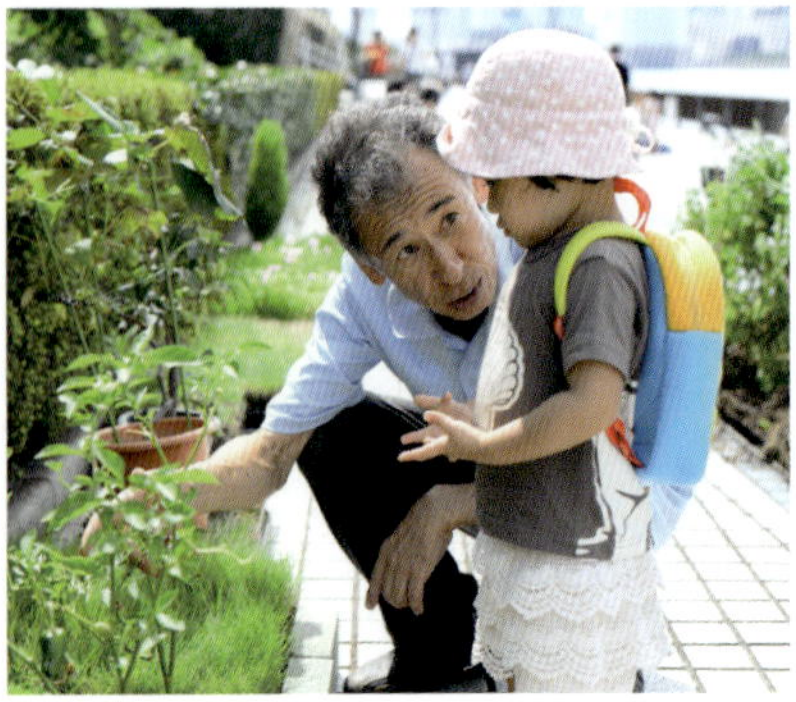

服部幸應

学校法人服部学園理事長／
服部栄養専門学校校長／医学博士

「食育」の活動に取り組んでいる。藍綬褒章、厚生大臣表彰、文部大臣表彰およびフランス政府よりレジオン・ドヌール勲章、国家功労勲章、農事勲章を受章。現在、（公社）全国調理師養成施設協会会長、（一社）全国栄養士養成施設協会常任理事、東日本料理学校協会会長、NPO「日本食育インストラクター協会」理事長、農林水産省「食育推進会議」委員「食育推進評価専門委員会」座長・文科省「中央教育審議会」臨時委員・「早寝・早起き・朝ごはん全国協議会」副会長・厚労省・農水省・文科省の各委員会委員歴任。東京都「製菓衛生師試験問題作成」委員、「食品安全情報評価委員会」委員など。

現在プロジェクトが推進されています。

近年の大きな出来事として、２０１１年の東日本大震災がありました。その未曾有の震災以降、食の安全や健康ばかりでなく、家族や仲間と一緒に食を通して時間を共有する「共食」についても重要視されるようになりました。

「食育」とは、単に健康で良いものを食べることではありません。人の心身を健全に育み、日本の未来をもつくるものだと私たちは考えています。

そしていま、私たちが伝えたいこと――。

それは、「食育」という言葉や概念を伝える段階が終わり、実践の時代へと変化したということです。

家族で囲む食卓や食を通して、未来を担う"こころを持った人"を育てることが、現代社会で最も必要とされ、同時に私たちの役割でもあるのではないでしょうか。

「食育」はいま、実践の時代へ。

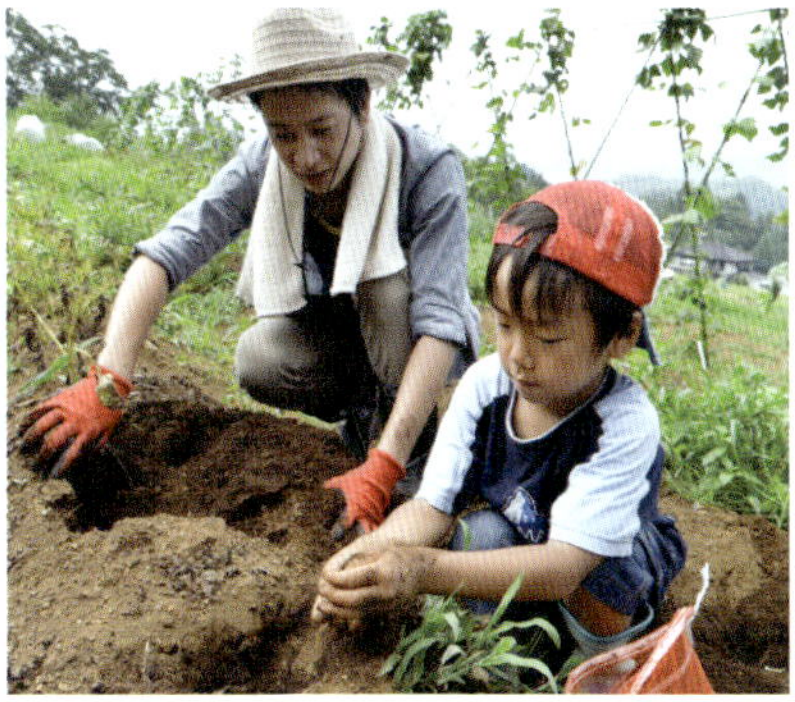

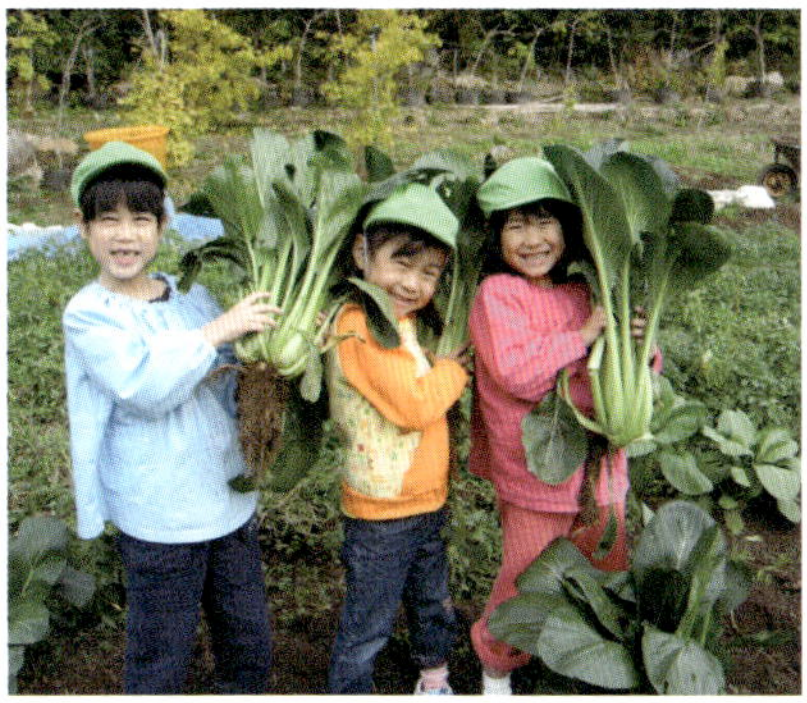

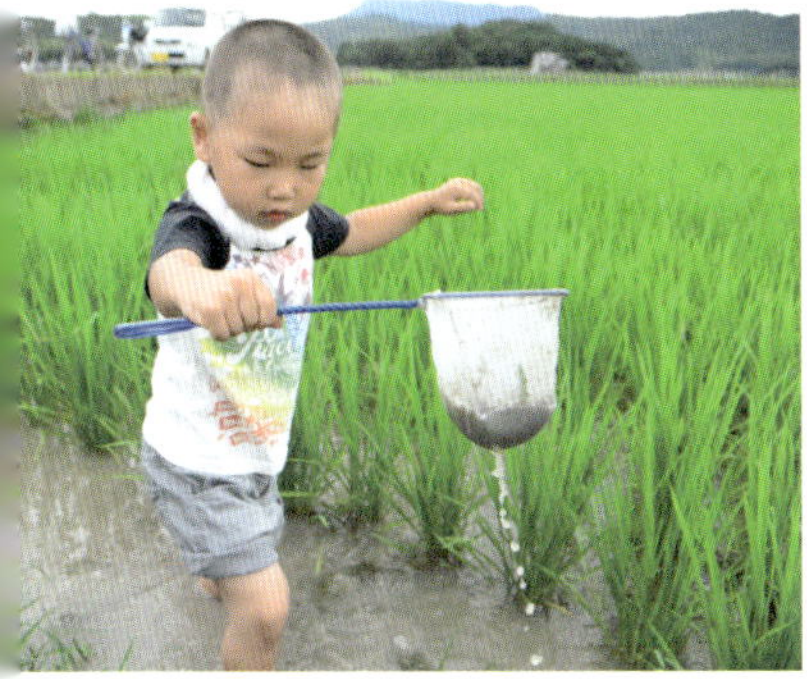

食育「3つの柱」基礎編

現代の日本では、スーパーやコンビニ、インターネットのお取り寄せなど、いつでも気軽に食材や食物を入手することができます。調理をしなくても、温めるだけで食事を摂る冷凍やレトルト食品。便利で快適な世の中と実感できる一方で、家庭の食卓の崩壊や食の安全性など、数々の新たな問題が生じてきました。

子どもや親世代の健康な身体を考えると、現状のままで良いはずがありません。重要なのは、もう一度「おふくろの味」をつくることです。一生の間に「母の味」を味わい、精神的にホッとする安心感が大切なのです。

実際に保育園や幼稚園から大学までの教育の現場や職場において、「協調性がない」「すぐにキレる」「一般常識がない」といった人が増加していることは周知の通り。その原因として、かつては当たり前に行われていた「家族で食卓を囲むこと」、そして食事を通して道

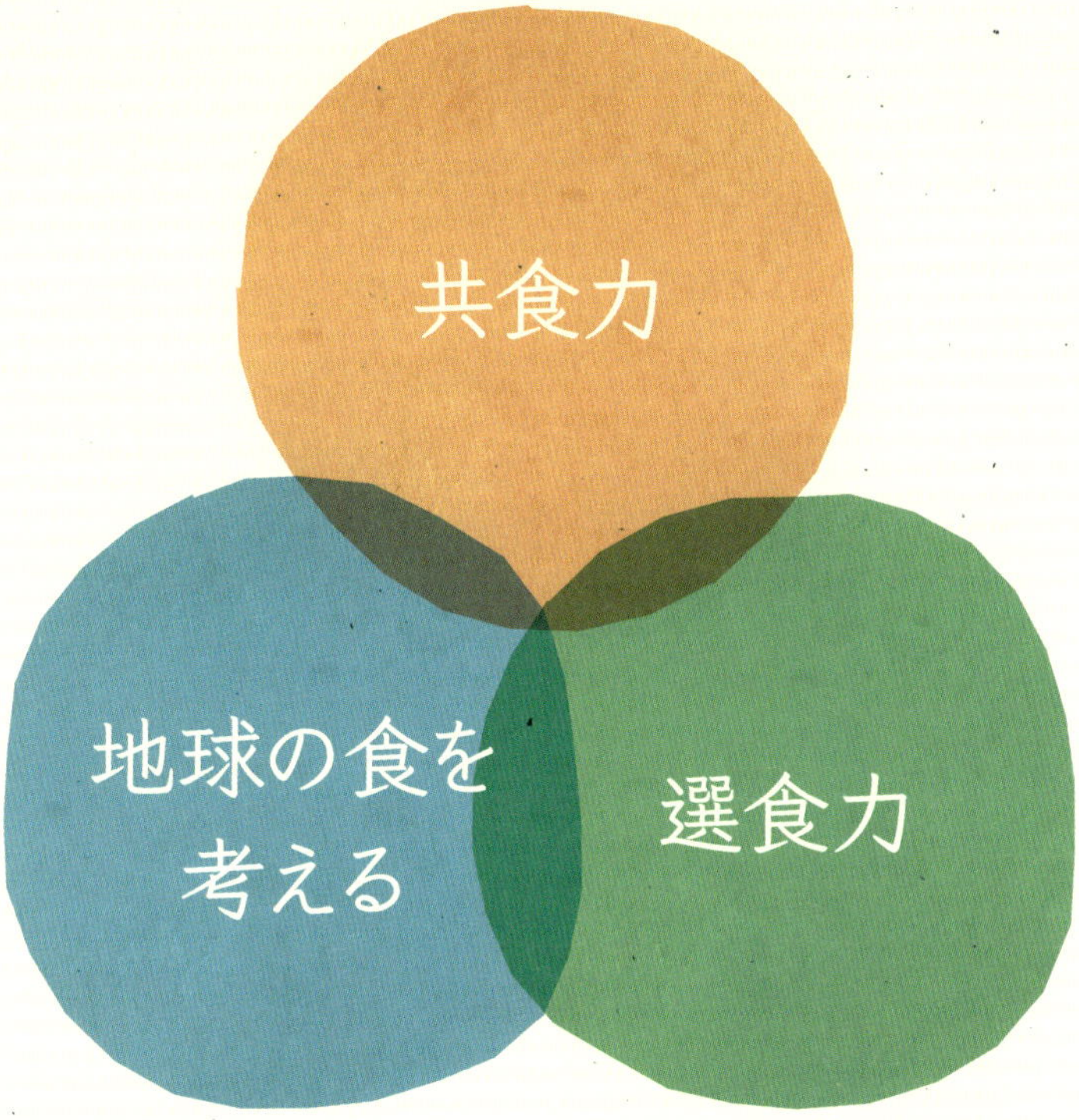

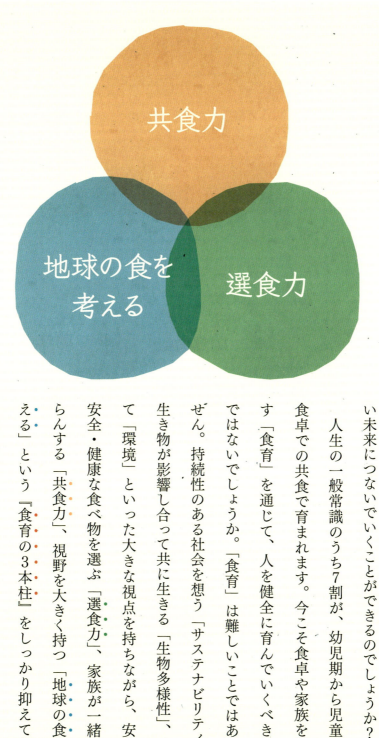

徳心や社会性、常識を学ぶ「躾」ができなくなっていることが挙げられます。果たしてこのままで、よりよい未来につないでいくことができるのでしょうか？
人生の一般常識のうち7割が、幼児期から児童期の食卓での共食で育まれます。今こそ食卓や家族を見直す「食育」を通じて、人を健全に育んでいくべきなのではないでしょうか。「食育」は難しいことではありません。持続性のある社会を想う「サステナビリティ」、生き物が影響し合って共に生きる「生物多様性」、そして「環境」といった大きな視点を持ちながら、安心・安全・健康な食べ物を選ぶ「選食力」、家族が一緒に団らんする「共食力」、視野を大きく持つ「地球の食を考える」という『食育の3本柱』をしっかり抑えておきましょう。

1

食育
3つの柱

選食力を養う

「選食力」とは、自分や家族を健康にしてくれる食べ物を選ぶ力です。そのためには、食べ物の旬や栄養素・バランスについての知識はもちろんのこと、不安の高まる食の安全性についての知識も重要になります。

便利さや安さだけで、食を選んでいませんか？

スーパーやコンビニに行けば、多種多様な加工食品が陳列されています。

国産をはじめ、アメリカ産や中国産はもちろん、果てはアフリカや南米の国々から輸入されてきたもの、また、料理の手間を省いてくれる便利なお惣菜や、旬に関係なく常に並んでいる野菜や魚など……。

安全性の疑わしい成分を含んだ食品も少なくはありません。そればかりか、栄養のバランスを欠いた食品選びをつづけていたら、心身の健康が害される恐れがあります。

見た目のよい食べ物には見た目がよいだけの、価格が安い食べ物には安いだけの理由がそれぞれ存在します。

食品があふれている今だからこそ、安全と栄養のバランスがとれた食品選びをすることが重要なのです。

専門家に訊いた
家庭の食育❶

多くの危険が潜む、女性の「痩せ願望」

日本女性の多くがダイエットの経験を持っています。無理に痩せることはカラダに思わぬ害をもたらし、後に子どもにも悪影響を及ぼす危険を秘めています。

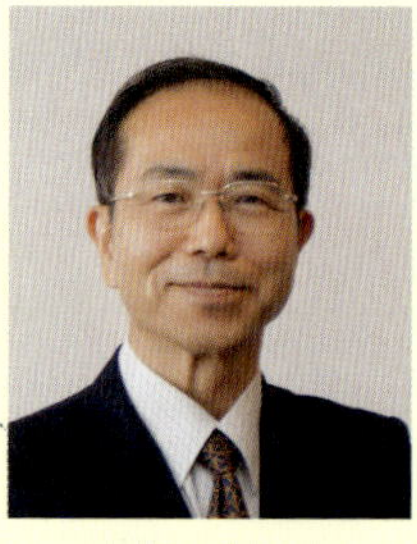

福岡 秀興
Hideoki Fukuoka
1973年東京大学医学部卒、東京大学助手（医学部産婦人科学教室）、香川医科大学助手（母子科学教室）、米国ワシントン大学医学部薬理学教室リサーチアソシエイト、ロックフェラー財団生殖生理特別研究生、香川医科大学講師、東京大学大学院助教授（発達医科学）を経て、2007年早稲田大学エピジェネティクス制御研究所教授、総合研究機構研究院教授となり現在に至る。

はじめに

体格指数（ＢＭＩ：体重（kg）÷身長（m）÷身長（m））が１８．５以下を「やせ」と言いますが、日本では著しい「やせ」女性が増えています。本人や妊娠した場合は子どもや孫にまで、望ましくない影響が及びます。

「やせ」の本人への影響

日本にはスリムが美しいとする社会風潮や強いやせ願望があります。図１は20代女性の一日平均エネルギー摂取量の変化です。20年で約１，９００キロカロリーから、１，５９５キロカロリーまで大きく減っています。これだけ不足すると他の栄養素も必要量摂れるずがなく、20代女性の多くが栄養不足にある事が危惧されます。

遺伝子が正しく働くことで健康が保たれますが、遺伝子の働きを調節しているのが栄養素そのものなのです。不足しても、多すぎても不都合なことが起こり、当然ＱＯＬ（生活の質）や日常生活に大きな支障が出てきます。

「やせ」の影響を考えてみます。女性の健康バロメーターの一つは、卵巣ホルモンが規則正しく分泌される事です（規則正しい月経）。卵巣機能の低下する閉経前後から、骨密度の減少や動脈硬化が始まります。卵巣の働きは体脂肪量と強く関係しており、痩せると体脂肪量は減少し、卵巣の働きが妨げられます。

まず月経不順となり、程度が進むと無月経になります。体脂肪率１５．０％以下になると月経不順が増え、10％

以下になるとまず異常となります。そのうち重症の第二度無月経では、約半分程度しか卵巣機能は回復しません。英国より、第二度無月経女性の寿命は無月経になってから約15年という厳しい警告が出ています。著しい体重減少は大きな危険があるのです。

卵巣ホルモンのひとつであるエストロゲンが減ると、物忘れが激しい、疲れやすい等という更年期障害にみられる症状がでて、長期では、骨量の減少、骨粗鬆症、動脈硬化、認知症も起こります。イタリア・スペイン・韓国では痩せすぎファッションモデルは採用しないとされ、ミスアメリカのBMIも20以上である等、痩せ女性や女性美の認識が世界的に変わってきています。

(図1)

20代女性のエネルギー摂取量の推移

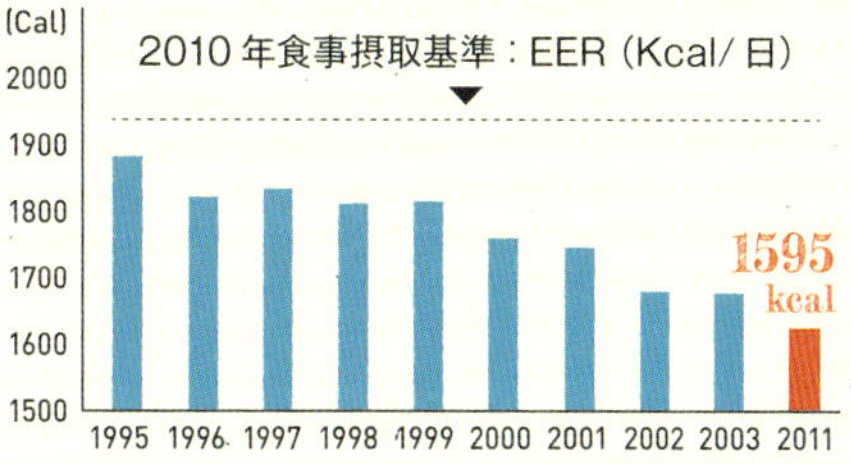

国民健康・栄養調査より

(表1)

「やせ」て妊娠した場合には

1 生活習慣病リスクの高い児が生まれ易い
2 出生体重の小さい児が生まれ易い
3 早産、切迫早産のリスクがある

(表2)

出生体重低下による発症リスクの高い病気

1 虚血性心疾患
2 (II型) 糖尿病
3 高血圧
4 メタボリック症候群
5 脳梗塞
6 脂質異常症
7 神経発達異常

痩せて妊娠した場合の子どもへの影響

「やせ」た状態で妊娠すると、望ましくないリスクが高くなります（表1）。早産や出生体重の低下があると、子どもが生活習慣病になりやすい体質をもって生まれる可能性があります。「小さく生まれた子どもは、生活習慣病になり易い」といわれています。子宮内が低栄養であると、少ない栄養でも生き抜ける体質を持って生まれる事になります。生まれた後は、逆に豊かな栄養状態で生きる事となりますが、体はそれに適合できませんので、やがて病気が発症していきます（ミスマッチ）。小さく生まれた場合に起こり易い病気も明らかになりました（表2）。これが生活習慣病がおこるメカニズムなのです。日本の次世代の健康が心配されています。

最後に

考える以上に栄養は重要です。日々の食事が、自分自身、家族、子ども、孫にまで影響する事を理解して、食生活とダイエットの功罪を十分考えていただきたいと思います。

専門家に訊いた
家庭の食育❷

減塩が日本を救う

減塩とは、余分なものをそぎ落とすこと。
塩分摂取を減らすと健康だけでなく、
美しい生き方ができるようになります。

今では日本人なら誰でも、減塩が体に良いことを知っています。過剰の塩を摂ると、高血圧（我が国最多の病気）になりその果てに脳卒中や心筋梗塞になって、またその結果、半身麻痺の車いす生活や、寝たきりや認知症になることも多くの人が知っています。でもそればかりか、食塩で高血圧にならなくても、塩自体が直接、脳卒中や心筋梗塞さらに胃がんや骨粗鬆症の原因にもなるのです。つまり食塩過剰は、日本人がかかる病気の多くに深くかかわり、労働力減少をまねき莫大な医療費や介護費を費やし、少子高齢化の我が国にあって、このままの高塩食習慣が続くと国は危機に瀕します。減塩は日本人なら誰にでも必要な課題なのです。

塩は生命維持に大切な物質ですが、それはほんの少しです。ところが驚くなかれ、日本人は平均1日約10・2gも摂っていて、世界のワースト1クラスです。日本高血圧学会は多くの研究データから1日6g未満を推奨しています。

でも悲しいかな、日本人は食塩中毒、塩食い人種。我々の普通の味が実は塩分過剰なのにその自覚に結び付かず、なかなか減塩できないのが実状です。

そこで実際に食べてみる、百聞は一食に如かず、一食瞭然の考えで、2008年から私たちは広島県の呉・広島などで「こだわりのヘルシーグルメダイエットレストランin呉&広島」プロジェクトを実施しています。まちの飲食店で注文すると、美味しい減塩（2.6g未満）低カロリー（600キロカロリー以下）の食事ができるのです。誰でも気軽に味わって、舌で覚えてそれを家庭料理にも生かせるように。呉を中心に広島などで、和、洋、中華料

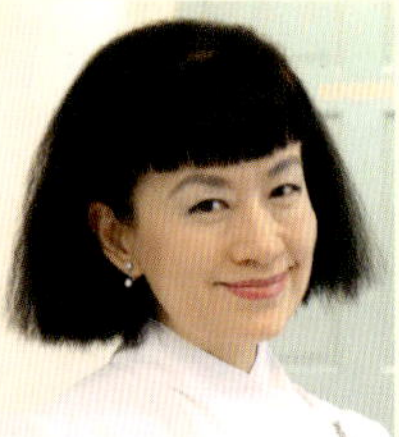

日下 美穂
Miho Kusaka

日下医院院長
日本高血圧学会減塩委員会委員

「こだわりのヘルシーグルメDietレストランin呉」プロジェクト代表
日本の食の弱点である高塩食を改善し、国民病である高血圧や認知症などの生活習慣病を予防して医療費削減にも繋がるように、美味しく楽しくスマートな減塩を提唱。

理やラーメン、お好み焼きなどの飲食店や病院食堂、社員食堂、宅配弁当、スーパーマーケットの弁当など全部で50店以上が参加しています。医師会や栄養士、飲食店、タウン誌をはじめ多くの人が協力してています。味を体験した市民に減塩の達人も増えています。この活動を基盤に私達は社会に減塩を啓発するために「減塩サミットｉｎ呉２０１２」を開催しました。その後呉市では２０１３年４月から、特定健診で、その人が摂っている塩分量が分かる検査を導入しました。健康管理しやすいエポックメーキングな出来事です。

子どもの未来は大人の責任。究極は子どもの頃からの食育です。子どもの頃から減塩すると、それが普通の味になり、将来の生活習慣病を予防でき、何より大人になって減塩する必要がありません。同年、呉市では学校給食も減塩給食になりました。それは母に、家庭に広がります。

さて実際に減塩する方法ですが、基本は新鮮な、味のしっかりした地産地消の良い食材を使って、塩や醤油を減らすことです。一般に調味料や加工食品、外食、コンビニ弁当、お惣菜などの多くは塩分過剰なので、その中でできるだけ減塩商品を選びましょう。食品を買う時に、栄養成分表示のあるものの中で、食塩量の少ないものを選ぶのがコツです。注意すべきはＮａを食塩と誤解しないこと。食塩量＝Ｎａ×2.5です。またコンビニに行ったら「減塩弁当はありますか？」、スーパーでは「減塩味噌はありますか？」と聞いてください。今は商品が少なくてもいずれニーズが形になります。減塩商品を増やすために消費者の声が必要です。

食は文化です。減塩は余分なものをそぎ落とし、本来の繊細な味覚を取り戻す究極の本物志向の美しい生き方、これが日本を救うのです。

食塩相当量の計算方法

コンビニ弁当のラベル例

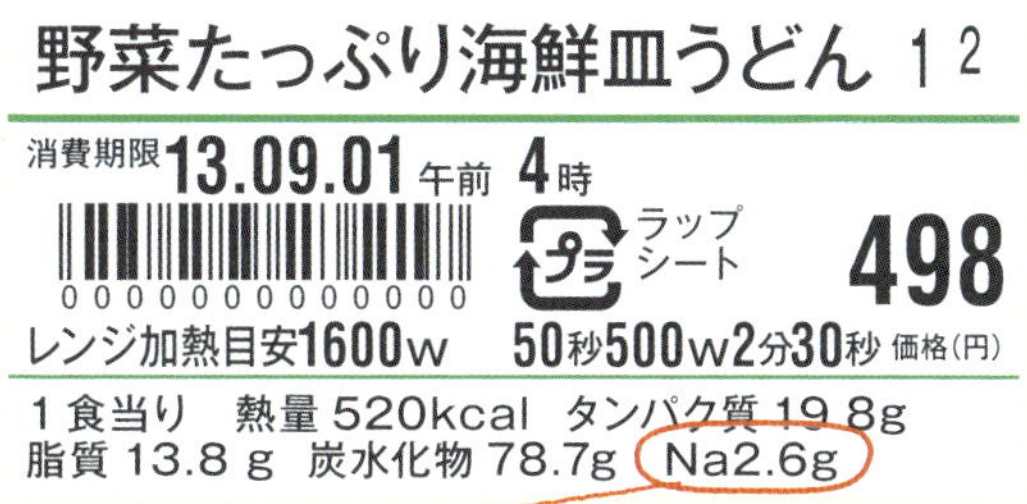
野菜たっぷり海鮮皿うどん 12
消費期限 13.09.01 午前 4時
ラップ シート
498
0000000000000
レンジ加熱目安1600w 50秒500w2分30秒 価格(円)
1食当り 熱量 520kcal タンパク質 19.8g
脂質 13.8 g 炭水化物 78.7g Na2.6g

[Na 2.6g x 2.5 = 6.5g]

こだわりのヘルシーグルメダイエット
レストランｉｎ呉＆ｉｎ広島
ウェブサイト：http://healthy-lunch-kure.com/

専門家に訊いた家庭の食育③

糖質制限食を通じて健康増進

糖質を制限するだけの「糖質制限食」は、かんたんなのに、おいしくて幸せな大人の健康食。子どもの心身を健全に育むヒントにもなります。

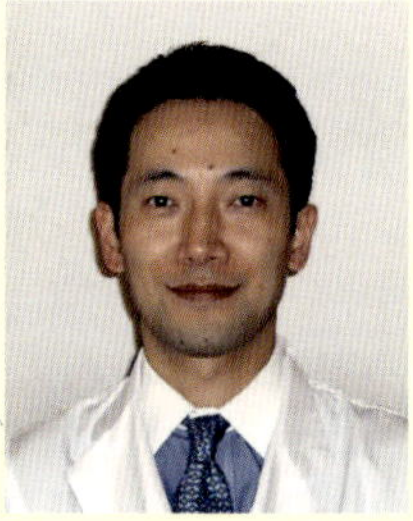

山田 悟
Satoru Yamada
北里研究所病院　糖尿病センター長

1994年慶応義塾大学卒業、慶応義塾大学医学部内科学教室に入局。1996年に東京都済生会中央病院、2002年に北里研究所病院に就職。2003年に医学博士号を取得し、2007年より現職。慶応義塾大学医学部非常勤講師、慶応義塾大学薬学部非常勤講師、北里大学薬学部非常勤講師、星薬科大学非常勤講師。

糖尿病やメタボの現状

わが国では、糖尿病やメタボリックシンドローム（メタボ）といった生活習慣病が大問題となっています。糖尿病は1997年に患者690万人、予備軍680万人、計1370万人の血糖異常者の存在が示されましたが、2012年には患者950万人、予備軍1100万人、計2050万人にまで血糖異常者が増えています。

メタボは、糖尿病予備軍と重なる概念で、内臓脂肪蓄積を背景に、わずかな血糖異常、血圧異常、脂質異常が重なって、脳卒中や心臓病を30倍に増やす病態です。40歳以上の男性の2人に1人がメタボかその予備軍だと言われています。

これらは生活習慣病といわれるように、食事と運動に発症要因があります。これまでカロリー制限と有酸素運動で国民の生活習慣改善運動が推進されてきたわけですが、カロリー制限の場合、空腹感にさいなまれてカロリーオーバーになり、脱落する方がとても多いことが分かっています。

私にとっての糖質制限食

このような状況の中で、カロリー制限の遵守困難者の救いの一手として注目を集めているのが糖質制限食です。

糖質制限食は、三大栄養素（糖質・蛋白質・脂質）のうち糖質のみを制限し、他の栄養素やカロリー摂取については制限をかけない食事法です。歴史的には、”アトキンスダイエット“（糖質を1日40g以下まで大幅に減じた極端な糖質制限食）が1970年代から減量で一世を風靡したものの、その後、極端すぎると批判を受けました。その一方で、その後、ゆるい糖質制限食の有用性が報告され（図1）、2008年には米国糖尿病学会が、2011年には英国糖尿病学会が、糖質制限食を正式に認めるようになりました。

糖質制限食をはじめた患者さんは「おいしい」、「おなかいっぱいになる」とおっしゃいます。患者さんと健康なご家族が一緒に楽しめる幸せなお料理なのです。中には、（低糖質甘味料の）デザートに歓喜の悲鳴をあげる方もおられます。おいしくて、おなかいっぱいになって、幸せの笑顔が浮かんでくる、そんなお料理なのです。

糖尿病予防のための理想的な食べ方、食育法

どんなに健康に良くても、続けられない食事法には意味がありません。その意味では、糖質制限食はおいしいものを満足いくまで食べながら血糖や体重を改善させることができる、理想的な糖尿病予防法の一つです。一方、メタボの大人と違い、肥満であっても子どもたちにお食事の糖質量を制限するべきかは分かりません。しっかり食べて体を動かすことが子どもには大切なことに思えます。

ただ、高濃度糖質入り炭酸飲料については制限をかけても構わないと思います。さらに、最近の研究ではこうした炭酸飲料をたくさん飲む児童は、飲まない児童に比較して攻撃性が高く、ほかの子に身体的攻撃を加えたり、持ち物を壊したりしがちであることが報告されています。

お食事とは、栄養摂取の行為である以上に、家族との会話や、食材や料理を作った方への感謝を通じて、今の幸せをかみしめる行為です。子どもたちには、スナックの買い食いやジュースのがぶ飲みではなく、家庭でのお食事を通じて幸せをかみしめ、心穏やかに成長してもらいたいと思います。

（図1）糖質制限食の有効性を示すDIRECT試験

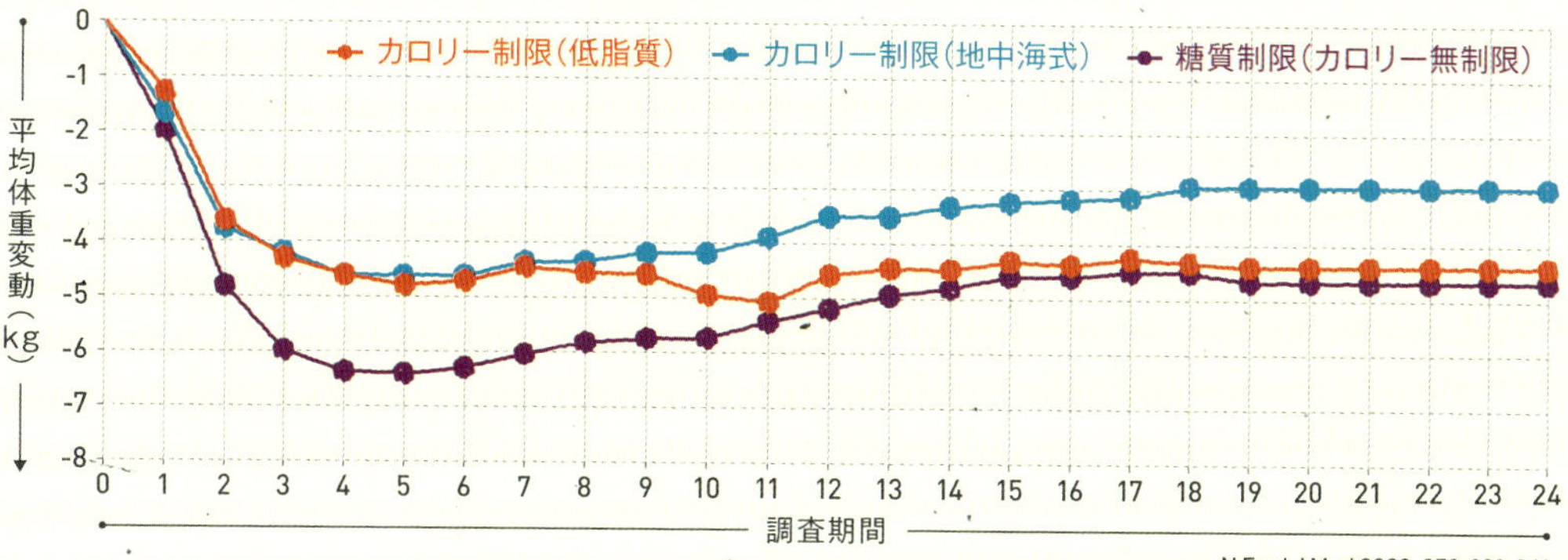

N Engl J Med 2008, 359, 229-241

1日のカロリー＆栄養バランス

毎日の生活の中で摂取するカロリーや栄養素は、
どんなバランスで摂るのが理想なのでしょうか。
その答えが「食事バランスガイド」にあります。

食事バランスガイド

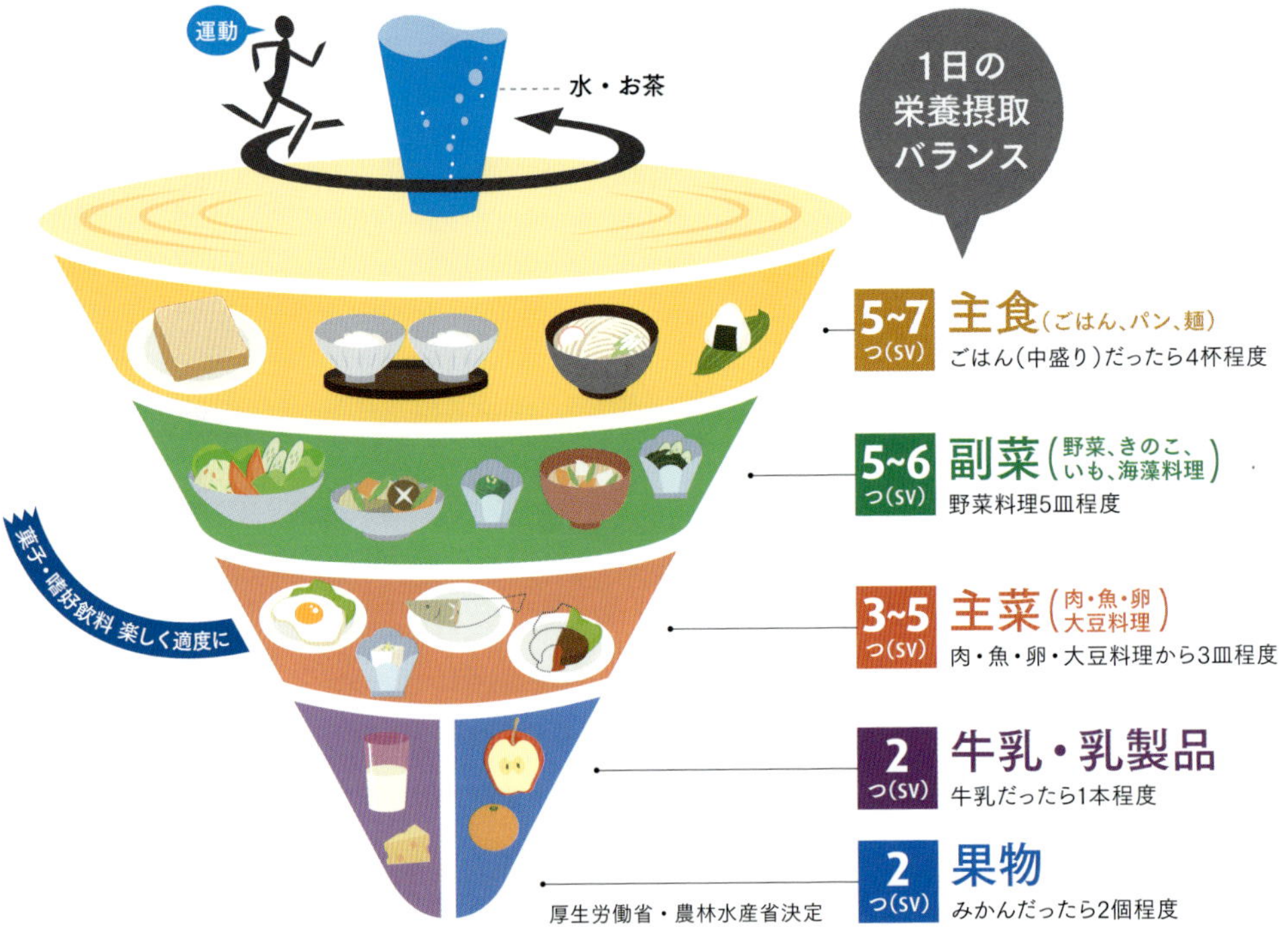

運動
水・お茶
1日の栄養摂取バランス
5~7つ(SV) 主食(ごはん、パン、麺)
ごはん(中盛り)だったら4杯程度
5~6つ(SV) 副菜(野菜、きのこ、いも、海藻料理)
野菜料理5皿程度
3~5つ(SV) 主菜(肉・魚・卵・大豆料理)
肉・魚・卵・大豆料理から3皿程度
2つ(SV) 牛乳・乳製品
牛乳だったら1本程度
2つ(SV) 果物
みかんだったら2個程度
菓子・嗜好飲料 楽しく適度に
厚生労働省・農林水産省決定

上手にコマを回して、より健康的な食生活に

身体の健康を維持するためには、バランスの取れた食生活が不可欠です。1日に「どんなものを」「どのくらい」食べることが理想なのか、その目安となるのが『食事バランスガイド』です。主食、副菜、主菜、牛乳・乳製品、果物の5つのグループを、それぞれどのくらいの割合で摂取することが理想なのか、また、現在の自分の食生活をチェックすることができます。

ポイントとなるのは、『食事バランスガイド』では主菜より副菜が上にあること。現代人は特に、野菜摂取不足が深刻です。肉類をはじめとする油っぽいおかず（主菜）は控えめにして、具だくさんの

1日に必要なエネルギーと食事量の目安

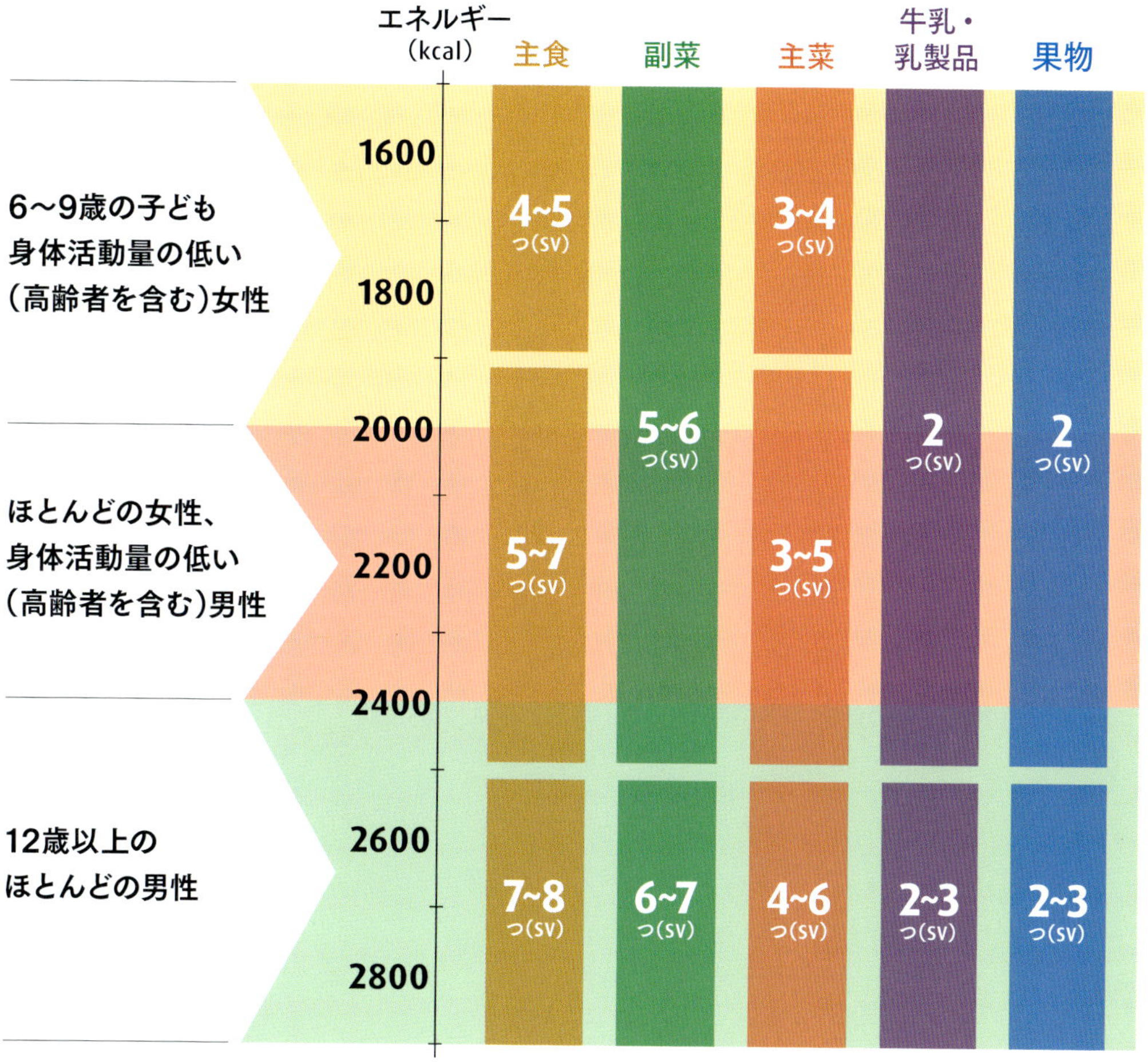

注1：1日分の食事量は、活動（エネルギー）量に応じて、各料理区分における摂取量の目安[つ(SV)]を参考にする。
注2：ほとんどの女性と活動量の低い（高齢者を含む）男性向けの場合（2200±200kcal）、副菜[5～6つ(SV)]、主菜[3～5つ(SV)]、牛乳・乳製品[2つ(SV)]は同じだが、主食の量と主菜の内容（食材や調理方法）や量を加減して、バランスのよい食事にする。

みそ汁や野菜中心の料理を多く摂るように心がけることで、自然にバランスも整ってくるはずです。

しかし副菜を増やすからといって、主菜をゼロに近づければよいというわけではありません。肉・魚・卵なども身体に大切な栄養素。摂取するバランスや組み合わせが重要なのです。

まずは、古くからある日本ならではの「一汁三菜（ごはんに汁物とおかずを3品そろえた食事）」スタイルを基本にすれば、1回の食事で主食・副菜・主菜をバランスよく摂取することができます。

また、食事だけでなく適度な運動習慣を取り入れることも大切。食事の意識を変えて身体も動かせば、健やかな生活が送れるようになります。

食材選びのポイント❶

野菜

見た目がキレイでも
安全とは限らない。
安心できるものを
正しく選ぶには？

【野菜の選び方】

1 産地・生産者・栽培履歴のわかるもの
2 ハウス栽培より、旬の露地栽培のもの
3 地元産のもの
4 色の濃すぎるものは避ける
5 カット野菜より、丸ごと買う

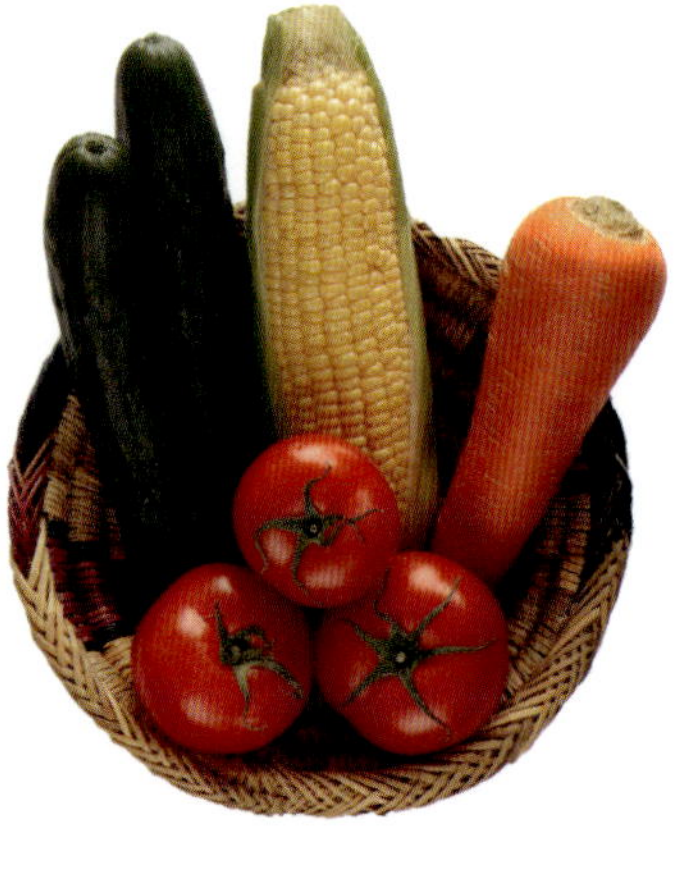

表示のポイント

名　　称	野菜炒め用セット
原材料名	キャベツ　もやし　人参
内容量	300g
消費期限	欄外上部に記載
保存方法	要冷蔵5℃〜10℃
販売者	わら食品（株） 東京都中央区食育3-2-1

カット野菜（単品及びミックス）は加工食品として扱われるので、原材料名、原産地、消費期限、保存方法、販売者名が表示されます。

野菜には生育に適した地域と時期がある

野菜には、原産地の表示が義務づけられています。国産の場合は都道府県名か地名、輸入品には原産国名を表示しなければなりません。できれば、生産者の居所や氏名までわかるものの方が、責任の所在が明確で、より信頼度が高いでしょう。また、生産者や生産履歴をきちんと開示している販売店は信用度も高いとみてよいでしょう。

ハウス栽培は露地栽培に比べ、散布した農薬がハウス内にこもって放散や紫外線による分解が遅くなるために、農薬の残留期間が長くなります。

野菜にはそれぞれ生育に適した地域と時期（旬）があります。ハウス栽培は、その地域では本来生育に適さない野菜を栽培したり、旬を外した時期に収穫するため、手間や時間がかかります。

旬のカレンダーを活用し栄養たっぷりの食事を

一方、その地域に適した旬の野菜は、露地栽培で生育が早いために農薬使用量も少なく、分解も早いために残留農薬が少なくて済みます。味がよいばかりではなく、栄養価も高く、収穫量が多いので値段も安くなります。旬の野菜

旬の野菜カレンダー

自然に育まれた旬の野菜は味がよく、
栄養価も優れています。また、旬の露地野菜は、
ハウス栽培に比べてビタミンCが４～５倍も多く含まれているといわれます。

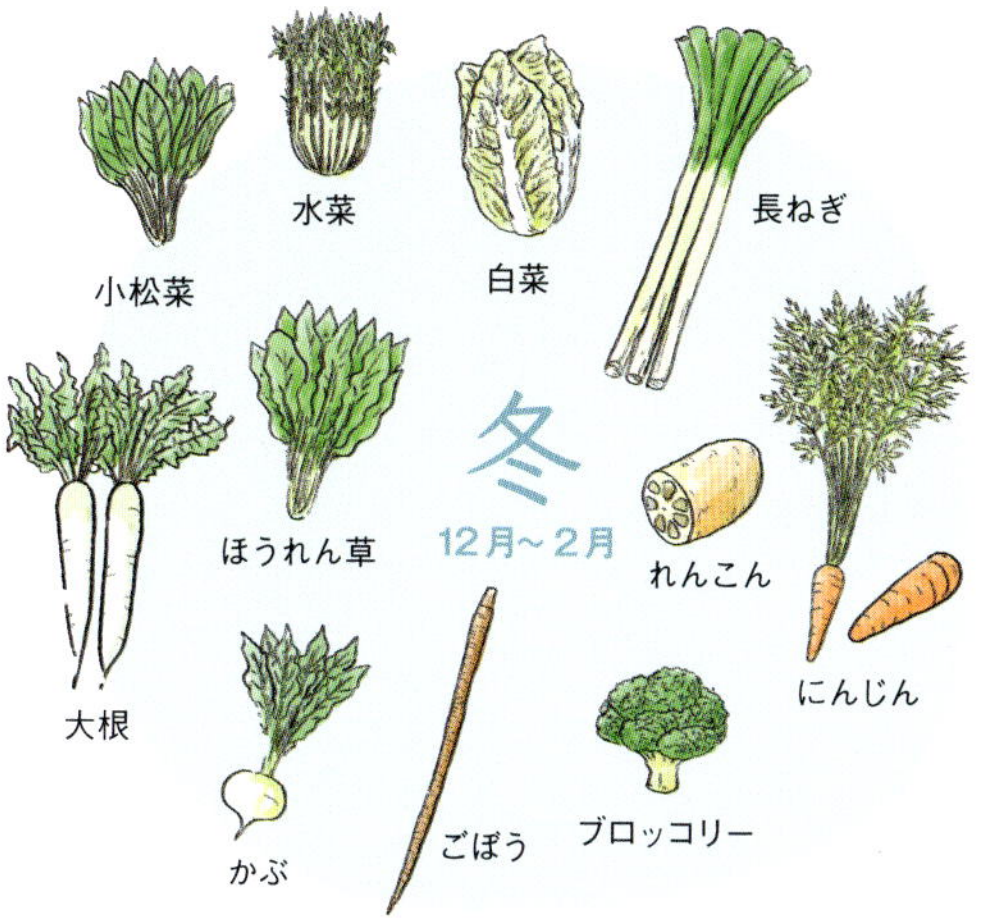

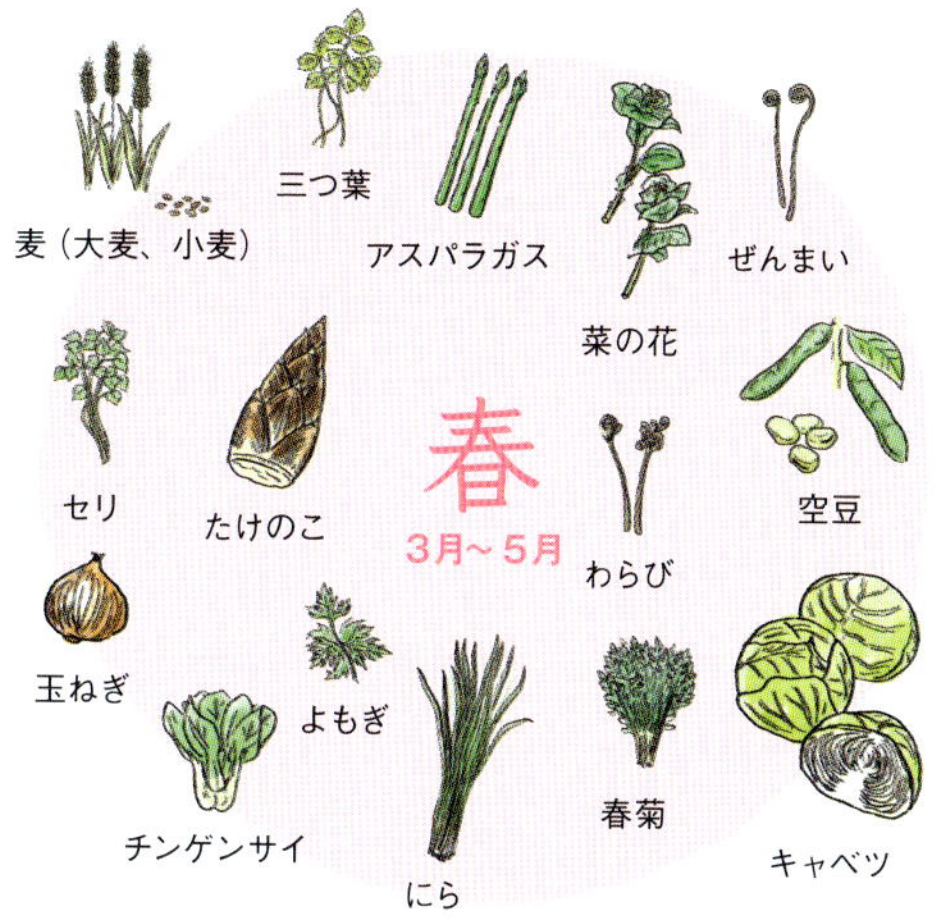
春
3月～5月
麦（大麦、小麦）
三つ葉
アスパラガス
ぜんまい
菜の花
セリ
たけのこ
わらび
空豆
玉ねぎ
よもぎ
チンゲンサイ
にら
春菊
キャベツ

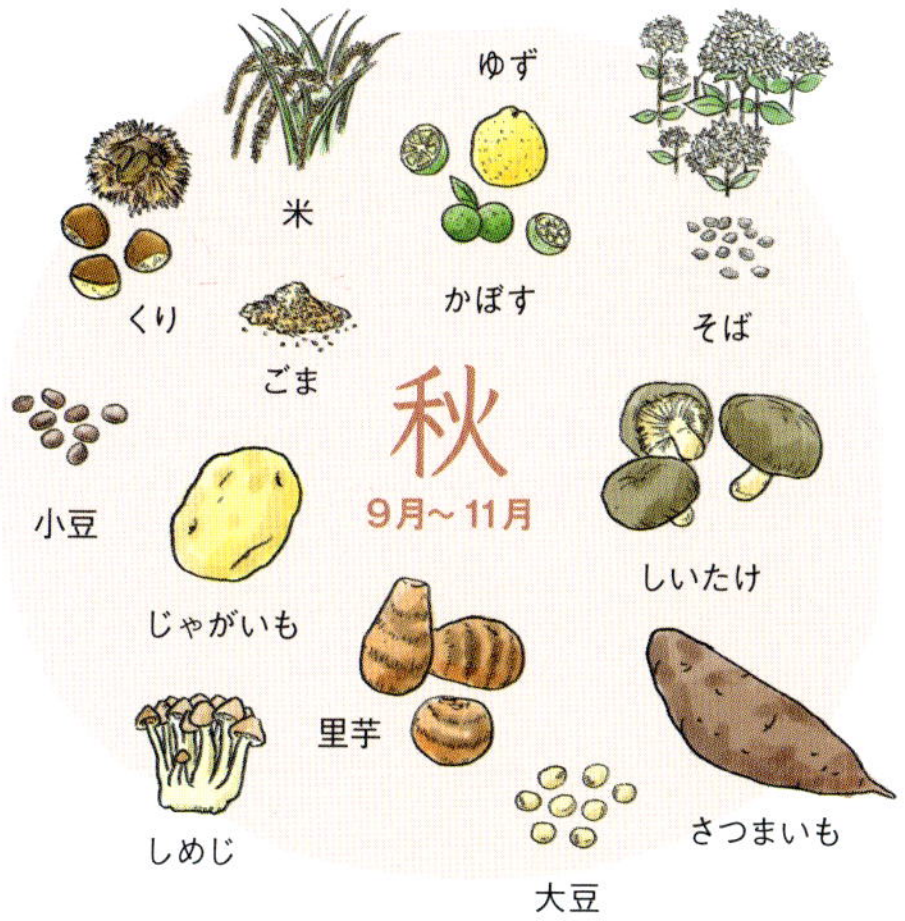
秋
9月～11月
ゆず
米
くり
かぼす
そば
ごま
小豆
じゃがいも
しいたけ
里芋
しめじ
大豆
さつまいも

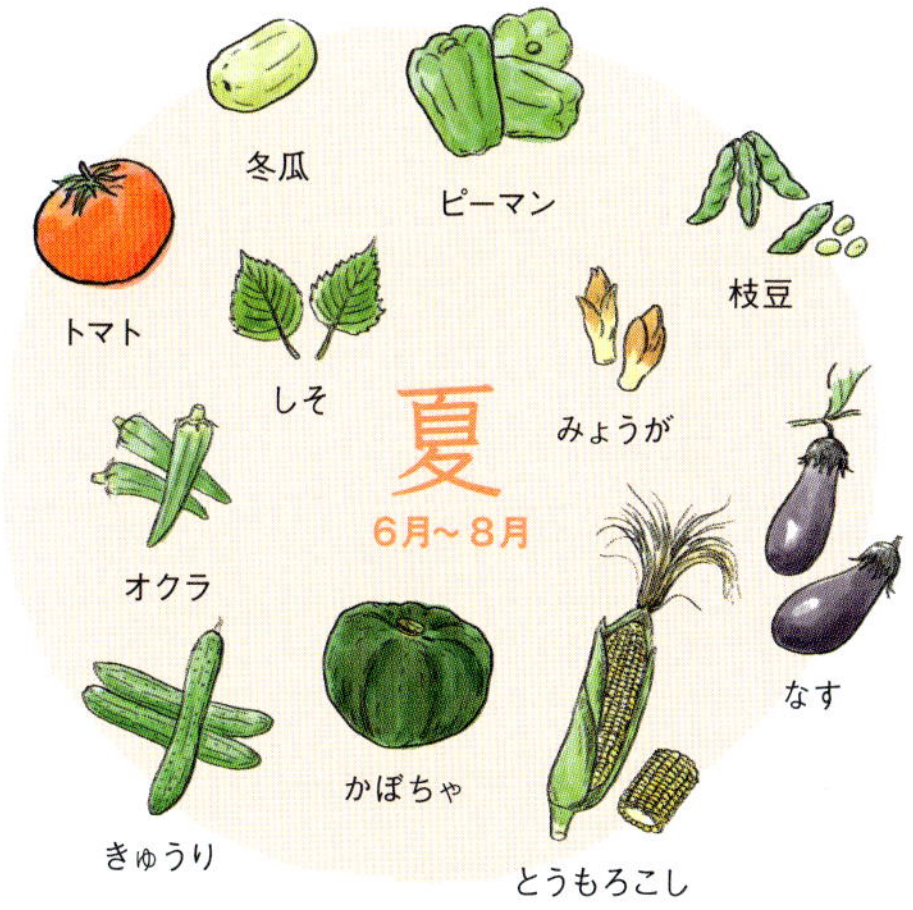

イラスト：岡本倫幸

野菜の三大栄養素

野菜には、「N：窒素」「P：リン」「K：カリウム」という、３つの大きな栄養素があります。

1

野菜の成長に不可欠な「N(窒素)」

野菜を大きくするために必要な栄養素です。葉が大きくなると光合成が活発にできるため、しっかりとした成長につながります。

2

花や実のエネルギー「P(リン)」

野菜の開花・結実に必要不可欠な栄養素です。リンが少ないと花がうまく咲かない、実をつけないといった問題が生じます。

3

力強い根をつくる「K(カリウム)」

根の生育に大きな役割を果たす栄養素。土中のさまざまな栄養分を摂取する大切な根が、成長していくのに必須です。

カレンダーを上手に利用して、おいしくて栄養価たっぷりの食事をつくりましょう。

濃過ぎ、伸び過ぎは避け、見た目よりも重いものを

葉物野菜で、①葉の緑色が濃過ぎ、②伸び過ぎ、③根がまっすぐで毛根が少ないものは、化学肥料を使い過ぎの特徴なので、避けたほうが無難でしょう。

特に化学肥料を使い過ぎると、窒素成分が過剰になって、葉の緑色が濃くなり、えぐみが出て、発がん性物質に変化しやすい硝酸態窒素の含有量が多くなります。

硝酸態窒素は、化学肥料を多用するハウス栽培のほうれん草、小松菜、チンゲンサイ、春菊などから多く検出されています。できるだけ旬の露地栽培のものを買うようにしましょう。また、トマトには水に浮くものと沈むものがあります。水に沈むトマトは細胞密度がギュッと高く、中身が濃くなっています。他の野菜も、見た目よりも重いものを選ぶほうがよいでしょう。

野菜は丸ごと購入し、栄養価を逃さない

コンビニやスーパーで売っているカット野菜は、洗浄されてビタミンやミネラル類が流出しています。さらに、売り場の棚に並んでいる間にもカット面から栄養素が奪われる上に、酸化が進み、おいしさがどんどん失われます。野菜の栄養素を逃さず、おいしく食べるには丸ごと買って調

【店選びのポイント】

1 すべての野菜に原産地表示がある
2 POPなどで生産者、生産方法などの生産履歴の解説がある
3 商品の管理がきちんとしている、など

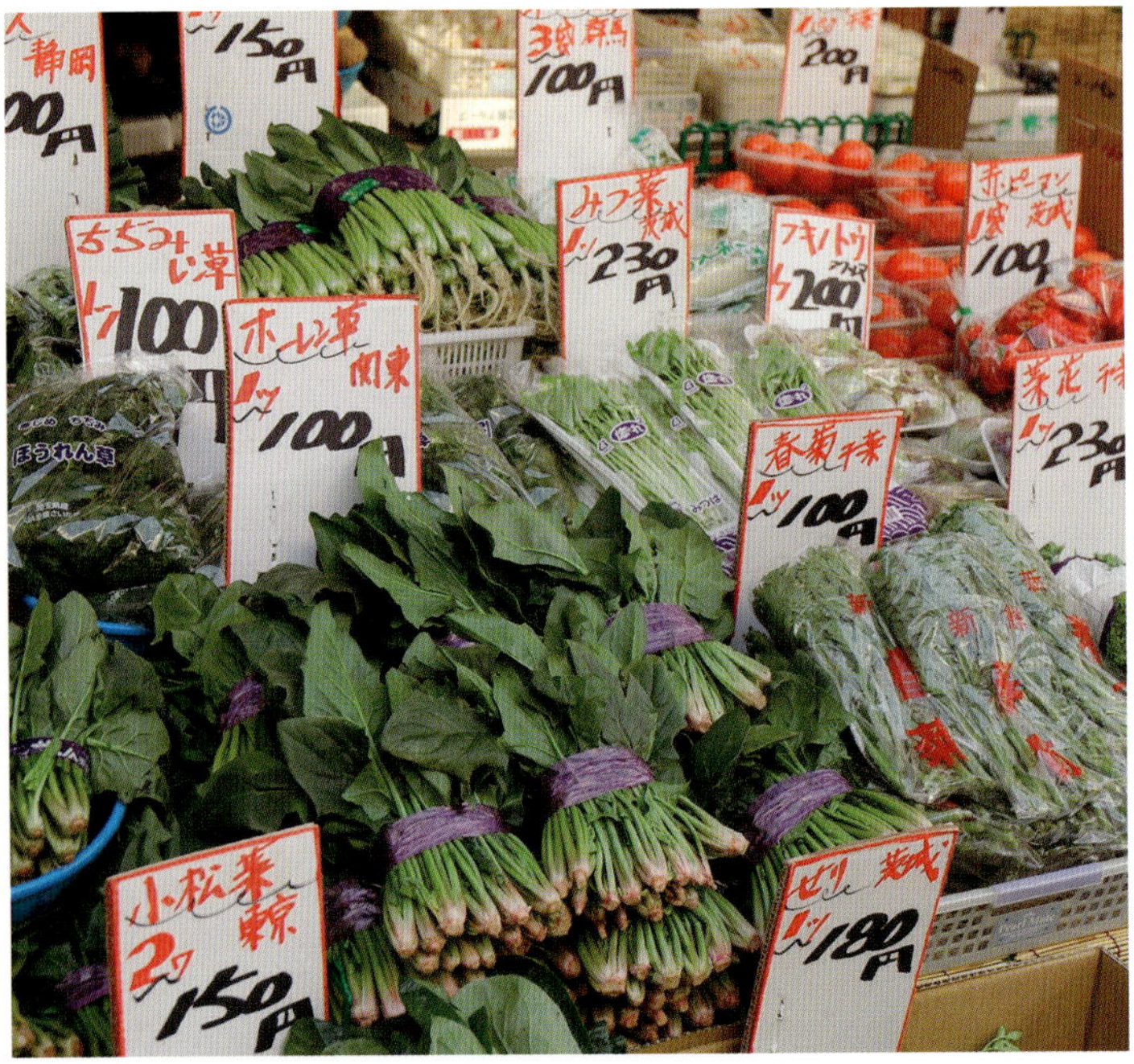

パック詰め野菜だけでなく、バラ売り野菜もPOPなどで名称や原産地表示をすることが必要。すべての野菜が原産地表示をされていないような店は信頼度に疑問が残ります

理することが大切です。

煮汁を捨てると、スカスカの野菜に

雑誌などで、「残留農薬を落とすために、ゆでて煮汁を捨てる」と言われることがありますが、野菜の残留農薬は水洗いすればある程度は落とすことができ、さらに加熱調理をすれば30％ほどは減少するといわれます。ゆで汁を捨てると、大切なビタミンやミネラル類などの微量栄養素が流出して、スカスカになってしまいます。煮汁もしっかり料理に使えるように、最初から農薬の少ない野菜を選ぶほうが賢明です。

自家採種・在来種の野菜を積極的に選ぼう

現在、生産者は、野菜の種のほとんどを種苗会社から購入しています。その種はＦ１（1代交配種）といって、品種改良によってつくられています。生育した作物から種を採取して、蒔いても発芽しなかったり、親と違う性質の野菜になるものばかりです。

自家採種とは、その地域で長年栽培されてきた野菜から採取した種で、在来種、固定種といわれています。その地域の気候や土質に合い、生命力が強い上に味もよく、農薬や化学肥料を使わない有機農業に適しています。

食べ物は「身土不二」「一物全体」が基本

身土不二とは「人と土は一体で切り離すことはできないもので、人は生活する地域でできた旬のものを食べるのが健康によい」という意味。また、一物全体とは「一つの物を丸ごと食べる」ということで、葉、茎、実、根まで全部を食べて野菜の生命力をいただくということです。

例えば大根の葉はビタミンやミネラル類が豊富で、根の部分も皮に近いところが一番栄養が豊富です。大根は葉、皮の部分まで全部を工夫して食べたほうがよいのです。

上手に調理して食べることで、野菜のすべての栄養素を摂るのと同時に、食料のむだをなくすことができます。

有機JASマーク、特別栽培農産物表示の読み方

JAS

「自然農法」と表示された農産物がありますが、生産者によって基準がさまざまです。そのため、生産者や生産履歴を確認できる第三者認定機関などに認定されたものが安心です。

■有機JASマーク

種まき、または苗の植え付け前2年以上、禁止された農薬や化学肥料を使用していないことを登録認定機関によって認定された農地（田畑）で栽培された農産物。

■特別栽培農産物

地域で行われている一般的な栽培（慣行栽培）に比べて、農薬の使用回数が50％以下、化学肥料（窒素成分量）が50％以下で栽培されたことを登録認定機関によって認定された農産物。

食材選びのポイント❷

果物

甘い果物は、農薬を多く使う農産物の代表格。残留農薬をカンタンに除去する方法とは？

【果物の選び方】

1 産地・生産者・栽培履歴のわかる旬のもの
2 輸入より国産のもの
3 形・色のよすぎるものは避ける
4 甘いだけのものは避ける
5 太陽の光を十分に受けたもの（無袋果）
6 ハウス栽培より露地栽培のもの

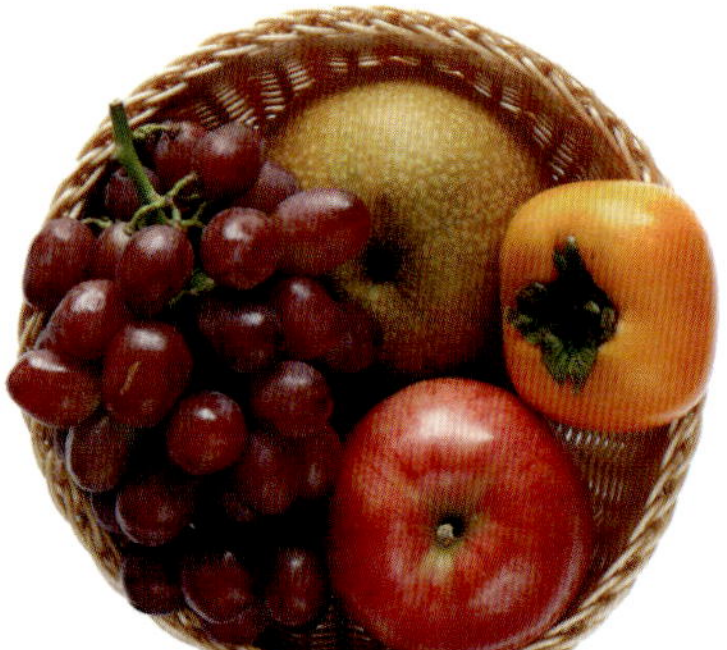

旬の果物カレンダー

春	夏	秋	冬
3月~5月	6月~8月	9月~11月	12月~2月
イチゴ、グレープフルーツ、甘夏など	サクランボ、アンズ、メロン、桃、スイカ、ビワなど	ブドウ、柿、ナシ、栗、キウイフルーツ、イチジクなど	ミカン、洋ナシ、リンゴ、キンカン、オレンジなど

露地栽培の果物は栄養価も甘みも高い

果物は甘みがあるので虫がつきやすく、病気にかかりやすくなります。果実の表面に虫食いや病変の跡がつくと、商品価値が落ち売り物にならなくなるので、殺虫剤や殺菌剤などの農薬がたくさん使われます。リンゴやナシ、桃などの一般的な栽培では収穫までに15~20回、ハウス栽培のイチゴでは30~40回ほど農薬が使われています。ハウス栽培では農薬の空気中への放散や分解が遅くなり、果実に残留しやすくなります。そもそもハウス栽培は、気候が生育に適していない地域や季節違いに栽培するため、作物は病気にかかりやすくなり、農薬使用量が増えてしまいます。

一方、生育に最も適した時期に露地で栽培された旬の果物は、太陽の光をいっぱいに浴びて、栄養価が高くおいしくなります。

また輸入果物には、収穫後に防腐・防カビ等を目的としたポストハーベスト農薬が使用され、日本の港で行われる検疫の際に虫などが検出されると燻蒸（左ページのコラム参照）されるケースがあります。その点、国産の果物は収穫後に農薬を使うことが禁止されているため、燻蒸処理もなく安心です。

信頼の目安は栽培履歴の表示

果物にも原産地表示が必要です。すべての果物にきちんと表示していない店は信頼度が低いと考えた方がよいでしょう。生産者名や使用農薬名と使用回数などの栽培履歴が表示してあれば、より信頼度の高い店といえます。

安全な果物を選ぶための目安が有機JASマークや特別栽培農産物の表示（P21参照）です。果物選びの基本は、国産で産地表示があり、生産者や栽培履歴のわかるもの。できれば有機JASマークや特別栽培農産物表示のあるものがおすすめです。

果物の残留農薬を除去する方法は？

栗や柿などの農薬使用量が少ない果物は、水洗いだけで大丈夫。イチゴ、サクランボ、ブドウ、ブルーベリーなど、そのまま口に入れる果物は、水を流しながらそのまま5分～10分ほど水に浸けておき、ザルなどで振り洗いします。特にイチゴ、ブドウは農薬の除去率が低いので、入念に洗いましょう。ナシ、リンゴ、オレンジなどは、手かスポンジでこすって水洗いします。果肉が痛みやすい桃は水をかけながら手で軽くこすり洗いし、皮をむいて食べます。

輸入柑橘類は皮にポストハーベスト農薬が残留していることが多いので、輸入レモンを紅茶やレモネードに使う際には皮をカットしましょう。

農薬や艶出しワックス、ポストハーベスト農薬が使われていない有機JASマークのついた国産果物は、流水で洗うだけで皮ごと食べられます。柑橘類の皮をマーマレードに活用するのもよいですね。

果物やコーヒーの検疫による燻蒸処理

輸入農産物（生鮮品）は、病害虫や病原体が入り込むのを防ぐために検疫が行われます。検疫で病害虫が発見されると、青酸ガスによる燻蒸（ガスで殺菌・殺虫すること）が行われます。検出された虫が多い場合、さらに毒性の強い臭化メチルやリン化アルミニウムなどの猛毒ガスが使用されます。臭化メチルは農地の土壌消毒に使われてきましたが、発がん性やオゾン層破壊の理由で2005年より世界的に使用禁止になりました。しかし検疫燻蒸に関してだけは使用が認められています。コーヒー豆の燻蒸処理では、細部に潜り込んでいる虫まで完全に殺すので、有毒ガスは豆の中まで浸透しています。安全性を考えれば、果物やコーヒーは燻蒸されていないものを選びたいですね。

農薬使用回数が多い果物は？

- **農薬使用回数が多い:** リンゴ、桃、ナシなど
- **農薬使用回数が比較的多い:** サクランボ、グレープフルーツ、バナナ、ブドウ、イチゴ、レモンなど
- **農薬使用回数が比較的少ない:** イチジク、オレンジ、ミカン、メロン、キウイフルーツなど
- **農薬使用回数が少ない:** 柿、スイカ、栗、甘夏、ブルーベリーなど

食材選びのポイント③

米

玄米で購入し、精米したてを食べるのがベスト!

【米の選び方】

1 生産者、栽培方法のわかるもの
2 銘柄に惑わされない
3 精米したてを買う
4 あまりに安いものは避ける
5 情報が豊富な店で買う

表示のポイント

名称	精米			
原料玄米	産地	品種	産年	使用割合
	○○県	あきたこまち	19年産	100%
内容量	5kg			
精米年月日	平成19年9月30日			
販売者	わら食品(株) 東京都中央区食育3-2-1 電話03-1234-5678			

名称は「精米」または「玄米」と表示。購入の際には精米年月日をチェックし、できるだけ精米したてのものを選びましょう。玄米をその場で精米してもらえば、新鮮なお米を食べられるだけでなく、くず米の混入を防ぐこともできます。

一度精米すると酸化がどんどん進む

スーパーなどで購入する場合には、表示をしっかりと見る必要があります。できれば生産者、栽培方法が明確で、POPなどできちんと解説しているものがよいでしょう。

また、生産者から直接購入する場合でも、農薬、肥料の使用回数も含めて栽培方法を公開し、産地を見学できる生産者の米が安全です。米屋で購入する場合は、有機米や特別栽培米まで取りそろえ、POPで産地名と生産者、栽培方法、特性などを表示し、好みの米をその場で精米してくれる店がおすすめです。

米は一度精米すると酸化が進んでおいしさがどんどん低下します。表示で必ず精米日をチェックし、精米直後の米を購入することが大切です。特に夏場は品質低下が早いので、精米後2週間ぐらいで食べるようにしましょう。

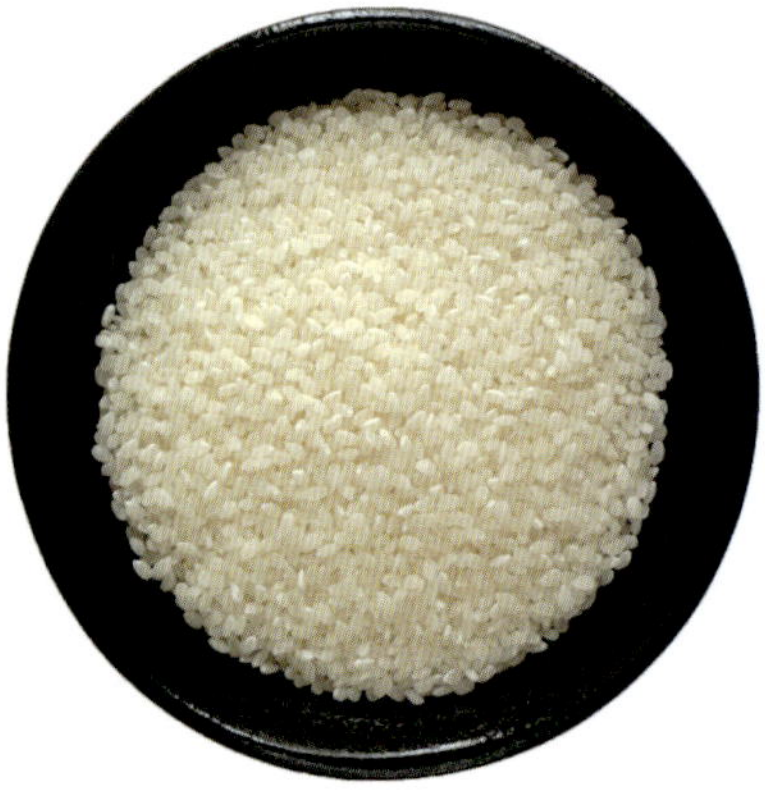

玄米で購入し、そのつど精米

最近では、大手スーパーや百貨店の米売り場でも精米器を置き、玄米の購入後、精米できるようになっています。玄米の状態なら品質の劣化を防げるので、長期保存が可能です。最近は家庭用精米器の性能も向上しているので、玄米のまま購入し、そのつど精米して炊いたり、時には玄米のまま、あるいは二分づき、五分づきなどの味を楽しめます。精米後の残ったぬかで、ぬか漬けをつくって楽しむこともできます。

米の栄養素を捨てずに玄米を上手に食べる

玄米は外側がぬか層、先端のへこんだ部分についている胚芽、米の中心部を占める胚乳でできています。このうち胚乳が最も大きく、全体の92%を占めます。しかし、含まれる栄養素の量は、大きさとはまったく逆。ビタミン、ミネラルの含有量は胚芽に66%、ぬか層に29%で、胚乳にはわずか5%しかありません。胚乳は、ほとんどがデンプン(炭水化物)です。白米は、玄米からぬか層と胚芽を削り取っている、つまり貴重なビタミンやミネラルを捨ててしまっているのです。

圧力鍋や圧力ガス炊飯器を使えば玄米をおいしく炊けますが、最近では玄米の炊ける電気炊飯器も販売されています。雑誌やインターネットなどでも玄米のおいしい炊き方や食べ方が掲載されていますので、手軽に試してみてはいかがでしょうか。

「完全な栄養食」といわれる玄米

玄米は、ビタミンB1、B2、B6、ナイアシン、パントテン酸、葉酸、ピオチン(ビタミンH)、ビタミンEなどのビタミン類に、鉄分、亜鉛、カルシウム、カリウム、リン、マグネシウム、ナトリウムなどのミネラル類、良質なタンパク質、食物繊維、植物性脂肪など生命活動に必要な栄養素がまんべんなく含まれています。玄米が「完全な栄養食品」といわれる理由です。

さらに最近では、玄米のぬか層や胚芽から健康に有用な機能性物質が多く発見されています。特に注目されるのが、イノシトール、フィチン酸(イノシトール6リン酸)、フェルラ酸、アラビノキシシラン、ギャバ。抗酸化作用、解毒作用、抗がん作用などの機能を持ち、生活習慣病の予防・治療に効果が期待されています。

玄米のぬか層・胚芽に含まれる機能性物質

・イノシトール
水溶性ビタミンB群の一種。細胞の成長促進作用があり、肝臓の機能を強化。老化防止作用がある。

・フィチン酸(イノシトール6リン酸)
抗酸化作用、解毒作用を持ち、体内から有害物質を排出する。

・フェルラ酸
強い抗酸化作用で活性酸素を除去する働き。美白剤や日焼け防止にも活用されている。

・アラビノキシラン
免疫機能を強化。強い抗がん作用があるといわれ、がんの予防・治療に期待されている。

・ギャバ(γ-アミノ酪酸)
脳内血流をよくし、脳細胞の代謝を高める働き。アルツハイマー型認知症の改善に期待。

食材選びのポイント❹

魚介類

アジ、サバ、イワシなど、青魚の消費が減っています。しかし栄養・価格面とも非常に優れています。

【魚介類の選び方】

1 表示をよく見る
2 旬のものを選ぶ
3 小型の回遊魚を選ぶ
4 養殖魚は無投薬のもの

表示のポイント

フランス産	銀むつ（メロ）	解凍

加工年月日 消費期限 天然 加熱用
00.0.00 00.0.00
100g当り（円）000
内容量（g） 00
000
価格（円）
1 234567 891019
加工者 （株）スーパーわら食
東京都中央区食育3-2-1
保存温度 4℃以下

国産の場合は、捕獲した水域名あるいは水揚げした港がある都道府県名のいずれか、輸入の場合は原産国名を表示。天然・養殖、解凍（一度冷凍）・冷蔵（生）、刺身用・加熱用などの情報も記載。名称は一般的な標準和名で表示されます。

魚には大きく、3つの種類がある

魚の安全度を判断するには、安全性が高い順に回遊魚、近海魚、繁殖魚の、大きく3つの種類に分けて考えることができます。

回遊魚とは、いわしやさんま、あじのように、寿命が短く主にプランクトンを餌とする小型の魚です。有害物質が少ない外洋を、餌を求めて群れで移動するので、汚染物質などの蓄積が少なく安全性が高いといえます。

しかし、同じ回遊魚でも、まぐろなどの長命で大型の魚は、食物連鎖の頂点に位置するため、メチル水銀、ダイオキシンなどの有害物質が高い濃度で溜まりやすくなるという特徴があるので、注意が必要です。

近海魚は、たい、あなご、いか、すずきなどで、陸地に近い沿岸や湾内を回遊しています。工場排水などで海洋汚染が進んでいる海域で捕れた近海魚は、ダイオキシンやメチル水銀などの有害物質に汚染されているおそれがあるので、産地などの表示をしっかりチェックしましょう。

特に、きんめだいなどの深海に生息する魚介類は、メチル水銀濃度が高くなっている可能性があるので、食べる量は少量にとどめておいた方が

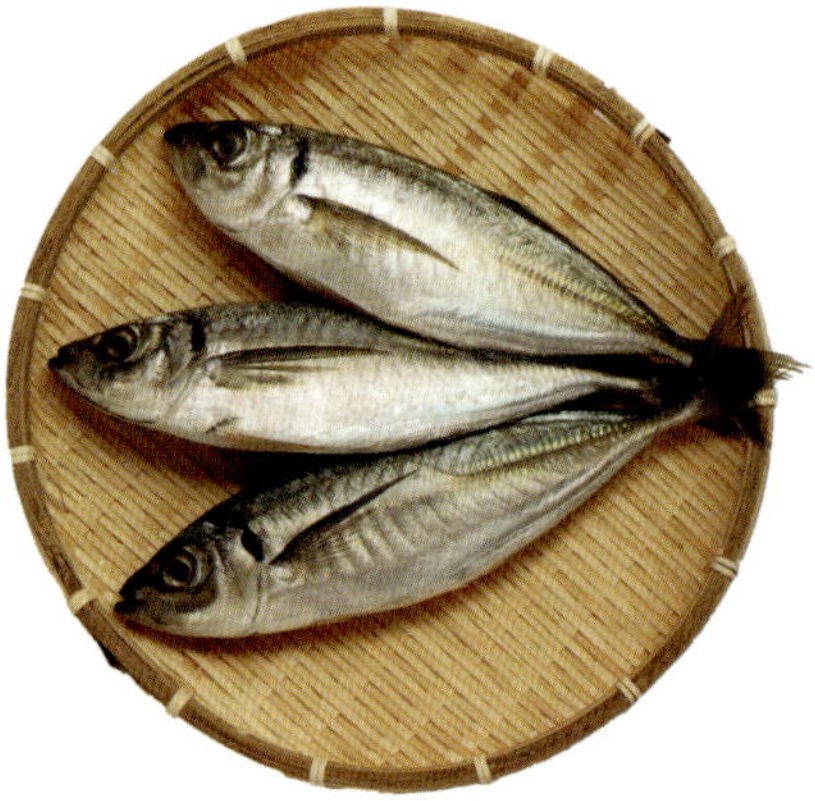

旬の魚介類カレンダー

魚介類にも季節ごとの“旬”があります。
おいしいことはもちろん、栄養価もたっぷりなので、
魚介類を選ぶ際にはその時節ごとの旬のものにしましょう！

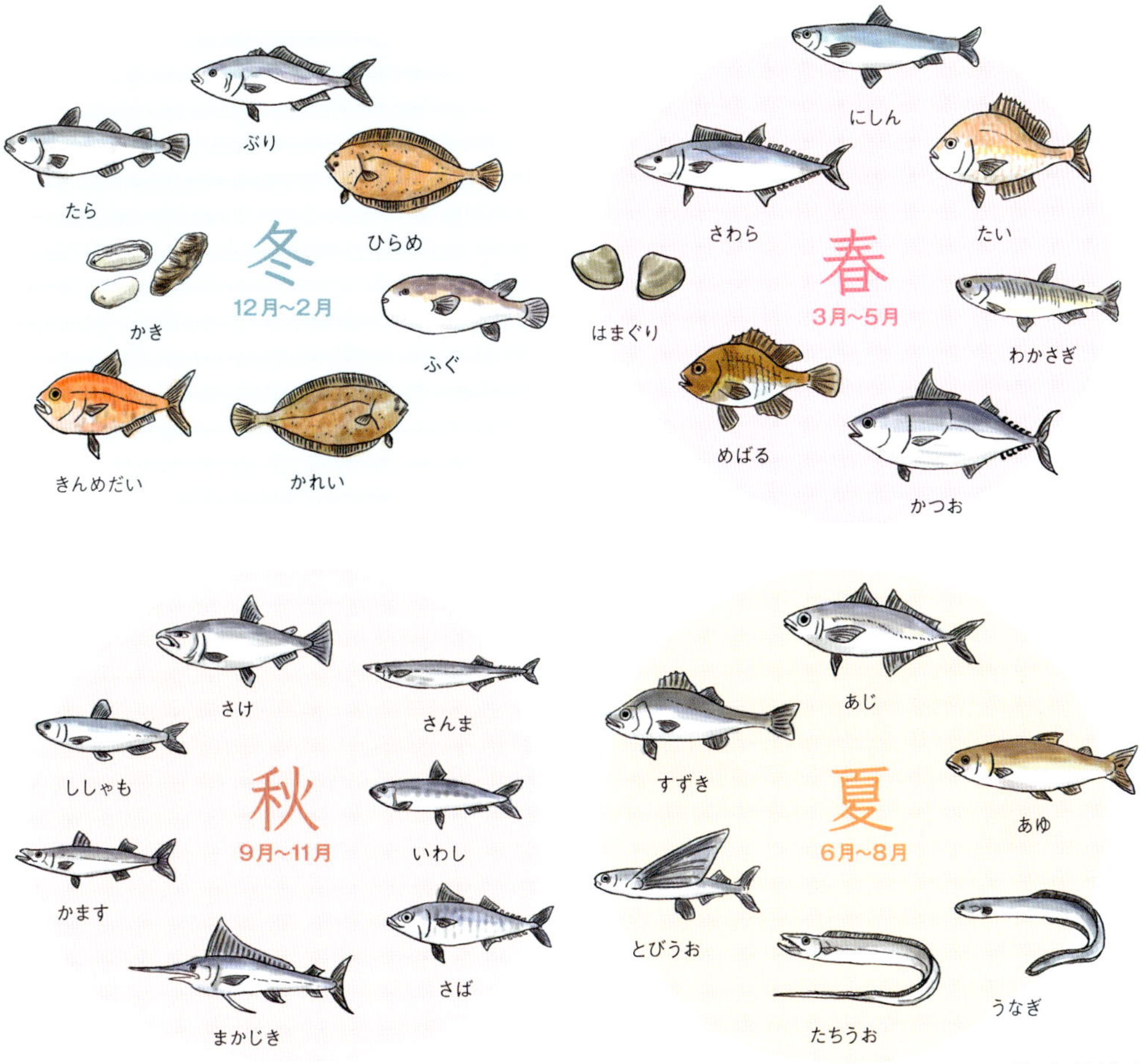

イラスト：岡本倫幸

よいでしょう。

養殖魚は薬剤の使用に要注意

一方の養殖魚は、文字通り人工的に飼育された魚。その多くが、いけすの中などで大量飼育されています。そのため病気予防や治療を目的に、餌に混ぜられる抗生物質や環境汚染物質が残留してしまっているケースがあります。

そのリスクを避けるためには、抗生物質や合成抗菌剤、またホルマリンなどの薬剤を使用しない無投薬の養殖魚を選ぶこと。そして、水産資源や海洋環境を守っていることや、適正な養殖業者であることを第三者機関にきちんと認証された漁業者の魚を選ぶようにしましょう。

「天然魚」と「養殖魚」を見分けるには？

天然魚は海の中を泳ぎ回って餌を探すため、運動量が多く流線型のボディになっています。餌が豊富な旬の時期は脂がのっていますが、餌の少ない時期はあまり脂がのっていません。一方の養殖魚は、狭いスペースの中、大量の魚とともに育てられるので運動量が少なく、さらに餌を十分に与えられるので、脂肪がつき胴体が太くなっています。その身体つきを見ると、簡単に見分けることができます。

海のエコラベル「MSC」を知っていますか？

水産物に付けられた「MSC（Marine Stewardship Council：海洋管理協議会）」のマークをご存じですか？　このラベルは、水産資源や海洋環境を守って獲った水産物に与えられる証です。私たちの食生活に必要な海の生き物は、自然に繁殖し、成長するスピードを考えて適切な量を獲れば、いつまでも持続的に食べつづけることができます。その“適切な量”を守っている証となるのが、このMSC認証なのです。

魚介類を選ぶときは信頼を重視して

魚介類には、原産地表示が義務づけられています。スーパーや食料品店などのパック売りの店ではラベル、また、魚屋でのバラ売りではＰＯＰなどで表示しなければなりません。このような表示ができていない店は、ルールに反し、信頼度が低い店ということになります。

もし店に陳列されている魚の産地や生産者、養殖方法がはっきりしない場合は、信頼度が低いため、なるべく避けるようにしましょう。

表示が明確にされており、その内容をきちんとチェックした上で購入すると安心です。さらに旬の魚は生命力が強く脂ものり、近海で獲れるため冷凍輸送などの人手や時間をかける必要がありません。そのため新鮮でおいしく、しかも安い価格で食べることができるのです。

輸入貝類にひそむ危険性

輸入した貝類には、貝毒の危険がひそんでいます。貝毒とは、あさりやムール貝、かき、ほたてなどの二枚貝が、海水中の毒を有するプランクトンを食べることで毒性を持つことを指します。

毒を持つプランクトンは水温が上がり始める4月～5月頃に多く発生します。毒化した貝を食べると、人体に麻痺や下痢が起こります。このプランクトンの発生がなくなると、貝の体内の毒も同時になくなります。

国産の場合は、各都道府県の水産担当部署の方々が、冬の間から海中のプランクトンや貝の検査を行って安全を確かめているので、基準値以上の毒を持つ貝が食卓に出回る心配はありません。

しかし、輸入される貝類は、産地できちんと検査をされていない場合もあり、毒を持つものが出回る可能性もあるのです。特に貝毒が発生しやすい春は、しっかりと原産地表示を確認してから、購入するようにしましょう。

養殖魚にも不健康なものが

例えば、まぐろの養殖には、さば、いか、いわし、にしんなどが餌として使用されています。

はまちなど、まぐろ以外の一般的な養殖では、魚粉、魚油、脱脂粉乳、鶏卵、小麦粉、米ぬか、大豆油脂などの配合飼料にビタミン、ミネラル、酸化防止剤、カビ防止剤などが添加された人工飼料で、多くはペレット状になっています。この人工飼料に、小魚の冷凍餌などを混ぜて与える場合もあり、またBSE（牛海綿状脳症）発生以前には、その原因とされる肉骨粉も餌の原料とされていました。

養殖魚はいけすの中で飼育され、糞や食べ残した餌、魚の死体などで水質が汚染されやすい状況の中で育てられるケースが多くあります。そのため病原菌が繁殖して病気が発生しやすくなるため、一般の養殖では病気予防を目的に抗生物質の投与が行われています。ところが、生き残った病原菌が抗生物質などの薬剤に耐性を持ち、抗生物質などの薬剤が効かない耐性菌となって、さらに強い毒性を持つようになります。

身体のほとんどをトロ状態にする「蓄養」

一般的に養殖とは、卵または卵からかえったばかりの稚魚から育てることを指します。

日本でもいくつかの場所で、まぐろの養殖が行われていますが、養殖と表示されているまぐろのほとんどが、この「蓄養」と呼ばれるものです。

蓄養とは、外洋である程度大きくなったまぐろを捕獲し、湾内に設置したいけすに入れて飼育する養殖方法です。

餌をたっぷりと食べさせて太らせるので、身体の70％以上が脂肪でトロ状態という魚も存在することを知っておきましょう。

「冷凍」「解凍」「冷蔵」の違いは？

表示には「冷凍」「解凍」「冷蔵」が記載されています。「冷凍品」はそのまま冷凍庫に入れておけば長期保存が可能です。「解凍品」は、いったん冷凍したものを解凍して販売しています。どんどんうま味が失われるので早く調理して食べましょう。捕れたその日に陸揚げされた近海魚は「冷蔵」で輸送・販売されます。新鮮なうちに調理して魚のおいしさを楽しみましょう。

ダイオキシン、メチル水銀などの有害物質を避けるには？

まぐろなどの大型回遊魚や近海の深海魚より、さんまやいわし、あじなどの寿命の短い外洋回遊魚のほうが安全です。ダイオキシンなど有害物質は脂肪にもたまります。魚の脂にはEPA、DHAなどの栄養成分が豊富ですが、まぐろのトロは脂肪分が多過ぎます。妊婦や子どもは食べすぎないように注意しましょう。食べるならトロよりも赤身の方がオススメです。

食材選びのポイント⑤

肉

みんなが大好きな「お肉」。
大好きだからこそ、
確かな選食力を
養いましょう。

【肉の選び方】

1 表示をよく見る
2 抗生物質、合成抗菌剤不使用の表示のあるもの
3 放牧、平飼いの肉
4 霜降りより国産牛の赤身
5 あまりに安いものは避ける

人間の2倍以上の抗生物質・合成抗菌剤を使用

現在、一般的な畜産は経済優先から、畜舎で数多くの頭数を飼育しています。あまり運動をさせずに育てるので、病気にかかりやすい環境にあります。一頭でも病気になると畜舎全体に蔓延するため、病気予防を目的に抗生物質、合成抗菌剤が使われます。食肉生産（畜産）における抗生物質の使用量は、人間の医療用に使われる2倍以上に当たり、感染症の原因となる耐性菌を生み出しているとの指摘もあります。最近では、家畜の健康に配慮して十分に運動できる広い畜舎や放牧で、ストレスなく育てる飼育方法も増えてきています。

食肉を選ぶ際には、生産者（飼育農場）、与える餌や飼育環境、抗生物質など薬剤投与の有無などの生産履歴に注意するようにしましょう。スーパーの中には、扱っている食肉の生産履歴をインターネットなどで公開しているところもあるので、情報を上手に活用して安全でおいしい食肉を選びましょう。

人気ブランドとなっている黒毛和牛、黒豚、地鶏などは食肉生産量全体のうち、ごくわずかです。消費者心理や人気につけ込んだ偽装販売の不

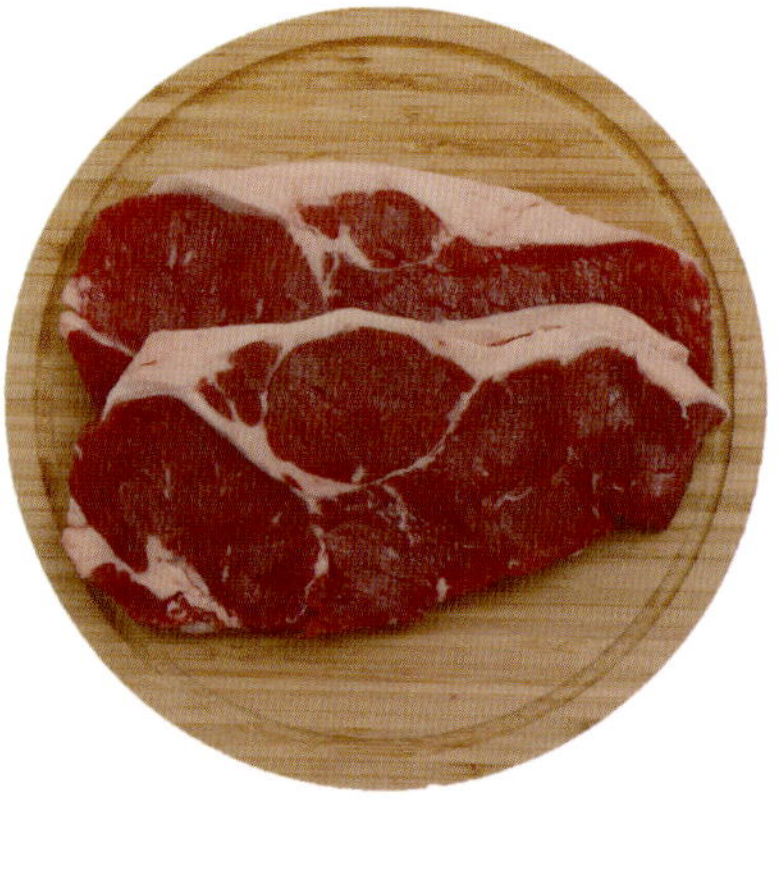

表示のポイント

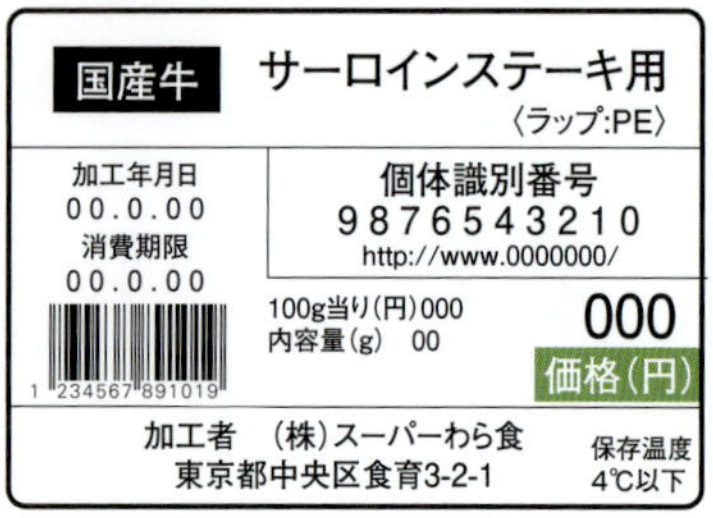
国産牛
サーロインステーキ用
〈ラップ:PE〉
加工年月日
00.0.00
消費期限
00.0.00
個体識別番号
9876543210
http://www.0000000/
100g当り(円)000
内容量(g)　00
000
価格(円)
1 234567 891019
加工者　(株)スーパーわら食
東京都中央区食育3-2-1
保存温度
4℃以下

輸入肉の場合は原産国名が表示されます。豚肉・牛肉・鶏肉などの一般名称と、ロース・バラなどの部位名、ステーキ用・焼肉用などの用途も記載。食肉は腐敗が早いので、製造月日、消費期限を必ずチェックするようにしましょう。

安もあります。信頼できる店でなければ手を出さないほうが賢明です。

【牛肉】

国産牛には「和牛」とそれ以外の品種の肉用牛があります。和牛は明治時代以前から国内で飼われていた伝統的な牛種を食肉用に改良したもので、黒毛和牛、褐毛和牛、日本短角牛、無角和牛の4種類があります。現在は霜降り肉になりやすい黒毛和牛が圧倒的に多く、それ以外の国産牛は、ホルスタインなどの乳用種や黒毛和牛と交配されてできた交雑種などです。

霜降り肉は旨味があり人気ですが、実は高カロリーの餌を与え運動をさせずに育てられています。それは牛肉本来のおいしさではありません。広大な自然の中で放牧されて育った牛の赤身肉は、おいしいだけでなく安全なのです。

【豚肉】

食用の豚の品種は、特定JASに定められた人気の黒豚（バークシャー種の純血）やデュロック、ランドレース、ヨークシャーなどさまざま。

健康な環境で育てられた方が肉質も良いので、選ぶ際には、生産者・飼料・抗生物質などの使用状況を公開している店舗での購入が安心です。

【鶏肉】

一般のブロイラー（食肉用鶏）を飼育する養鶏場では、フロアーに何千羽という過密な環境で育てています。さらに早く太らせるために高カロリーの餌が与えられ、運動しないように常に薄暗くなっています。その一方で、健康志向の高まりから自由に動き回れる環境での飼育も増加。その違いは肉質に大きく表れるので、飼育環境にも注目するようにしましょう。

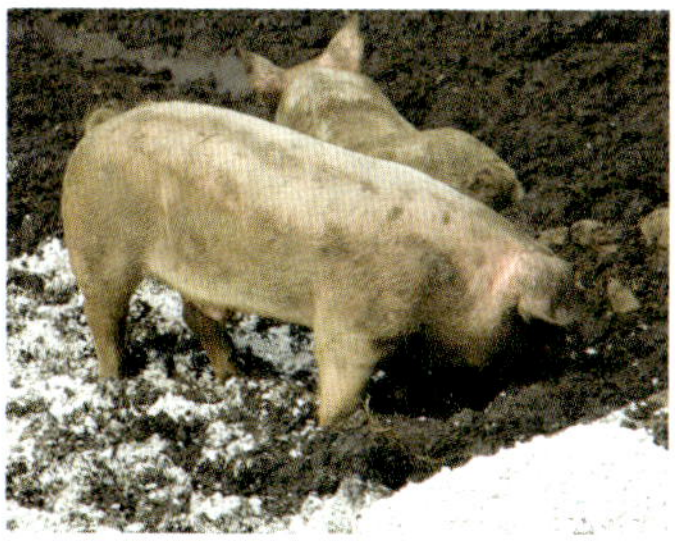

静岡県朝霧高原の酒井農園の放牧豚。大好きな泥のなかでストレスなしで育つ

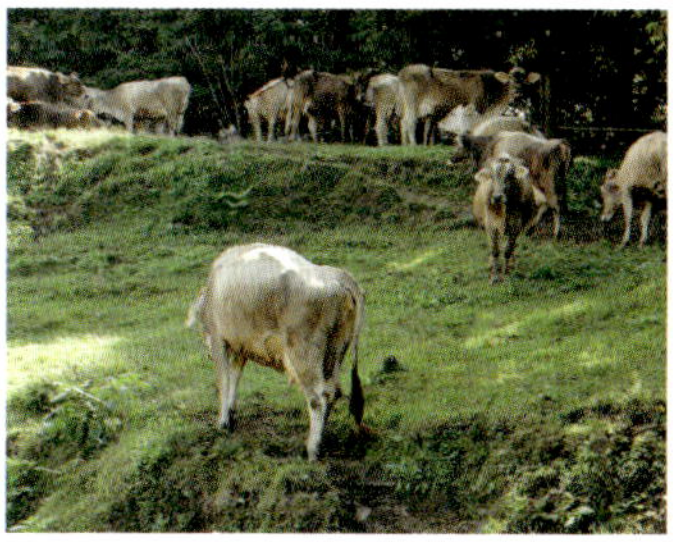

島根県雲南市の木次乳業の山地酪農の放牧風景

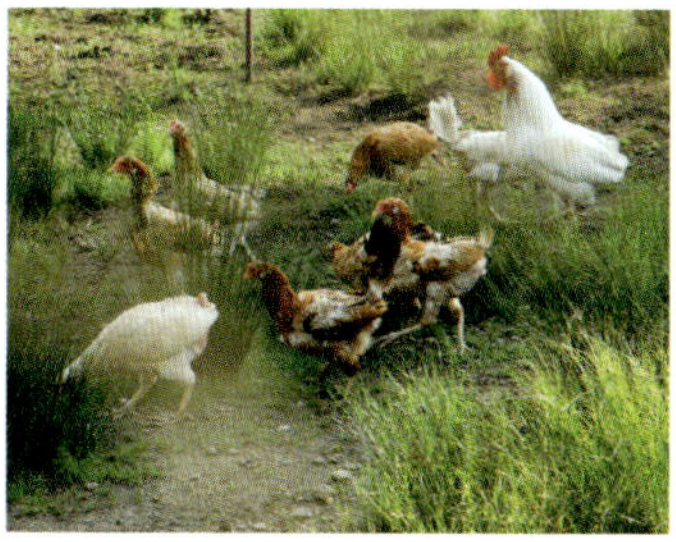

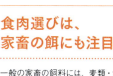

青森県上北郡東北町の東北牧場。充分な運動ができる

食肉選びは、家畜の餌にも注目

一般の家畜の飼料には、麦類・大豆などの高カロリーの輸入穀物が使われています。そのほとんどが遺伝子組み換え品種でポストハーベスト農薬が使われています。食肉を選ぶ際には、「遺伝子組み換えでない」「ポストハーベスト農薬不使用」の表示のある飼料で育った肉にしましょう。

伝統的な和食が一番ヘルシー！

欧米化している、現代日本の食生活。
しかし世界では和食のよさが再評価されています。
もう一度、日本の食を考えてみませんか？

日本の風土にあった食生活

- **ま** → 豆類　みそ、豆腐、納豆など
- **ご** → ごま
- **は** → わかめ　こんぶ、ひじきなどの海草類
- **や** → 野菜　緑黄色野菜
- **さ** → 魚
- **し** → しいたけ　きのこ類
- **い** → いも類

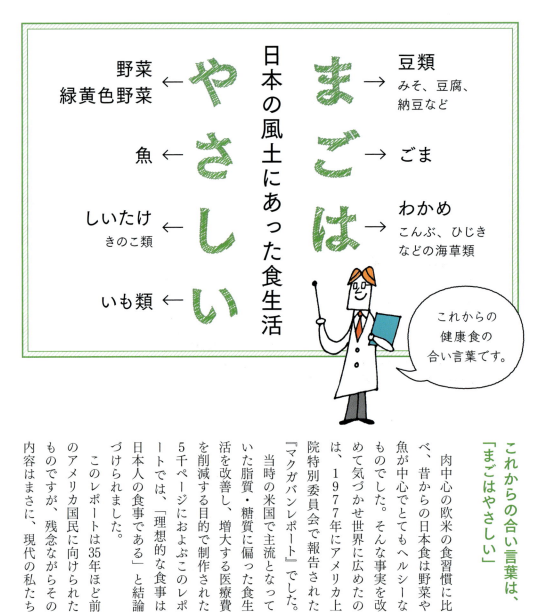

これからの合い言葉は、「まごはやさしい」

肉中心の欧米の食習慣に比べ、昔からの日本食は野菜や魚が中心でとてもヘルシーなものでした。そんな事実を改めて気づかせ世界に広めたのは、1977年にアメリカ上院特別委員会で報告された『マクガバンレポート』でした。

当時の米国で主流となっていた脂質・糖質に偏った食生活を改善し、増大する医療費を削減する目的で制作された5千ページにおよぶこのレポートでは、「理想的な食事は日本人の食事である」と結論づけられました。

このレポートは35年ほど前のアメリカ国民に向けられたものですが、残念ながらその内容はまさに、現代の私たち

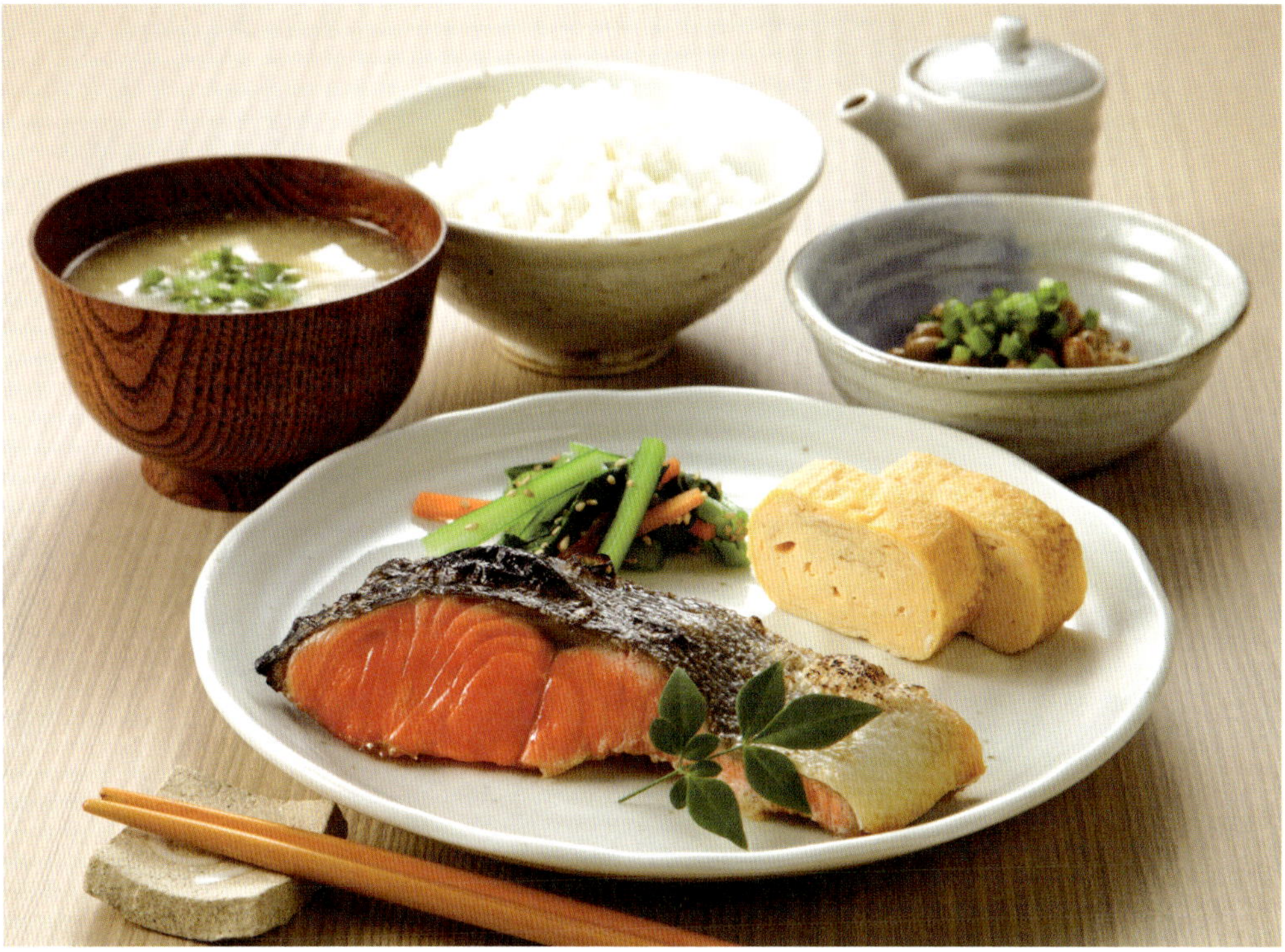

PFCバランスの推移

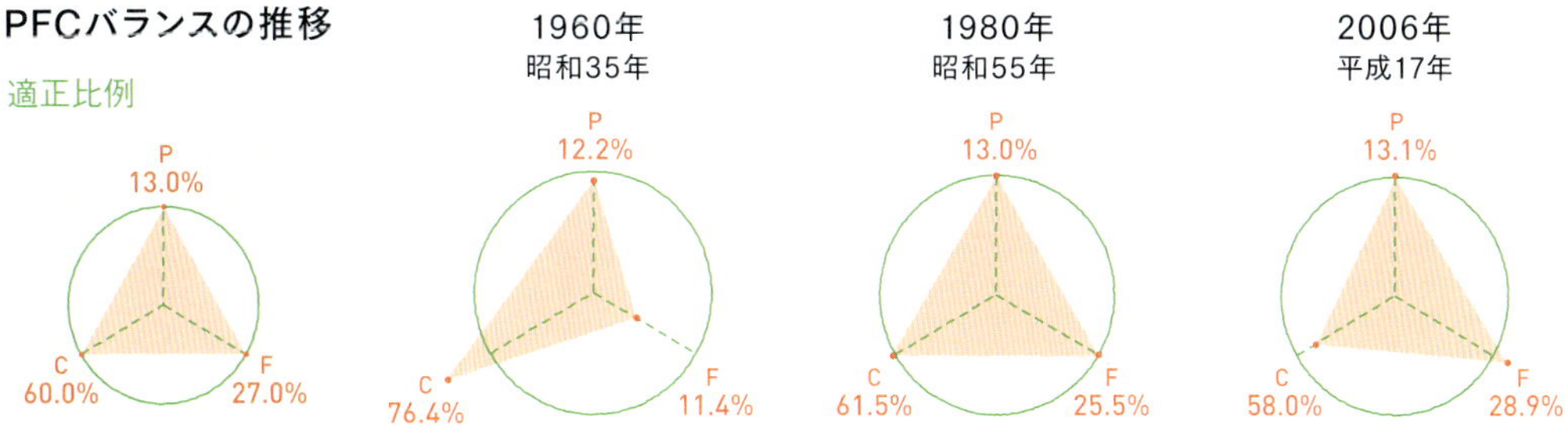

P＝たんぱく質、F＝脂質、C＝炭水化物

日本人が改めて気づかなくてはならないものとなっています。

食生活の欧米化で米や野菜の消費量が減少し、肉類・油脂類の消費量が増加。栄養バランスが崩れた結果、生活習慣病が死亡原因の約6割を占めるまでになりました。

健全な食生活を取り戻すための手がかりとなるのが、昭和50年代の食生活です。PFCバランスの変化（図参照）を見ると、昭和50年代は主食である米を中心に、水産・畜産物、野菜・果実などの副食を多様に取り入れ、理想的な形が形成されていました。そして、日本の風土に合った食生活を表したのが「まごはやさしい」という食材の語呂合わせ。健康食の本家・日本人として、和食の良さを改めて考えてみませんか。

食習慣の大黒柱「朝ごはん」

健全な食習慣の軸となる「朝ごはん」。
早寝早起きの習慣にもつながる、
健康維持のスタート地点です。

夜型生活の悪影響

近年、夜型生活のせいで朝起きられない子どもが増えています。

朝食を抜いたり、ほんの少ししか食べない子も徐々に増え、心身の発育に対するさまざまな悪影響が問題視されています。登校して保健室に直行し、給食まで教室に戻れなかったり、教室にいても午前中ずっとボーっとしていたり。

不調の原因には、日々の生活リズムの乱れが関係していることは明白です。

朝ごはんで脳が活性化

脳を働かせるための唯一の栄養素がブドウ糖（グルコース）です。ブドウ糖は脂肪と違い体内にたっぷりと蓄えておくことができず、夕食で摂取した分は睡眠中にすべて消費され、朝目覚めたときには誰もがエネルギー不足の状態になっています。

このため、朝食を抜くとブドウ糖が補給されず、脳の働きが鈍くなってしまうのです。体温も上がらないため、眠さやだるさを強く感じるように

あなたは毎日朝食を食べますか？

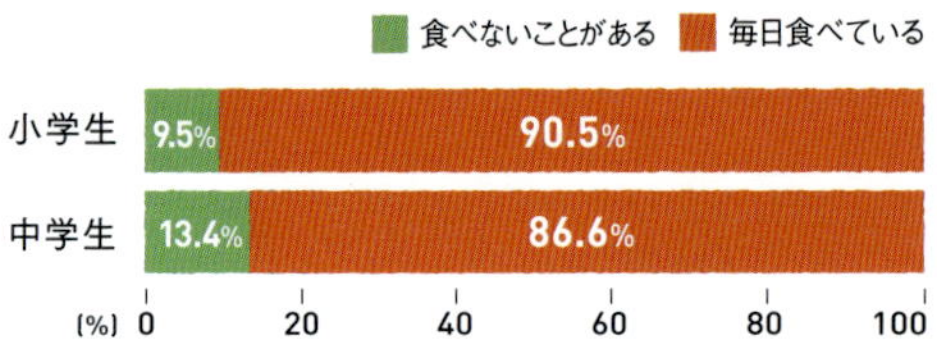

※株式会社日本能率協会総合研究所「食育・食生活総合データ年報2013」より

朝ごはんとペーパーテスト得点の関係

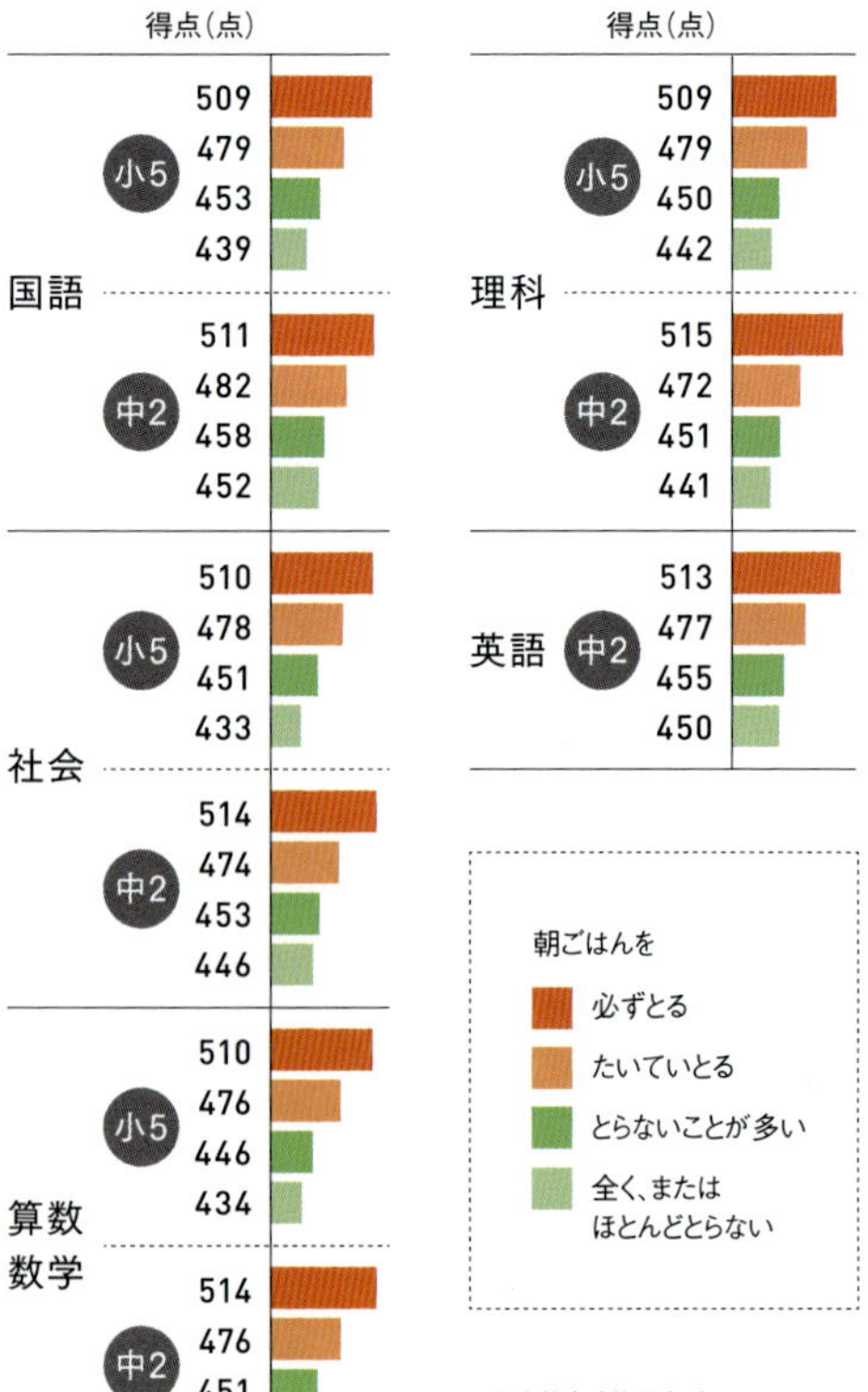

※国立教育政策研究所
「平成15年度小・中学校教育課程実施状況調査」より

もなります。当然、学習の効率は下がり、体育ではすぐに息が切れてケガにもつながりやすいのです。

逆に朝ごはんをしっかり食べれば、脳にブドウ糖が活発に供給されて集中力や記憶力がアップします。実際に、ある学校では朝食をきちんと食べるように指導したところ、学力がアップしたという成果も出ています。

生活リズムを整える

1日の長さは24時間ですが、人間の体内時計は25時間周期。このズレを修正してくれるのが、朝食や朝の光を浴びることなのです。夜更かしをして朝食を抜く生活がつづくと、ちょうど海外旅行の時差ボケのように体内のリズムが崩れてしまいます。

また、腸の働きは朝の時間帯に最も活発になります。ここで朝ごはんを食べたり、散歩やストレッチなどの軽い運動をすれば、便通がとてもよくなります。

朝食の習慣化のコツ

どんなに忙しくても、あまり食欲がわかなくても、とにかく毎朝食べ物を口にする習慣をつけることが大切。ただし、甘いお菓子や清涼飲料水だけというのは無気力やイライラの状態になる危険性があり、油脂を使ったスナック菓子も、肥満や体調不良の原因となるので、朝ごはんには不向きです。

朝食をきちんと摂る時間を確保するためには、夕食づくりの際に朝食の準備をできる限りしておくなど、工夫をしておくとよいでしょう。

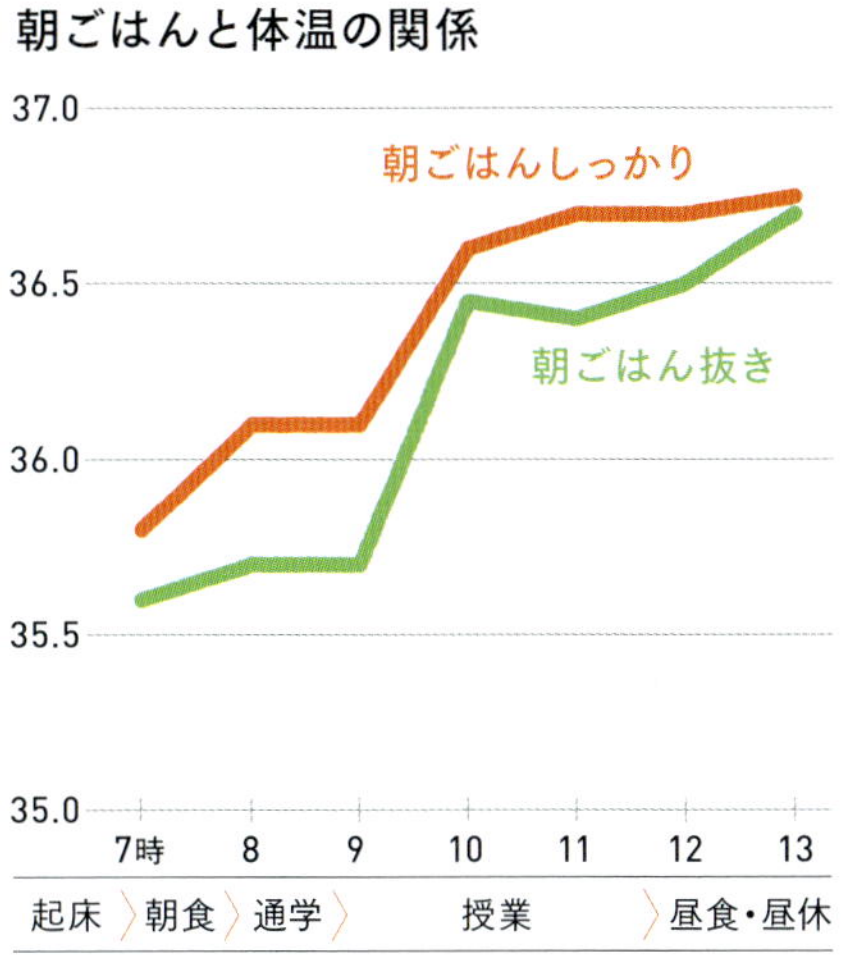

※『食の科学No.157』光琳社より

理想の朝ごはんまでの4ステップ

できることから、食べられるところから始めよう！

①まずは温かい飲み物を飲もう

食欲がない、時間がない朝はせめて水分をとりましょう。お水もいいですが、あたたかな飲み物は体を温めてくれます。

②ごはんやパンをプラスしよう

炭水化物の主食からは、脳のエネルギー源であるブドウ糖をとることができます。よく噛めば脳の活性化にもつながります。

③卵・乳製品のおかずをプラスしよう

卵、乳製品、ハム、大豆などに含まれるたんぱく質は、熱を生み出す栄養素。体温を上げ、体の活動能力をアップさせます。

④野菜・果物をプラスしよう

ビタミンやミネラルは体の働きを調整する重要な栄養素。サラダや果物を取り入れるだけで、見た目も栄養バランスも充実。

元気は「正しい食習慣」から！

悪い生活習慣は、メタボリックシンドロームや、
糖尿病といったさまざまな病気の原因に。
予防のカギは、正しい食生活と運動です。

生活習慣が病気のもと？

メタボリックシンドローム何が怖い？

メタボリックシンドローム（内臓脂肪症候群）とは、内臓脂肪型の肥満に脂質異常、高血圧、高血糖の症状が重なった状態のことを指します。

本来、内臓脂肪は身体に必要なホルモンを分泌するなど大切な役割を持っていますが、多すぎると生活習慣病の原因になることが分かっています。

症状をそのままにしておくと、動脈硬化が進行し、心筋梗塞や脳梗塞などの危険性が高まります。

現在の生活習慣が自身の健康を決定づけると意識し、早めに改善するように心がけましょう。

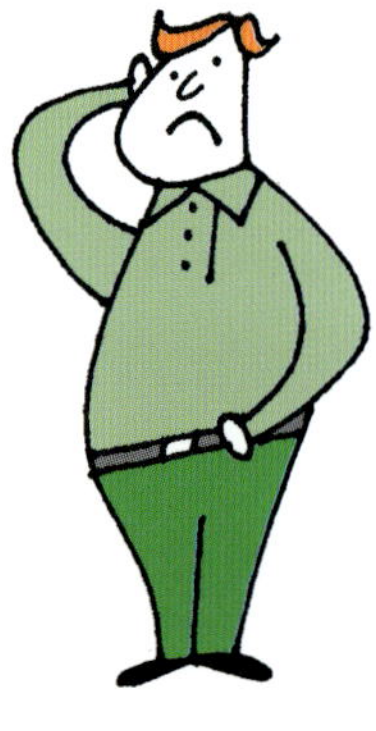

生活習慣病の死亡数割合と医療費

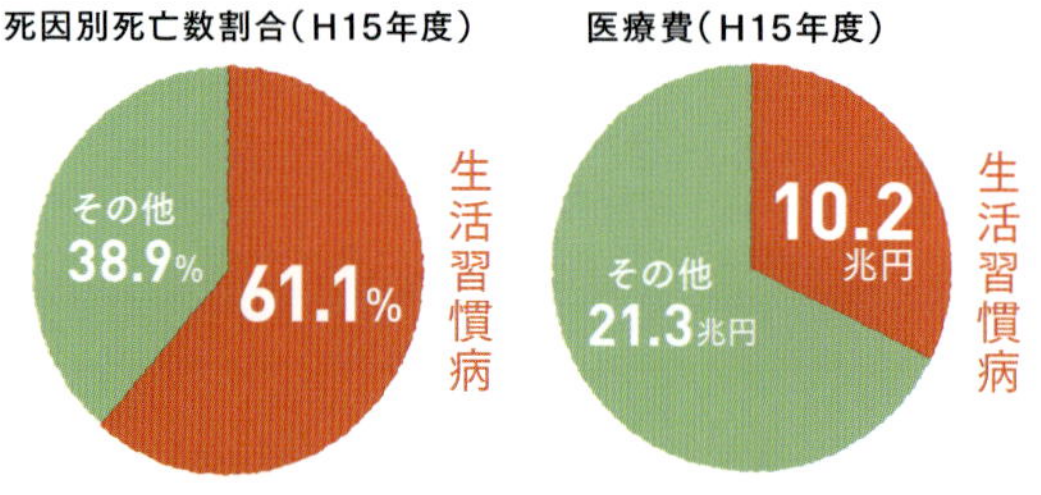

生活習慣病は、国民医療費の約3割を占め、死亡数割合では約6割を占めます。医療費の負担が、社会コストの負担になっている中、生活習慣病を早めに予防し、健康寿命を延ばすことが課題になっています

食事と運動の習慣化で生活習慣病を予防

生活習慣病の諸症状は薬で抑えることはできても、不健康な生活習慣を改善しない限り、根本的な解決にはなりません。

まずは実行しやすい目標を立てて、お菓子やジュースを控える、なるべく階段を使うといった、無理なく毎日つづけられることを実行していくことが大切です。

また食事だけを極端に減らすのではなく、軽い運動を取り入れるようにすると、無理なく習慣化できるようになります。特に内臓脂肪は、皮下脂肪に比べて解消されやすいという特徴があるので、なるべく身体を動かすようにしましょう。

子どもに急増ヤセと肥満

児童の肥満傾向児出現率の推移

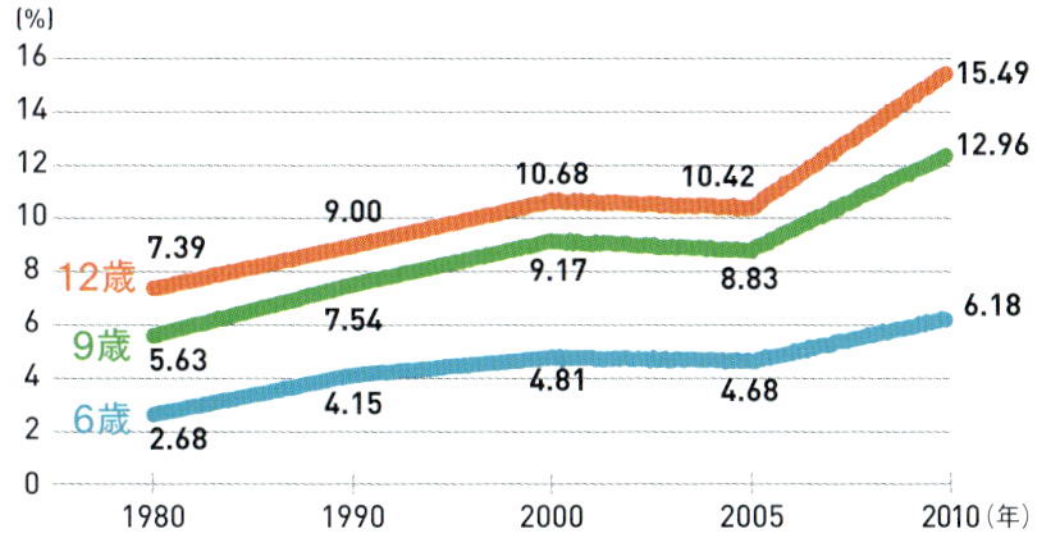

※文部科学省「学校保健統計調査報告書」より

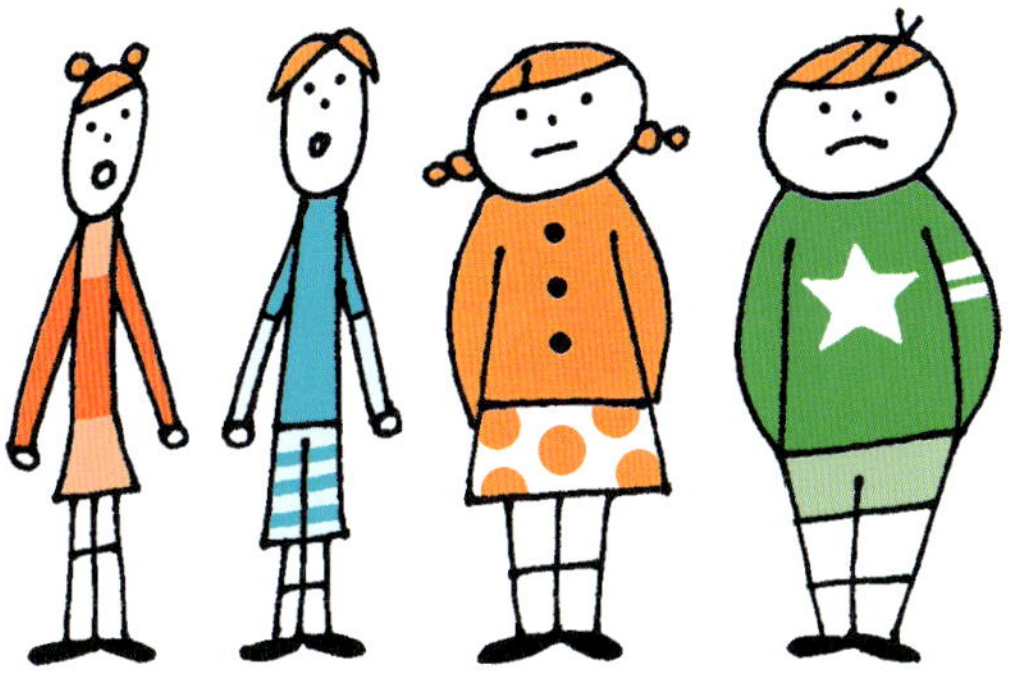

バランスの悪い食生活が肥満とヤセの子に育てる

肥満の治療のために病院を訪れる6～15歳の子どものうち、糖尿病の子が1割、高血圧が1割、脂肪肝が4割、高脂血症は5～6割にも上るといわれています。これらの病気を予防するためにも、医師から肥満を指摘されたり、自主的に判断したら、体重を適正範囲に戻す努力をすぐに始めましょう。

一方、外見を気にするようになる中学・高校生の女子の中には、肥満でもないのにダイエットに走るケースが多く見受けられます。その方法も、朝食や夕食を抜いたり、ひとつの食材を毎日食べつづけるなど、不適切なものがほとんどです。こうした安易で無理のあるダイエットは、体に必要な栄養素を不足させ、貧血や生理不順などの状態を招くこともあります。

さらに怖いのが、カルシウム不足です。人間の骨密度は20歳の頃にピークを迎え、それから徐々に減少していくため、20歳前に骨量の貯金をしておかないと、老後の骨粗しょう症の原因ともなってしまうのです。仮に適性範囲の中で体重を落とすとしても、減らしていいのは甘いお菓子やジュースと、油っこい料理だけ。3食をきちんと摂り、おかずには魚、大豆製品、肉などの主菜と、野菜中心の副菜の両方が必要です。もちろん、適度な運動も不可欠です。

早い段階から親子一緒に「食育」に取り組もう

食べ物に含まれるエネルギーや栄養素は、互いに働きあっています。それを無視して、食事をお腹を満たすためのものととらえたり、逆に量を減らせば体型が変わると安易に考えたりするのは、子どもの健康を軽く考えることとまったく同じです。親と子それぞれが食に対する正しい知識を持つように、できるだけ早い時期から「食育」に取り組むことが必要なのです。

味覚オンチの理由

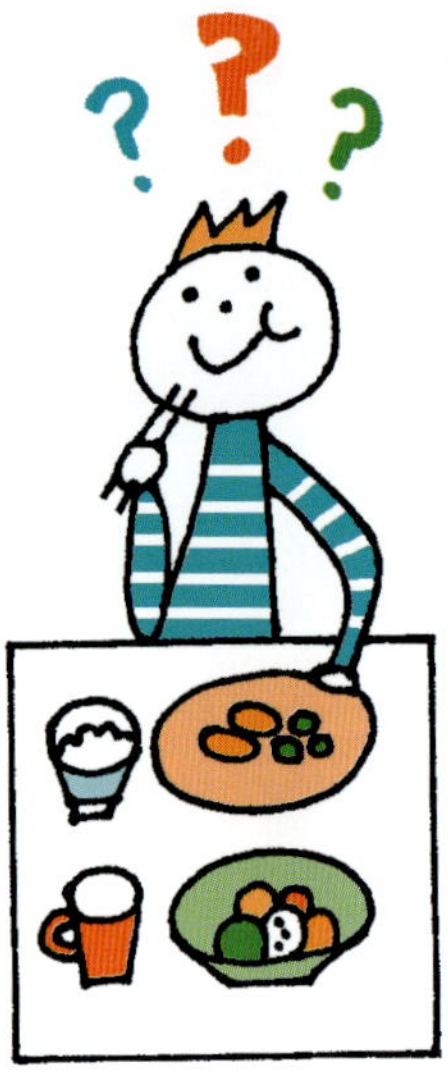

好き嫌いを増長させる現代の社会と家庭環境

油っこくて濃い味ばかりを好む最近の子ども達。専門家によると、こうした食行動の変化は、「味覚」の異常ではなく、「嗜好」の変化、つまり食べ物の好き嫌いが激しくなったためだと指摘されています。

もともと幼い子どもは、生きていくために必要なタンパク質、糖質、脂質、塩分を本能的に摂ろうとするので、ケーキやハンバーグ、甘いジュースなどに目がありません。そこから食体験を重ねていくことで、酸味や苦味のおいしさを知り、嗜好が成熟していくのです。しかし最近は、幼い嗜好からいつまでたっても卒業できず、和食のようなデリケートな味を好まない子どもが増えています。

その原因とされるのが、親子揃って食事をする機会が減ったことや、食事中にテレビばかり観て会話をしなくなったこと、そしてコンビニやファストフードなどの普及で子どもだけでも気軽に食事がとれるようになったことです。嗜好を広げるチャンスが昔と比べてだいぶ減ってしまっているのです。

ダシのおいしさを子どもに伝えよう

人間がおいしいと感じる三大要素は「糖質」「脂質」「うま味」で、日本人にとってのうま味は、かつおダシ、昆布ダシの味です。

三大要素のうち、糖質や脂質の摂りすぎは肥満になりやすく、糖尿病などの生活習慣病の原因にもなります。しかし、ダシを使った料理はトータルカロリーが低く、健康面でのメリットがたくさんあります。ダシのおいしさを積極的に利用することが、味覚異常や生活習慣病の効果的な予防策となるのです。

果物ならOK？

市販の100％ジュースは甘みが強いものが多く、1日100mlが限度。本物の味や噛むことを覚えるためにも旬の生フルーツをあげるのが一番です。ただし、果物には果糖が多く含まれているので、食べ過ぎれば太る原因になるのでご注意を。

おすすめのおやつは？

1回の食事量が少ない小さな子どもにとって、おやつとは朝昼夜の1日3回の食事で足りない、1日に必要な栄養素や水分を補うもの。おすすめは身体を動かすエネルギーに変わる炭水化物が豊富なおにぎりやうどん、いも類。するめやせんべいなど、噛む楽しさを覚えてもらう固めのおやつも、おすすめです。飲み物はお茶が一番！

「キレる」原因は食にあり!?

低血糖症のメカニズム

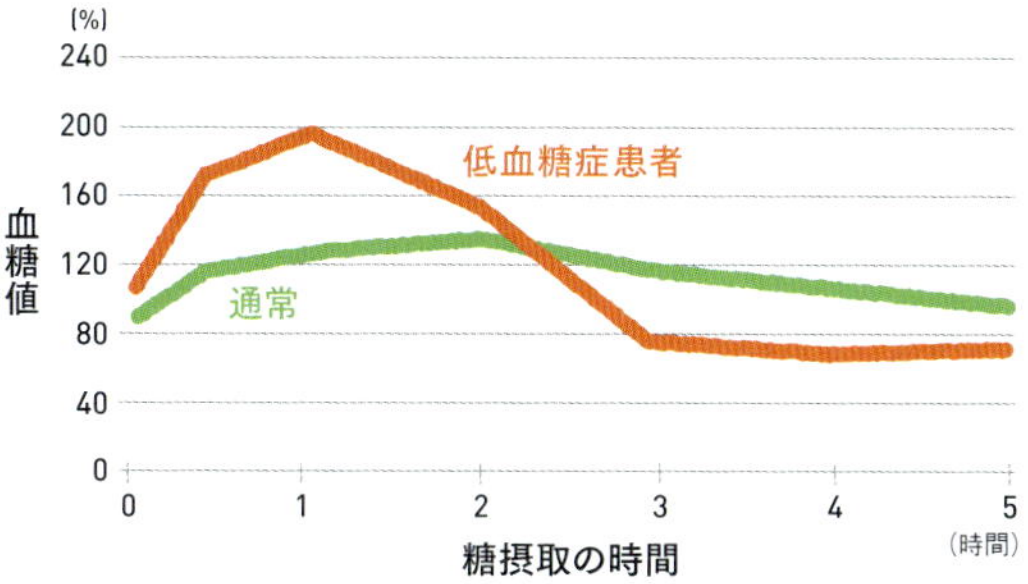

※低血糖症の場合、血糖値がジェットコースターのように急激に上がり、その後急激に下がって、ブドウ糖を摂る前よりも逆に下がってしまう。血糖値が高いときには幸福感があるが、血糖値が低くなると、イライラ、疲れ、寒さなどさまざまな不快感を生じる

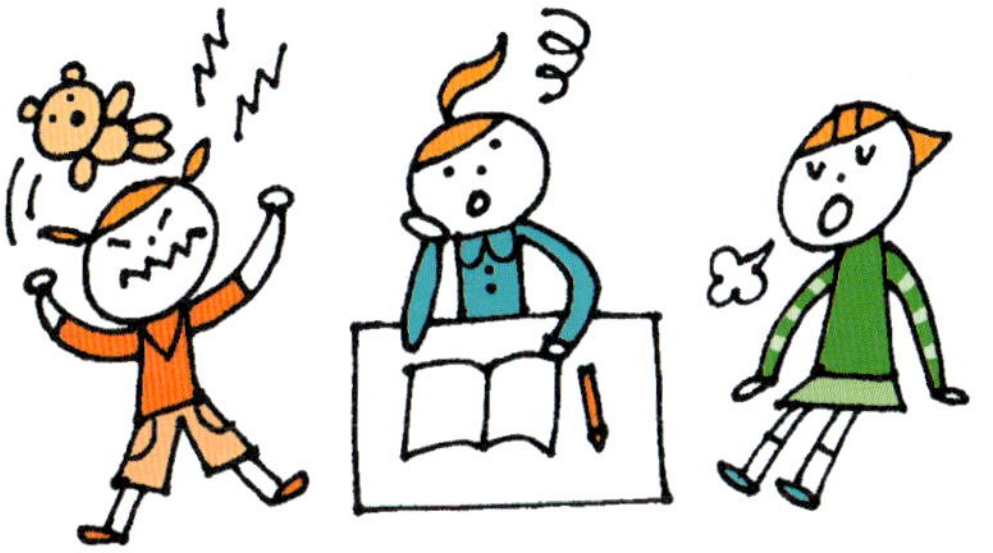

子ども達の健やかな食生活は親の責任

深刻な社会問題になっている「キレる子ども」。その原因の一つに、子ども達の乱れた食生活が挙げられています。

好き勝手なものばかりを与え食べていると、発育に必要な栄養が不足します。また食卓での躾に慣れていない子どもは、些細なことでも怒りやすくなります。食生活は子どもの心身に大きな影響を与えることを親は認識し、責任を持って食生活を見守りましょう。

偏食が起こす低血糖症がキレる子ども達をつくる

乱れた食生活が原因の一つで起こる症状に「低血糖症」があります。血糖とは人間の血液中のブドウ糖のこと。ブドウ糖はエネルギー源として体内のあらゆる場所で使われます。特に脳にとっては唯一のエネルギーで、ブドウ糖なしでは正常に働くことができません。通常、血糖値は一定の値を保っていますが、食事をすると糖が吸収されるため、ゆるやかに上昇し始めます。ある程度まで上がると、すい臓からインシュリンが分泌され、血糖値はゆるやかに下がって一定の値に落ち着きます。

ところが、空腹時に砂糖を多く含む甘いお菓子や清涼飲料水を一気に食すと、血糖値は急上昇、急降下を繰り返す状態となります。こうして血糖値が低くなりすぎると、必要なエネルギーが得られずに体調不良を起こしたり、ボーっとしたりイライラしたり、ひどいときには意識が途切れることもあります。これが「低血糖症」です。また血糖値が低くなりすぎると、ブドウ糖を血液中に放出するように、副腎から指令が出されます。その指令に使われるのは、副腎から分泌されるアドレナリンです。アドレナリンは交感神経を興奮させるため、ちょっとしたことでもカッとなりやすい（キレやすい）攻撃的・暴力的な性格をつくり出す一因となるのです。

選食力 Q&A

バランスのよい食事を摂るためのポイントは？

「食事バランスガイド」を参考にして、1日に「何を」「どのくらい」食べたらよいかを考えましょう。

ごはんやパンなどの主食、野菜や海藻料理などの副菜、肉や魚などの主菜、乳製品、果物の5つのグループそれぞれについて、必要とされる量を摂取するようにしましょう（→P16参照）。和食の基本形となる「一汁三菜」もおすすめです。

旬の食材を選んだ方がいい理由とは？

旬のものは、その食材が持つ本来のおいしさや栄養価が、たっぷりとつまっているからです。

旬の食材はおいしく栄養価が高いだけでなく、人がその季節に必要とする栄養素も多く含んでいます。冬の季節なら、人もクマやヘビと同じように軽い冬眠状態に入り、新陳代謝が鈍ります。こんなとき身体を内側から温めて活発にしてくれるのが、白菜や大根などの根菜類です。

旬の食材を食卓に並べることで、季節を感じることができ、コミュニケーションにもつながります。子どもも旬や食材に興味を持つようになるはずです。

どうして食材は、地元産のものがいいの？

人の身体は、生活している地域でとれた食材を旬の時期に食べることで、必要とする栄養成分を自然と取り込むようにできているからです。

人間の身体（身）と大地（土）は分けることのできない一体のもの（不二）という意味を持つ「身土不二」という言葉があります。人も自然の一部であり、身のまわりの自然環境と切り離して考えることはできないのです。

子どもの味覚を育てるには、どんな調理が理想？

かつおや昆布、シイタケなどのダシを使った料理がよいでしょう。

人に備わっている味覚の力を引き出すには、親の責任が重大です。まずはダシを使った料理を積極的に与えましょう。かつおや昆布などのダシには、人がおいしいと感じるうま味成分が含まれています。ダシのおいしさから始めて、酸味や苦み、素材を活かした和食の味わいを体感させれば、味覚は広がっていきます。

和食はどうして身体にいいのですか？

動物性の食品が少なく、栄養バランスが優れているからです。

栄養バランスの良い和食は理想ですが、洋食も決して悪いわけではありません。1965年から1985年までの20年間の日本の食生活が、和食と洋食などの栄養バランスがちょうど良かったといわれています。1965年以前は、炭水化物の量が多く、タンパク質と脂肪の量が不足していた時代です。そして1985年以降は、高タンパク、高脂質になり、高カロリーな食品が好まれるようになってきました。バランスの良い、1975年頃の和洋折衷の食事を見直しましょう。

遺伝子組み換え食品って、危険なのですか？

自然界に存在しない食品で、その安全性も危険性も解明されていません。

ある生物の細胞から遺伝子を取り出し、他の生物の細胞に人工的に組み込んで新たな性質を持たせる技術を「遺伝子組み換え技術」といいます。遺伝子操作によってつくられた未知の食品なので、さまざまな危険性が指摘されていますが、具体的な解明には至っていません。遺伝子組み換え食品は表示の義務があるので、購入の際はチェックするようにしましょう。

「旧暦」と「旬の味覚」を楽しもう

季節の移ろいを知るには、旧暦を見るのがいちばん。旧暦とは月の運行で１年を計る太陰暦のことで、「農歴」とも呼ばれるほど自然に則した暦です。日本でも明治時代まで活用されていました。この暦を読み解けば旬の食材や自然の動きが分かり、毎日をもっとおいしく、健康に過ごすことができます！

どうして暦ができた？

暦とは、自然界のさまざまな現象を整理して、その運用や区切りを表したものです。かつての人々は、地球が自転しつつ太陽の周囲を公転していることを知りませんでした。そのような状況ながらも、自然の動きに生活を合わせていく必要がありました。

最大の問題は、食料の生産です。農業の生産力を高めるには、自然界の季節の周期に合わせて作物の種類を選び、作業をしていかなくてはなりません。大自然の動きを理解して生存していくために、指標となる暦が必要となったのです。

二十四節気《にじゅうしせっき》 七十二候《しちじゅうにこう》とは？

現在、世界の多くの人々は、西洋発の「グレゴリオ暦」を基準として生活をしています。中国は1911年に採用しましたが、それまで約2000年前にわたって暮らしの指標となっていたのが、季節の循環を自然現象の変化によって知るために誕生した「二十四節気」でした。一年を24に分け、生活の基礎となる農耕や猟、漁（いさり）に糧を求めるため、季節の目安としてそれぞれの時節に独特の名前が付けられました。

「二十四節気」を、さらにそれぞれを3分割したのが「七十二候」。5日ごとに季節の変化を教えてくれる、先人の知恵がたっぷり詰まった暦です。

暦の種類

人類ははじめに、太陰（月）の満ち欠けを知り、四季の変化の一年を知るようになりました。そして、文化の高度化とともに暦法として発展させてきました。

暦は気候や風土、伝統や宗教によって、さまざまに変化、発展してきましたが、これまでにあった暦法の多くは、月の満ち欠けを基にした「太陰暦」、太陽の運行を基にした「太陽暦」、太陰暦と太陽暦を調和させた「太陰太陽暦」の大きく三つに分けられます。

太陰太陽暦

月の満ち欠けで“日”を数え、太陽の運行で“季節（位置）”を知るためにつくられた太陰暦の一つ。

太陽暦

太陽の運行から季節を知り、日時を数える暦。現在の世界標準となっているグレゴリオ暦のベースに。

太陰暦

人類の暦法の起源となるもの。太陽の運行とは関係なく、月の満ち欠けから“日”を数えました。

立春 りっしゅん……2月4日 ふきのとう・さよりなど

東風解凍 はるかぜこおりをとく……2月4日〜8日
あたたかな春の風が、氷を溶かし始める頃。

黄鶯睍睆 うぐいすなく……2月9日〜13日
ウグイスが鳴き、春の訪れを告げます。

魚上氷 うおこおりをいづる……2月14日〜17日
川や湖の氷が割れ、魚が跳ね上がります。

雨水 うすい……2月18日 春キャベツ・にしんなど

土脉潤起 つちのしょううるおいおこる……2月18日〜22日
春の雨が大地に潤いをもたらします。

霞始靆 かすみはじめてたなびく……2月23日〜27日
山々を背景に霧や霞があらわれる頃。

草木萠動 そうもくめばえいずる……2月28日〜3月4日
草や木が活動を始めます。

啓蟄 けいちつ……3月5日 ぜんまい・はまぐりなど

蟄虫啓戸 すごもりむしとをひらく……3月5日〜9日
冬眠をしていた虫が地上に出る頃。

桃始笑 ももはじめてさく……3月10日〜14日
桃のつぼみが開き、花が咲きます。

菜虫化蝶 なむしちょうとなる……3月15日〜19日
さなぎが羽化して、蝶となります。

春分 しゅんぶん……3月20日 菜の花・まだいなど

雀始巣 すずめはじめてすくう……3月20日〜24日
スズメが巣をつくり始めます。

桜始開 さくらはじめてひらく……3月25日〜29日
桜の花が満開となり、本格的な春の季節に。

雷乃発声 かみなりすなわちこえをはっす……3月30日〜4月4日
春の到来とともに、雷が遠くで鳴り響きます。

清明 せいめい……4月5日 ぜんまい・ひじきなど

玄鳥至 つばめきたる……4月5日〜9日
南からツバメが日本にやってきます。

鴻雁北 こうがんかえる……4月10日〜14日
日本で冬を過ごした雁が北へと戻ります。

虹始見 にじはじめてあらわる……4月15日〜19日
大空に虹が見られるようになります。

穀雨 こくう……4月20日 たけのこ・めばるなど

葭始生 あしはじめてしょうず……4月20日〜24日
水辺に葭が生え、緑が色濃くなります。

霜止出苗 しもやみてなえいずる……4月25日〜29日
霜が降りなくなり、苗が育ち始めます。

牡丹華 ぼたんはなさく……4月30日〜5月4日
牡丹が美しく花開きます。

立夏 りっか……5月5日 アスパラガス・あさりなど

鼃始鳴 かわずはじめてなく……5月5日〜9日
冬眠から目覚めた蛙が鳴き始めます。

蚯蚓出 みみずいずる……5月10日〜14日
土の中から冬眠していたミミズが這い出します。

竹笋生 たけのこしょうず……5月15日〜20日
タケノコが天に向かいどんどん伸びます。

小満 しょうまん・5月21日 グリーンピース・もずくなど

蚕起食桑 こいこおきてくわをはむ……5月21日〜25日
蚕が動き出し桑の葉を食べます。

紅花栄 べにばなさかう……5月26日〜30日
鮮やかな紅花が一面に咲きます。

麦秋至 むぎのときいたる……5月31日〜6月4日
麦が実り、金色に輝く穂をつけます。

芒種 ぼうしゅ……6月5日 トマト・むろあじなど

蟷螂生 かまきりしょうず……6月5日〜9日
カマキリが生まれ、活動を始める頃。

腐草為蛍 かれたるくさほたるとなる……6月10日〜14日
腐りかけた草からホタルが飛び立ちます。

梅子黄 うめのみきなり……6月15日〜20日
梅の実が黄色く色づきます。

夏至 げし……6月21日 オクラ・あゆなど

乃東枯 なつかれくさかるる……6月21日～25日
冬至の頃に咲いたウツボグサが枯れる頃。

菖蒲華 あやめはなさく……6月26日～7月1日
アヤメが咲き始めます。

半夏生 はんげしょうず……7月2日～6日
はんげと呼ばれる薬草が生える頃。

小暑 しょうしょ……7月7日 みょうが・うなぎなど

温風至 あつかぜいたる……7月8日～11日
あたたかい風が届きます。

蓮始開 はすはじめてひらく……7月12日～16日
蓮が花を咲かせます。

鷹乃学習 たかすなわちがくしゅうす……7月17日～22日
飛び方を学んだ鷹が巣立ちます。

大暑 たいしょ……7月23日 ゴーヤ・はもなど

桐始結花 きりはじめてはなをむすぶ……7月23日～27日
桐が花を咲かせ夏を迎えます。

土潤溽暑 つちうるおうてむしあつし……7月28日～8月1日
湿気が強くなり蒸し暑くなる頃。

大雨時行 おおあめときどきふる……8月2日～6日
夕立などの大雨がときどき降るように。

立秋 りっしゅう……8月7日 とうもろこし・すずきなど

涼風至 すずかぜいたる……8月7日～11日
秋の涼しげな風が吹き始めます。

寒蝉鳴 ひぐらしなく……8月12日～16日
ヒグラシが夏の終わりを告げます。

蒙霧升降 ふかききりまとう……8月17日～22日
深く濃い霧がまわりを包み込みます。

処暑 しょしょ……8月23日 ブドウ・いわしなど

綿柎開 わたのはなしべひらく……8月23日～27日
綿を包む萼《ガク》が開き始める頃。

天地始粛 てんちはじめてさむし……8月28日～9月1日
暑さがおさまり、秋を感じます。

禾乃登 こくものすなわちみのる……9月2日～6日
稲穂が実り、色づき始めます。

白露 はくろ……9月7日 カボチャ・さんまなど

草露白 くさのつゆしろし……9月7日～11日
草葉に露が白く輝きます。

鶺鴒鳴 せきれいなく……9月12日～17日
セキレイが鳴き始める頃。

玄鳥去 つばめさる……9月18日～22日
「清明」の頃に来たツバメが帰っていきます。

秋分 しゅうぶん……9月23日 えのきだけ・秋さばなど

雷乃収声 かみなりすなわちこえをおさむ……9月23日～27日
鳴り響いた雷がおさまる頃。

蟄虫坏戸 むしかくれてとをふさぐ……9月28日～10月2日
虫たちが冬眠の準備を始めます。

水始涸 みずはじめてかるる……10月3日～7日
田んぼの水がなくなり、収穫の時期に。

寒露 かんろ……10月8日 まつたけ・かじきなど

鴻雁来 こうがんきたる……10月8日～12日
「清明」のときに去った雁が戻ってきます。

菊花開 きくのはなひらく……10月13日～17日
菊の花がきれいに咲く頃。

蟋蟀在戸 きりぎりすとにあり……10月18日～22日
キリギリスが戸先で鳴き始める頃。

霜降 そうこう……10月23日 栗・あまだいなど

霜始降 しもはじめてふる……10月23日～27日
霜が降り始めます。

霎時施 こさめときどきふる……10月28日～11月1日
ときどき小雨が降るようになります。

楓蔦黄 もみじつたきばむ……11月2日～6日
もみじやツタが黄色く色づきます。

立冬 りっとう…………11月7日 銀杏・やりいかなど

山茶始開 つばきはじめてひらく……11月7日～11日
ツバキの花が咲き始めます。

地始凍 ちはじめてこおる……11月12日～16日
大地が始めて凍ります。

金盞香 きんせんかさく……11月17日～21日
スイセンの花が咲きます。

小雪 しょうせつ……11月22日 じゃがいも・まがれいなど

虹蔵不見 にじかくれてみえず……11月22日～26日
虹が見られなくなる頃。

朔風払葉 きたかぜこのはをはらう……11月27日～12月1日
北風が木の葉を落とします。

橘始黄 たちばなはじめてきばむ……12月2日～6日
橘の葉が黄色く変色し始めます。

大雪 たいせつ……12月7日 大根・鮭など

閉塞成冬 そらさむくふゆとなる……12月7日～11日
空気が張りつめ冬となります。

熊蟄穴 くまあなにこもる……12月12日～16日
クマが冬眠のため穴に入ります。

鱖魚群 さけのうおむらがる……12月17日～21日
鮭が群がり川を上ります。

冬至 とうじ……12月22日 春菊・たらなど

乃東生 なつかれくさしょうず……12月22日～26日
ウツボグサが芽を出します。

麋角解 さわしかつのおる……12月27日～31日
大鹿が角を落とします。

雪下出麦 ゆきわたりてむぎのびる……1月1日～4日
雪の下で麦が芽を出します。

小寒 しょうかん……1月5日 小松菜・むつなど

芹乃栄 せりすなわちさかう……1月5日～9日
芹が勢いよく生育します。

水泉動 しみずあたたかをふくむ……1月10日～14日
地中で凍った水が動き始めます。

雉始雊 きじはじめてなく……1月15日～19日
キジが鳴き始めます。

大寒 だいかん……1月20日 春菊・ほっけなど

款冬華 ふきのはなさく……1月20日～24日
ふきのとうの花が開きます。

水沢腹堅 さわみずこおりつめる……1月25日～29日
沢に厚い氷が張ります。

鶏始乳 にわとりはじめてとやにつく……1月30日～2月3日
ニワトリが卵を産み始めます。

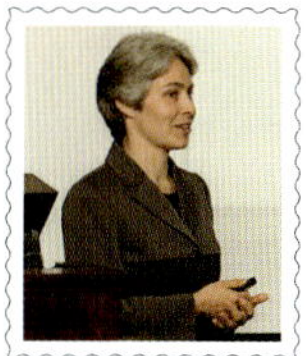

Message From U.S.A

メリッサ・メルビー 人類学博士

英ケンブリッジ大学で科学、環境・開発修士、米エモリー大学で生物学修士、生物・医学人類学博士号を取得。東京農業大学で公衆衛生栄養学を学び、現在は米デラウェア大学人類学部助教授、早稲田大学生命環境学部食保健学科健康科学研究室に共同研究員として在籍。

日本の魅力ある文化を守りたい

私はこれまで、科学や環境、生物や栄養学などを、日本をはじめ世界各国の大学などの教育機関で学んできました。人類学についての研究を深めていく中で、日本の“食育”という考え方に触れることができました。

現代の日本の場合は特に、食生活の欧米化や朝食抜きの生活習慣など、心身の健康に良くない傾向が増えつづけています。しかしアメリカ人である私の目から見ると、日本には“和食”という、栄養的にも旬のものを食すという面でも、とても素晴らしい食文化があります。そこには食材への尊敬だけでなく、一緒に食卓を囲む人たちとのコミュニケーションといった、人の成長に大切なことがたくさん存在します。

私はそういった魅力あふれる日本の文化を、改めて日本の方や世界の方に知っていただくべく、食育を学び、そして活動をつづけています。日本の良さ、和食の魅力というものを、ぜひ再確認してみてください。

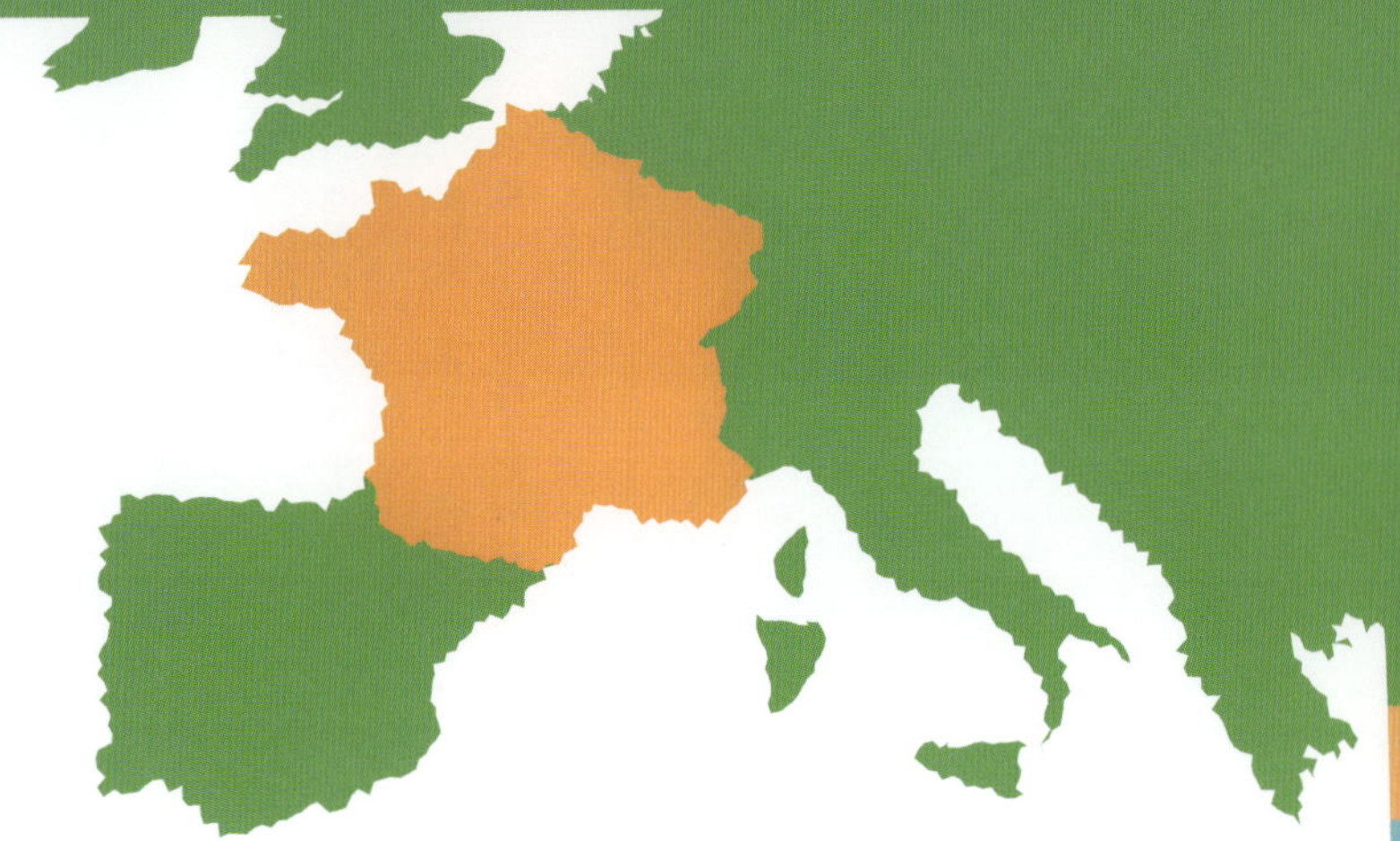

フランス基本情報

西ヨーロッパにある共和制国家。首都はパリ。人口は6,560万人（2013年1月現在）で、ヨーロッパではドイツに次いで2番目に多い。食をはじめ、ファッションや音楽・絵画といったアートなど、あらゆる面で独特のカルチャーを育み、世界の流行をリードしている。

海外の食育最前線

フランスの食育

「文化は伝承されなければ失われてしまうでしょう。味覚も同じこと……」

祖父の代から三代にわたりミシュラン・ガイドの三ツ星を獲得しているフランスの女性シェフ、アン＝ソフィ・ピックは、そう語っています。「味覚」という感性を研ぎ澄ますことにより、臭覚、触覚、視覚が刺激され、その喜びを表現する言葉が生まれ、文化となります。食は、文化遺産のひとつでもあるわけです。フランス料理が２０１０年にユネスコの無形文化遺産に登録されたことは、フランスでいかに「食」、つまりは「味覚」の大切さに重きをおいているかを物語っています。

１９９０年10月15日、ジャーナリストで料理評論家のジャン＝リュック・プティルノー氏らは、３５０人のシェフの協力を得て、パリの小学生に「味覚の一日」と称して、「味覚の授業」を行いました。

「味覚の授業」とは、フランスでは「しょっぱい（塩味）」「酸っぱい（酸味）」「にがい（苦味）」「甘い（甘味）」という4つの味を、日本では「うま味」を加えて5つの味があることを子どもたちに理解させ、日常食べている食事はこれらの味の組み合わせであり、子どもたちが好む「甘い」と苦手な「にがい」は同じく味の一つであるという

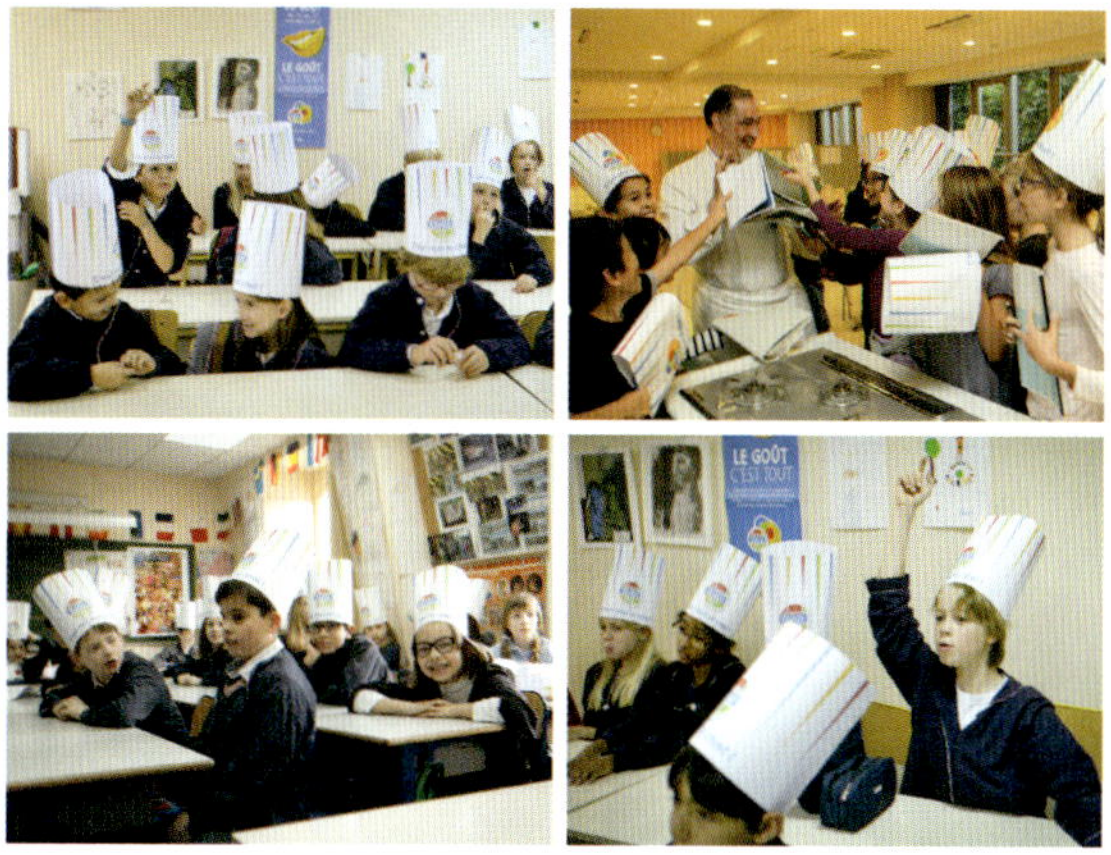

フランスの「味覚の授業」/2012年

ことを説明するものです。五感を使って基本となる５つの味覚を学ぶ「味覚の授業」を受けることにより、子どもたちは味の違いを話すようになり、また伝えることができるようになります。そして、味蕾が発達段階にある子どもたちの「味わう」という感性を目覚めさせることで、子どもたちは「食」という文化の継承者となると共に、良質の作物を作る助けともなります。

当時フランスでは、子どもたちを取り巻く食文化の乱れが深刻な問題となっていました。プティルノー氏は、次世代を担う子どもたちにフランスの食文化をきちんと伝えようという思いを原動力に、「味覚の一日」は年々その活動をフランス全土へと広げていきました。

１９９２年に、この活動は「味覚の一週間」という名称に変更され、毎年10月の第三週目の一週間を「味覚の週間」としました。この年には、１２００人の料理人が、３万人の子ども達を対象に「味覚の授業」を行いました。さらに、子ども達だけではなく、全国民がフランス料理という国民的遺産の素晴らしさを発見し、学習してもらうことを目的に、フランス全土で様々な催しが企画、実施されるようになりました。

その後年々、「味覚の一週間」は規模を拡大し、２０１２年には、３千人の料理人、15万人の子ども達が参加し、フランスでの知名度は８割に達しました。

「味覚の一週間」の取り組み内容は、三つに分類されます。

「味覚の授業」

「味覚の一週間」の核となる活動で、日本では、シェフ、料理人、生産者な

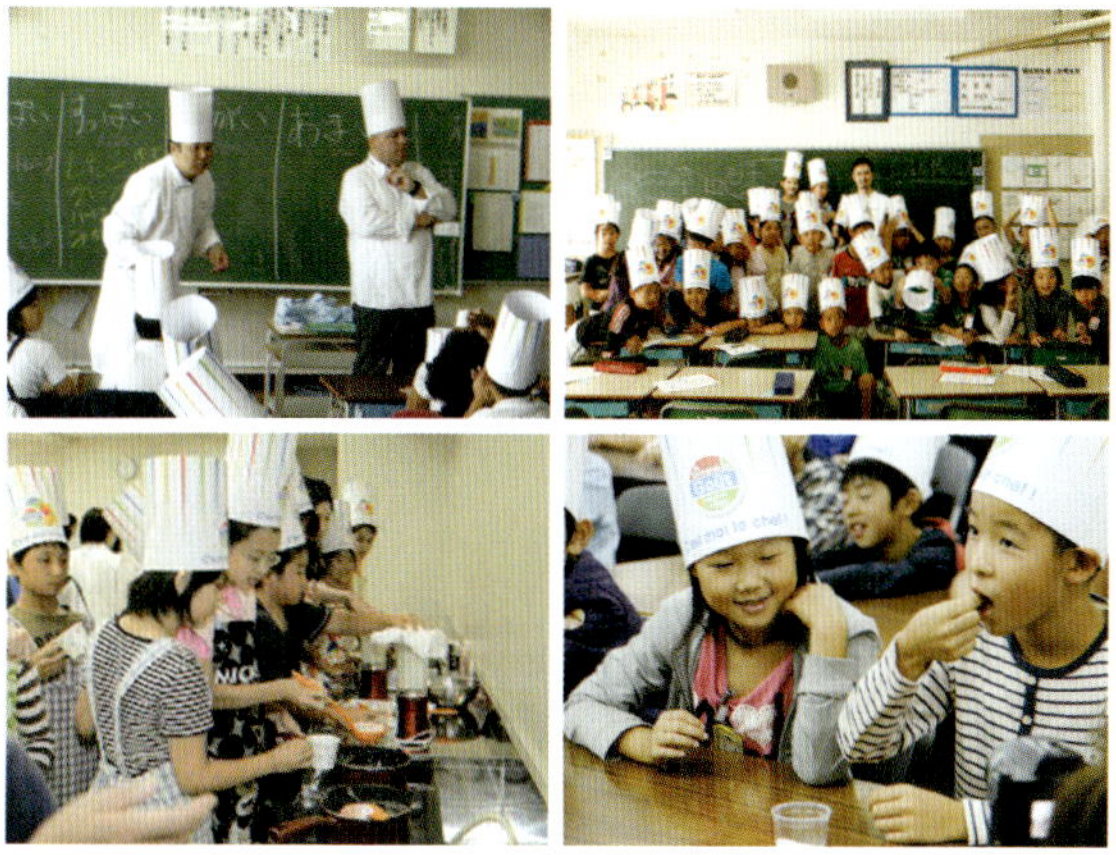

日本の「味覚の授業」/2012年

どが、ボランティアで小学校を訪れ、子ども達に、味の基本となる5つの要素（「塩味」、「酸味」、「にが味」、「甘味」、「うま味」）や、味わうことの楽しみを伝える体験型学習です。料理の知識や工夫など、食べることへの関心を高める機会も与えます。授業は主に、味蕾がちょうど大人と同じくらいに発達する小学3年生を中心に行います。

「味覚の食卓」

フランスでは主旨に賛同したレストランが、期間中に学生証を持った若者たちに割引価格でメニューを用意します。学生や子ども達に、普段味わうことのできないような料理を体験してもらい、味の発見をしてもらうよい機会となります。日本では、参加シェフ、料理人たちに5つの味の要素を含んだレシピを提案してもらい、期間中お客さまにレシピを差し上げています。

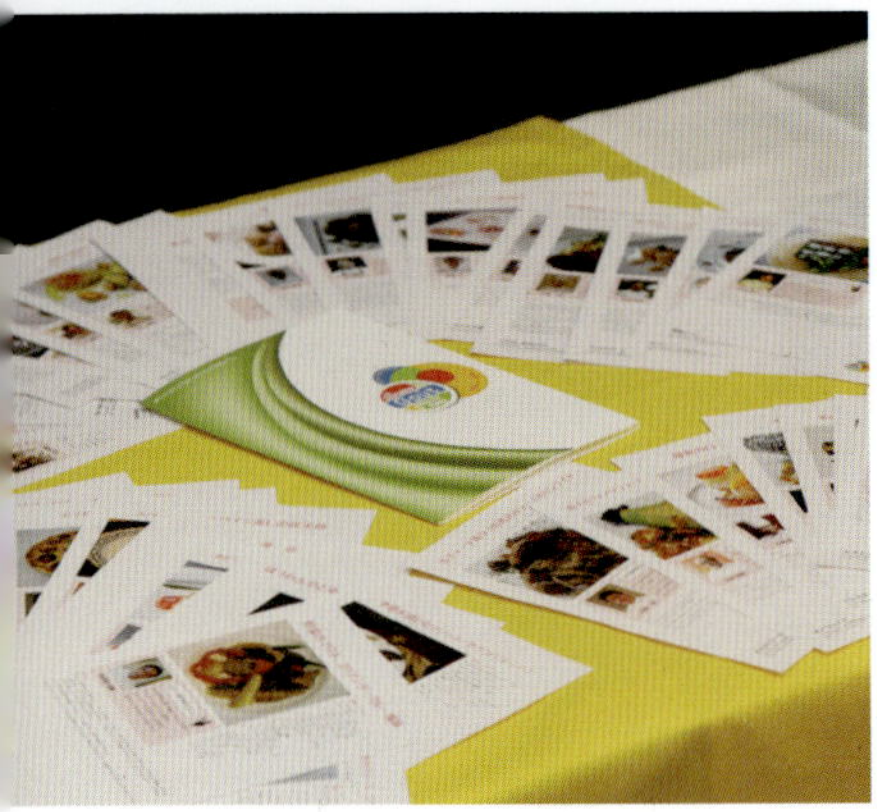

「味覚の食卓」レシピ/2012年

「味覚のアトリエ」

フランス全土で、味覚に関するイベント、フェスティバル、シンポジウム、討論会などが開催されます。この中には、有名なミシュランガイドの星付きのレストランのシェフも参画します。

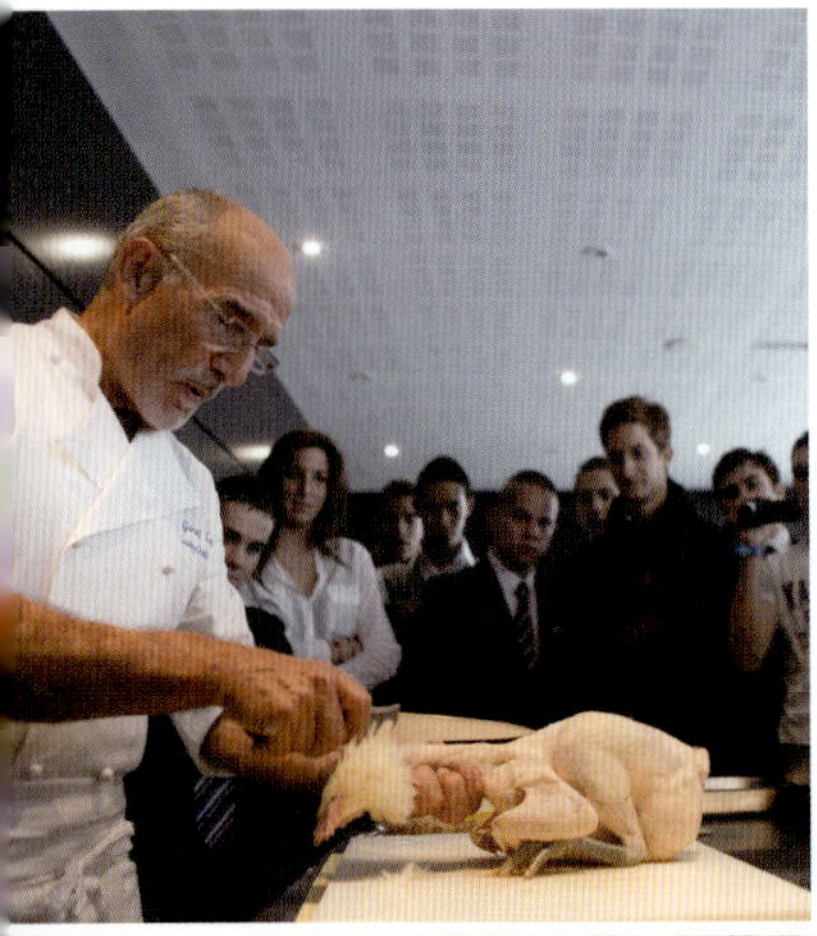

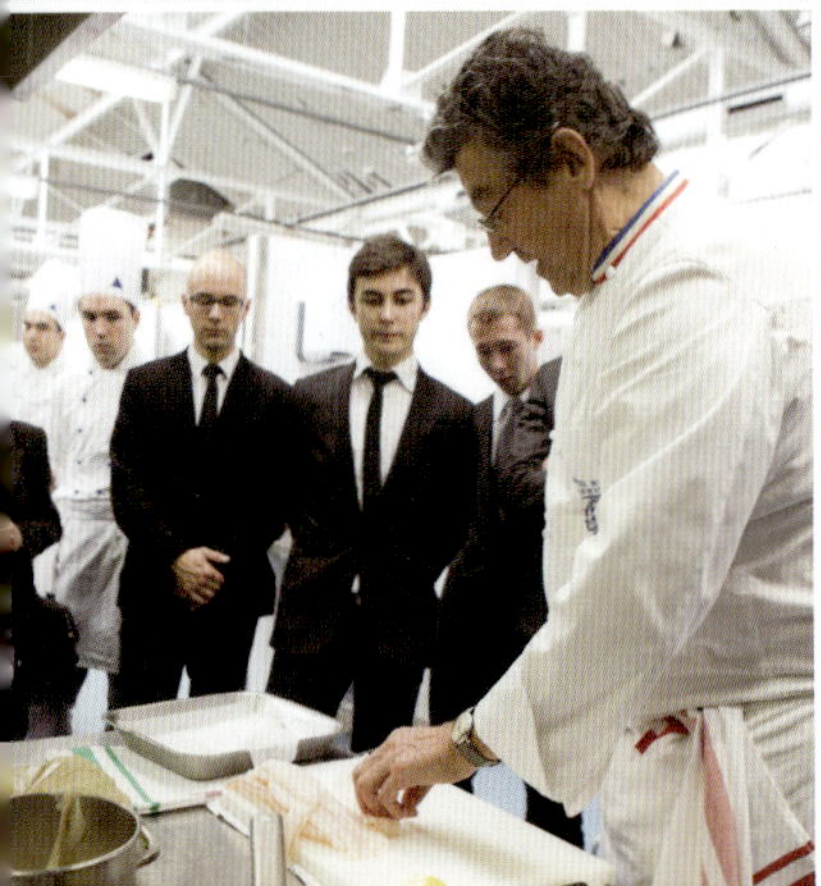

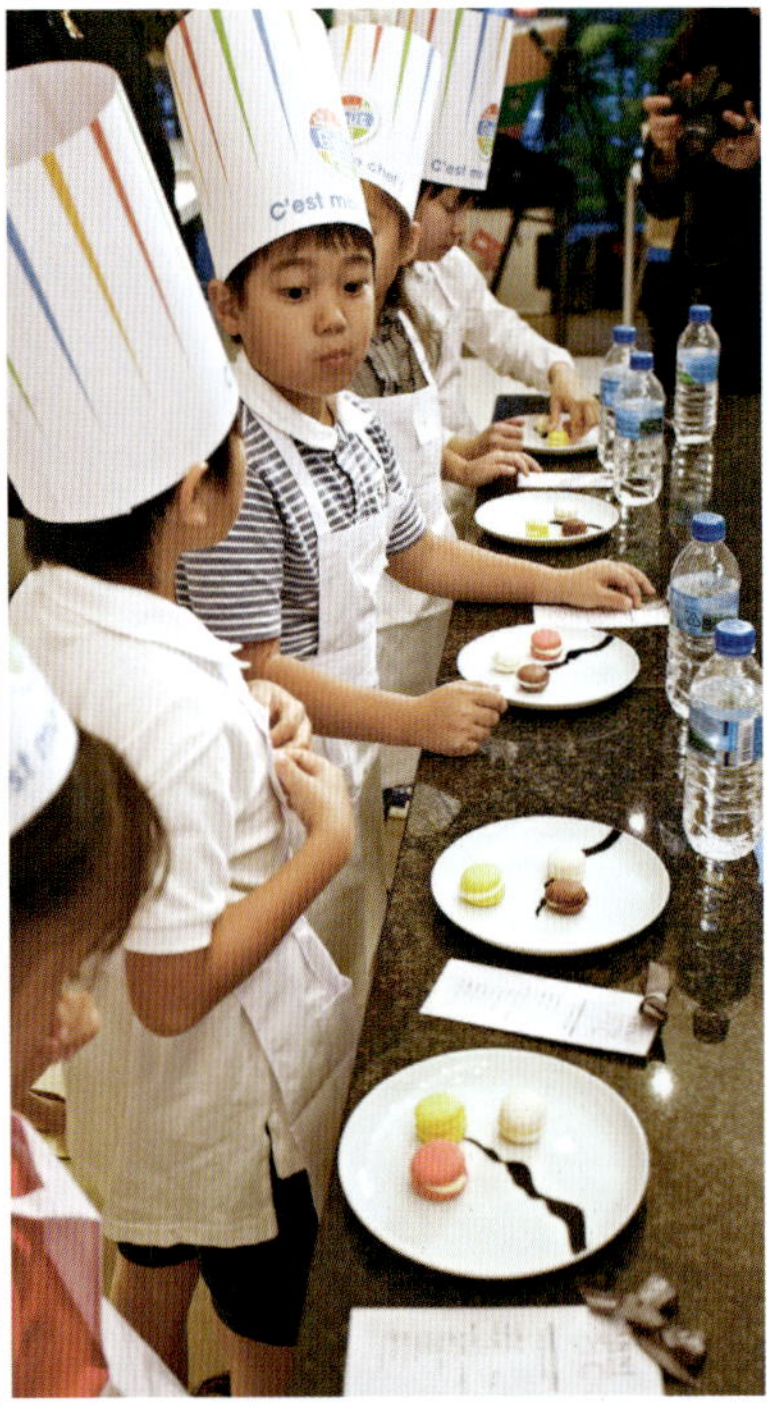

上）日本での「味覚の授業」/2011年　左上）2012年フランス「味覚の一週間」ジェラール・カニャによる捌き方のワークショップ　左下）2012年フランス「味覚の一週間」ギー・ルゲイによる舌平目のヴェロニク風のワークショップ

「味覚の才人」

フランスで２００５年から開催されているコンクールでは、有名シェフで構成される審査委員会によって、カテゴリーごとに６人の受賞者が「味覚の才人」として選ばれます。授賞式は、大臣、食の仕事に従事している専門家、職人や農家などに加え、多くの著名人が出席して行われます。

「味覚の授業」は、小学校で行われるだけでなく、三ツ星レストランといった最高級のレストランに子ども達を招き、料理を提供する機会も作られます。シェフ達が、食育に取り組んでいるのは、こういった活動が未来のお客様を育てることになるからでもあります。

２０１３年に、24周年を迎えるフランスの「味覚の一週間」は現在、企業だけでなく、国民教育省、農業漁業省などの政府機関も参画する、国を挙げた「食育」へと成長しています。

長年に渡って、フランスと日本の文化の懸け橋を担う仕事に携わってきたご縁で、フランスの素晴らしい食育活動を日本で実施するため、私が日本で本格的に「味覚の一週間」を立ち上げることにしたのは、２０１１年のことです。初年度から、文部科学省、農林水産省の後援をいただきました。

２０１１年は、47名のシェフが28校で１８３５名の生徒を対象に「味覚の授業」をし、２０１２年には、１６５名のシェフ、72校、５１８９人の生徒が受講し、その他にＢＥＮＴＯコンクールなどの「アトリエ」（小学校の授業以外の活動）が33回にわたり開催されました。

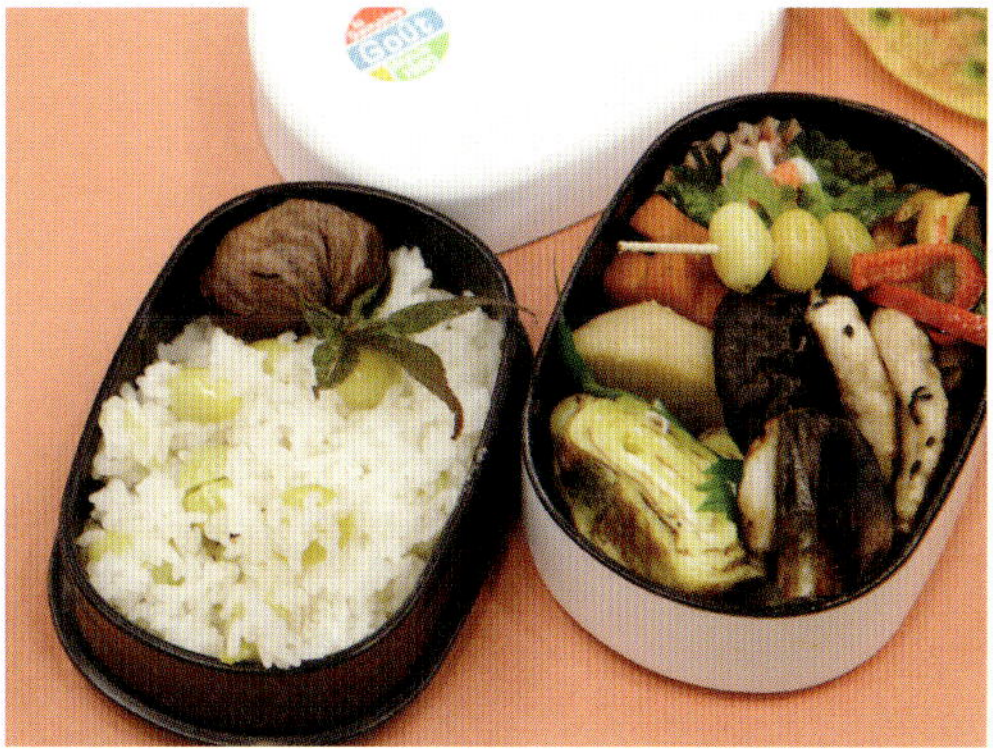

「BENTOコンクール 2012」優勝作品

２０１３年、３回目を迎えますが、参加シェフや生徒数もさらに増えています。日本での活動が大きく広がって、子どもたちの味覚に対する感性がより深まって日本の食の素晴らしさを発見してくれることを期待しています。

「味覚の授業」募集しています

「味覚の一週間」の中核を成す、料理人たちのボランティアによる出前授業「味覚の授業」は毎年5月～6月にかけて授業実施希望のある学校を募集し、同時に講師、授業をサポートするコーディネーターの募集を行います。講師はシェフやパティシエ、和食の料理人、生産者など食のプロフェッショナル。コーディネーターは食育に興味のある学生や主婦などが対象。小学校を訪れ、主に3年生を対象に味についての正しい知識と食の楽しさを伝える体験型授業を40～45分行います。講師・コーディネーターは応募後に参加料無料の講師セミナーを受ける事ができるので安心して参加する事ができます。

問合せ先：味覚の一週間事務局　03-3402-5616　HP：www.legout.jp

※2014年度の募集は5月以降にHPを確認してください

瀬古 篤子
Atsuko Seko
「味覚の一週間」
実行委員会事務局長

「マリ・クレール・ジャポン」や「フィガロ・ジャポン」の編集を経て、フランス絵画、文化展などのイベントプロデュース、ビジネスコーディネート、外資ブランドの日本におけるPR活動など幅広く手がける。家業である日本酒の海外への進出を目論んでいる。2011年より「味覚の一週間」実行委員会事務局長。

イタリアの食育

海外の
食育最前線

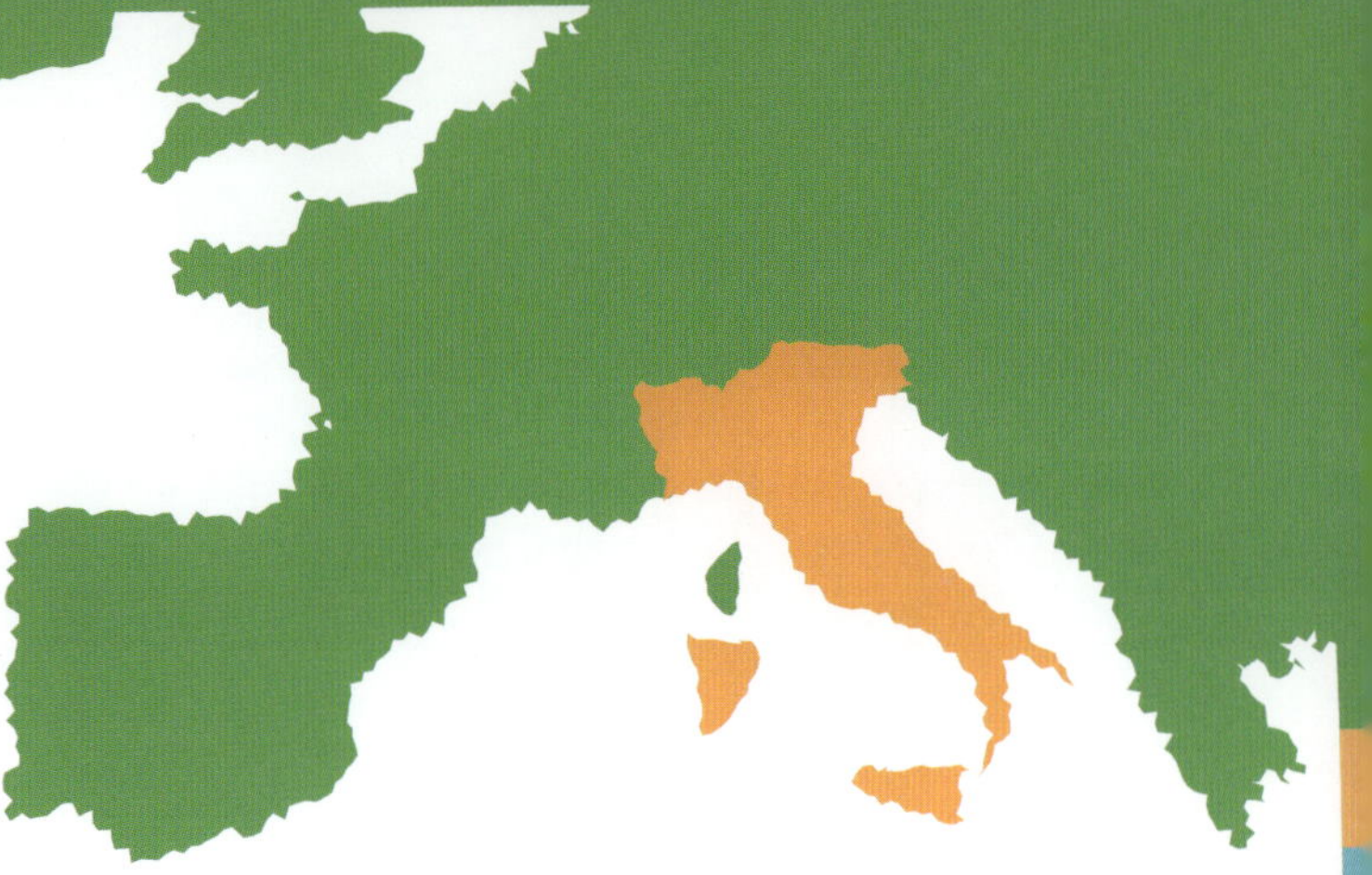

イタリア基本情報

南ヨーロッパにある共和制国家。イタリア半島とその付け根に当たる部分、そして地中海に浮かぶサルデーニャ島、シチリア島からなる。ミラノ、ナポリ、トリノなど大都市があり、首都は人口約270万人のローマ。各地方の独自性が強いイタリア料理は、世界中で愛されている。

イタリア人と食

地中海の真ん中に細長く伸びるイタリア半島は、その恵まれた立地のため度重なる侵略と征服にさらされてきました。イタリア共和国として統一されたのはほんの１５０年前のことで、それ以前は別々の都市国家が混在していました。人々が依って立つのは国以前に自分の場所であり、国の状況がどうであれ、日常の中に幸せを見つけるのが上手です。食文化もしかり。異なる歴史をもつ地方の寄り合い所帯イタリア共和国には、地域ごとの豊かで多彩な郷土料理はあっても、イタリア料理とひとくくりにできるものは存在しません。人々は自分の郷土の味に、強い愛着と誇りを持っているのです。

イタリア的食育の始まり

このような国においても、戦後の経済ブームは人々のライフスタイルに大きな影響を及ぼし、影を落としました。それを受けて80年代に始まった食の在り方をめぐるいくつかの注目すべき活動があり、現在も進化をつづけています。なかでもイタリア的食育の基礎をつくり、今日も主流となっているのが、ＮＰＯスローフード協会と、その流れを汲むプラート味覚教育センターの活動です。

　郷土にこだわる北イタリアの地方都市ブラの出身者たちが１９８６年に創立したスローフード協会は、効率化とグローバリゼーションの下に風前の灯となっていた郷土の小規模生産の高品質食品と、その生産者を援護する活動を始めました。やがて90年代半ばには、食品の価値を理解する力を備えた「食べ手」の養成を始めます。これが「食育」です。きちんと作られた地元の高品質食品と、主体的な選択力を持つ賢い食べ手は、車の両輪であり、どちらが欠けても行き詰まります。そしてこの両輪が上手く回れば、地域のミクロ経済が回り始めます。

　この食育の展開は、学校で食べることから発信して、家庭、行政、給食センター、住民、生産者まで広く地域を巻き込み、交流と循環を産み出し、経済効果もついてくるというたくましさが楽しいです。

五感で味わう

「味覚教育」と名付けられたこのメソッドの特徴は「五感を使った体験」を土台とし、「食の喜び」を出発点とすることです。

　その中心にあるのは、「ラボラトリオ（ラボラトリー）」と呼ばれる体験型の授業で、知識と体験の2部構成になっています。

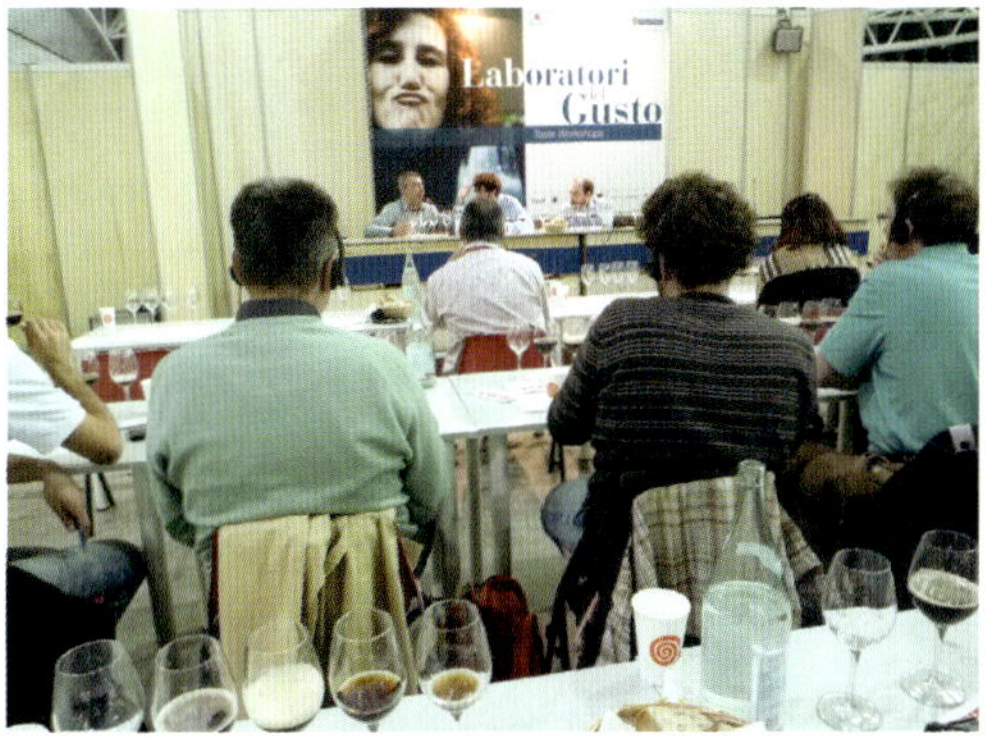

「知識＋試食体験」というラボラトリーの2部構成は大人も子どもも共通。大人用ラボラトリー「ビール」では、専門家と生産者の詳しい解説を聞きながら、５種類の地ビールを比較試飲する

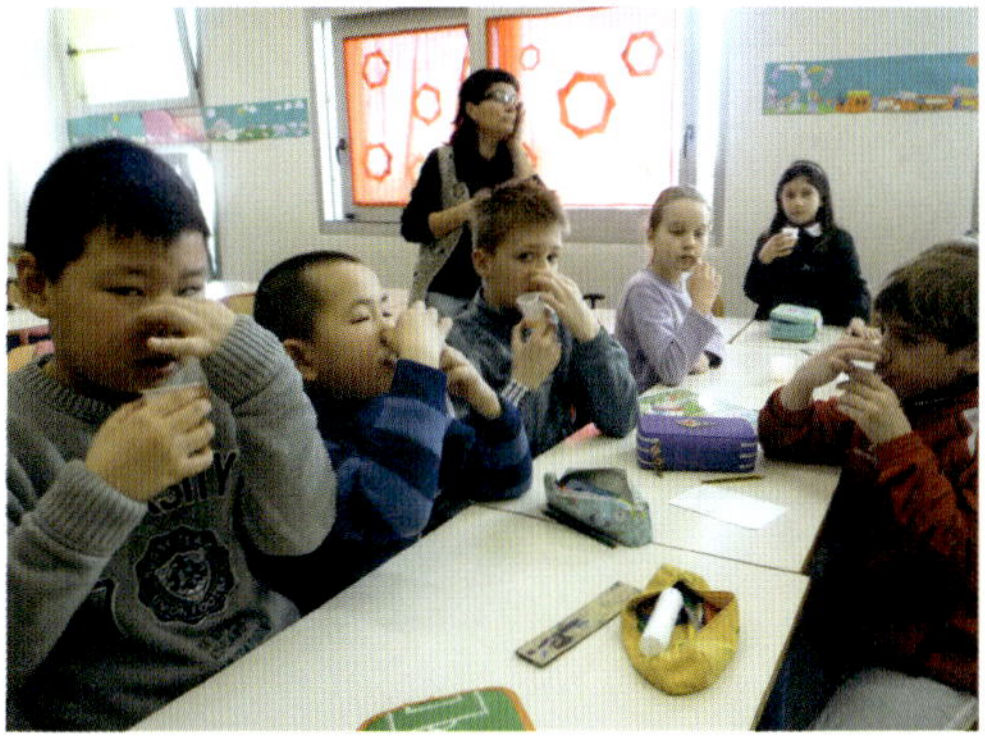
味覚と嗅覚のアクティビティ：鼻をつまんでジュースを飲んでみたら、何のジュースかわからなくてびっくり。こうして嗅覚と味覚を切り離してみると、嗅覚の重要性に気付く

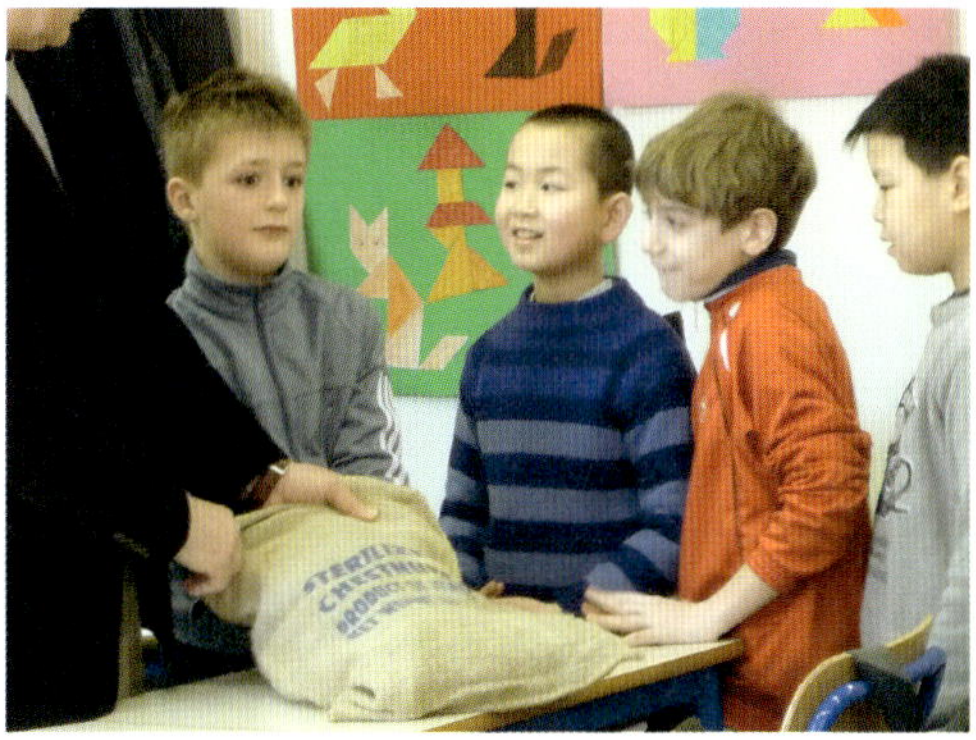
触覚のアクティビティ：麻袋の中に何が入っているか、手で触れて当てる。中身は手触り、大小様々な野菜、果物、木の実など。見えなくても、色以外は多くのことがわかる

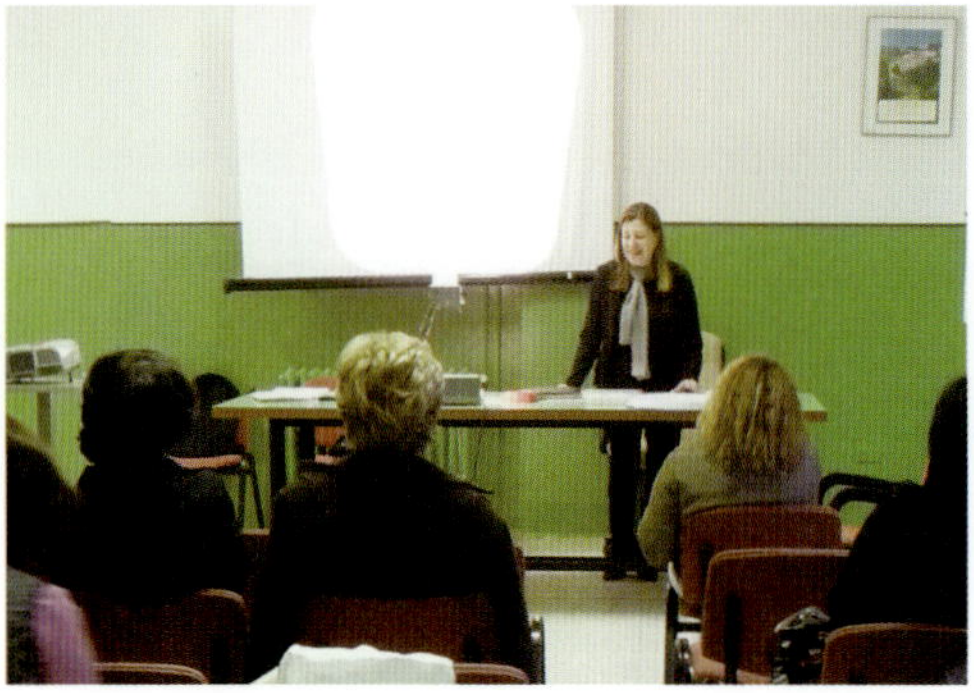
担任クラスを持つ教師がこの2日間基礎プログラムを受講すると、クラスの生徒数に応じて行政から授業費の補助が出る。基礎、レベル2、レベル3の3段階がある

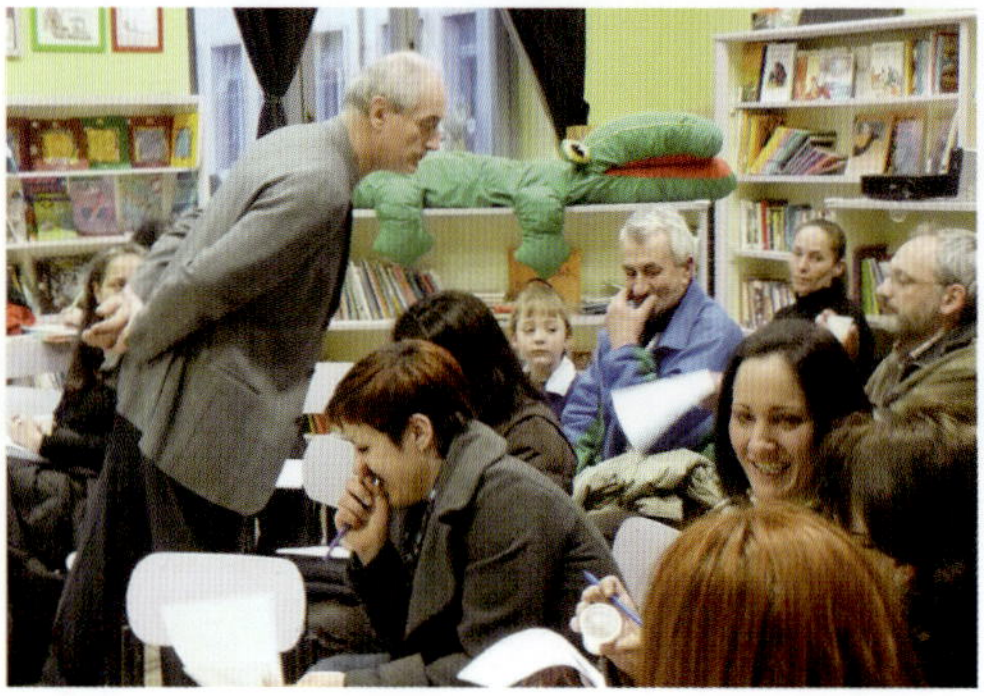
子どもの味覚教育が始まると、父母も学期中に3、4回集まり、体験型授業、郷土特産物の研究やレシピ交換の機会を持つ。食習慣は家庭で作られるため、親の変化は必須

食材について背景となる知識を伝授すると同時に、実際に何種類かを比較しながら試食することにより、自らの五感を使った「食の体験」として記憶に刻むのです。

　仲間とテーブルを囲む食の喜びは「人間の権利である」と唱うスローフードスピリットは、人が食べるのは栄養のためではなく「喜び」のためであるとします。食べ慣れた好物を食べる喜びもあれば、ある食品の文化的背景や価値を知る知的好奇心の喜びもあります。自然から切り離された生活により眠っている五官を目覚めさせ、五感(味覚、嗅覚、視覚、触覚、聴覚)を自覚的に使いながら異なる食品を比較することは、食品の感覚的特徴を的確に捉え、主体的に食べものを選択する力を育んでくれます。

味覚教育教師の養成

　子どもたちを「五感を使って味わう」よう導くラボラトリーを教室で実施する小・中学校教師たちのために、イタリア教育省の認定を受けた「味覚教育教師を養成する教師」が存在します。これを擁しているのはスローフード協会とプラート味覚教育センターで、現在までに1万2000人を超える修了者を輩出しています。2日コースの養成プログラム基礎編では、まず教師自身が自分の感覚を意識することから始まって、五感を自覚的に使用できることを目指します。

　同様に、学校において味覚教育プロジェクトが始動する際には、子どもたちへの授業に並行して数度にわたる父母との会合が持たれ、父母が自分自身の五感や食習慣を見つめ直します。子どもを取り巻く大人自身がまず体験し、気付きを得ることが大切です。子どもの味覚教育をきっかけに、教師と父母も変わっていくことで、食べものとバランス良い関係を持った健やかなライフスタイルが実現するのです。

現在も継続中の事例をご紹介：

『おいしい学校プロジェクト』

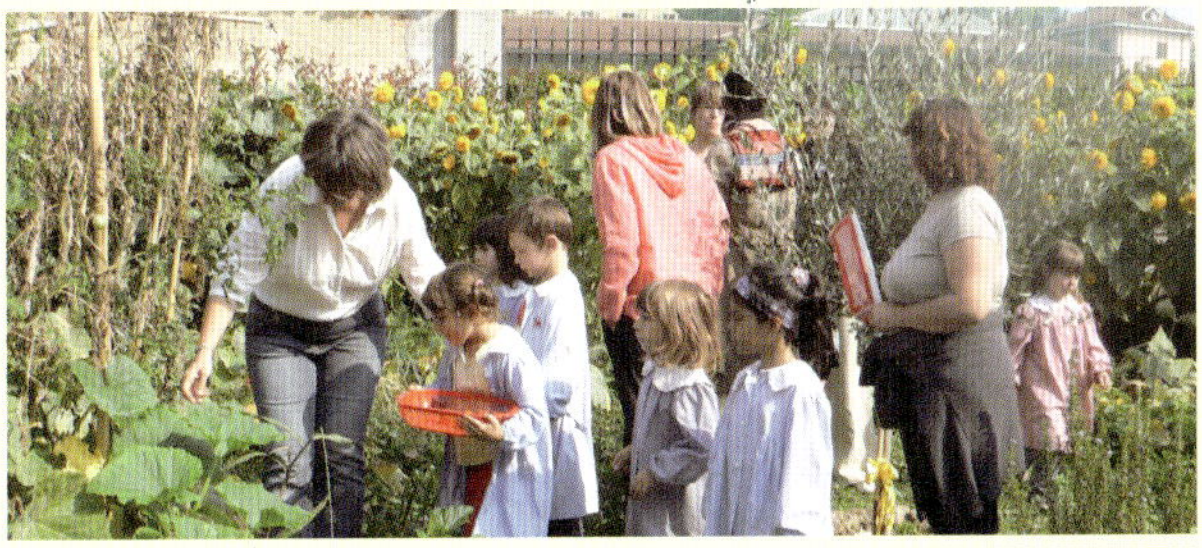

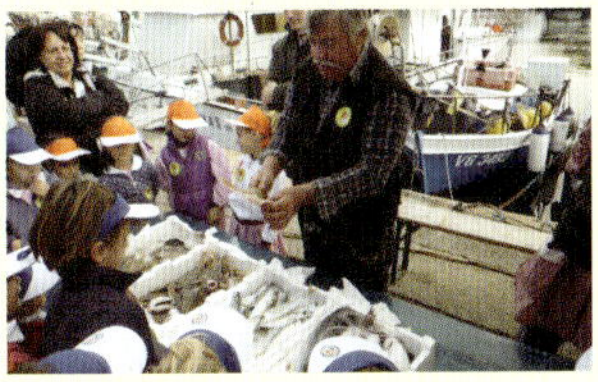

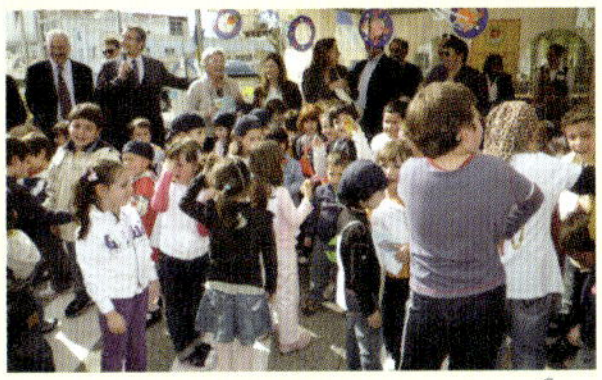

上）地元の野菜や蜂蜜の生産者を訪ねる校外授業。この交流が父母への生産物直売につながったり、地元産高品質食材の給食導入という、安定的販路を開く可能性もある。 左下）港町ヴィアレッジョであっても魚嫌いな子どもは多い。漁師さんから採れたての魚で授業を受け、漁船に乗せてもらって、魚を試食。子どもたちは、苦手だった魚を口々におかわりする。 右下）学年末フェスタは一年の活動成果を展示・発表する機会。地元生産者提供の食材が、給食センターとホテル学校の協力で調理してふるまわれ、子どもを主役に先生、父母、市長さんから通りがかりの市民まで気軽に立ち寄り乾杯

味覚教育センターとヴィアレッジョ市（トスカーナ州）の共同プロジェクト。学校給食が子どもに嫌われ父母と給食関係者の対立にまで悪化していた状況を改善するため、市の依頼で2007年にスタートしました。

プロジェクトの特徴は、学校給食を食・味覚教育の重要な機会と位置づけ、プロジェクト全体を「食の品質・郷土の食文化の再評価」という大きな流れの中に置いたこと。行政、給食センター、学校、家庭、市衛生局、生産者がこのいわば地域再興の使命に向かってタッグを組みました。プロジェクトは1年毎にいくつかのテーマを設定し、取り扱ったテーマは「朝食」「果物」「学校菜園」「魚」「水」など。

環境負荷を減らすためペットボトル削減を目指した「水」のテーマでは、まず教師、父母が水の比較試飲を行い、水道水のおいしさを再認識することからスタート。1年後には学校の飲用水をガラスの水差しに入れた水道水に置き換えることに成功し、年間10万本のペットボトル節約を果たしました。

学年度の終わる6月には（1学年度は9月～翌6月）、港や町の広場で締めくくりの盛大なフェスタが行われます。6年目の現在は、学校関係者のみならず、行政、生産者や一般市民まで参加する地域の活動に育っています。

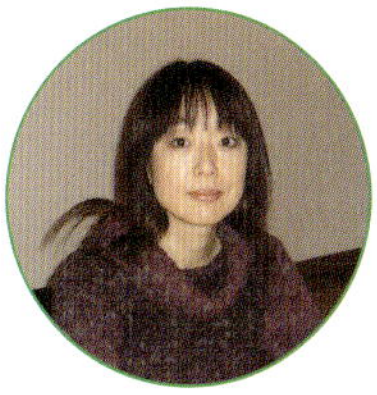

中野 美季 Miki Nakano

ジャーナリスト、翻訳家。上智大学外国語学部卒業。イタリア食科学大学大学院・修士課程修了。出版社勤務後1997年に渡伊。イタリアの食文化、伝統食品、スローフードと食農教育を取材。味覚教育センターの食教育をまとめた共著「味覚の学校」（木楽舎）がある。学習院女子大学非常勤講師。ONAF（イタリアチーズ鑑定人機構）テイスター、ONAOO(イタリアオリーブオイル鑑定人機構）テイスター。

学習院女子大学フードコンシャスネス・プロジェクト
http://www-cc.gakushuin.ac.jp/~gwc-ifc/

2

食育
3つの柱

共食力を身につける

「いただきます」「ごちそうさま」
といった挨拶や箸の使い方は、親から子、
子から孫へと伝承されてきた日本が誇る
「食事作法」。それはスタイルとして
だけでなく、食に対する感謝、
相手を想いやる気持ちの第一歩。
家族との「共食」を通して学ぶものです。

食卓の崩壊は、社会の崩壊につながる

昔の日本では三世代、四世代が一緒に暮らす大家族が当たり前でした。そのため、祖父母なども子どもの躾《しつけ》や食文化の伝承に大きな役目を果たしていました。

ところが核家族化が進んだ現代では、祖父母と孫が一緒に暮らす風景も激減しました。躾や食文化伝承の観点から見ると、明らかによくない傾向です。

家庭を取り巻く環境は変わっても、子どもは食事を通して躾られ、人格を形成し、社会のルールを学んでいきます。食卓とは、社会の構成員となるのに必要な資質を備えていく場なのです。

といっても、両親が忙しく働いている家庭では、家族全員がそろって食事をする機会はなかなか取りにくいかもしれません。そんな方はぜひ、みんなが顔をそろえる休日に、外食ではなく食卓を囲んでみてください。家族の絆が、さらに強くなるはずです。

専門家に訊いた
家庭の食育④

母子関係の形成と食育

「食育」で大切になるコミュニケーション。
その原点となるのは、良好な母子関係です。
あたたかな関係が子どもを健やかに育てます。

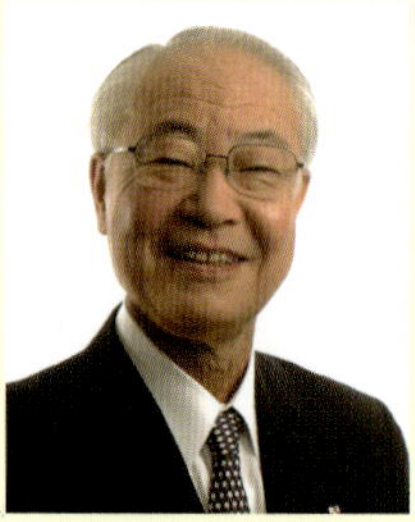

田下 昌明
Masaaki Tashimo
医療法人歓生会 豊岡中央病院 会長

北海道大学医学部卒、同大学大学院修了。医学博士。日本小児科学会認定小児科専門医、日本小児科医会「子どもの心相談医」。日本家庭教育学会理事、北海道小児科医会理事、北海道病院協会常務理事、日本会議北海道本部理事長、新しい歴史教科書をつくる会旭川支部長、「日本の教育改革」有識者懇談会協力委員、日本教育再生機構代表委員、親学推進協会代表委員。

はじめに

私は旭川市に住む一小児科医です。医師になってから今年で50年になりますが、これまで延べでおよそ50万人の子どもたちと接してきました。そしてこの間、私は希薄になってきた母子関係、いびつな心の青少年の増加、ニートやパラサイトといわれる無気力な青年の発生などを、診察室の中で実感してきました。

一方、いじめを始めとして、教師に向かう暴力の増加、青少年犯罪の凶悪化は社会的現実です。これらさまざまな問題の多くに母子関係形成不全が絡んでいます。

母性発生システム

女性は出産したら、その時から「母」になったとふつう思われていますが、実はそうではなく、子を産んだだけではまだ母になってはいません。生まれた子を「新生児」というように、特に初産の場合は「新生母」なのです。この「母予定者」は子の発達段階と同時進行して母になっていきます。

女性には母になるためのすべての仕組み、すなわち「母性発生システム(母性発生装置集合体)」が生まれながらに備わっていますが、それを起動する解発(かいはつ)因子に出会わなければ、システムは始動しません。このような仕組みを生得的解発機構といいます。つまりスイッチが入らなければ母性は発生しないのです。

母子双方にとって最初の大事な解発因子、すなわちスイッチが入るのは生後30分以内の初回授乳(もちろん母乳)

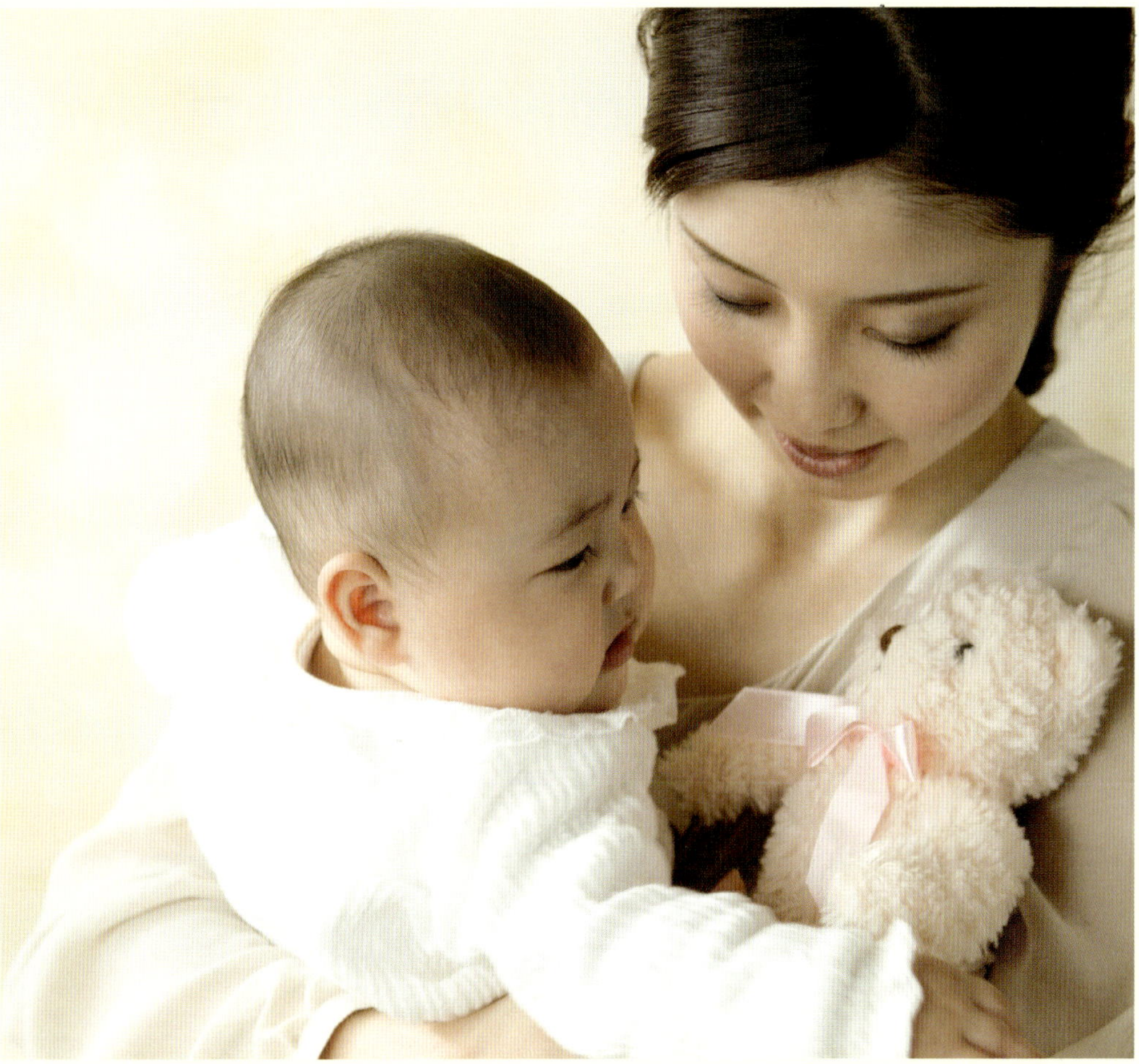

です。出産と同時に母体は乳汁製造準備完了になっていますが、しかし赤ちゃんが吸い付くというスイッチが入らないと製造開始になりません。
また授乳の時に赤ちゃんの肌が母親の胸に触れたことがスイッチオンとなって、産後の出血を止めるホルモン「オキシトシン」が分泌され、同時に赤ちゃんの体温調節が自動的に働き始めます。
この後の30分を加えて生後一時間、赤ちゃんの精神は機敏に働く極めて敏感な状態にあり、記憶と学習能力が高まっています。この一時間が出発点になって、原信頼（基本的信頼）すなわち赤ちゃんの母親に対する絶対的な信頼と、母親はそれを限りなく受けとめる状態が芽生えていきます。この原信頼の成立が次のインプリンティング（刷り込み）の解発因子になっています。

子が母親を母にする

母子がそれぞれの発達の解発因子に最も多く出会うのは赤ちゃんの生後6週から6ヶ月まで、私はこの期間をインプリンティングの時期と言っていますが、この期間中に母子はお互いに離れられない存在であることが双方に刷り込まれ、ここから母子関係の形成が始まります。

この刷り込みの進行に重要な役割を担っているのが次の七つの動作です。

①赤ちゃんが母親の乳首に吸いついて乳を飲むこと
②赤ちゃんが母親の顔を見つめること
③母親が赤ちゃんに話しかけること
④母親が赤ちゃんの微笑みに、微笑みで応答すること
⑤赤ちゃんが母親にしがみつくこと
⑥母親の動きに、赤ちゃんが自分もついて行きたいと思うこと
⑦赤ちゃんが泣き叫ぶこと

**母子関係を築く
七つの動作**

① 赤ちゃんが母親の乳首に
吸いついて乳を飲むこと

② 赤ちゃんが母親の顔を
見つめること

③ 母親が赤ちゃんに
話しかけること

④ 母親が赤ちゃんの微笑みに、
微笑みで応答すること

⑤ 赤ちゃんが母親に
しがみつくこと

⑥ 母親の動きに、
赤ちゃんが自分もついて
行きたいと思うこと

⑦ 赤ちゃんが泣き叫ぶこと

これらの動作のやりとりが、母子それぞれの遺伝子に組み込まれている母子関係成立のためのシステムの解発因子になっています。すなわち子が発達発育していく都度、同時に母親の「母性発生システム」を順次起動し、それによって母性が発達していきます。もうおわかりでしょう。スイッチを入れるのは自分の赤ちゃんなのです。赤ちゃんが自分を産んでくれた女性を母にするのです。

動物の場合、ヒナや仔は生まれるとすぐに動きまわるので、親はそれらを守らなければなりません。そのためインプリンティングによる親子の確認と、その後につづくアタッチメントは生後数分から数日のうちにすべて終了します。

しかし人間の赤ちゃんは、ハイハイをして自力で移動するようになるのに約6~8ヶ月かかるので、この期間でインプリンティングが完了し、母子一体感が成立します。

母子はお互いに離れられない存在

インプリンティングの終了が次の段階であるアタッチメント（愛着行動）を解発します。アタッチメントのシステムとは、たとえばカモやガチョウのヒナが母鳥の後を追う行動がよく知られていますが、これは自分の決めた愛着対象に接近、接触しようとする行動で、幼弱な個体である自分を捕食獣から守ってもらおうという、動物としての基本行動です。これが愛着行動の最も重要な目的です。

人間の赤ちゃんの場合、アタッチメントが成立するのに3歳までかかりますが、愛着行動の中身は本質的に動物とまったく同じです。要するに自分を養育してくれる人にくっついた状態を維持しようとする行動で、子にとっては誰にくっついていれば安全なのか、母にとっては誰を守らなければならないのか、ということが確定、「守り守られる関係」が成立します。これは何か起こった時に「考えてからそうする」のではなく「とっさにそうする」関係です。アタッチメント形成も母子双方に内在しているシステムです。人間の場合、アタッチメントは「人を信頼する」という人間性の基本となり、一生つづきます。

母子関係形成の機序（メカニズム）も、鳥類から哺乳類まで共通のものです。人間では成立まで3年かかりますが、この期間を短縮する方法もなければ、代りの方法もありません。人間だけ短期間に母子関係を完成させてしまおうなどと思っても、そういううまい手はないのです。

故に生後3年間、母子は一日24時間一緒にいるのが望ましいのです。

育児の途中で母子が離ればなれになって育児に空白が生ずると、母子ともに発達が阻害されます。特に母親はその空白の間に赤ちゃんから発せられていた「母性発生システム解発因子」を受け取れないので、結果、「発達障害母」になり、母になりきらないまま母をやることになります。こうして母子関係形成不全が発生します。

食育は母子関係形成の大事な要素

3歳までのアタッチメント形成の経過中に、もう一つの重要な段階である「食事の始まり」を迎えます。子どもがおとなの仲間入りをしていくためには社会の掟を知り、それを身につけていかなくてはなりません。その入り口が食事の作法であり、食育の始まりです。

しかし母子関係形成不全の状態で食育の段階を迎えても、そもそもその実態が子どもに単に餌を与えるだけのような食事形態になりがちなので、食育をやるということまではなかなか至りません。

良好な母子関係が真っ当な食育の条件なのです。

夫婦で食育

結婚は、人生の新たな出発点であり、生活が変化する節目です。夫婦2人の生活から始まり、妊娠出産を経て、子どものいる生活へ。ステージの変化と共に、食生活はどんな風に変化していくのでしょうか。子どもたちの未来へとつづく食卓を、夫婦で共に考えてみましょう。

旦那さんも食卓の当事者に

妊娠中は様々なトラブルが起きやすい時期。産後もしばらくは台所仕事を避けたいものです。健康的な食生活を維持するために、旦那さんも料理をできるようにしておきましょう。

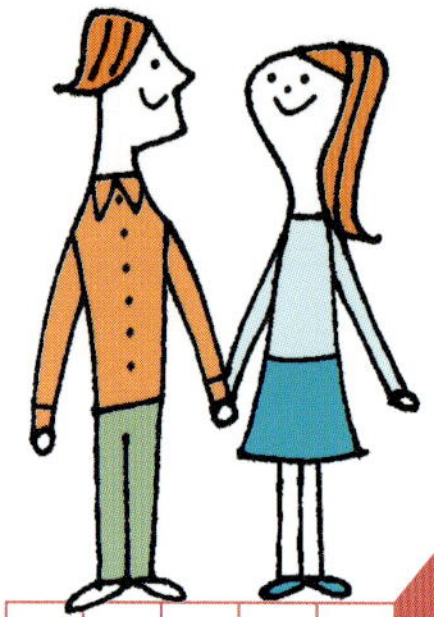

STAGE 1

結婚

新生活のスタート。まずはお互いの食習慣や健康状態、嗜好などについて、夫婦でしっかり話し合っておきましょう。互いの違いを理解した上で、新しい家庭の食卓のルールを共に考えていきましょう。

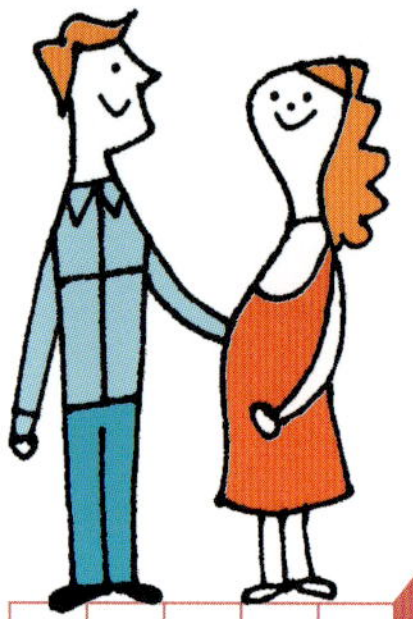

STAGE 2

妊娠

心身ともに大きな変化を迎える時期。母体が摂取した食べ物が、血液を通じて胎児の身体をつくります。母体を健やかに保つ栄養バランスを考えた食事は、産後、育児期の食生活の基本にもなります。

次世代の命のために夫婦で始める食育

新しい生活共同体の始まりとなる結婚。別々の家庭で生まれ育った2人が、共に家庭という新たな生活の場を築きながら、次世代へと命をつないでいきます。

家庭の基本となるのは、なんといっても食生活です。健康で経済的な生活は、食卓から始まります。お互いのそれまでの食生活や習慣、持病や嗜好などについて話し合い、互いの違いを理解した上で、新しい家庭の食卓のルールを創造していきましょう。

妊娠・出産を経て、家庭は次のステージへと進みます。子どもの健やかな成長のために、何をどう食べるべきか。新しい命の誕生と成長は、食

安全、安心な食材選び

小さな赤ちゃんの身体を作る母乳と離乳食。農薬や保存料などに注意して食材を選んで。

うま味の強い食品に注意

味覚が著しく発達する時期。うま味が強調された加工食品や外食は、味覚の発達を阻害します。

大人も食習慣の再確認を

子どもに正しい食習慣やマナーを伝えるために、大人も自分について振り返ってみましょう。

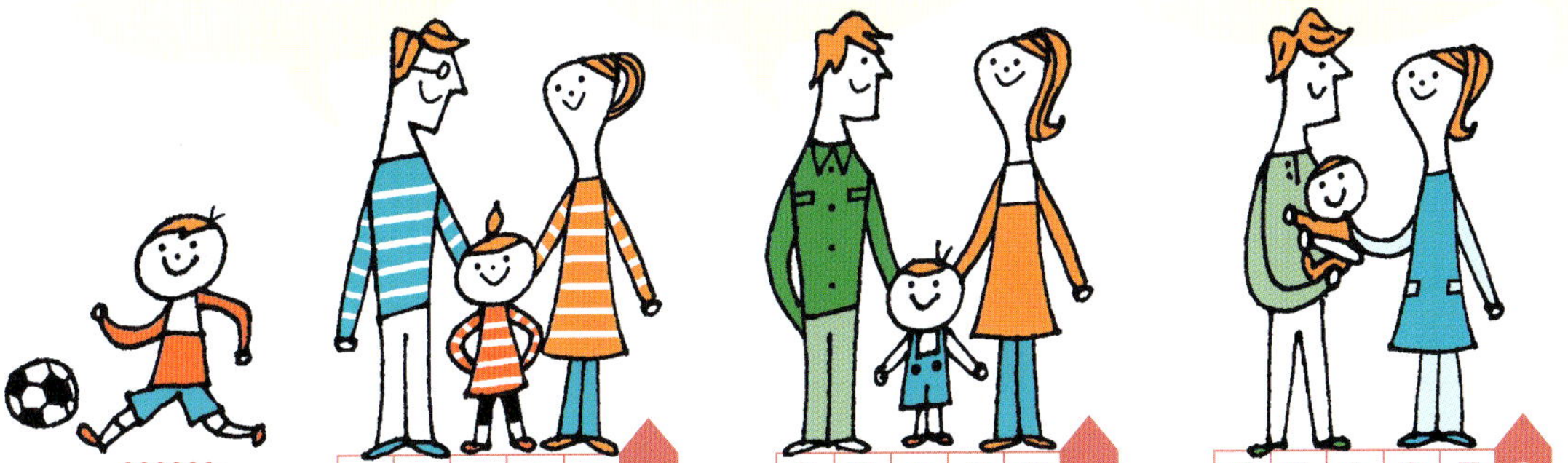

STAGE 3 出産・産後

お産で消耗した身体を回復させ、良質な母乳を出すために、母体は多くの栄養素と休息を必要とします。赤ちゃんの成長と共に離乳食もスタート。食材の安全性にも気をつけた食生活を心がけましょう。

STAGE 4 3歳まで

子どもの味覚が著しく発達する反面、噛む力や咀しゃく力はまだ未発達なので、苦手な食べ物が増えてしまう時期です。無理して食べさせることを目的にせず、食卓の楽しさを親子で共有するようにしましょう。

STAGE 5 8歳まで

幼稚園や小学校入学など、子どもの生活環境が変化する時期。脳が大人の95％まで発達。この時期に経験したことが、未来の生活に大きく影響します。正しいマナーや食習慣は、8歳までに躾ましょう。

8歳〜発展期

生活と真剣に向き合うきっかけになるでしょう。

　核家族や共稼ぎの家庭が多い現代、慌ただしい生活の中で食生活を守るには、食に関する知識や知恵が必要になってきます。子どもが対象だと思われがちな「食育」ですが、まずは大人が重要性を理解して取り組みましょう。

　奥さんだけでなく、夫婦が共に食卓の当事者意識を持つことも大事です。2人で食や子どもの発達に関する知識を学び、しっかりとした土台づくりを心がけたいものです。

　基礎がしっかりしていれば、子どもが成長して生活のステージが移っても、慌てず自信をもって生活することができます。次世代へとつづく家族の食卓の歴史を、夫婦で楽しく紡いでいきましょう。

STAGE 1
結婚

新しい生活、新しい食卓のスタートラインとなる結婚。まずは食習慣やマナー、健康状態などについて話し合いを。お互いの違いをよく知った上で、生活のベースとなる我が家の食卓について二人で考えてみましょう。

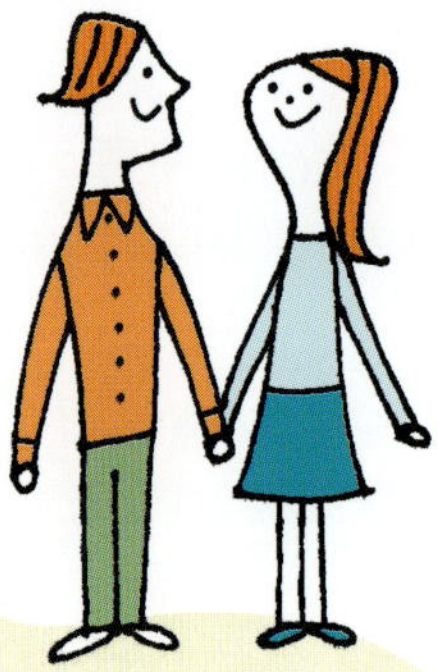

Point 1
お互いを理解して新しい食卓づくりを

結婚前の食習慣、体質や健康状態、生活パターン。情報を共有して、家庭の食生活の基本ルールについて話し合いましょう。

Point 2
夫婦ふたりが食卓の当事者になる

料理づくりを奥さんだけに任せず、夫婦で共に担いましょう。妊娠・出産の際、旦那さんが料理できることは大きな力となります。

Point 3
女性は「育む性」を意識した食生活を

貧血や冷え性、無理なダイエットによる生理不順は不妊の原因にもなります。妊娠を考えている人は、食生活の見直しを。

生活のベースとなる家庭の食卓を考える

「朝はパンとコーヒーでしょ」「お米とお味噌汁がいいよ」

結婚生活のスタートは、幸せを感じる反面、生活習慣の違いに戸惑うことも多いかもしれません。特に食卓においては違いが大きく現れます。朝食を食べる習慣がない旦那さんは、朝食に手をつけず仕事に出かけるかもしれません。

育った家庭の食生活やマナー。自立して自分で食を選ぶようになってからの、食習慣や嗜好品。人の数だけ食の履歴書があり、違いに戸惑うのは当然です。でも相手を「おかしい」と決めつけるのではなく、お互いの違いを伝え合い、理解する努力が必要になってきます。

その上で、新しい食卓において、自分たちが何を重視していくかをじっくり話し合ってみましょう。献立や調味料の種類、食事時のマナー、お弁当と外食の頻度、食の安全への意識。二人の違いは、食卓の多様性につながります。

結婚は食を見直し、健やかな生活を始める機会です。お互いの体質や健康状態についての情報も共有し、食生活に反映させましょう。家での食事やお弁当を中心とした食生活は、生活習慣病対策にもなります。また、妊娠を考えている女性は、自分が「育む性」である事を意識して、食生活を見直してみましょう。

二人でつくる家庭の食卓は、次のステージである妊娠、出産、そして次世代の食卓へとつながっていきます。

STAGE 2 妊娠

母体としての身体がスタートする妊娠期。この時期の食事は、母体と胎児の命を育む大事な栄養素となります。身体の変化と共に、トラブルも起きやすい時期なので、夫婦で協力して大事な時期を過ごしましょう。

Point 1
和食中心の食生活で健康な妊娠期を

自分と胎児を育む食事。二人分の量を食べる必要はありませんが、和食が基本の栄養バランスのとれた食生活を心がけて。

Point 2
母体と胎児を育む栄養素を十分に摂取

妊娠中に身体が多量に必要とする鉄分、カルシウム、水溶性ビタミンB群の葉酸を含んだ食材を積極的に食べましょう。

Point 3
アレルゲン食材を過剰に摂取しない

卵、牛乳、ナッツなど、アレルゲンとなる食材は、禁止する必要はありませんが、過剰に食べないように注意しましょう。

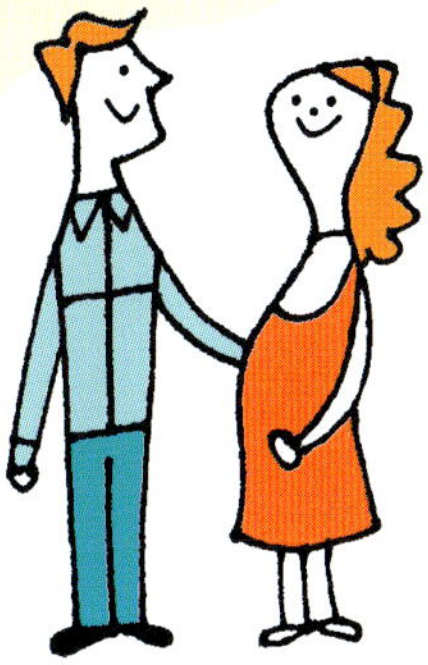

母体を通じて食事が育む新しい命

妊娠期は「食」の重要さを体感する時期です。食事の栄養素は母体である自分の身体を、そして血液を通じて胎児を育んでいきます。

この時期、つわりや体型の変化などで、今までの自分のペースでは動けなくなるかもしれません。妊娠期から産後にかけては、父親となる旦那さんも台所仕事を積極的に担いましょう。

奥さんが動けないからと、外食やコンビニ弁当で乗り切るのは、妊娠中の身体には好ましくありません。味付けが濃く、高カロリーな食べ物は妊娠中毒症やむくみ、過度な体重増加の原因になります。つわりにより、一時的に濃い味付けの食事を欲する人もいますが、時期を越えたら、和食を基本とした薄味の食事を心がけて、栄養バランスを考えた身体に優しい食生活を実践しましょう。産後の母乳の出をよくする食事や離乳食、幼児食にも応用できます。

この時期注意したいのは、食物アレルギーの原因となる食材の摂取量です。妊娠中の食生活だけではなく、母親の体質、環境など様々な要因が子どものアレルギー発症には関係しますが、アレルゲンとなりやすい食材（牛乳、卵、ナッツ類など）は、過剰に摂取しないようにしましょう。

今、必要としている栄養素や食材は何か。ひとつの身体で2つの命を育む妊娠期、自分と胎児の身体の声に耳を澄まして食生活を考えましょう。

管理栄養士さんおすすめ

健やかな家庭の食卓

家族の健康を育むシンプルで薄味の和食

家庭の食卓の基本は、ごはんと具沢山の汁物。
手間が少なく、家族みんなが健やかになれる食卓は
みんなの食べる力と日本の自給率向上につながります。

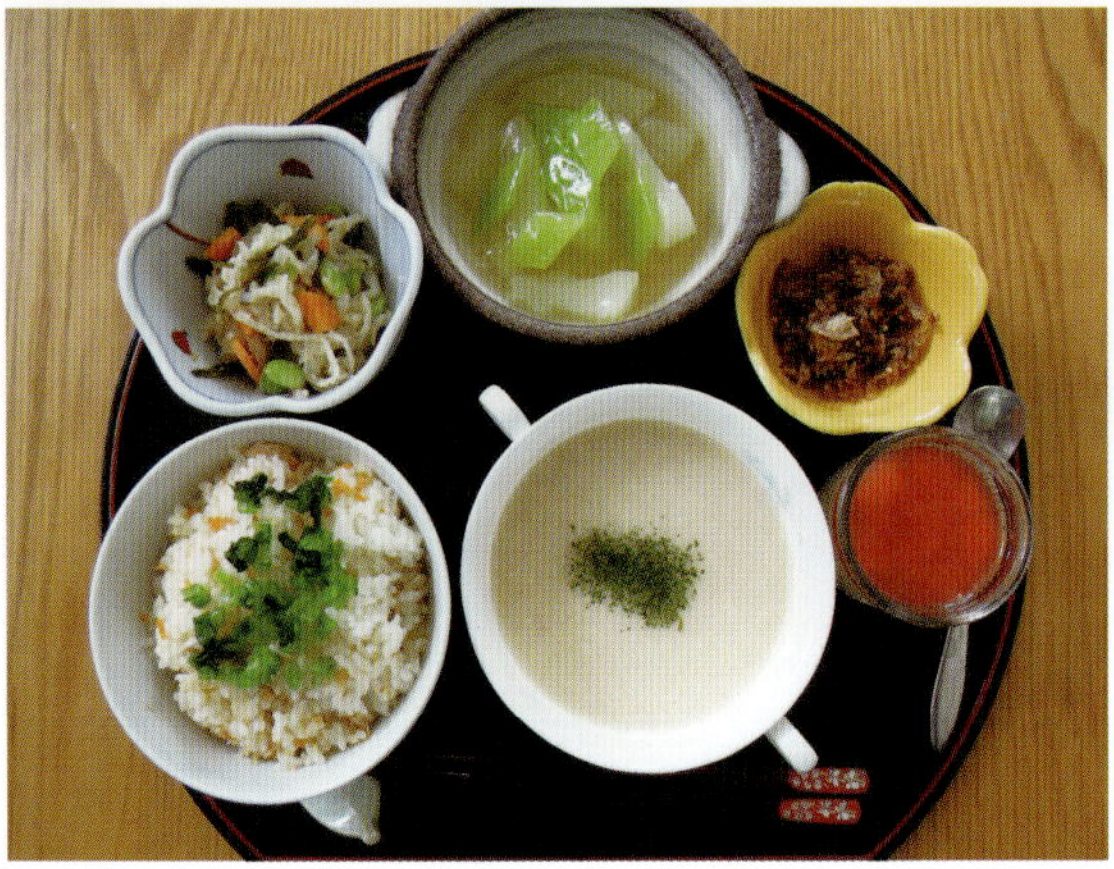

健康的な食事は一汁一菜から

産まれたばかりの赤ちゃんを抱く助産師さん、産後間もないお母さん。新しい命が誕生した助産院の台所に、みんなの食事づくりをする管理栄養士の岡本正子さんの姿がありました。

机の上に並ぶたくさんの器には、旬の野菜中心の、彩り鮮やかなお料理が盛られています。その日のメニューは、夕顔の煮物、切り干し大根と大豆のあえもの、鮭の中骨ご飯に、滋味豊かな山芋のポタージュ。デザートのリンゴの寒天は、プルーンのシロップ添え。

3人のお子さんを育てながら、栄養士、管理栄養師の資格を取得した岡本さん。みんなのためにつくるお料理は、どれもシンプルな味付けで、素材そのものが身体に染み込んでいくよう。最大の特徴は、働き盛りの方も産前産後の方も、赤ちゃんも、みんな一緒に食べられる食事であるということです。

母親になると、食に関する悩みや迷いが増えます。妊娠期、産後の食事、子どもの離乳食に幼児食、旦那さんの食事。さらに食の安全やアレルギー対

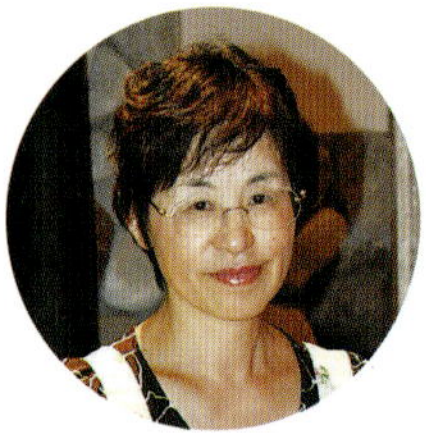

岡本　正子
Masako Okamoto

管理栄養士、国際薬膳師。
東京生まれ。3人の子どもを育てながら、40歳で栄養士になる。各地で料理講習会や食育講座、講演活動、薬膳料理講習会を行っている。2003年『地域に根ざした食育コンクール』にて特別賞を受賞。著書に『矢島助産院の元気ごはん』（徳間書店）など。

策。岡本さんは、悩める時期のお母さんを対象に、助産院で食の講習会やランチ会を開催しています。そこで提案する食事は、とてもシンプルな和食。

「まずは混ぜごはんと具沢山の汁物があればいいんです、一汁一菜ですね」

お米は栄養をとる食事の基本となり、日本の食料自給率向上につながります。具沢山の汁物は、たくさんの野菜を摂取できる上、身体も温め、良質な母乳を出す効果があります。

「汁物を食事に出さない家庭も増えていますが、ぜひ取り入れてください」

主菜と副菜も並べば、理想的な食卓である一汁二菜、三菜へと発展します。食材は旬の野菜を選べば、栄養価が高い上、シンプルな調理法でOK。白、赤、緑、黒、黄の5色の食材を揃えるようにすれば、見た目も美しく、栄養バランスも整います。ポイントは、味付けをシンプルにすること。調味料は塩だけというレシピも多くあります。

「油や砂糖を使いすぎている方が多いと思います。素材の味を引き立てるので、調味料は引き算を心がけて」

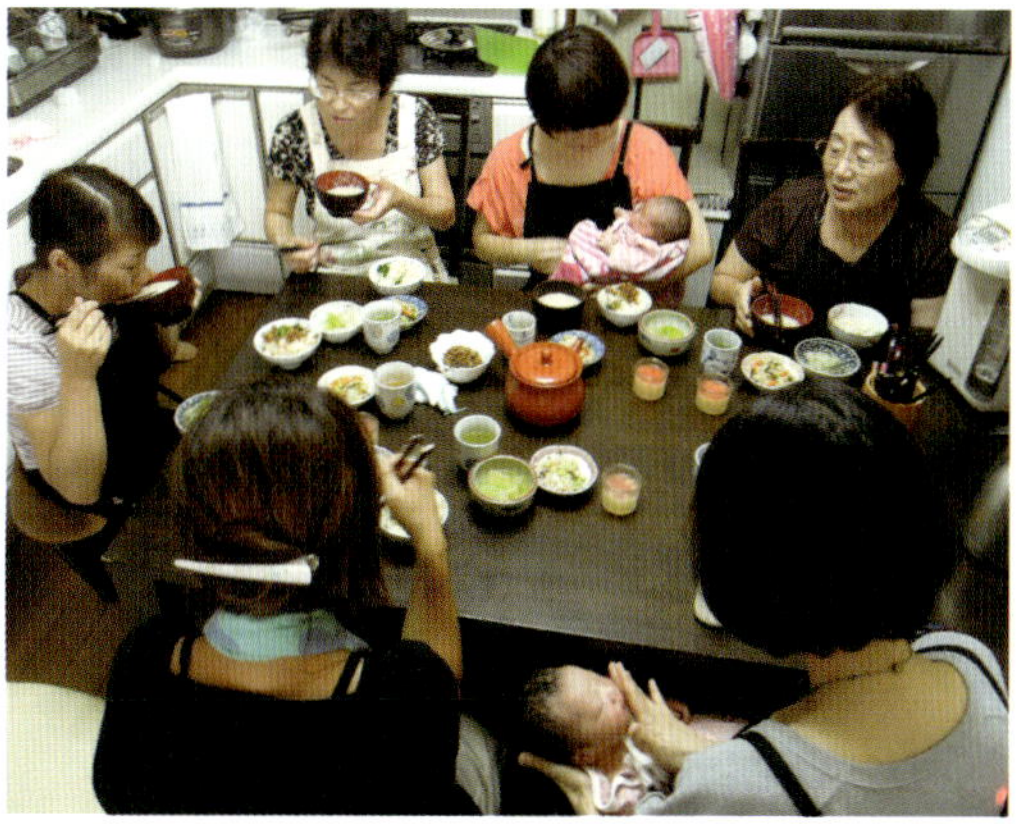

和食はユニバーサルデザイン

離乳食づくりに奮闘するお母さんにも、和食がおすすめです。

「離乳食をわざわざつくらなくても、この基本の献立から展開できますよ」

お米をおかゆに、潰した野菜を汁でのばしてペースト状に。薄味のごはんと汁物は、赤ちゃんからお年寄りまで、家族全員で食べられる「ユニバーサルデザイン」の食事です。野菜中心の献立は、アレルギー予防にもなります。

「牛乳・小麦粉・卵を使いすぎる方が多いですね。使いやすい食材ですが、アレルゲンになりやすいので注意を」

食の安全への意識が高い方にも、シンプルな和食はおすすめです。農薬、保存料……完璧に守るのは難しい食の安全。体内に毒素を溜めないためには、排出力、解毒力が大事になります。

「ごはんと汁物には、毒素を排出する身体をつくる力もあります」

お米には食物繊維と同じ働きがあり、汁物からは野菜や海藻、発酵食品の味噌を多く摂取できます。お通じは、食べる事と同じくらい大事なのです。

健やかに生活するためには、何を食べていけばいいのか。ごはんと汁物中心の食卓は、次世代に伝えたい、日本人の食の知恵がつまっています。

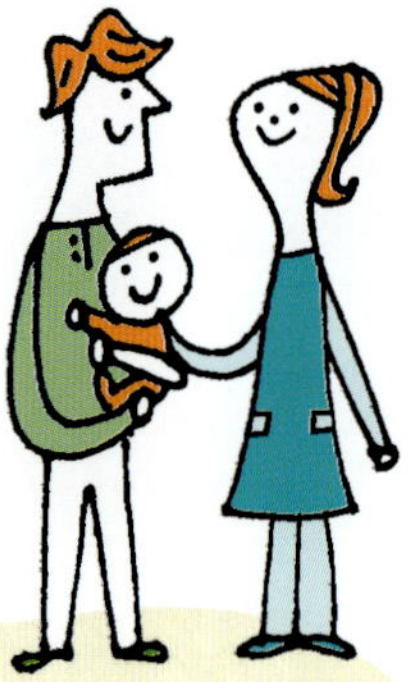

STAGE 3

出産・産後

産後は身体の回復と母乳のために、鉄分やカルシウムを始め多くの栄養を必要とする時期。妊娠中と同様、栄養バランスがとれた食事で産後の身体を労りましょう。十分な休息も必要なので、家族の協力が不可欠です。

Point 1

和食が生み出す おいしい母乳

母乳は血液そのもの。野菜中心の栄養バランスがとれた食事からできたサラサラの血液は、おいしい母乳をつくります。

Point 2

授乳で消費される 栄養素の補給を

鉄分やカルシウムなどの栄養素が、授乳により多く消費される時期。不足しないよう、積極的に食事に取り入れましょう。

Point 3

初めての母乳育児を おおらかに考える

思いどおりにはいかないのが母乳育児。母乳の出がよくない時は、無理をせず、ミルクを併用して心身を休めましょう。

産後の身体を労り 母乳をつくる食事を

産後、母体の子宮が元に戻るまで約2ヶ月かかります。昼夜のない新生児育児が始まり、思うように身体を動かせない時期なので、周囲の協力が不可欠になります。お母さんは自分で頑張ろうとせず、家族や自治体などのサポートを受けて、自分の身体の回復と授乳を優先して生活しましょう。

この時期は母乳の出をよくし、質をよくする食生活を心がけましょう。母乳中の免疫物質は新生児を病気から守ります。授乳で子宮が収縮することにより、身体の回復も早まります。妊娠中と同様、和食を中心にしたご飯と具沢山の汁物が中心の、低脂肪、高たんぱくで栄養バランスがとれた献立がおすすめです。

妊娠中に増えた体重を落とそうと、食事量を減らすのは控えましょう。母乳が十分でるようになれば、自然に体重は減少していきます。

母乳にはお母さんの食事内容が味に反映されます。栄養バランスのとれた食事でつくられたサラサラの血液は、新生児の味覚を育む良質な母乳をつくります。脂質、糖分、刺激物は母乳の質を低下させるので控えめに。授乳で不足しがちな水分は、糖分の多い清涼飲料水ではなく、お茶や水、汁物から摂取しましょう。

栄養バランスと共に、安全性の高い食材選びも心がけましょう。赤ちゃんが食べ物を直接摂取する離乳期以降にも、その選択眼は役立ちます。

積極的に摂りたい栄養素

新生児を育む母乳は、血液からつくられます。栄養バランスがとれた食生活を心がけ、造血をうながしましょう。
　お母さんの食事によって母乳の味も変化します。脂質と糖質の多い食事は母乳の味の質を下げるだけでなく、乳腺を詰まらせてしまいます。
　偏った食べ方にも注意が必要です。過剰摂取や、他の栄養素が不足する原因となるので、同じ食品からつづけて栄養素をとるのは避けましょう。
　1日を通してさまざまな食材から栄養素を摂れるよう、献立を工夫したいものです。
　サプリメントも多種出ていますが、基本は食事。あくまで補う程度に留めましょう。

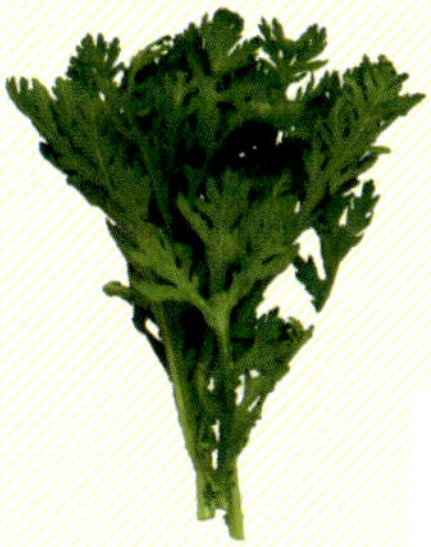

ビタミンK

骨づくりに大事な栄養素。新生児は不足しがちなので、授乳するお母さんが積極的にとりましょう。緑黄色野菜や豆製品に多く含まれています。

春菊、かぶの葉、納豆など

鉄分

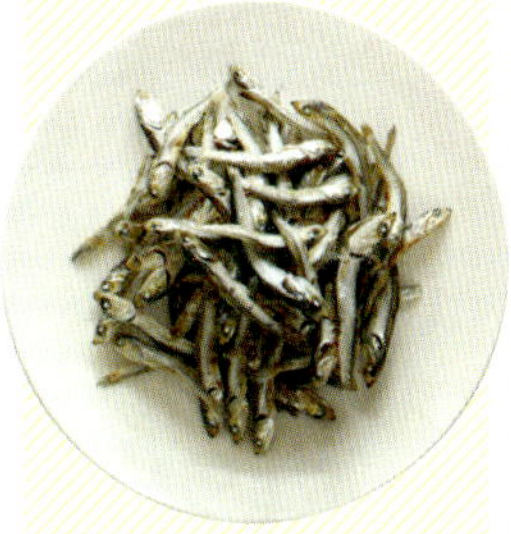

血液中の栄養素を運ぶ役割をします。動物性のヘム鉄と、植物性の非ヘム鉄があります。吸収率を高めるビタミンCやタンパク質と共にとりましょう。

レバー、かき、煮干し、ひじき、ほうれん草など

カルシウム

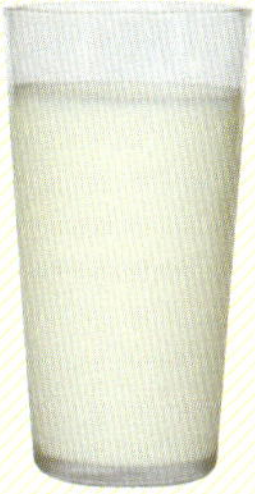

骨や歯の発達に不可欠な栄養素。母乳からも出てしまうので、自分の骨のためにも多く摂取を。血液をサラサラにし、精神状態を安定させる効果もあります。

牛乳、木綿豆腐、小松菜、しらすなど

葉酸

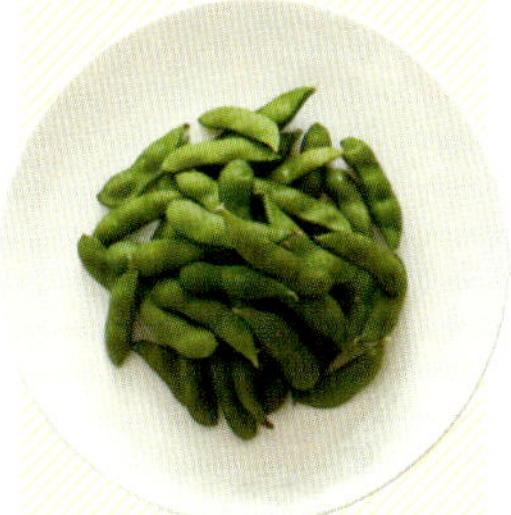

ビタミンB1の一種で、血液をつくるのに欠かせない栄養素です。光に弱く、水に溶けやすく、加熱すると失われやすいので、保存法や調理法に注意を。

枝豆、小松菜、いちご、納豆など

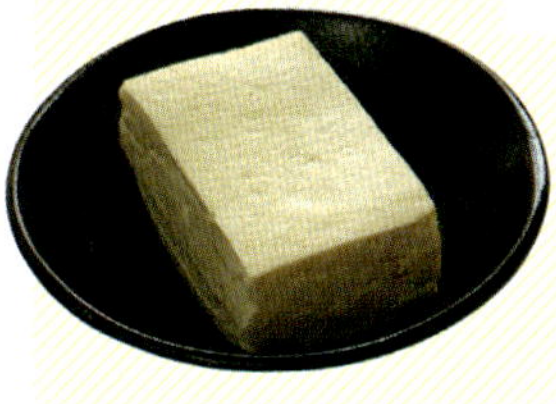

タンパク質

身体を回復させ、母乳のもとになります。脂肪分の少ない肉や、赤身や白身の魚、大豆製品などから低脂肪で良質なタンパク質をとりましょう。

ささみ、木綿豆腐、鮭、豚肉など

離乳食

赤ちゃんの消化力や摂食力が発達してきたら、いよいよ離乳食。母乳やミルクからだけでなく、食事からも栄養摂取を始めます。食べ物に慣れるのが目標の食の練習期間なので、おおらかに、家族が増えた食卓を楽しみましょう。

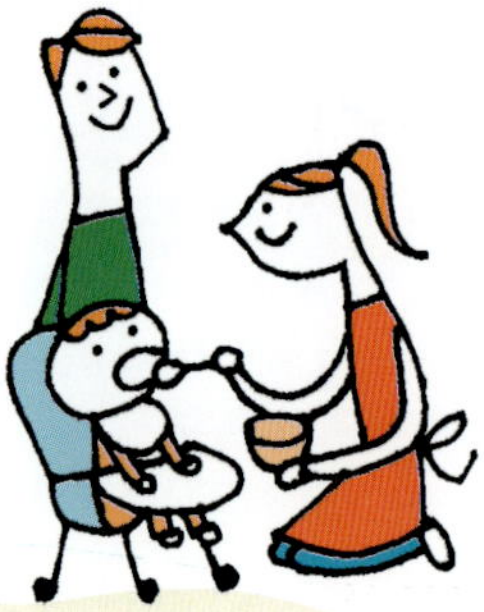

Point 1

目指したいのは親子の和やかな食卓

離乳食は食べ物に慣れるための時期です。食べさせることを目的とせず、食の楽しさを赤ちゃんと共有する時間にしましょう。

Point 2

薄味の和食は離乳食の強い味方

大人の食事を薄味の和食にすれば、わざわざ離乳食をつくらなくてもOK。ご飯&汁物から、離乳食へと展開できます。

Point 3

安心、安全な食材選びを心がけて

小さな身体に入る食材は、できるだけ農薬や添加物を避けたいもの。信頼できるお店や宅配サービスを利用しましょう。

楽しく踏み出そう 食の「初めの一歩」

離乳食は、大人と同じ食事をするための準備段階。子どもの発育や食への意欲はそれぞれなので、その子の様子をしっかり観察して、食の「初めの一歩」を親子で踏み出しましょう。

離乳食は咀しゃくや消化機能の発達に合わせ、4つの段階があります（左ページ参照）。

離乳食のスタートの目安は「押し出し反射」の衰退です。乳首以外の物が口に入ると、反射的に口の外に出してしまう行動が、生後5ヶ月頃から弱まり、スプーンを口に入れられるようになります。また、大人が食事している姿に関心を持ち始めるのも、準備ができたサインのひとつです。

離乳食は、食事で成長させるのではなく、食べる力を引き出すことが目的です。月齢にとらわれず、その子の消化機能や咀しゃく力、歯の生え方に適した、食べやすい食事を心がけましょう。

食材の偏りはアレルギーの原因にもなるので、多様な食材を取り入れて味覚を育てましょう。好き嫌いや食べむらは、成長と共に変化するもの。大らかにうけとめましょう。

味付けは極力控えて、食材そのものの味を活かすのも大切です。大人の食事を薄味の和食にすれば、離乳食づくりも手間がかかりません。

親子で同じ物を食べることは、新しい家族が加わっての食卓の始まりです。赤ちゃんが「食事って楽しい」と思える環境を心がけましょう。

よくある悩み❶ 手づかみも重要？

☞ 手づかみは、食べ物に関心が出てきた証拠。手でつかみ、口に運ぶという動作は、発達の上で欠かせない行為です。つかみやすいスティック野菜や、一口サイズのおにぎりを取り入れましょう。最初は口に詰め込みすぎたりしますが、次第に適量を覚えていきます。

よくある悩み❷ ベビーフードはだめ？

☞ 素材や味付けなど、最近のベビーフードは厳選されています。大きな違いは、家で調理したか、工場で加工したかということ。食事は栄養をとるだけでなく、親子で豊かな食の世界を体験する時間でもあります。外出先では便利ですが、家ではぜひ家庭ならではの味を。

よくある悩み❸ アレルギーを防ぐには？

☞ 卵、乳製品、小麦は、乳児期のアレルギーの原因物質となる３大アレルゲンです。反応が出ていない場合、極端な制限の必要はありませんが、同じ食材を過剰に摂取するのは控えましょう。アレルゲンになりにくい和食中心の食事がおすすめです。

よくある悩み❹ 好き嫌いが多い

☞ この時期の好き嫌いは、食材の味と共に、食感も関係しています。用意した食事が、固すぎたり大きすぎたりしていないか、様子を観察しながら食事しましょう。好みが徐々に変化する時期なので、好き嫌いを決めつけず、長い目で見るようにしましょう。

離乳食のステップ

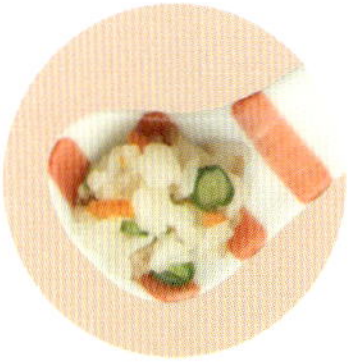

パクパク期

1歳～1歳6ヶ月ごろ。奥歯が生え始めて噛み潰す力が強くなり、大人より少し柔らかい物を食べられるようになる。手先が器用になり、手づかみ食べも上手に。スプーンの練習も始めたい時期。

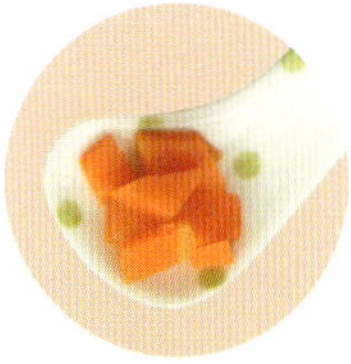

カミカミ期

生後9～11ヶ月ごろ。食事のメインが母乳やミルクから、離乳食に移る時期。歯ぐきで食べ物を潰せるようになる。食べる意欲も高まってくるので、手でつかみやすいメニューも多く取り入れて。

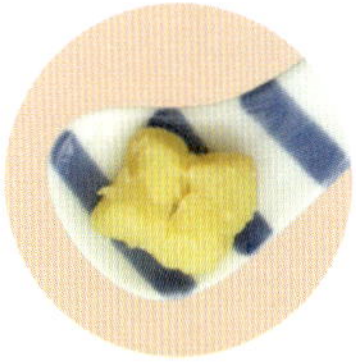

モグモグ期

生後7～8ヶ月ごろ。歯が生えてきて、柔らかい粒や形のある物を、舌とあごで潰して食べられるようになる。味覚も発達してくるので、栄養素を意識しながら様々な食材を取り入れてみたい。

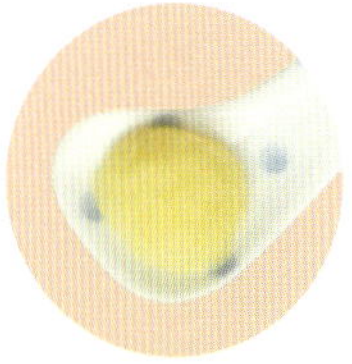

ゴックン期

生後5～6ヶ月ごろ。食べることに関心を示したら開始のサイン。母乳やミルク以外の食べ物を飲み込み、スプーンに慣れるのが目的の時期。10倍粥から始め、いやがる時は無理をしないで。

STAGE 4

3歳まで

乳歯の奥歯が生えそろい、大人と同じような食べ物を噛めるようになってきます。多様な感覚が発達して味覚に敏感になり、好き嫌いも出てくる時期。食べさせることを目的にせず、食を通じて親子の絆を深めましょう。

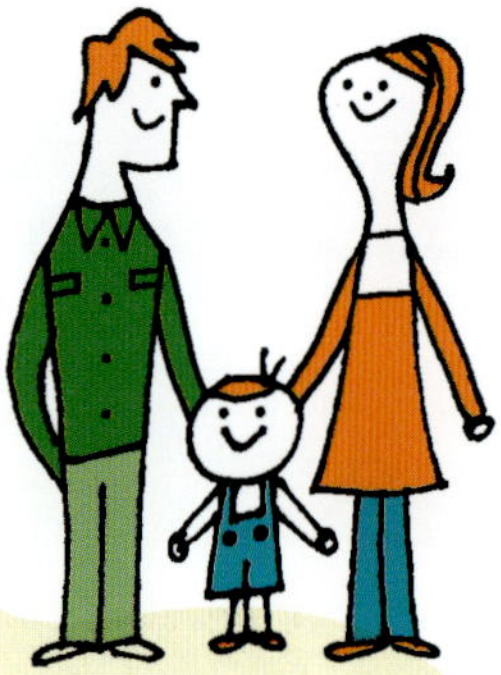

Point 1

好き嫌いの増加は味覚の発達の証拠

乳児期には食べていた食べ物が、この時期苦手になる子もいます。順調に成長している証なので、気長に見守りましょう。

Point 2

味覚を狂わせる加工食品に注意を

ファストフードやインスタント食品は、強いうま味があり、糖分や脂質も過剰。味覚が著しく発達する時期には控えたいものです。

Point 3

おやつは第4の食事 栄養価のあるものを

多くの栄養素を必要とするこの時期、3食では十分摂取できません。エネルギー源となるおやつで、栄養を補いましょう。

イヤイヤ期は感覚が発達する時期

離乳食を終えると味覚が発達してきます。野菜などに含まれる苦味や辛味、酸味を「害のある味」として認識し、食べなくなる事も。味覚がワンステップ発達した証拠なので、気長に見守りましょう。

子どもは長い目で見れば、バランスよく食べる能力を備えています。苦手な食べ物を除去したり、無理強いする必要はありませんが、日々いろんな食べ物と出会わせてあげたいものです。大人が楽しく食べる姿を見ていれば、いつか「食べてみよう」と思う日がくるでしょう。

噛む力や咀しゃく力がまだ弱く、食べ物を飲み込む前に吐き出してしまう時期でもあります。葉物野菜や固い根菜、きのこ類などは、調理法を工夫して、食べやすくしてあげましょう。

食事の楽しさを伝えるには、行事食を取り入れるのもおすすめです。お正月のおせち料理、ひなまつりのお寿司やハマグリのお吸い物。苦手な食材に興味を示すきっかけになるかもしれません。

気をつけたいのは、便利な加工食品や外食です。甘味や塩味、うま味が強く、子どもが本能的に好む味ですが、脂質や糖分が多いのでエネルギー過多になります。また画一的で変化の少ない味は、脳に刺激を与えません。過度に神経質になる必要はありませんが、味覚が大きく発達するこの時期、プラスにはならない事を、心にとめておきましょう。

STAGE 5

8歳まで

脳は8歳までに大人の95％まで成長します。この時期までの食習慣が、その子の未来に大きく影響します。家以外で一食を食べてくるようにもなる時期。園や学校の食生活を知り、家庭の食事とのバランスを考えましょう。

Point 1

学校における食の内容を把握する

幼稚園の預かり保育や、小学校の学童では、家で控えている甘いお菓子が出ている事も。何を食べたか知っておくのも大切。

Point 2

料理を手伝って食への関心を広げる

食べる側だけではなく、つくる側の体験も積極的にさせたい時期。買い物や料理を一緒にすることで、食への関心が深まります。

Point 3

脳が著しく発達する3歳から8歳

この時期に身に付けた生活習慣や躾は、その後の人生に大きく影響します。食卓を通じて、社会性を身につけましょう。

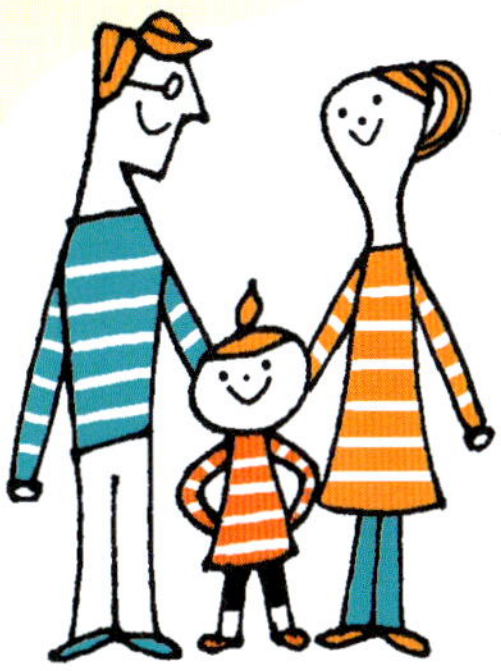

8歳までの食卓が社会生活の土台に

幼稚園入園、小学校入学など、子どもの環境が変化しやすい時期。健康的な生活には、食事と共に、生活リズムが重要です。起床、就寝、3食の時間を規則正しく整えて、しっかりお腹がすいた状態でご飯を食べるようにしましょう。

歯は乳歯列が完成、咀しゃく力も発達し、大人と同じ物が噛めるようになります。苦手だった食べ物も、次第に食べられるようになってきます。

好奇心もおう盛になり「なぜこれを食べると身体にいいか」が言葉で理解できるようになる時期です。旬や栄養、どこで生産されるかについても教えてあげましょう。いろんな種類の食べ物を体験することで、食の世界も広がります。家庭で野菜を育ててみるのも、いい経験になります。

食卓は栄養をとるためだけではなく、ルールやマナーを学ぶ場所でもあります。お箸の使い方、食事中の礼儀作法、準備、後片付け。つくってくれた人への感謝の気持ち。強要するのではなく、まずは大人がお手本を示しましょう。料理のお手伝いも、食への関心を持つきっかけになるので、積極的に体験させましょう。

脳が95％完成する8歳までに、きちんとした躾を行う事が大切です。そのためには、親も自分のマナーや食習慣を振り返ってみて下さい。

人生において重要なこの時期。生活の土台である食卓を通じて、社会生活のルールを学んでいきましょう。

小さな園庭から始まる命を育む食農保育

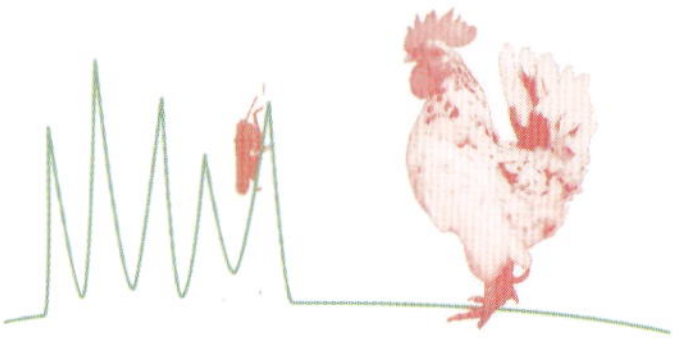

季節の果実、太陽の下で輝く稲、園庭で暮らす動物たち。「生きる力を育むこと」を目指す保育園では瑞々しい命に満ちた環境で子ども達が生活しています。

命がある場所で、新しい命を育む

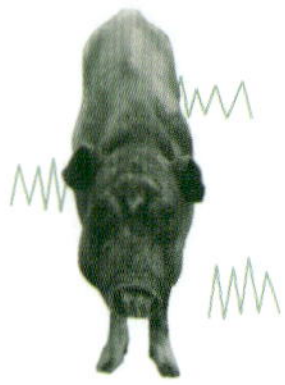

緑豊かな武蔵野台地にある、東村山市の八国山保育園。小さなジャングルのように植物が茂る園庭では、子どもたちとチャボが駆け回っています。

柔らかな土と緑の息吹に満ちた園庭は、1997年まではごく普通の固い土で覆われていました。当時保育士として勤務していた園長の野村明洋さんは、殺風景な園庭に違和感を抱いたと言います。

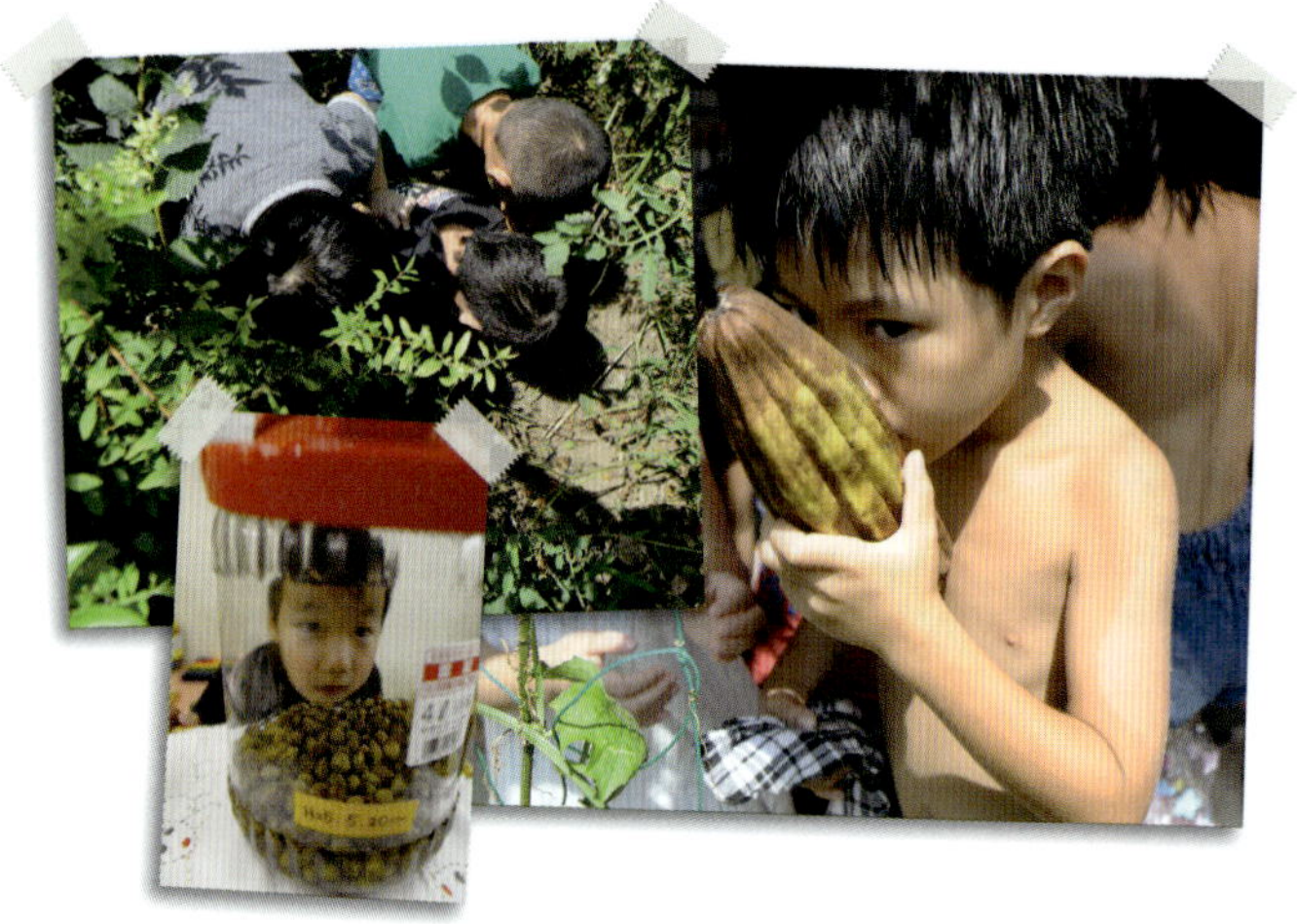

「命を育む環境ではないと感じました」

園庭を子どもたちの原風景となりえる、命が感じられる環境にしようと決意。自ら掘り起こし、黒土の園庭に再生させました。そして田んぼや畑を作り、チャボやミニブタなどを飼育。園で栽培・飼育をし、収穫物を食べるという『食農保育』の実践が始まったのです。

武蔵野の自然が再現された園庭には、小学校で学ぶ理科の要素がすべて詰まっています。収穫したヤマモモでジャムを、梅でジュースや梅干をつくり、

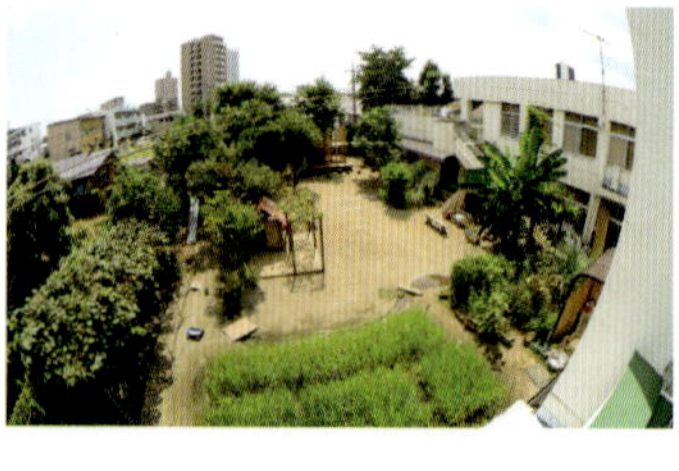

八国山保育園

東京都東村山市、野村明洋園長。
1997年4月から公設民営保育園として、社会福祉法人ユーカリ福祉会が受託運営し、2012年4月より完全民営化。命の存在を感じられる環境で保育を行う『食農保育』を実践する。

チャボの卵はホットケーキに。田んぼでは春の田起こしから秋の収穫、脱穀までみんなで行い、約4キロのお米を収穫します。

命に満ちた環境は、終わりのある環境でもあります。枯れた作物、動物や虫の死。ウサギの死に泣きつづけた女の子は、想いを絵に描く事で自分の気持ちに区切りをつけました。取材中に出会った、死んだセミを手にした子は「いつも、ここに埋めているんだよ」と繁みに入っていきました。感情を表す便利な言葉を知らなくても、子どもたちは自分たちの方法で死と向き合う力を備えているのです。

園では生き物の糞で肥沃になった土で育ったミミズを、生きたままチャボに与える事もあります。保護者からは「残酷では?」という声もあがりました。でも園ではチャボの卵を給食で食べています。命をいただいて成り立つ食の営みが、決して大きくない園庭の中で再現されています。

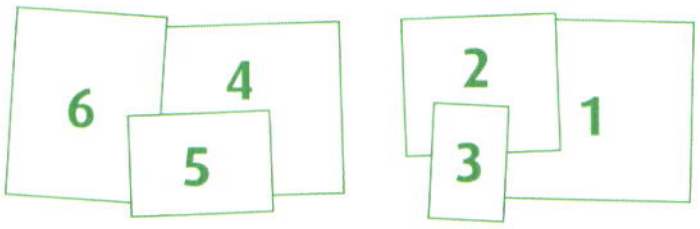

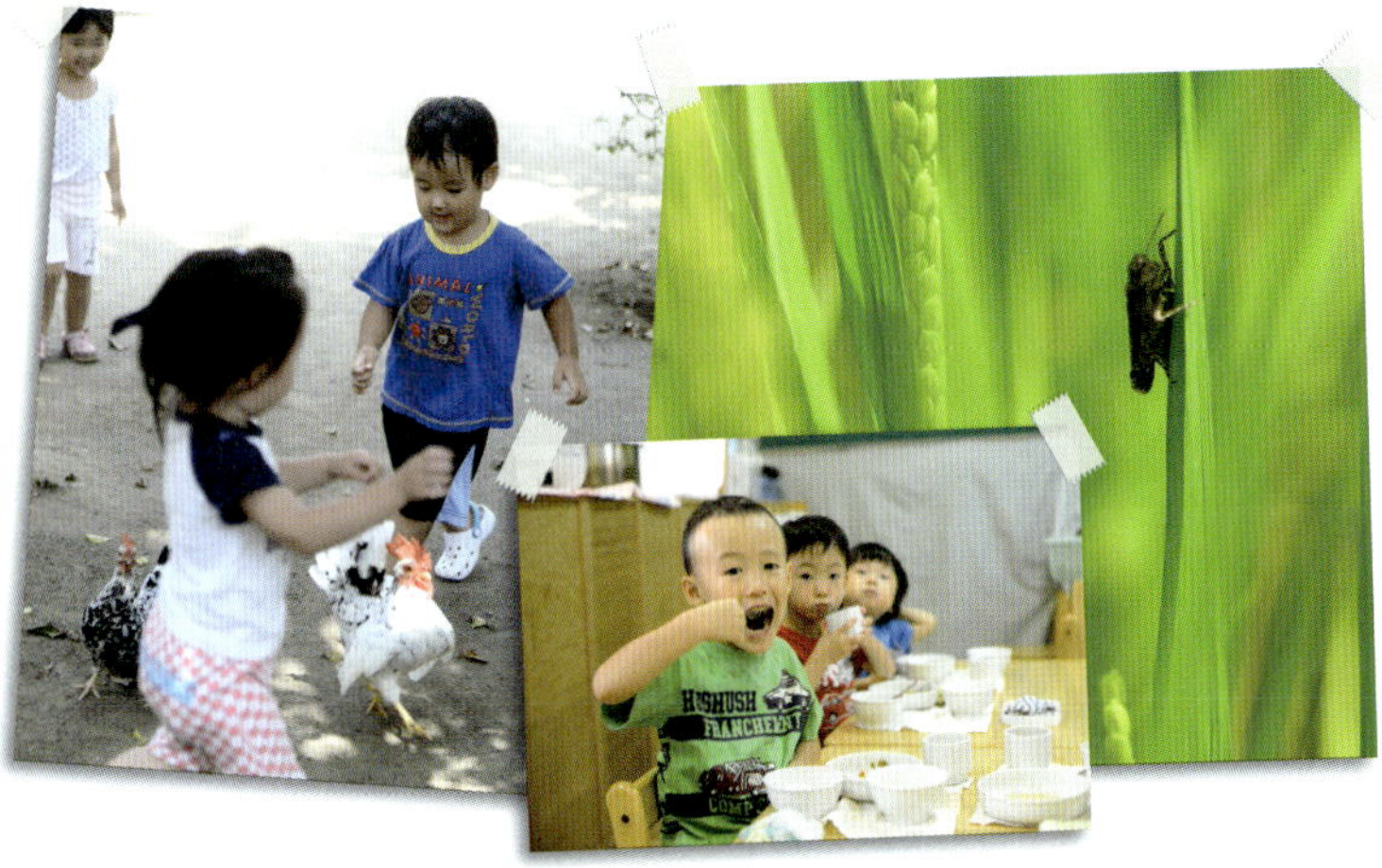

1　見て、触って、嗅いで。自分の感覚をフルに使って熟れ具合を確かめる子どもたち。
2　自分たちで決めた、虫の死骸を埋める場所。
3　「もうなくなっちゃう?」みんなで作った大事な梅ジュースが、クラスの中に置いてある。
4　太陽の下、稲と小さな命が瑞々しく輝く。
5　給食のおかずは和風・洋風・中華とバリエーション豊か。でも主食は必ず「お米」!
6　チャボやミニブタ、犬やウサギ、カエル、そして人間。いろんな生物が園で生活している。

自分の五感で生活を考えられる人に

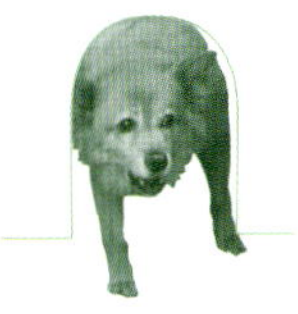

園では、給食の主食に必ずお米を出しています。栄養バランス面での考慮もありますが、多忙な家庭での食生活も反映しています。朝はパンやシリアル、夜は麺類と、お米が食卓に上がらない家も多いのです。園での食事は重要な役目を担っています。

給食で使う旬の野菜の9割は、市内の協力生産者さんがつくっています。生産者と消費者の距離を縮める取り組みで、園児は片道30分歩いて農業体験に通っています。先生も保育の合間に農作業のお手伝いに行っています。

人生の土台となる時期に、食と農のつながりを日常で体感する子どもたち。「自分の目と耳、頭を使って、生活を考えられる人間になってほしいですね」

園での五感を使った原体験、命に満ちた原風景は、子どもたちの生きる力の土台となることでしょう。

8歳〜 発展期

8歳までに食べることの楽しさ、食事作法を食卓で身につけた子どもたち。栄養を考えて食事を組み立てる力をつけ、日本や世界の食料事情への関心を持つことで、次世代の食を担う大人へと成長していくことでしょう。

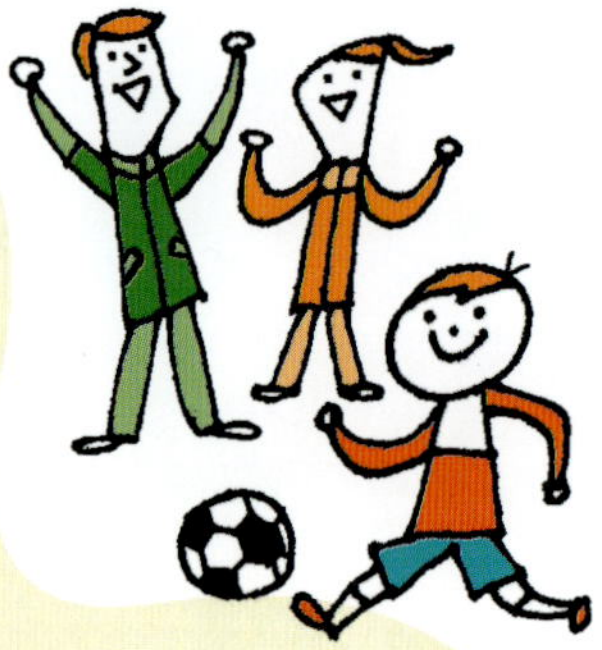

Point 1
食卓と世界のつながりを考える

多くの食品を、輸入品に頼っている日本の現実。身近な食品と、世界との関係を知り、食糧問題について考えてみましょう。

Point 2
台所や農業を通じ食を体感する機会を

農業体験や、料理をつくる経験も多く積みたい時期。食事への愛着や、生産者や料理をつくる人への感謝の気持ちを養います。

Point 3
忙しすぎる生活 食生活に赤信号

塾や習い事で忙しくなる日々の中で、子どもの食生活が乱れやすい時期です。生活の土台はあくまで食事にあることを忘れずに。

食卓を通じて豊かな経験を積む

心身ともに成長著しい8歳以降は、食に関する経験をいろいろ積ませてあげたい時期です。献立から考えて自分でお弁当や食事をつくることは、食材の性質を理解したり、料理する人への感謝の気持ちへとつながります。また、農業体験などに参加することで、生産者の苦労や命のありがたさを知ることができます。

食卓の先には、多くの問題が存在することも、知り始めたい時期です。日本は多くの食品を輸入依存しています。安さの裏側では貧困問題、輸送中の腐敗を防ぐポストハーベスト農薬や遺伝子組み換え食品など、さまざまな問題が生じています。食卓における自給率、自分たちができる取り組みなどについても、話し合ってみましょう。

この時期以降気をつけたいのは、食生活の乱れです。成長に伴い、子どもの生活は大人の管理下を離れる時間が増えていきます。習い事や塾通いの増加、両親の就業中に子どもだけで過ごす放課後。コンビニで買ったものを塾の休み時間に急いで食べたり、家でテレビを観ながら、ひとりで好きな時間に好きなものを食べる子どももいます。

大人の目を離れたところで、子どもの食生活は崩れているかもしれません。慌ただしい日常の中、子どもの食が犠牲になっていると感じたら、生活を見直してください。生活の基本は食卓にあることを、忘れないようにしましょう。

オックスファム・ジャパン「ハンガーバンケット」食の世界格差を知るワークショップ

世界では不公正な食料システムにより、全人口の8人に1人が飢餓状態にあります。全ての人が食事できる世界を実現するために、何ができるかを親子で考えてみませんか。

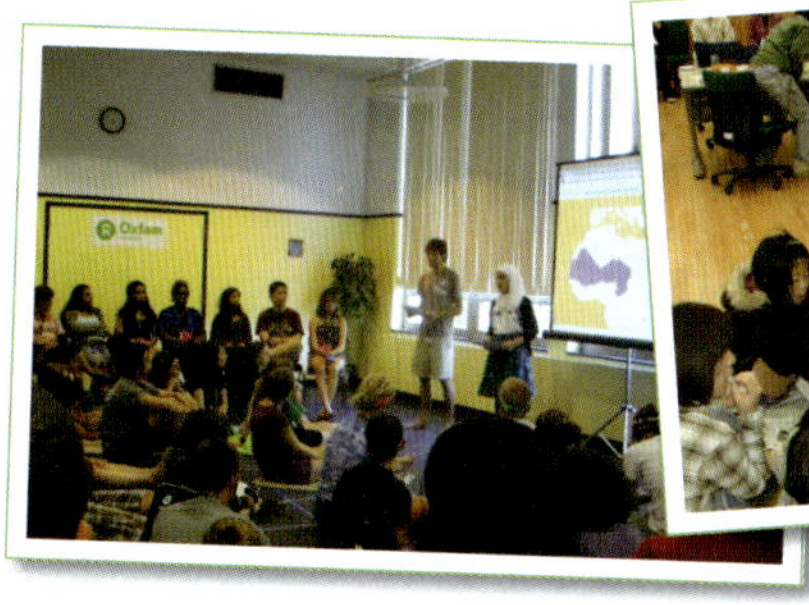
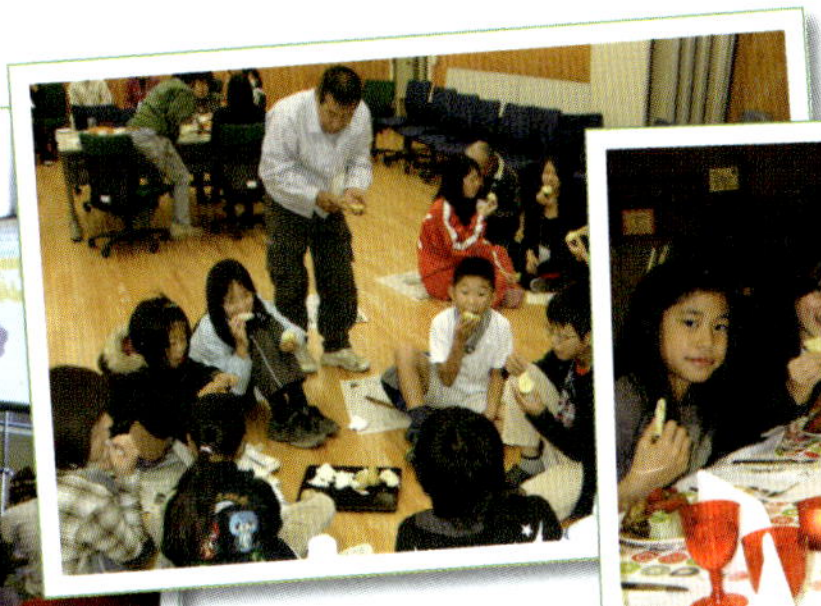
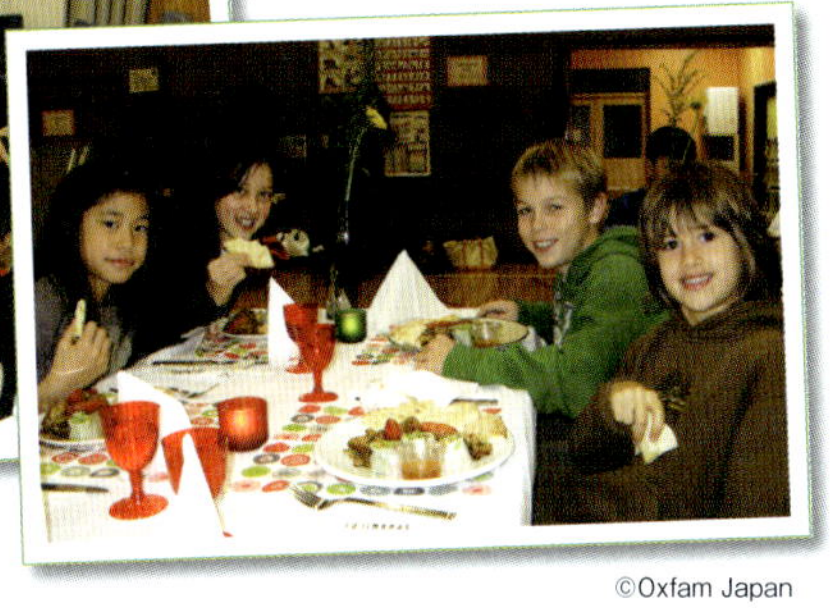

©Oxfam Japan

現在、世界では全人口が食べていくのに十分な食料生産がありながら、約8億人が飢餓状態にあります。一部の政府と大企業が支配する不公正な食料システムが、この状況を生み出しているのです。

オックスファム・ジャパンが実施している「ハンガーバンケット」は、そんな世界の不公正な食料システムについて考える、体験型ワークショップです。

参加者は年間収入に従って、高所得層、中所得層、低所得層の３つのグループにくじ引きで分かれます。参加者が100名の場合は、高所得層15名、中所得層35名、低所得層50名になり、これは世界の格差と同じ比率です。

所得層によって、食事内容や環境は異なります。例えば高所得層には食卓と椅子、サーブする人、多量の食事が用意される一方、低所得層は新聞紙の上で、わずかな水とご飯のみ、といった格差を体験します。中低所得層は、食事をする際に男性が優先されるという男女差別も受けます。

食の格差をシミュレーションした後、参加者は感想をシェア。その上でグループディスカッションを行い、自分たちが行動に移せることを考えます。

未来を担う子どもたちと共に、世界と食を考えるワークショップ。主催者向けのマニュアルが用意されていますので、地域や学校で開催してみませんか。

オックスファム・ジャパン

オックスファムは、世界90カ国以上で貧困を克服しようとする人々を支援し、貧困を生み出す状況を変えるために活動する国際協力団体です。

http://www.oxfam.jp/

もう一度、家族そろって団らんを！

家族そろって同じものを食べる機会が減少している現代。
でも、少しずつでも増やす努力をつづけることで、
さらにあたたかな家族の絆ができるのではないでしょうか。

家族で一緒に囲む食卓

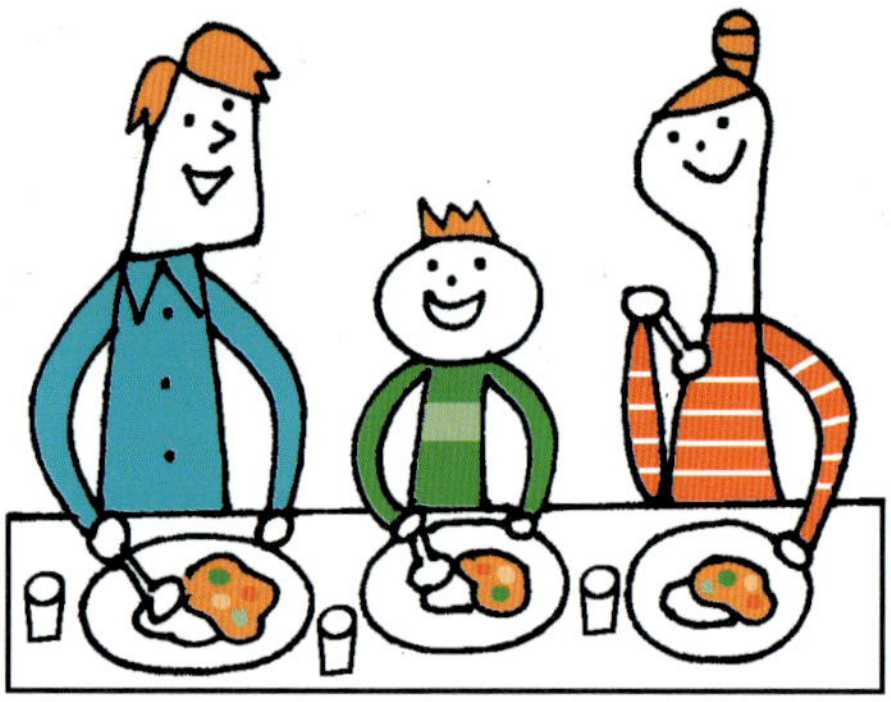

バラバラになる家庭の食卓

レトルトやインスタント食品、冷凍食品やコンビニ・スーパーなどのお惣菜などを買ってきて、家族それぞれが好きなタイミングで好きなものを食べる……。そんな家庭が増えていることは事実です。食べるものも時間も、自分の勝手にしたいということなのでしょうか。

ここから読み取れるのは、我慢しない、お互いに譲り合わない家族の姿です。親自身が食事の大切さを理解していないため、子どもも同じになるのです。

周囲のペースに合わせ、みんなと同じものを食べることは、知らないうちに協調性や思いやりのこころを育みます。協調性は、子どもが成長して社会に出て行く上で、絶対に欠くことのできない資質です。譲り合い、相手を想う気持ちは、家族の食卓でこそ育てられるものなのです。

テレビを消して、食卓を楽しもう！

子どもの健やかな成長は、親なら誰もが望むもの。その土台になるのが家庭での食育です。

少し前までは家庭に祖父母が同居していて、食卓で旬の食べ物や栄養のこと、行事食やマナーについていろいろ教わることができました。しかし核家族が増え、その伝承が消えつつあります。

協調性や思いやりのこころを育む食卓は、躾の場であり家族のかけがえのない時間です。まずはテレビを消して、同じものを食べながら話をしてみてください。その楽しさや素晴らしさに、すぐに気づくはずですよ。

みんなで食卓を考える

子どもはお客さまではありません！

　最近のお母さんは、子どもに食べてもらうことに必死です。子どもがごはんを食べようとしないと、じゃあパンなら食べるの？　パンを食べようとしないと、じゃあ菓子パンなら食べるの？　と、一生懸命に子どもが食べそうなものを準備します。しまいには朝ごはんがドーナッツだけ……ということも。「子どもが食べないと心配。とにかく何でもいいから食べて欲しい」というお母さんは多いようです。

　しかし、子どもの好みに合わせてばかりでは、食事の内容や栄養バランスは崩れるばかりです。ごはんなどの主食と野菜たっぷりの副菜、タンパク質の摂れる主菜を用意して、それを食べさせるように努めるのが親の役目です。

子どもを育てる楽しい食卓を！

　食卓での躾は大切ですが、食事の間中ガミガミと小言ばかりを並べるのは良くありません。叱るよりも褒めることで、子どものやる気を引き出す工夫をしてみてはどうでしょうか？

　例えば「残さずに食べなさい」と言う前に、まずは子どもが残さずに食べられる分量をよそうように気をつけます。最初は少なくても良いのです。それで足りなければ、子どもは自分から「おかわり！」と元気に言うでしょう。そうしたら「わあ、びっくり！　たくさん食べて偉いわね！」と、少し大げさにほめてあげましょう。それが子どもに達成感をもたらします。

　子どもは嬉しくなって、お母さんのびっくりする顔が見たくて、もう一度お代わりするかもしれません。「スゴイね！」ってその度に喜んであげましょう。子どもの心は誇らしさにあふれ、ますます食欲も湧いてきます。

　また、手巻き寿司や鍋など、卓上でつくりながら食べる料理もおすすめ。「できたよ」とワクワク会話をしながらの食事は、自然と笑顔が増えます。

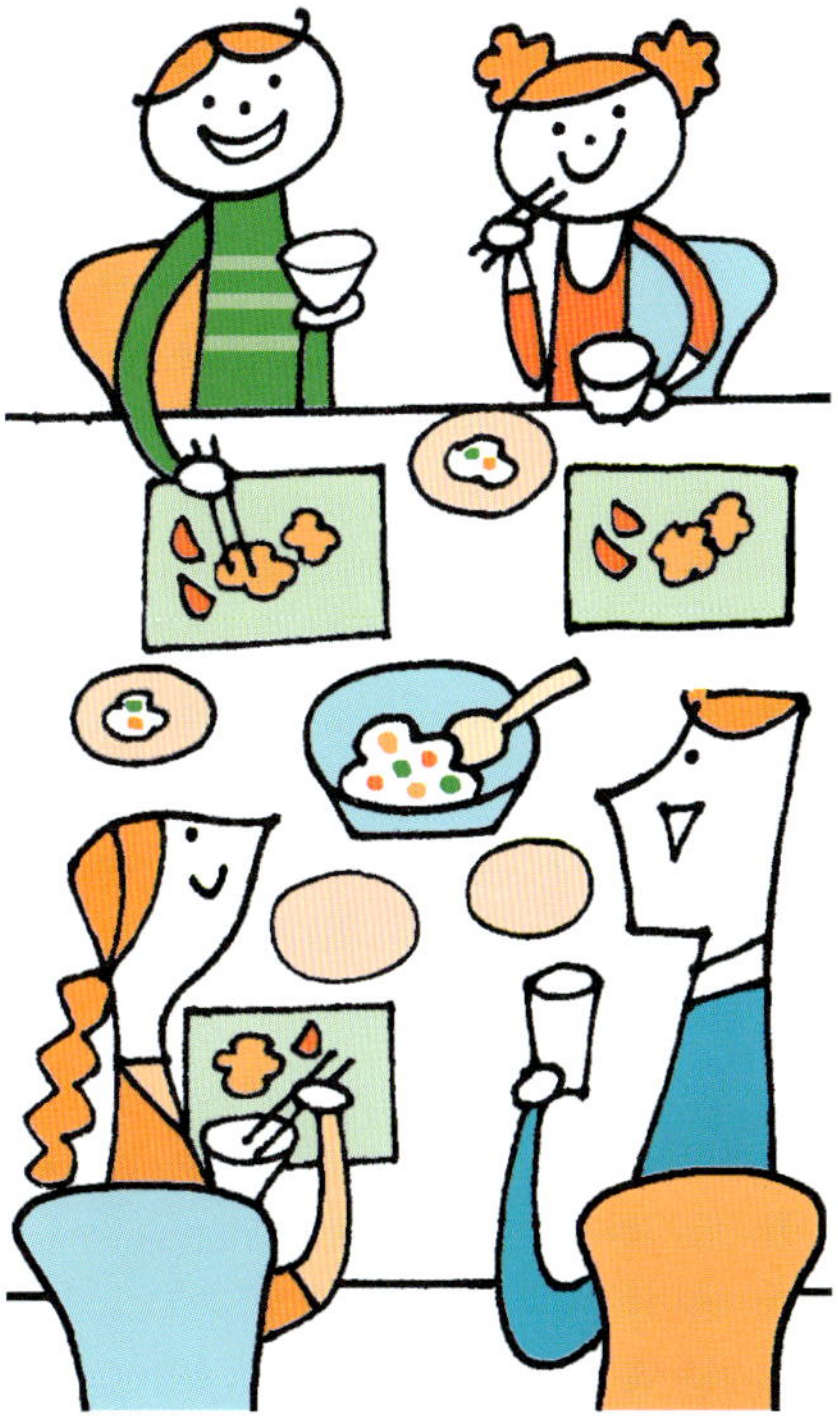

好き嫌いを解決！

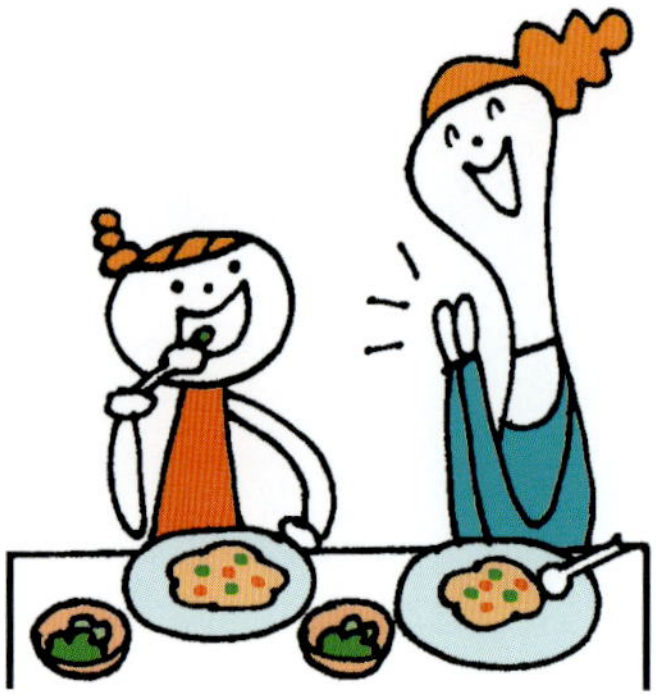

食べものが持つ「物語」を知らせよう

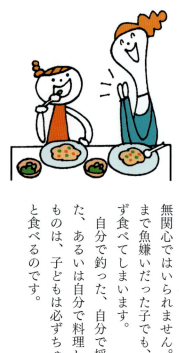

現代の子どもにとって、食べものは単にスーパーに並んでいるもの。特別に興味もなければ、ありがたみだって感じません。でも例えば、自分で魚を釣り上げたとすると、その魚は自分の苦労の成果、自分自身の力の証明ですから、無関心ではいられません。今まで魚嫌いだった子でも、必ず食べてしまいます。

自分で釣った、自分で採った、あるいは自分で料理したものは、子どもは必ずちゃんと食べるのです。

ほめておだてて食べさせよう

ピーマンやにんじんなど青臭いものや、苦味、酸味を嫌うのは子どもの本能なので、ある程度はしかたがない面もあります。無理やり食べさせるのは考えものですが、放っておいても、進歩がありません。ほめたり勇気づけたりして、食べるように促しましょう。「○○ちゃんは勇気があるから、何でも一切れは食べるんだよね」などと誘い、一切れでも食べたら「わあ、ほんとに食べたね！　えらいねェ！」などと、うんとほめてあげましょう。何度も繰り返せば、だんだんにその味に慣れてゆくものです。

また、「大豆を食べると頭がよくなるよ！」などと言われると、嫌いなものでも意外にあっさりと食べるようになる子どもは多いのです。あるいは「この味がわかったら、大人だね！」などと言うと、背伸びして味が「わかる」ふりをする子どももいます。

スナックやカップ麺は家に置かない

「うちの子は嫌いなものだと食べないんです」という家では「イヤなの？　じゃあ、これを食べなさい」と、親がすぐに他のものを食べさせている場合が多くあります。それではまるで子どもに、ゴネ得だと教えているようなもの。時には「食べたくなければ食べなくていい」と笑顔で言って、子どもを突き放してみることも必要です。代わりに食べるものが何もなければ、子どももおなかが空きますから、いったんテーブルを離れても、また戻ってきて食べたりするのです。

そんなとき、子どもの好きなスナックやカップ麺、菓子パンなどが置いてあると、子どもが勝手にそれを食べてしまうことになります。食べさせたくないものは、家に置かないことです。

親子でお料理！

子どもは料理が好きだった！

　何かをつくるという作業が子どもは大好き。粘土細工もつみ木も、そして料理も。東京ガスの子ども向け料理教室に通う子どもたちを対象にした調査では、「料理づくりのどこが楽しい？」という問いかけに対し、「料理そのものが楽しい！」と答えた子どもがなんと76％にものぼっています。大人たちが考える以上に、子どもは料理が好きなのです。

　また、同じ調査では、料理に関心を持ち始める年齢は、5歳がピークであることもわかっています。子どもが興味を持った時こそが、子どもに料理させるべき時。どんなに幼くても、幼すぎるということはありません。料理体験は間違いなく、子どもを大きく成長させてくれます。

好き嫌いもバラバラ食も解決

　嫌いな食材がある子どもでも、自分で料理したものには愛着が湧くためか、平気で食べてしまうことが多いです。だから料理をさせると、子どもの好き嫌いはまたたく間に減ってゆきます。

　さらに、子どもが料理したことが話題になって、食事中の会話も盛り上がり、お父さんも喜んで食べるため、家族そろって同じものを食べることも、ぐんと簡単になるのです。子どもに料理させることは、家庭の食卓のさまざまな問題を一挙に解決してしまう実に有効な手段なのです。

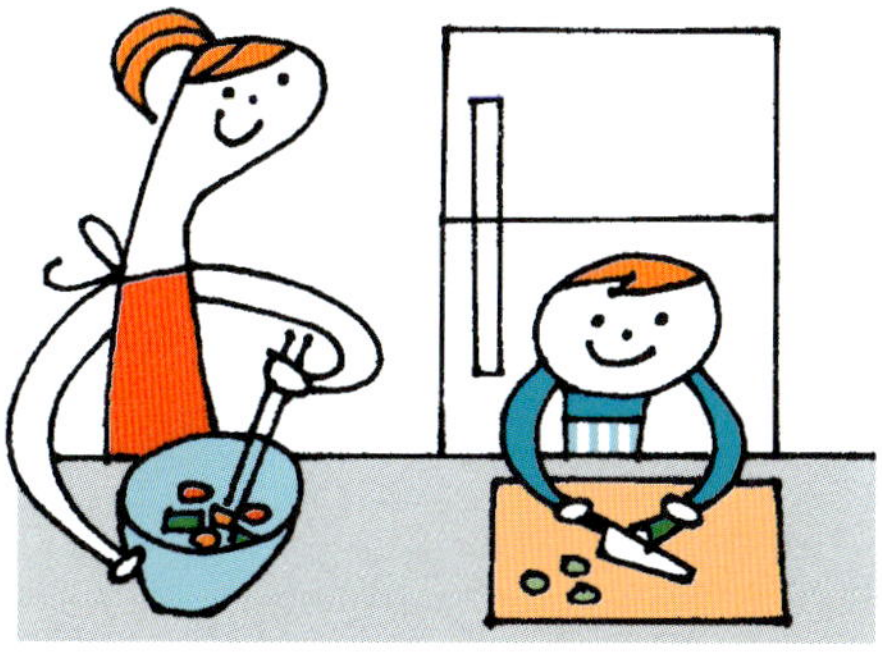

子どもだって包丁が使える

「危ないから触っちゃダメ！」と子どもを包丁やガス台から遠ざけていませんか。子どもの持つ潜在能力を決して見くびってはいけません。

「包丁の刃に触ったら指が切れちゃうよ。包丁を持つときはこうして柄を持つのよ」と説明すれば、そんなことくらい子どもだってわかります。「押さえる手は指を丸めてね。そうすれば、間違って指先を切ることもないよ」などと説明し、子どもを信じて包丁を渡すと、子どもは神妙な顔つきで実に慎重に包丁を扱うのです。

　一緒に料理をする際には、一品でも初めから終わりまでを体験させましょう。そうすると子どもは責任を感じ、がぜん張り切ります。料理が完成するともう、鼻高々。子どもの自信にもつながります。

6つの「こしょく」

現代社会に増えている6つの「こ食」。
身体に悪い影響を与えるだけでなく、
子どもの性格まで変えてしまう危険な食べ方です。

家族そろって夕食をとる頻度

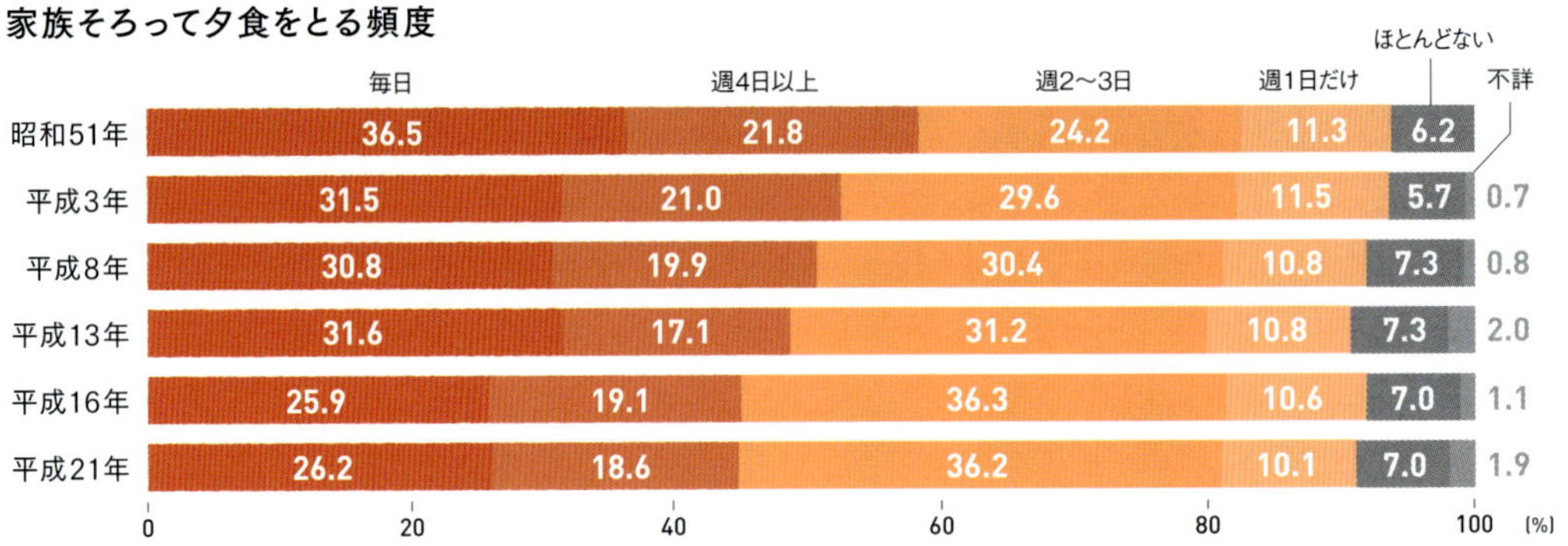

※厚生労働省「全国家庭児童調査(平成16年度、平成21年度)」より

子どもの心身の健康は食習慣に育まれる

食事を1日3食しっかり食べるとすると、1年で1095回になります。40年ほど前までは、そのうち700〜800回ほどは家族で一緒に食べていました。しかし、今では270回程度という家庭も少なくはありません。親は残業で、子どもは塾や習いごとで忙しく、家族がそれぞれのリズムで別々の食事をとっているのです。

こうした中で浮上してくるのが「こ食」の問題です。特に孤独に一人きりで食べる「孤食」は好き嫌いが増えたり、食べる量が不足しがち。会話もないので、社会性や食事のマナーも身につけにくくなってしまいます。

そして現在もう一つ問題になっているのが、「個食」です。お父さんがカレー、お母さんはパスタ、子どもはピザなど、まるでファミリーレストランにいるかのように、それぞれが好きなものを食べているという状況を指します。このようにいつも好きなものだけを食べていると、身勝手でわがままな子どもに育ってしまいます。

こうした食習慣が定着してしまうと、協調性のない人になり、すぐに怒ったりキレたりするようになってしまいます。

近年、親が子を、子が親を襲うという事件が増えていますが、これは食卓でのコミュニケーションや躾が足りていなかったことに原因があるのです。

1 孤食

家族が不在の食卓でひとりで食べること

「孤食」は、親の目が届かず誰にも注意されないので、好き嫌いを増やしたり、発育に必要な栄養素が不足してしまったり、社会性や協調性がなく、ひきこもりになりやすくなるなどの弊害を引き起こしやすくなることが考えられます。

大人でも一人で食事をするのは寂しく、味気なく感じられるものです。家族の愛に包まれて育つべき子どもにとってはなおのことです。食卓で交わされる何気ない会話や笑顔は、子どもにとって本当は一番のごちそうなのです。それがなくなるということは、安心の土台がなくなるということです。当然ながら子どもの心は不安定になり、親子の気持ちのすれ違いも発生します。

また、箸の持ち方や挨拶など、食事作法を躾るのも、一緒に食べてこそできるもの。子ども一人の食事では、見本となる人も注意できる人もいないため、ひじをつくのも寝そべるのもしたい放題。マナーを学び偏食を防ぐ意味でも、「孤食」は絶対に避けるようにしましょう。

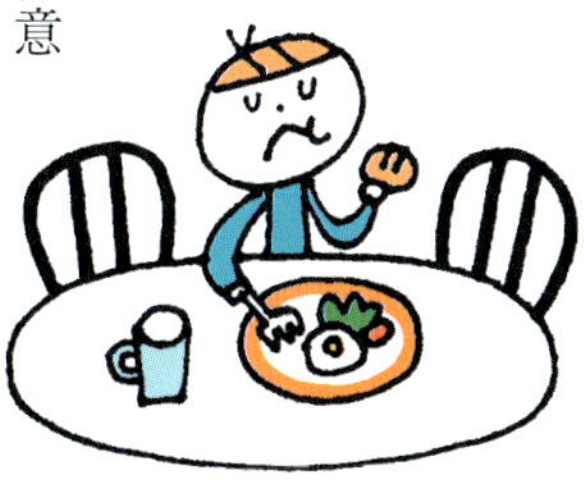

2 個食

家族がそれぞれ自分の好きなものを食べること

「個食」は別名「バラバラ食」とも言われます。一緒に食卓についているのに、それぞれが各々の好きなメニューを食している状況です。各自がそれぞれに食べたいものを要求し、お母さんがそれぞれに応えてレトルト食品やお惣菜などを用意するという食卓です。

しかし、子どもが食べたいものばかりを与えていたのでは、わがままを助長し偏食になるばかり。母親が栄養バランスを考えて用意したものを食べる経験は、協調性を育む意味でもとても大切なことです。常に自分の要望が聞き入れられる生活を送っていると、子どもは我慢することを学びません。

また、酸っぱいものや苦いものなどは、成長とともにだんだんとそのおいしさが分かってくるもの。大人は根気強く、子どもの味覚の幅を広げてあげる努力をしなくてはなりません。子どもの要求通りにすることは、子どもの可能性を狭めることでもあるのです。

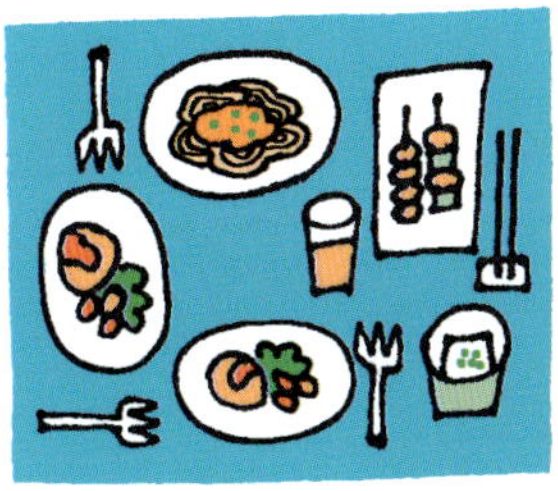

3 粉食

粉製品を好んで主食にすること

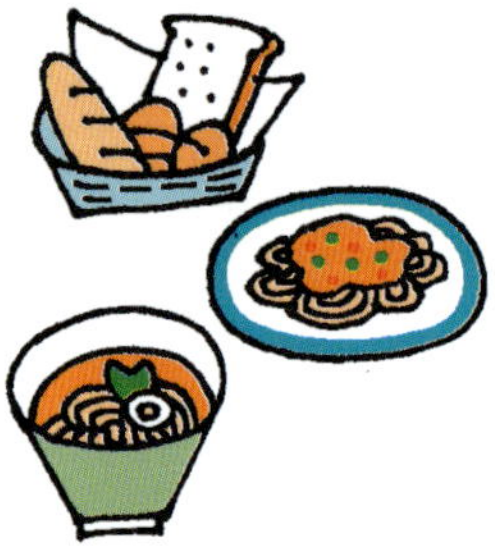

「粉食」は、文字通り粉にひいてあるものを好んで主食にすること。日本人の主食はお米ですが、米の消費量は年々低下し、パン、ラーメン、パスタ、うどんなど、小麦粉からつくられた食品が好まれるようになっています。たまにこうした食品を食べることはよいのですが、粉製品ばかり食べていると問題が出てきます。

まず、粒状のお米に比べて粉製品は柔らかいため、噛む回数が少なくなります。噛むという行為は健康維持に非常に重要で、脳の血流を高めて記憶力や思考力をアップしたり、満腹中枢に働きかけて食べ過ぎを防いだり、さらに唾液の分泌を促して唾液中の抗酸化物質ががんや老化を防止したりと、さまざまな効果をもたらします。

うどん以外の粉食は、高脂肪であることも問題です。パンはバターやジャムを塗る場合が多く、さらに高カロリーに。こういった粉食をできる限り減らし、やはり日本人はお米を主食とするのが望ましいのです。

4 固食

自分の好きな決まったものしか食べないこと

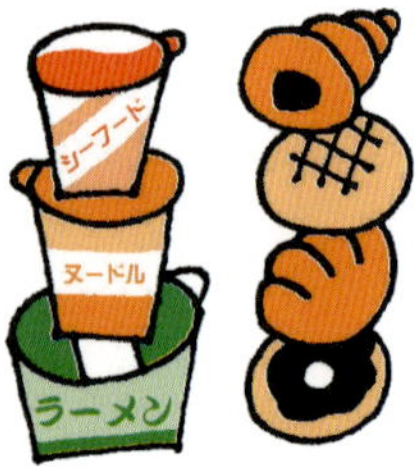

好きなものばかりを食べる「固食」。現代の日本では、あらゆる種類の世界中の食品があふれているものの、個人の食を細かく見ると、実は幅が貧しく、固定されたものばかりを食べつづけるという人が多く存在します。

手軽なこともあり牛丼ばかり、カップ麺ばかり、菓子パンばかり……とつづけていると、当然ながら栄養は偏ります。多くの場合、ビタミン・ミネラル・食物繊維が不足し、高脂肪・高タンパク質になりがちです。偏った栄養は肥満や生活習慣病を招き、子どもでも糖尿病や脂肪肝になることがあります。

またビタミンやミネラルの不足は、イライラや集中力の欠如、キレやすさなど精神面の不調も引き起こします。「固食」はこころが荒れる原因にもなるのです。

子どもにとっては、「固食」が許される状況自体が問題です。放っておいてはいけません。親がそばにいて、バランスよく食べるよう導いてあげることが不可欠です。

5 小食

いつも食欲がなく、食べる量も少ないこと

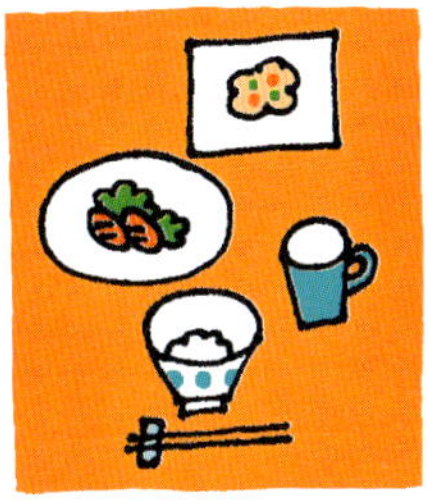

食べる量が少ない「小食」は、発育に必要な栄養の不足、栄養の偏り、さらに無気力などの弊害を引き起こします。ふだんはあまり食べない子どもが、他の子どもたちと一緒になるとパクパク食べる、という話がよくあります。それは楽しいという気持ちそのものに、食欲を増す効果があるからです。

逆に、一人きりでつまらない食事をすれば、食欲も低下してしまうものです。食べる意欲とは、生きる意欲のバロメーターでもあるのです。

「小食」の裏には、寂しさやストレスなどの精神的な不調が隠されている場合や、お菓子やジュース、牛乳といった高エネルギーなものの摂り過ぎといった原因があります。発育に必要な栄養がきちんと摂取できないだけでなく、噛む回数が減少するという問題にもなります。

さらに、外遊びが減り運動不足も要因になっています。元気よく遊ぶのは子どもの活力の源。食欲を引き出すためにも重要なのです。

6 濃食

味の濃いものを好んで食べること

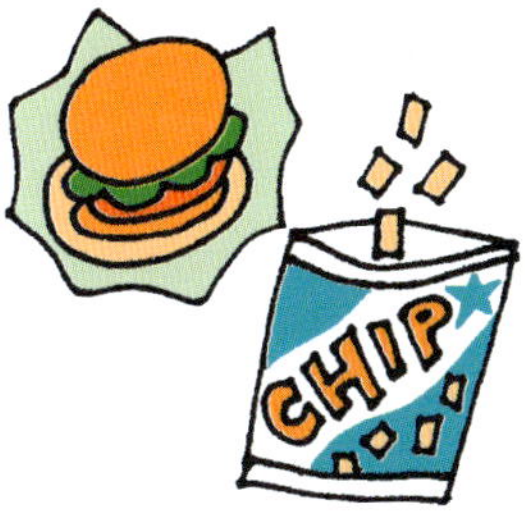

濃い味付けを好む「濃食」。肥満や生活習慣病、また味覚が鈍感になる原因になります。

甘い、しょっぱいなど味のはっきりしたものは、よく噛まなくてもおいしさが分かりやすいので、外食や市販のスナック菓子、加工食品などは特に濃い味付けがされています。

人間の母乳はうっすらと甘く、また主食である穀物も何度も噛むとデンプンが分解されて甘みが生じます。人間にとって有用で基本的な食べ物の味なので、本能的においしいと感じます。しかし砂糖のような強力な甘味料で味付けされた料理を食べ慣れると、舌が鈍感になり、野菜やごはんのほのかな甘みは認識できなくなります。素材そのものの味を活かすのが和食の特徴ですが、その繊細なおいしさを感じられなくなってしまいます。

濃い味の食品には、砂糖・塩だけでなく多くの場合、旨味調味料がふんだんに使用されています。調味料の摂り過ぎは、身体に一つもよいことがありません。

「食事作法」を学ぶ

食育でとても大切になる食のマナー。
そこには所作の美しさだけでなく、
食物や相手に対する感謝があります。

手にちょうどいい箸の長さは、咫（あた＝親指と人差し指を直角にし、2本の指の先の間の長さ）の1.5倍が目安。ただし、箸の太さ、材質によっても多少の違いがあります。

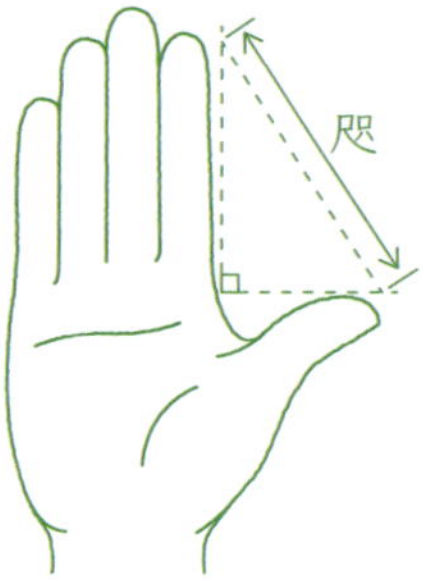

お箸の選び方と持ち方

1 鉛筆を持つように、箸を1本持つ

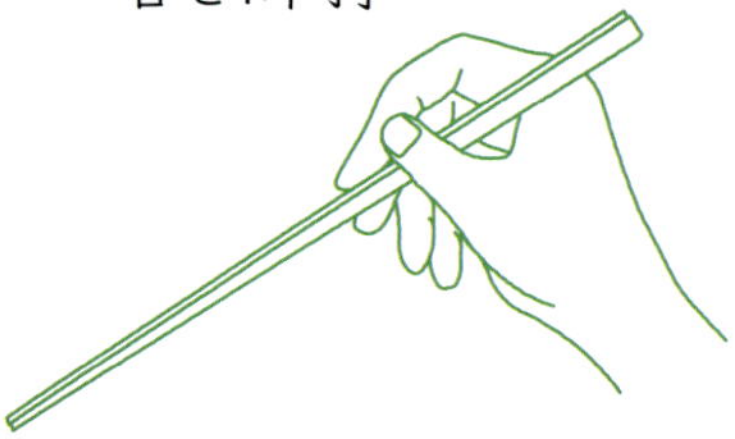

2 人差し指を下に下げる

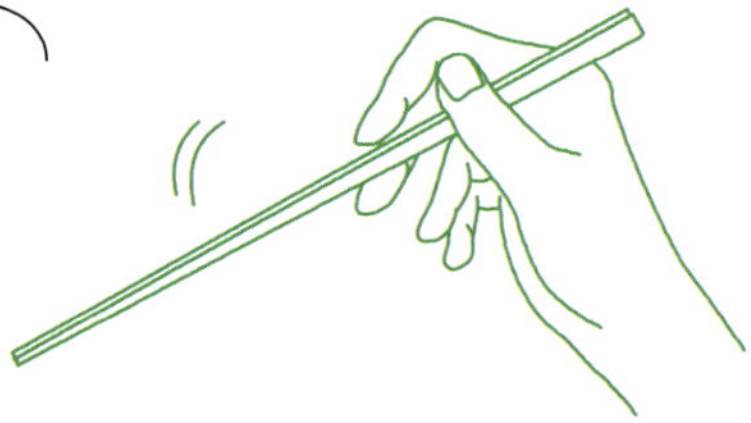

お箸のこと

お箸の持ち方は何歳からでも直せます

データによると、小学校1年生の88%が、箸をきちんと持てません。子どもに持ち方を教えるべき大人も、箸をきちんと持てない人が増えていることが背景にあります。

ヘルシーな和食がブームになっている欧米諸国では、きれいに箸を持てることはエリートの条件の一つ。外国人から箸の持ち方を教わることは避けたいものです。

そうならないためにも、箸の国ニッポンに生まれた誇りを持って、箸の持ち方を見直してみませんか？

まずはきちんとした箸の持ち方ができているかを確認してみましょう。

上のイラスト1のように、箸を1本持ちます。この時親指の位置は真ん中より少し上くらいのところを目安にし、次に2と3のように上下に動かす練習をします。

最後に4のようにもう1本の箸も持って動かします。この時、下の箸は固定させたまま、上の箸だけを動かします。

自分では正しく持てていると思っていても、実は間違っている人が多いのではないでしょうか。きちんと持てない人も諦めないで、今から直すようにしましょう。

外国のお箸と食文化

ベトナム

東南アジアで唯一、昔から箸を使用。日本の箸より少し長く、太いのが特徴。竹や木でつくられています。

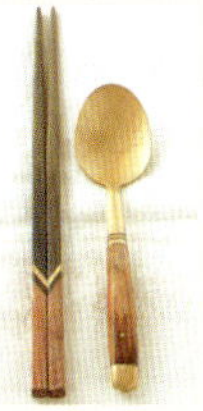

中国

根元から先まで同じ太さの木や竹、象牙製の箸。大皿から料理を取る際は親しさを表して自分の箸を使用します。

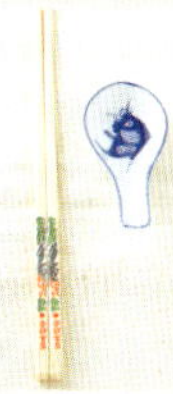

韓国

箸は銀やステンレス製。おかずは箸、ごはんや汁ものは匙で食べます。器を手で持ったり口をつけるのはNG。

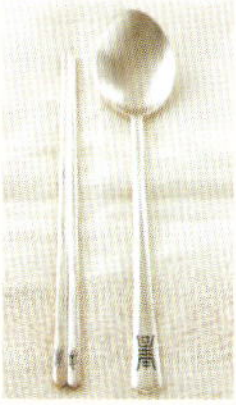

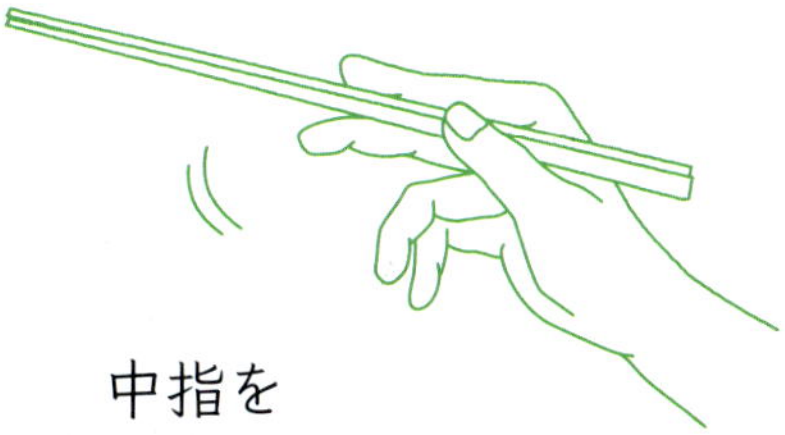

3

中指を
上に上げる

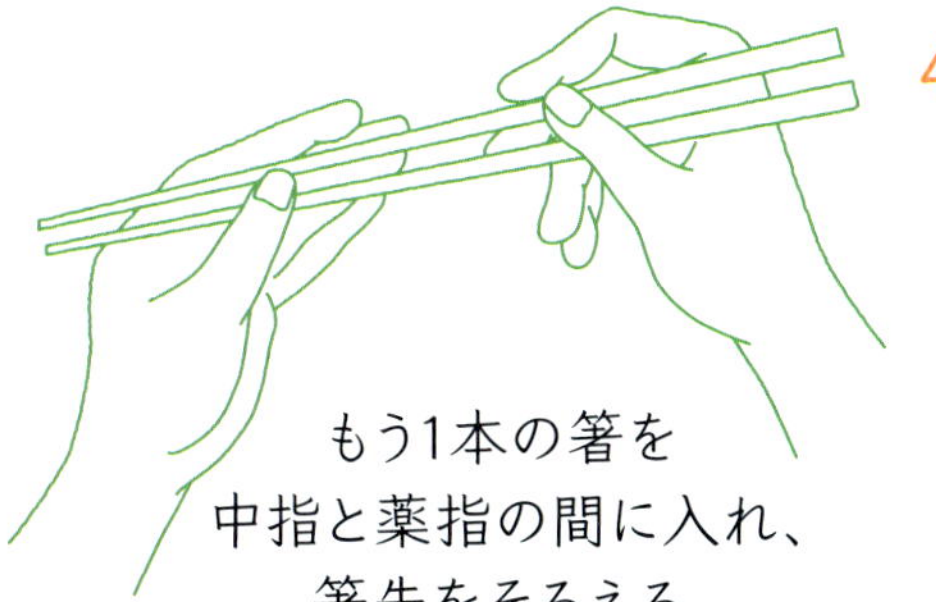

4

もう1本の箸を
中指と薬指の間に入れ、
箸先をそろえる

箸の文化と日本人の精神世界

中国で生まれた箸は、約1300年前に小野妹子によって日本に伝えられたと言われています。当時は日本でも中国と同じように、箸と匙《さじ》をセットにして使っていたことが確認されています。

その後、日本では匙が使われなくなっていきました。その理由として、日本で木製のお椀が発達したことが考えられています。中国や韓国で発達した金属製や陶磁器のお椀と違い、木製のお椀は熱い汁ものを入れても、お椀自体はそれほど熱くならないので、手で持つことも直接口をつけて飲むことも可能です。そうした理由で匙は不要となったと推測されています。

日本において箸は、精神文化の中でも重要な位置を占めるようになります。日本では、自分の箸を決めて使う習慣がありますが、これは箸に魂が宿ると考えられたためです。死者の霊前にごはんを供えるときに生前使用していた箸を立てる習慣や、人と神様が同時に食事をする意味を持つ、お祝い時に使う両端の細い柳箸など、箸には多様な日本文化が息づいているのです。

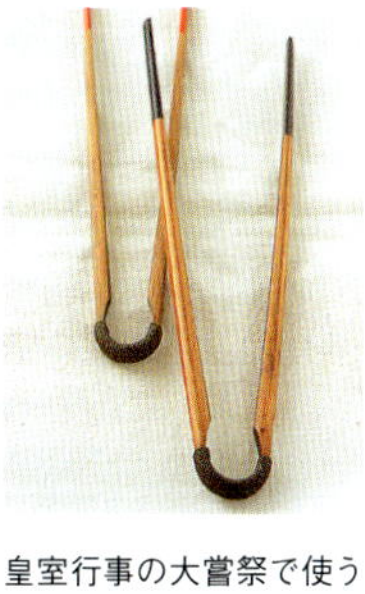

皇室行事の大嘗祭で使う箸。ピンセット型が日本の箸の起源との説も

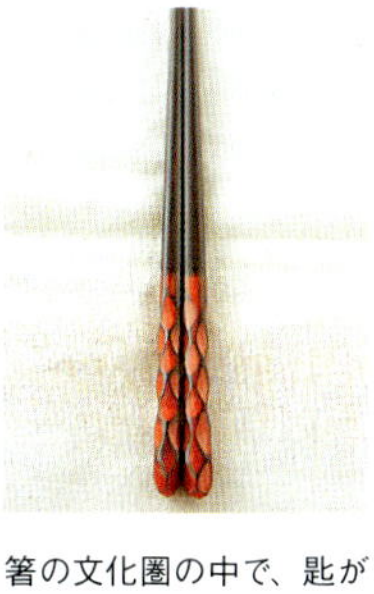

箸の文化圏の中で、匙がセットにならず、箸だけを使うのは日本のみ

和の配膳

食べやすい配置の和食の配膳

和食の器の正しい並べ方を知っていますか。手前左にごはん、手前右に汁物、右奥に焼き魚などの主菜、左奥に煮物などの副菜、真ん中に漬物やおひたしなどの副々菜が正解です。お箸は手前に横一文字に、お茶を置く場合は右側です。また、魚は頭を左、腹を手前にします。頭がない切り身の場合は、幅の広い方を左に向け皮を向こう側にして盛りつけます。

左手で持つ時間が最も長いごはんは、左手に一番近い位置に。汁物は液体をこぼさないよう、取りやすい右手前。主菜は器を持ち上げずに食べるので、右手が使いやすい右奥。と、和食の配膳はとても合理的に、食べやすく配置されています。子どもに教えるときには、ぜひ理由も一緒に教えてあげてください。

また、日本にはごはんとおかずを、口の中で混ぜ合わせて食べる「口中調味」という食文化があります。ごはんと塩気のあるおかずが混じって味の調和や、栄養バランスを整えてくれます。おかずだけ、ごはんだけを食べる「ばっかり食べ」を防ぐためにも、子どもに教えてあげましょう。

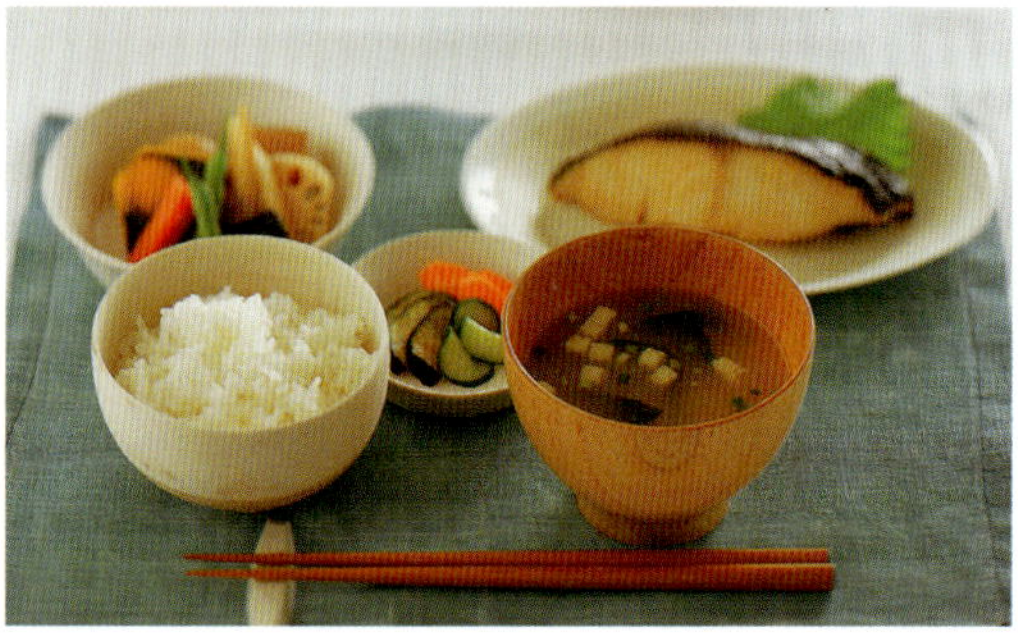

基本的な一汁三菜の配膳。ひとり分ずつ、料理にふさわしい器に盛り分けるのも和食の特徴

和食のマナーQ&A

煮物の汁は飲んでいい？ 直径15cmくらいまでの小鉢であれば、持ち上げて器に口をつけて汁を飲んでもOK。**手を受け皿にしていいの？** つゆが垂れてしまうからと、手を受け皿にするのは「手皿」といって見苦しいこととされています。**お重は持ち上げてOK？** うな重などのひとり用のお重や丼ぶりは、持ち上げて食べてOK。**お椀の蓋は裏返す？** お椀の表面に傷がついてしまう場合も。器にいたわりの気持ちを持つのも食育のひとつ。**魚の頭を手でおさえていい？** 骨を外すときは、左手で魚の頭や骨をおさえてもOK。懐紙を使えば、さらに上品に。**にぎりずしは手で食べても？** 手でもお箸でもいいですが、しょうゆは必ずネタの部分につけるようにしましょう。

姿勢のこと

正しい姿勢が、心身を健康に保つ

正しい姿勢はマナーの基本です。姿勢が悪いと、箸やナイフ、フォークなどをうまく使うことができません。また、下のイラストのように背中が曲がってしまうと、胃や腸、肝臓、心臓を圧迫してしまい、食べ物をうまく消化、吸収することができなくなってしまいます。しかも、肩こりや腰痛、筋肉疲労などの原因になってしまうことも。さらに、姿勢は精神面にも影響を与え、和やかな気持ちを阻害して集中力を低下させるため、楽しく食事をすることもできなくなってしまうのです。

特に成長期の姿勢は健康に大きな影響を及ぼすと言われていますので、小さな頃から正しい姿勢を習慣づけておくことが大切です。そのためにも、成長していく子ども達にとって、机やいすの高さが体に合っているかなどの食環境にも気を配るようにしましょう。

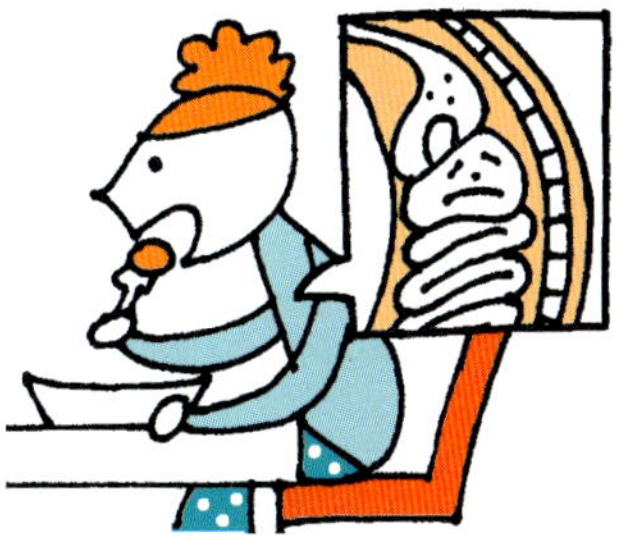

背中が丸まった姿勢で食べているところ。机といすの高さが合っていないと、姿勢が悪くなり、内臓に悪影響を与えることも

「噛む」って大切！

ハンバーグやスパゲッティなどを好む現代人の1回の食事で噛む回数は620回。玄米おこわやクルミなどを食べていた弥生時代は3990回ですから、約1/6に減少しています。ちなみに戦前は1420回、ここ数十年でも半分以下になっています。また1回の食事時間も戦前の22分から、現在は11分と、軟食や早食いの傾向があります。

しかし、「噛む」ことにはメリットがいっぱい。まずはダイエット効果！ 満腹中枢を活性化することで、食べ過ぎ防止の効果があります。また、脳の働きとも密接に関わっており、ストレス軽減、記憶力アップ、老化防止効果も。さらに「噛む」ことで分泌されるだ液にも、味がよくわかる、消化を助ける、口の中を清潔に保つ、発がん物質の抑制効果などがあります。左記は子ども達にも噛む効果をわかりやすく伝える語呂合わせ。ぜひ利用してみてくださいね！

——— よく噛む8大効果 ———

卑弥呼の歯がいーぜ

- **ひ** → 肥満を防止
- **み** → 味覚の発達
- **こ** → 言葉の発音はっきり
- **の** → 脳の発達
- **は** → 歯の病気防止
- **が** → がん予防
- **い** → 胃腸の働きを促進
- **ぜ** → 全身の体力向上と全力投球（ちからいっぱい仕事や勉強ができる）

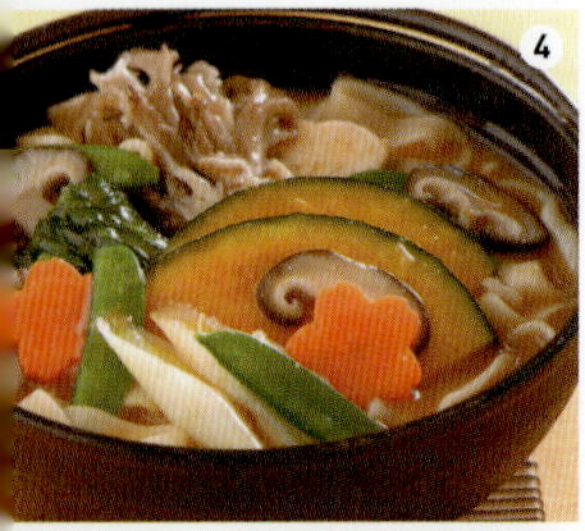

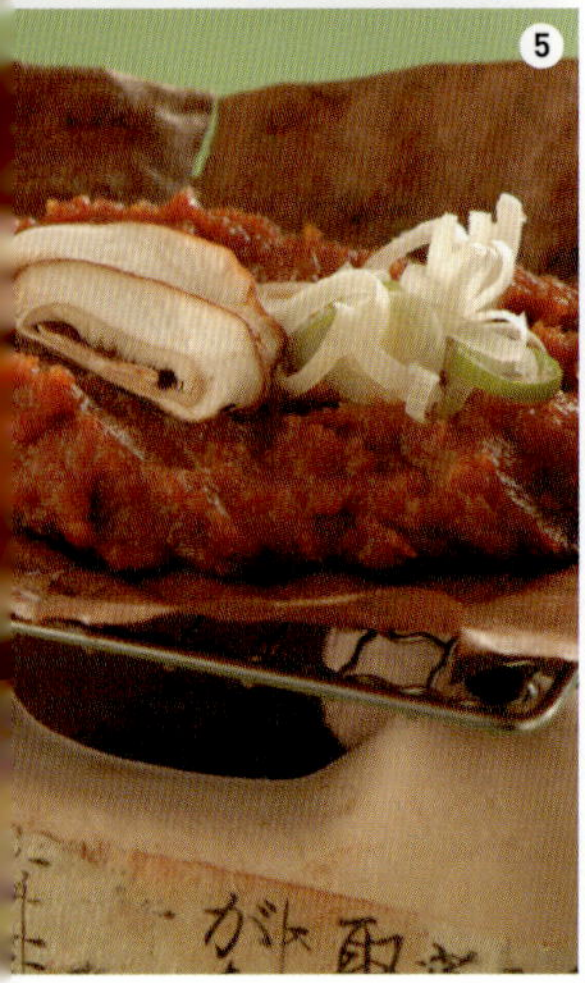

郷土料理を見直す！

日本全国に、それぞれの地域で育まれた郷土料理があります。
そこにはそのエリアならではのおいしさや栄養がたっぷり。
ココロもカラダも元気にする、たくさんの知恵がつまっています。

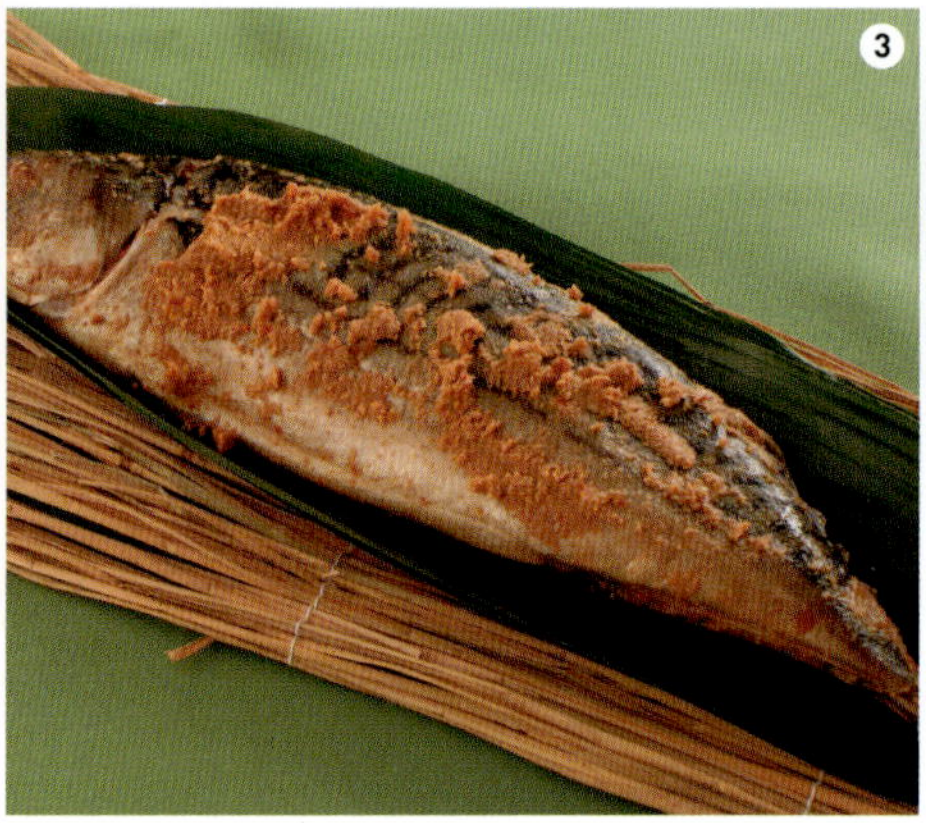

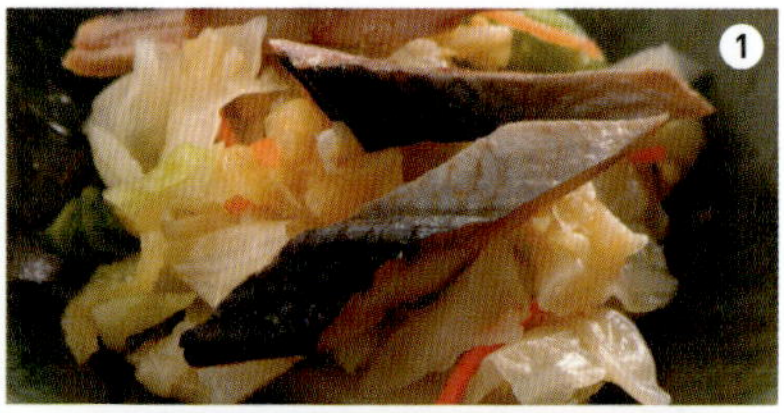

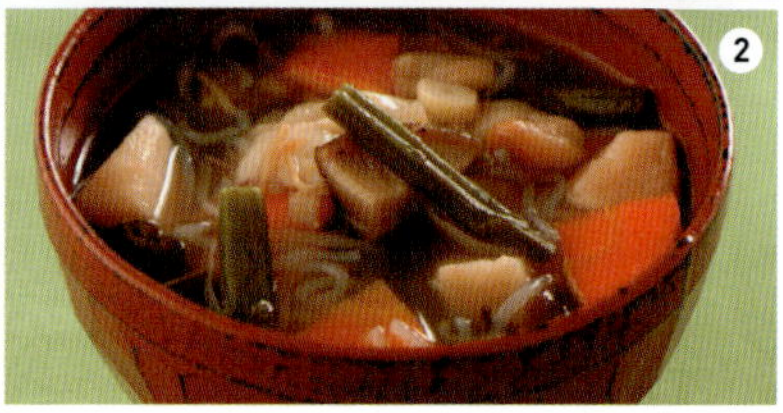

関東

茨城	● あんこう鍋	● しょぼろ納豆
栃木	● しもつかれ	● あゆの馴れずし
群馬	● おきりこみ	● 焼きまんじゅう
埼玉	● にぼうと	● 呉汁
東京	● 深川丼	● もんじゃ焼き
千葉	● 太巻きずし	● なめろう
神奈川	● けんちん汁	● しらす丼
山梨	④ ほうとう	● おねり

東海

愛知	● みそ煮込みうどん	● ひつまぶし
岐阜	⑤ 朴葉みそ	● 朴葉ずし
静岡	● あべかわもち	● とろろ汁
三重	● 手こねずし	● 豆腐田楽

北海道

北海道	● 石狩鍋	● 三平汁
	① にしん漬け	● ちゃんちゃん焼き

東北

青森	● じゃっぱ汁	● いちご煮
岩手	● 柳ばっと	● めのこ飯
宮城	● ずんだもち	● 凍みもち
秋田	● きりたんぽ	● しょっつる汁
山形	● 芋煮	● おみ漬け
福島	② こづゆ	● はっとう

信越&北陸

新潟	● のっぺい汁	● 笹だんご
富山	● ぶり大根	● 龍宮そうめん
石川	● 治部煮	● かぶらずし
福井	③ へしこ	● 浜焼きさば
長野	● おやき	● 五平もち

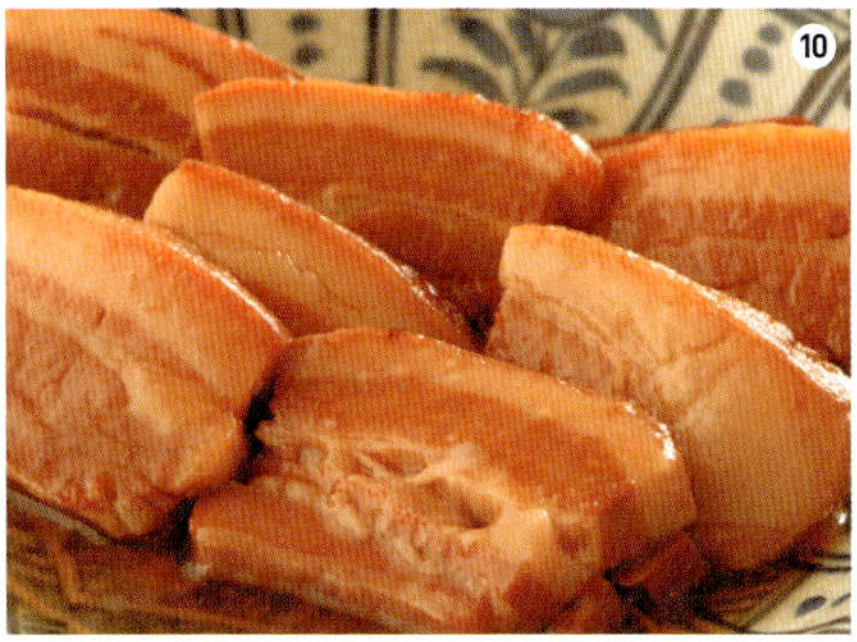

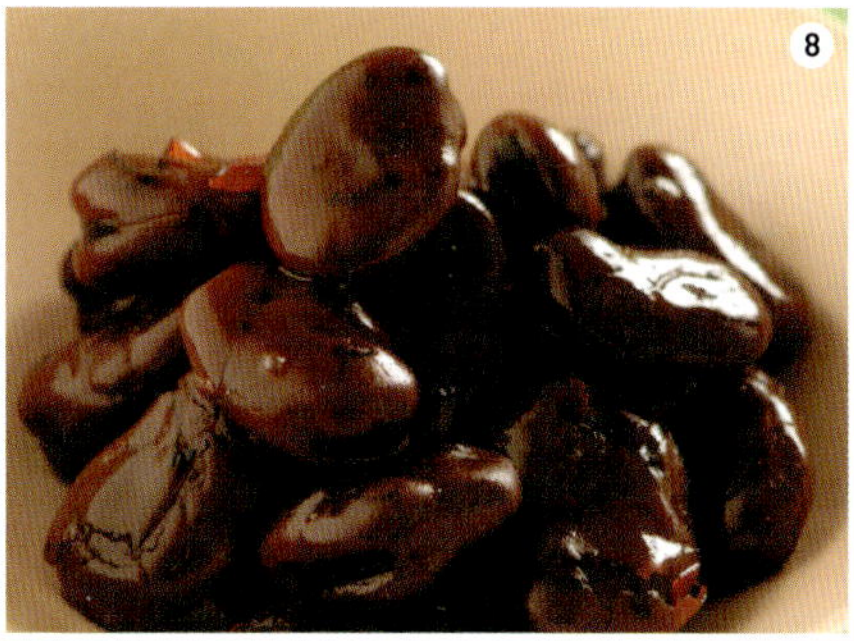

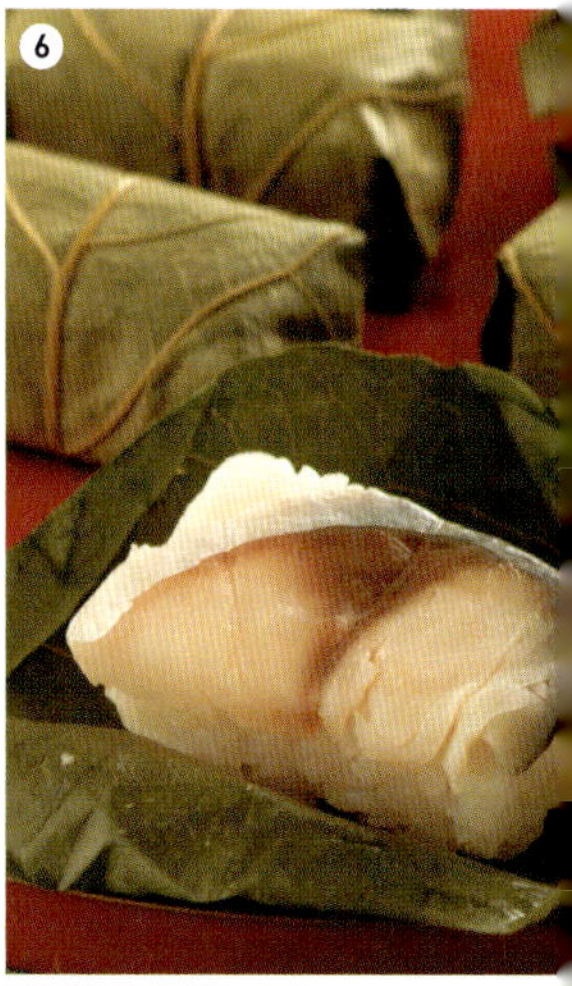

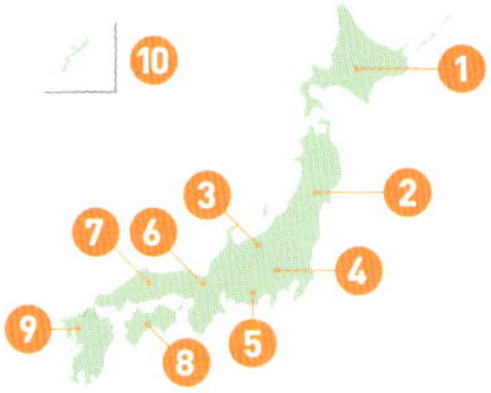

①にしん漬け。細切りのにしんと大根等の漬け物 ②こづゆは会津地方で冠婚葬祭に作られる汁物 ③さばのへしこ。塩漬けにしてからぬか漬けに ④ほうとうは武田信玄の陣中食に起源がある ⑤みそを枯れた朴葉の上で焼いて食べる朴葉みそ ⑥防腐作用のある柿の葉で包まれた柿の葉ずし ⑦魚のすり身と豆腐から作られた豆腐ちくわ ⑧煎ったそら豆をしょうゆに漬けたしょうゆ豆 ⑨れんこんにからしみそをつめ、揚げた料理 ⑩ラフテーは沖縄の言葉で、豚の角煮のこと

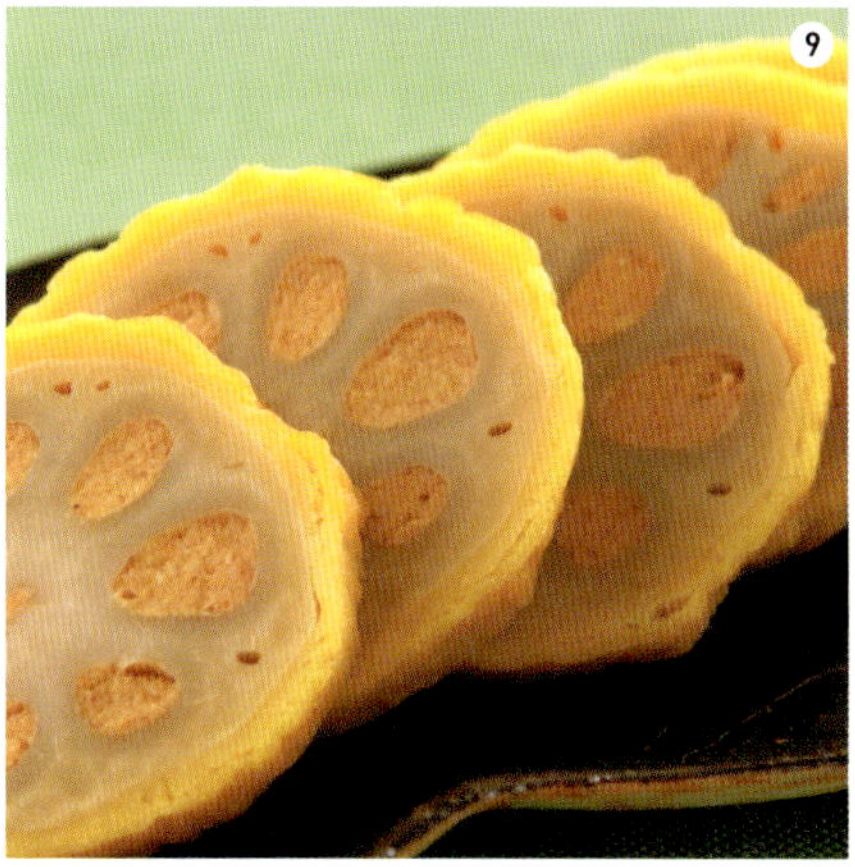

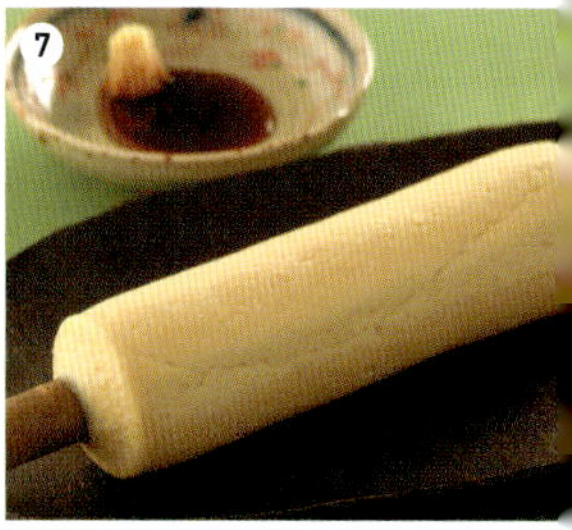

四国

徳島 ● たらいうどん ● そば米汁
香川 ● てっぱい ⑧しょうゆ豆
愛媛 ● 福めん ● 佐妻汁
高知 ● 鰹のたたき ● 皿鉢料理

九州

福岡 ● がめ煮 ● おきゅうと
佐賀 ● ふなんこぐい ● 須古ずし
長崎 ● ちゃんぽん ● ろくべえ
熊本 ⑨からし蓮根 ● 桜鍋
大分 ● やせうま ● がん汁
宮崎 ● 冷や汁 ● がね
鹿児島 ● さつま汁 ● 鶏飯

沖縄 ⑩ラフテー ● ゴーヤチャンプルー ● ミミガー ● ジューシー

近畿

大阪 ● 船湯汁 ● ハリハリ鍋
兵庫 ● いかなごの釘煮 ● 粕汁
京都 ● いもぼう ● 水無月
滋賀 ● 鮒ずし ● 瀬田しじみの鉄砲あえ
奈良 ⑥柿の葉ずし ● 茶がゆ
和歌山 ● 馴れずし ● めはりずし

中国

鳥取 ⑦豆腐ちくわ ● 豆腐飯
島根 ● さばのいり焼き ● すずきの奉書焼き
岡山 ● 祭りずし ● きびだんご
広島 ● かきの土手鍋 ● わにの刺身
山口 ● 岩国ずし ● ちしゃなます

共食力 Q&A

なぜ食事のときに「いただきます」と言うの？

動植物の「命をいただく」という、感謝の思いを込めた挨拶です。

私たち人間は、動物や植物など生きている命をいただくことによって、自分たちの命をつないでいます。「いただきます」という食事の際の挨拶は、そういった命をいただいたものに対する感謝、そして料理してくれた人に対する感謝の気持ちを表しているのです。

どうして食事中にテレビを見てはいけないの？

食事中にテレビを見ることは、コミュニケーションや食べ物に対する感謝の気持ちを害してしまいます。絶対にやめましょう。

食事はみんなで楽しみ、味わうものです。ごはんを食べているときにテレビがついていると、一緒に食べている人との会話がなくなるだけでなく、料理に対する意識も薄まり、おいしさも感じなくなってしまうなど、さまざまな弊害が考えられます。

食事中に子どもの躾をするためには、子どもの食べている様子をじっくり観察してみましょう。悩みを抱えていたり体調不良があったりすると、食事のときに落ち込んでいたり食欲がないといった、いつもと違う信号に気づくはずです。しかしテレビがついていると、そうしたサインも見逃してしまいます。

子どもに健全な食習慣をつけさせ、子どもとのコミュニケーションをより深くするためにも、食事の際にはテレビを必ず消しましょう。そして会話を楽しむことを心がけてください。

子どもがパンやスパゲッティなど、小麦粉でできた食品ばかりを食べたがるのですが。

粉製品は柔らかく、噛む回数が大幅に少なくなります。そのため咀しゃく機能が弱まるおそれがあります。

パン、ラーメン、スパゲッティ、うどん、ピザなどの小麦粉からできた食品ばかりを食べるのは、なるべく避けるようにしましょう。

粒状のお米と比べると粉製品は柔らかいため、あまり噛む必要がありません。噛むという行為は、脳の血流を高めて思考力や記憶力を向上させたり、満腹中枢に働きかけて食べ過ぎを防ぐなど、こころと身体にとって、とても重要な役割を果たしています。

また、パンはごはんに比べて水分が少ないので、食べる際には喉の通りをよくするために脂肪分の多いバターやマーガリンを塗ることになります。ラーメンやスパゲッティもなども高脂肪になりがちです。脂質の摂りすぎは健康に良くありません。

さらに、粉製品は加工されているので、化学合成添加物が含まれることが多くなるので、子どもの健康を考えると、やはりごはんを主食にすることがオススメです。

「ごちそうさま」に込められた意味とは？

「ごちそうさま」は、漢字では「ご馳走様」と書きます。この「馳走」は「はしりまわる」という意味です。

食卓に並べられた料理は、つくる人が食べる人を想い、メニューを考え、食材を得るために駆けまわり、そして調理されたものです。「ごちそうさま」の挨拶は、そうした走りまわってくれた人、料理をしてくれた人に対する感謝の気持ちを表しているのです。

家庭での食事だけでなく、外食の際も同様です。お金を払っているから料理を出してくれて当然、わざわざ「いただきます」や「ごちそうさま」を言う必要がないと考えるとすれば、その言葉の本当の意味が理解できていないということになります。

家族でバラバラのものを食べるのは、問題がありますか？

好き勝手なものを食べる習慣がつくと、協調性がなく、味覚の乏しい人格を形成してしまうので要注意です。

みんなが同じものを食べることは、家族の一体感を養ううえで欠かすことができません。自分の食べ物の好みをおさえて、家族の嗜好に合わせる努力をすることで、子どもの協調性もだんだんと育まれていきます。

また、大人と同じものを食べる経験をする中で、子どもはさまざまな味を楽しむことを覚え、味覚の幅を広げていきます。家族がバラバラのものを食べることをつづけていたら、子どもの人格形成や味覚の成長に、悪影響を与えるかもしれません。家族全員が同じ献立で食事を摂るように、心がけてください。

子どもが一人で食事をすることは、どのような問題があるのでしょうか？

食事のマナーを学んだり会話をするといった、子どもの成長に大切な機会が失われてしまいます。

子どもは、親と一緒に食事をすることを通じて、一般常識やコミュニケーション能力を身につけていきます。子ども一人きりの食事は、そういった貴重な機会を奪ってしまいます。

親がそばにいなければ、子どもは好きなものばかりを食べ、嫌いなものには手をつけなくなります。その結果、好き嫌いや偏食が激しくなり、発育に必要な栄養が十分に摂れなくなってしまうのです。

また、家族と食事を通して会話などのコミュニケーション力も養うことができるので、一人の食事がつづけば、社会性や協調性を欠いた大人になってしまうおそれがあります。

TOKYO GAS
エネルギー・フロンティア

東京ガス
「食」情報センター
インタビュー

20年以上の食育活動で見えてきた、日本の食卓の移り変わり

食育という言葉が定着する以前から、
東京ガスでは子どもへの食育活動を展開。
担当のお2人にその歴史を、
日本の家庭の変遷とともに振り返ってもらいました。

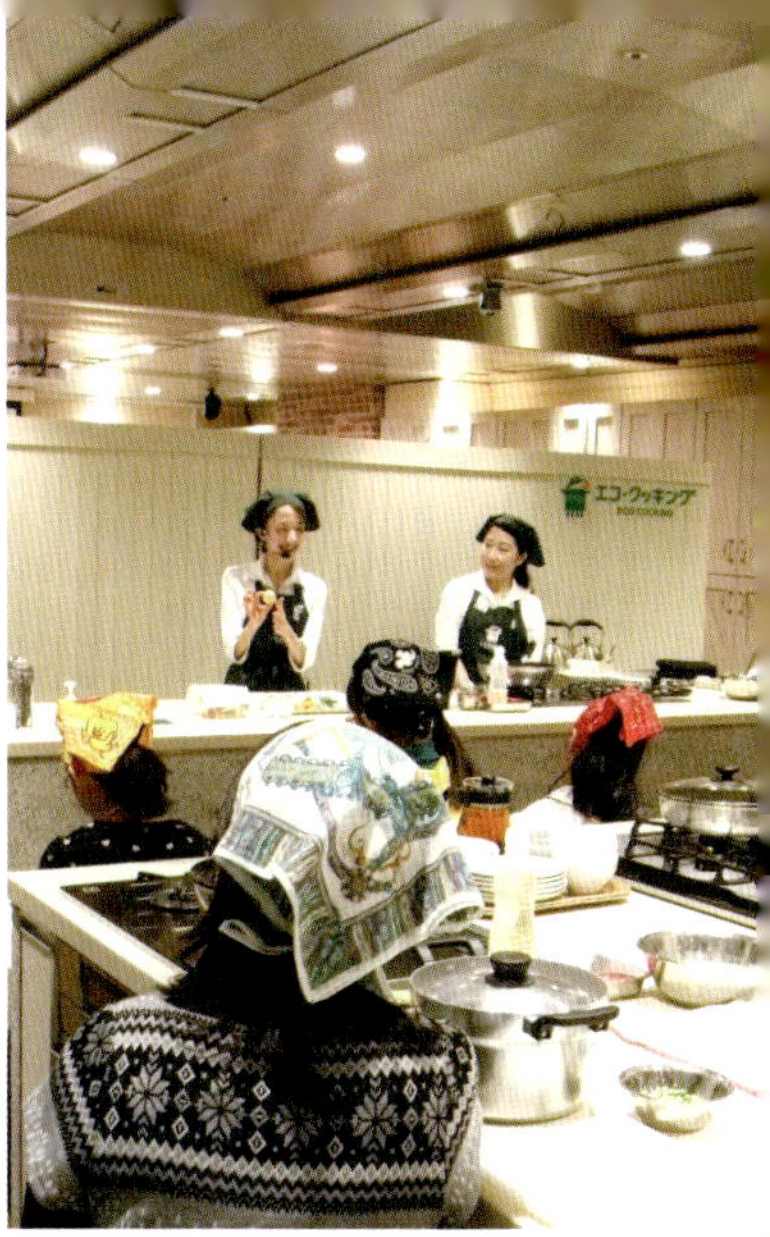

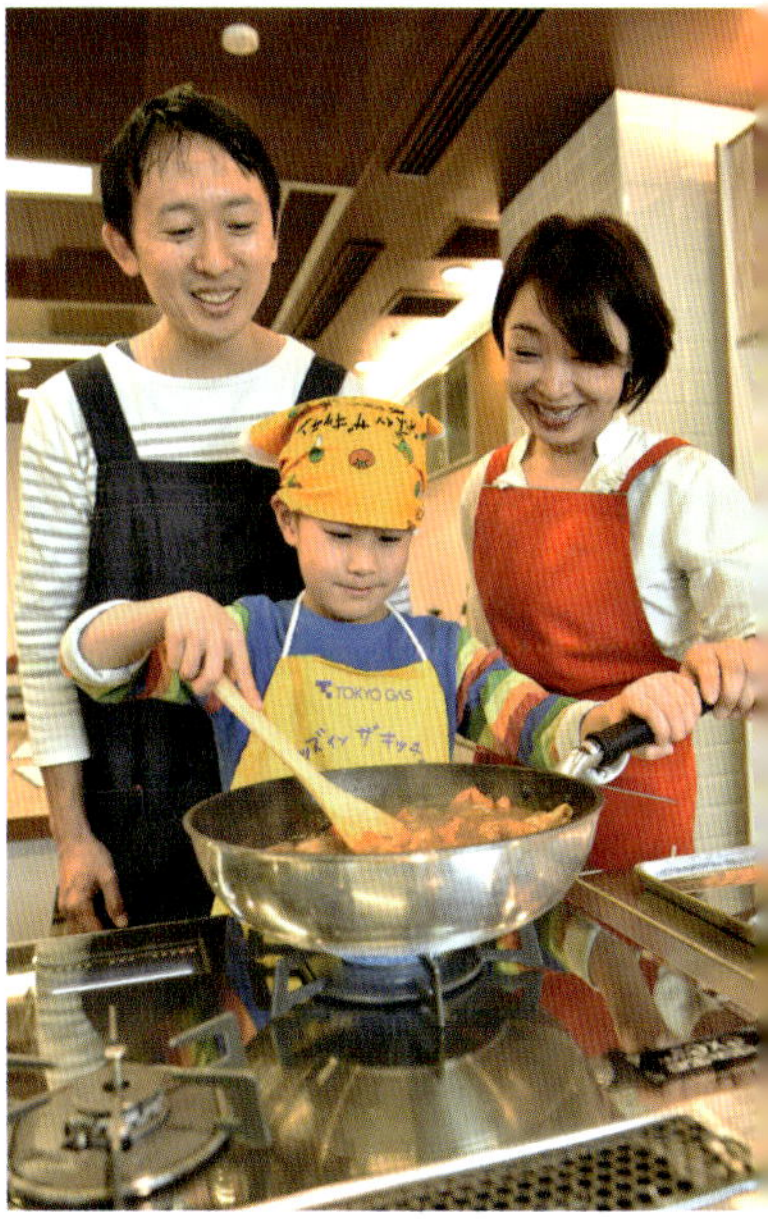

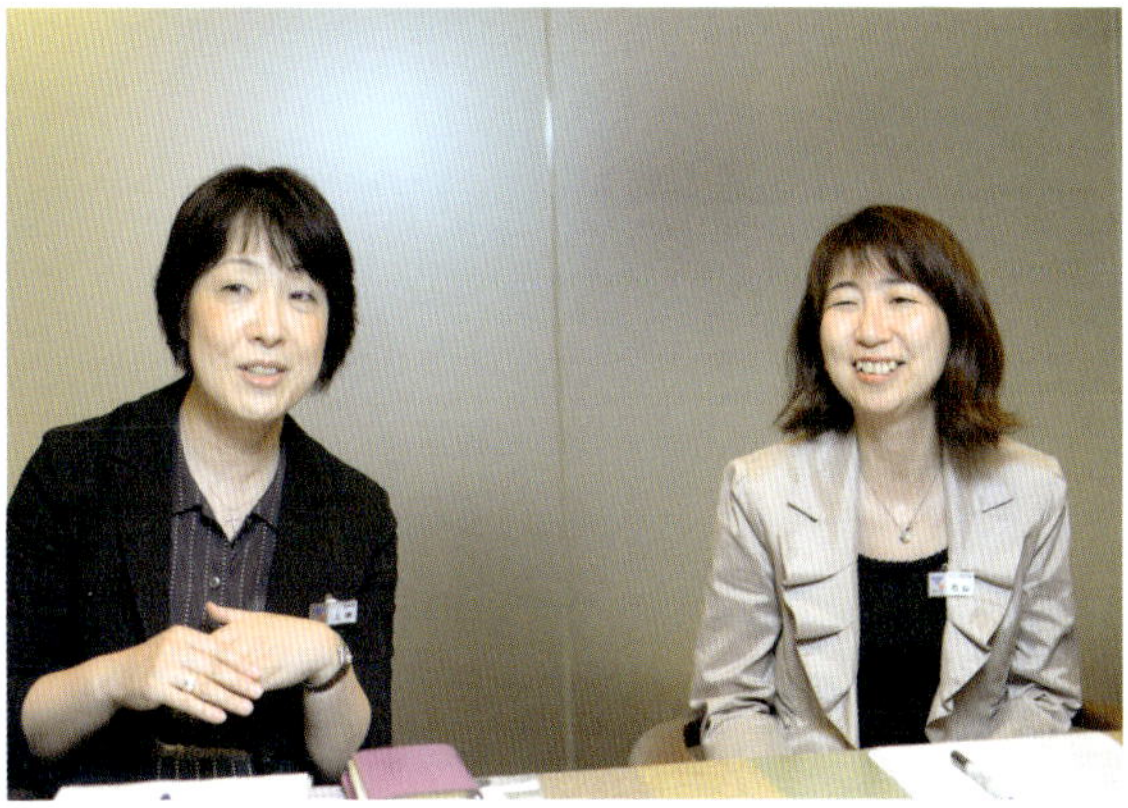

右上）エコ・クッキングの講義風景　右下）「親子料理教室」の様子。近年はパパも積極的に参加するそう　左）取材に応えてくれた杉山さん（右）と上南さん（左）

食卓の変化が現れ始めた頃にスタート

日本の台所の「火」を担い続けてきた東京ガスは、豊かな食生活を支えるべく、大正時代から料理教室を開催してきました。そのなかで「子ども料理教室」をスタートさせたのは1992年7月。まだ「食育」という言葉自体認知されていなかったと言います。

「今でこそ子ども向けの料理教室はたくさんありますが、当時は子どもに料理を教えるのは家庭の役割、という価値観が一般的で、正直、本当に需要があるのか不安だったようです」

と語るのは、「子ども料理教室」立ち上げ当時を知る上南さん。そんな一般的な家庭における料理の価値観が変化

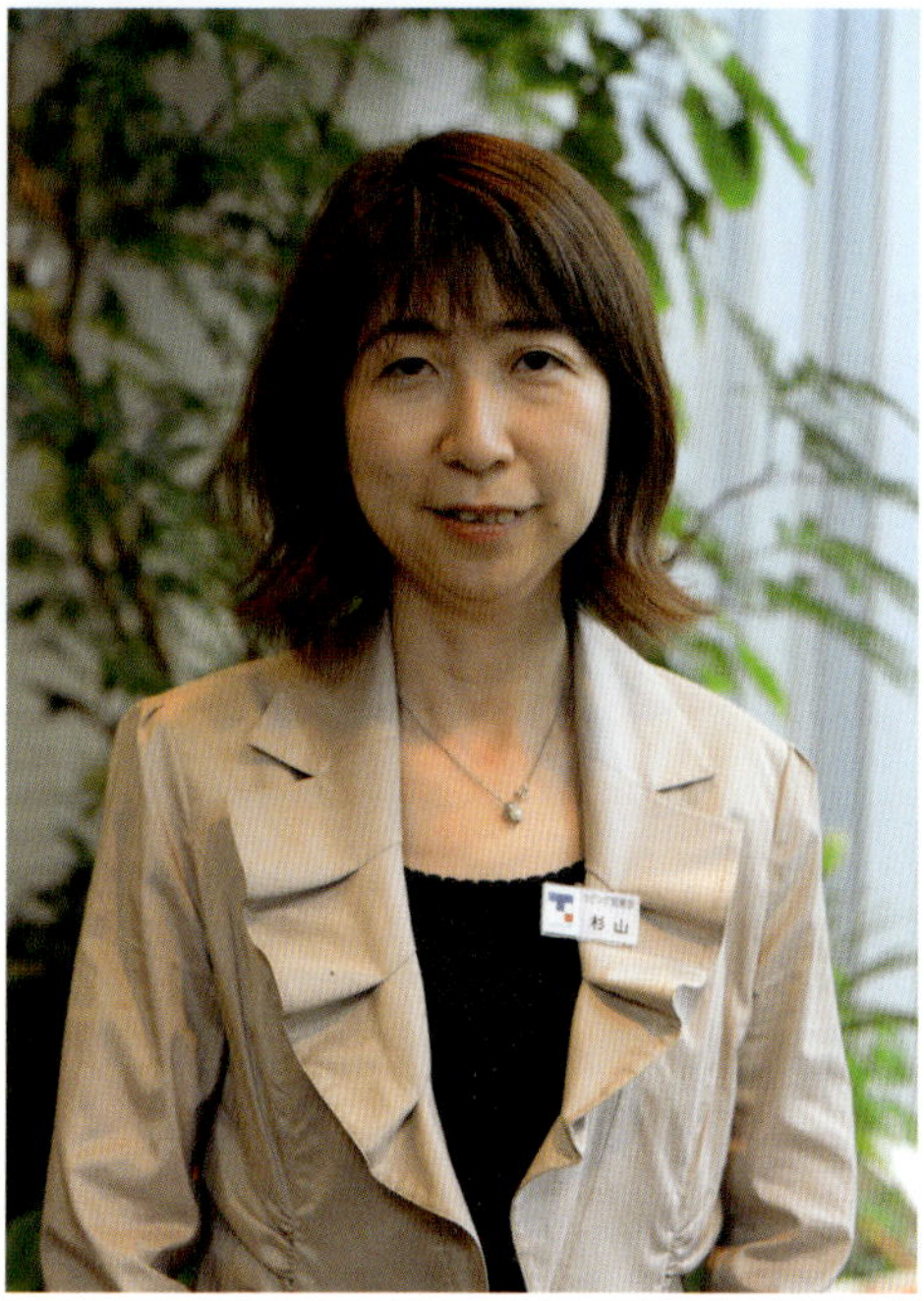

東京ガス株式会社 「食」情報センター 主幹
杉山智美さん

し始めたことが、「子ども料理教室」が始まった大きな要因となった、と言います。

「レトルト食品などが登場し始め、日本の食生活が大きく変わろうとしていました。そうした中、子どもたちの肥満なども問題化し、これは何かしなければという想いがありました」（上南さん）

始めてみると、若い年代のお母さんを中心に問い合わせがあり、その取り組みが間違っていないことを実感したと言います。

「子どもに料理を教えたいけれど、どんなレシピで、どう教えればいいのかがわからないお母さんが多かったですね」（上南さん）

1995年からは親子で学べる「親子料理教室」をスタート。同時に、食とエネルギー・環境問題を考える「エコ・クッキング」を開始します。

「1992年に地球サミットが行われ、日本でも環境問題がクローズアップされ始めました。そのなかで我々も身近なところから環境を考える機会を提供しようとスタートしました」（上南さん）

2004年からは学びに重点を置いた「味覚体験コース」を設置。そして2013年には「エコ・クッキング」と「味覚体験コース」を合わせ、「食育コース」として運営してきました。

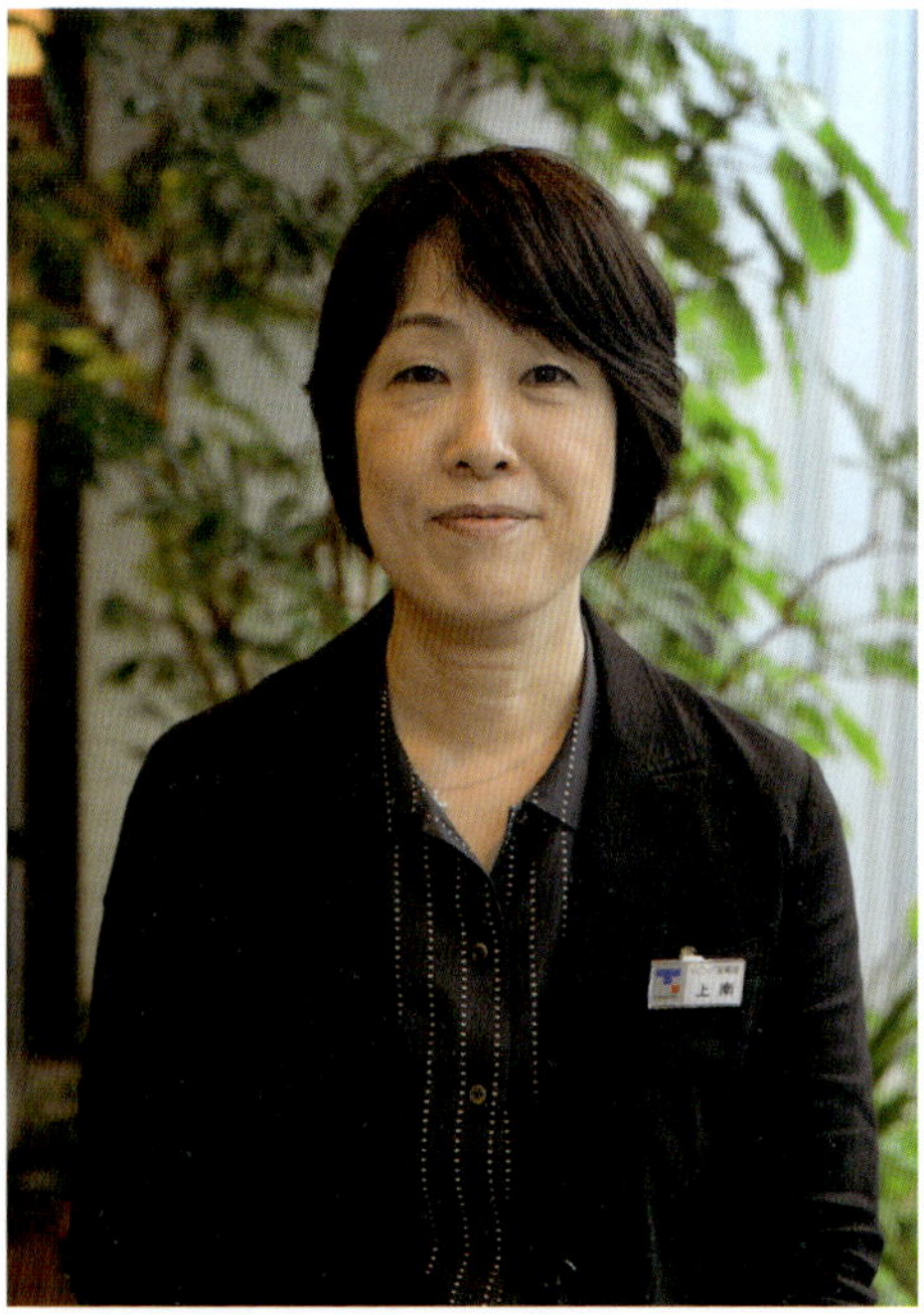

東京ガス株式会社 「食」情報センター
上南昭子さん

子どもが学んだことを親に「食育」する時代

現在、同社では「キッズ

インザキッチン」として、「子ども料理教室」「親子料理教室」の2つのコースを展開中です。すべてのコースに通じて伝えたいことは、「食の自立」と「五感の育成」だと杉山さんは言います。

「環境に配慮しながら、食材の選択から調理、食べる、そして片付けるまでを一人でできる人に成長する。そしてその料理をつくる上でも、味わう上でも大切になってくるのが五感の育成です。食育を推進することが、21世紀に求められる〝生きる力〟につながると私たちは考えています」

子ども料理教室を始めた当時から今に至るまで、食や料理に対する子どもたちの反応は、基本的には変わらないと言います。むしろ変わったのは、親の方ではないか、と2人とも声をそろえます。

「特に就学前の小さい頃は、男女問わず調理することに興味がある。一方保護者は、立ち上げた当初は子どもたちに積極的に教えたい、という方が目立ちましたが、今は子どもが主体でそれに付き添いで参加した、という方が多い気もします。おそらくご家庭で料理をされない方も増えているからかもしれません」（杉山さん）

今はむしろ「キッズインザキッチン」で学んだことを、子どもが家庭で親に教える姿も見られたりするとか。

「特にエコ・クッキングで覚えた鍋からはみ出さない火加減などを、自宅でご両親に伝える子もいるようです。食育の新しい形かもしれませんね」（杉山さん）

その一方で、最近では「イクメン」に象徴されるように、お父さんが積極的に料理に参加する姿も目立つ、と杉山さん。そうした食卓の変化とこれまでも共に歩んできた東京ガス。これからも「キッズインザキッチン」は、日本の「食育」に欠かせない存在として展開していくことでしょう。

東京ガスの食育のあゆみ

1992年7月
「子ども料理教室」開始
当初は夏休み・春休み限定の2日間コース

1995年
「エコ・クッキング」を料理教室で開始

1998年10月
「親子料理教室」開始

2002年
「総合的な学習の時間」導入に伴い
「エコ・クッキング」の出張授業を開始

2004年1月
「味覚体験コース」開始

2006年10月
「子ども料理教室」を毎月開催
「子ども料理教室2日間コース」
は夏休み開催のみへ変更

2013年4月
「味覚体験コース」を
「エコ・クッキング」とあわせ
「食育コース」へ名称変更

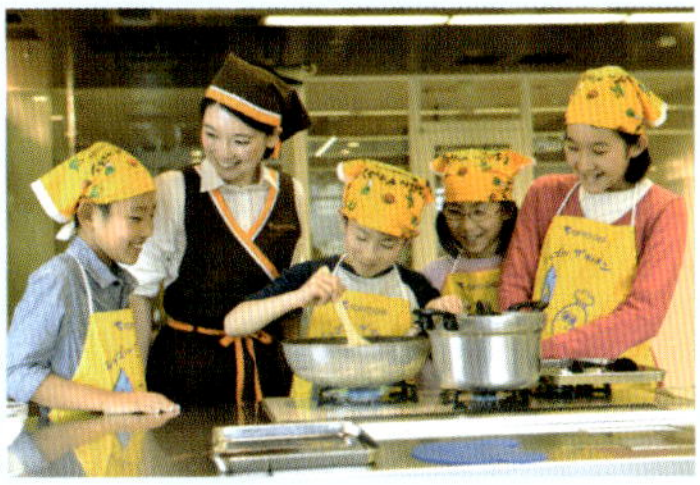

専門家に訊いた
家庭の食育❺

食育を通して文化の再生を

20世紀の反省点をしっかりと見つめ直すと、失われた再生文化を再発見することができる。文化を再生する原点には、食があるのです。

過去を見つめ直し、良いところを再確認

私たちが現在生きている21世紀では、20世紀をきちんと振り返り、よいところは再認識し、反省すべき点はしっかりと反省することが重要だと思っています。

確かに科学も経済も発展し便利にはなりましたが、逆にそこから生じたさまざまな矛盾が大きな問題になってきています。20世紀に失われた文化を再発見して、現代を生きる私たちが〝文化の再生〟をしていくべきだと考えています。

すべての原点に、食や農業がある

その文化の再生をするときに、重要な生活文化の領域のひとつが、「食」と「農」の文化です。生活文化の中で食の役割は絶大です。食べ物は買ってくるものではなく、自分たちが手をかけてつくるものであることを、親世代が子ども達に見せていかなくてはいけません。そうすることで、好奇心や疑問などが生まれ、またコミュニケーションにもつながっていくのです。

食事は食べるだけでなく、時間や空間、そして会話などをシェアする最大のチャンスです。食卓でお互いの時間などをシェアすることは、実は何を食べるかよりも、食育や教育の原点のように感じます。

食育とは、子どものみならず、大人自身もたくさんのことを学ぶことができるもの。誰にとっても、一生を通して非常に大事なことだと思います。

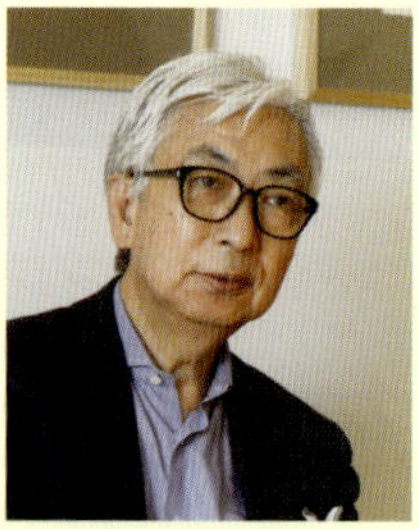

水野 誠一
Seiichi Mizuno

1946年生まれ、東京都出身。慶應義塾大学卒業後、西武百貨店に入社。1990年に社長に就任。2001年にエコプロジェクト「Think The Earth」を立ち上げ理事長に就任。国内外の複数の企業の役職を歴任し、現在は株式会社IMA代表、株式会社リプロジェクト・パートナーズ代表取締役CEO。
http://www.miznos.com

専門家に訊いた
家庭の食育⑥

食卓で身につける自分で考える習慣

コミュニケーションの原点となる、
自分で考え、言いたいことを持つということ。
それを育む道場は、食卓という小さな社会です。

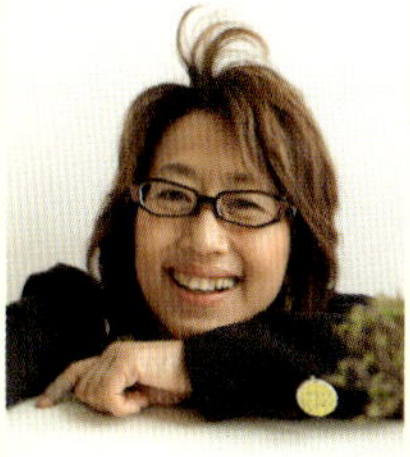

マエキタミヤコ
Miyako Maekita

1963年東京生まれ。コピーライター、クリエイティブディレクターとして、97年よりNGOの広告に取り組み、02年にソーシャルクリエイティブエージェンシー「サステナ」を設立。東京外国語大学助教、慶應義塾大学、上智大学の非常勤講師など歴任。放送大学非常勤講師、京都造形芸術大学・東北芸術工科大学客員教授。

「素敵」と感じる方に、行動をシフトしていく

原発や農薬の問題など、現在のような社会に大きく変わったのはここ50年くらいです。まずはこの50年というものを振り返ってよいものは残し、直すべきところは修正するという判断が今、とても重要になっています。

それは過去を否定するということではありません。最近の50年は希有な時代だっただけで、これまでの暮らしで見直すところは見直し、さらに生活を向上させていこうという考え方です。さらに飛躍させようということです。

決して難しいことではありません。こっちの方が気持ちいい、その方が素敵だ、という方向にシフトしていけばいいのです。ある意味これは、革命だと思います。「素敵革命」とでも呼びたくなるような。

子どもたちには、自分で考える力を

そのためには、一人ひとりが感じて考えなくてはなりません。そして言いたいことを持つ、言うべきことを言うということも必要です。それがコミュニケーションの原点です。

そのコミュニケーション力の道場となるのが、食事の場である食卓だと思っています。

子どもには無理に押しつけるのではなく、会話や親の姿勢を見せることで、自分で選んでゆく習慣や考える力を身につけてもらうことが大切です。人間社会を持続可能なものにするには、それが不可欠だと思っています。

食糧・健康・教育をとりまとめて「食育」を推進

食育の実践の環を広げよう

農林水産省消費・安全局消費者行政・食育課長　**永井　春信**

関係者が多様に連携・協働し五つの重点課題に取り組む

　平成17年に食育基本法が制定され、平成28年4月からは「第3次食育推進基本計画」（対象期間：平成28年度〜平成32年度）に基づき食育が推進されています。また、同月から、内閣府より農林水産省に食育推進基本計画の作成及び推進に関する事務が移管されています。

　第3次食育推進基本計画は、第2次基本計画の際にコンセプトとしていた「周知から実践へ」を引き継ぎ、「実践の環を広げよう」をコンセプトとしています。そして、これまでの10年間の取組による成果と、社会環境の変化の中で明らかになった新たな状況や課題を踏まえ、〈1〉若い世代を中心とした食育の推進、〈2〉多様な暮らしに対応した食育の推進、〈3〉健康寿命の延伸につながる食育の推進、〈4〉食の循環や環境を意識した食育の推進、〈5〉食文化の継承に向けた食育の推進の5点を重点課題に掲げています。食を取り巻く社会環境が変化している中、今後は、さらに関係者が多様に連携・協働して、これまでの個々の取組をより一層広げていくことが求められています。

　このような取組を推進するため、食育の全体像である「食育の環」、5つの重点課題と目標、目標達成に向けた推進体制、各重点課題のポイントや取組例などを示したリーフレットを作成し、ホームページに掲載しています。また、食育推進施策をめぐる状況や具体的な取組の好事例については、食育白書において発信するなど、多様な関係者が連携・協働して食育が推進されるよう取り組んでいきたいと思っています。

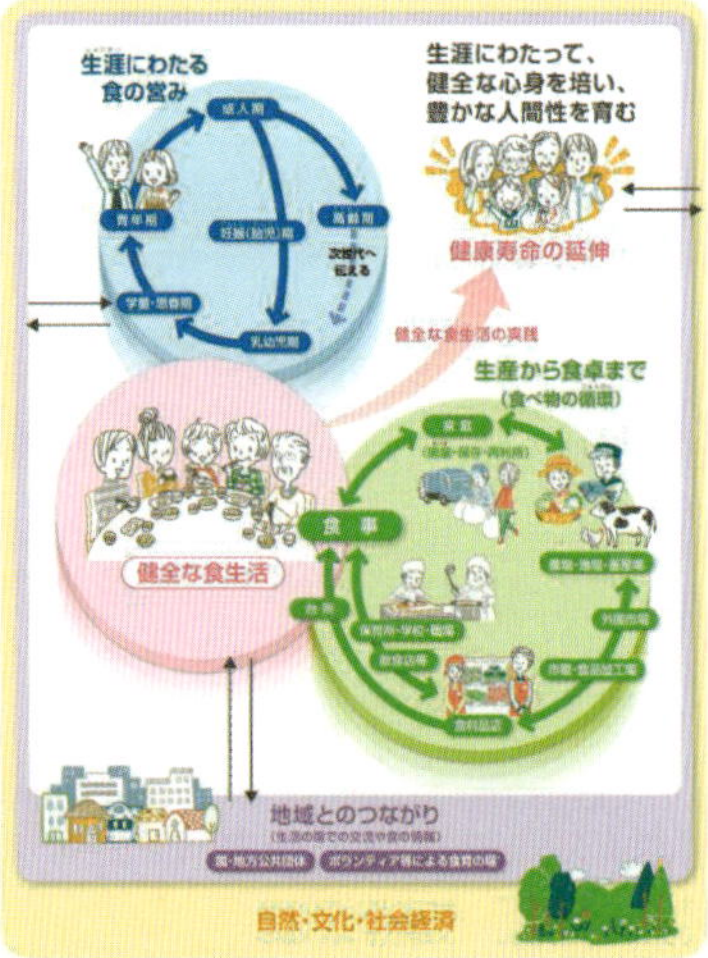

第3次版「食育の環」

第3次食育推進基本計画　啓発リーフレット
農林水産省HP
http://www.maff.go.jp/j/syokuiku/dai3_kihon_keikaku.html

健康支援につながる新たな協働

厚生労働省　健康局　健康課　栄養指導室

多様なチャネルで健康寿命の延伸を目指す

厚生労働省では、平成25年度から第二次「健康日本21」を開始し、そのなかで栄養・食生活については、生活習慣病の予防の観点から、「適正体重を維持している者の増加」や「適切な量と質の食事をとる者の増加」などの目標を掲げています。また、ライフステージに応じて、子どもでは健康な食習慣の定着、高齢者では低栄養の予防に関する目標も掲げています。

また、第二次「健康日本21」では、生活習慣病の発症予防だけでなく、重症化予防の徹底も基本的方向として示されています。「日本人の食事摂取基準（2015年版）」の策定のねらいにも重症化予防を加え、関連する各種疾患ガイドラインとも調和を図っていくこととしました。具体的には、高血圧や糖尿病など主要な生活習慣病とエネルギー・栄養素との関連を整理し、参考資料としてとりまとめています。

健康寿命の延伸に向け、社会環境の整備に取り組むことが、第二次「健康日本21」の推進において重視されています。特に食生活に関しては、社会環境の変化により、食に関する人々のライフスタイルや価値観等の多様化が進んでいます。このため、個人の努力だけでは健康な食事の実践が困難な場面も増えており、栄養バランスのとれた良質な食事を入手しやすい環境づくりに取り組む必要があります。

食塩摂取量の減少に向けては、減塩に取り組む食品企業を増やし、「おいしく減塩」を推進するため、スマート・ライフ・プロジェクトの取組を通して、企業の協力を積極的に呼びかけています。毎年9月の食生活改善普及運動では、「おいしく減塩1日マイナス2g」をテーマに、スーパーマーケットの売り場などで利用可能なPOP類を作成し、活用できる仕組みを整えています。

また、平成28年度には、健康寿命の延伸に向け、今後利用の増大が見込まれる配食の機会を通じて、地域高齢者等の健康支援につなげるため、新たに配食事業の栄養管理に関するガイドラインを策定しました。高齢化に伴う機能低下を遅らせるためには、低栄養の予防など良好な栄養状態を維持することが重要です。このガイドラインを参考に配食事業者の自主的な取組が進むことで、地域高齢者等の食事の選択肢や利便性が拡大し、健康の保持増進につながることを期待しています。

食生活に関する様々な課題に対処するため、今後も多様なチャネルを通して、健康寿命の延伸を目指していきます。

健全な食の実践と食と農の理解推進

農林水産省　食料産業局　食文化・市場開拓課
課長補佐（食育推進班）
松井瑞枝

地域食文化の継承や農林漁業体験機会の提供などの食育活動を支援

農林水産省では、食料の生産から消費までを所管する立場から、国民の健全な食生活の実践と食や農林水産業の重要性への理解の推進を中心に、食育に取り組んでいます。

健全な食生活の実践の推進については、日本の気候風土に適したごはんを中心に、肉、魚、野菜を副菜とし、栄養バランスがとれた「日本型食生活」の実践を推進しています。ごはんは和食だけでなく、中華や洋食の副菜とも合うので、どんな食のスタイルにも対応できる点で優れています。また、食生活が多様化している現状を踏まえ、「日本型食生活」は一食や一日単位ではなくとも、数日から一週間の中で組み立てることを推進しています。さらに、ごはんと組み合わせる主菜、副菜などは、家庭での調理のみを前提とせず、中食や外食もうまく活用することを推進しています。

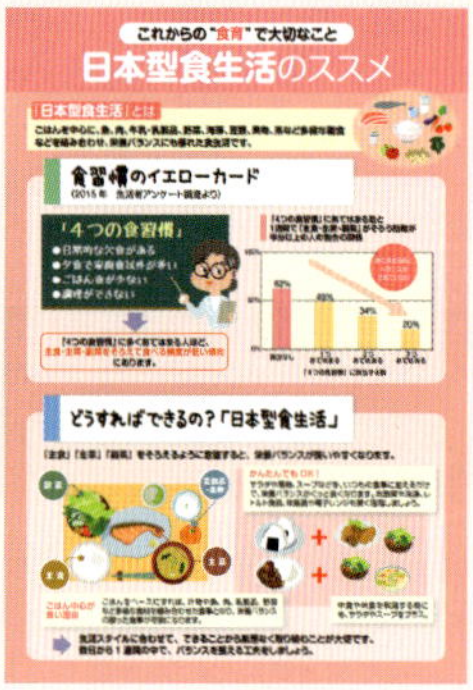

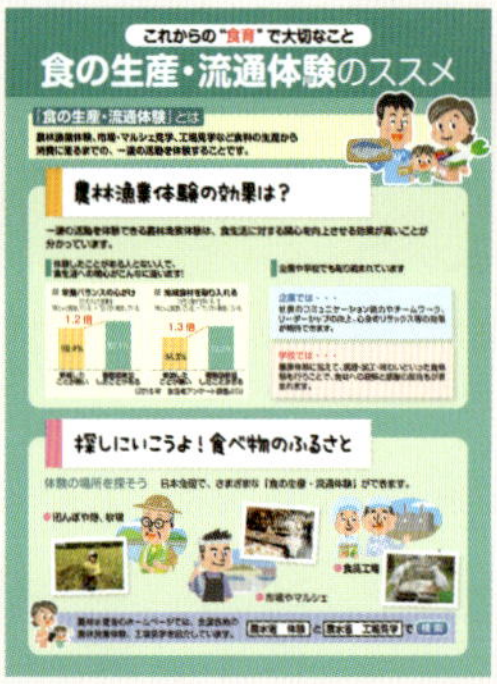

また、平成25年12月にユネスコの無形文化遺産に登録された和食文化を保護・継承していくため、地域食文化の継承や和食給食の普及にも取り組んでいます。

一方、国民の食や農林水産業の重要性への理解の推進については、生産者等が生産現場に消費者を招き、一連の農作業等の体験の機会を提供する「教育ファーム」の取組を推進しています。

28年3月に作成された第3次食育推進基本計画には、第2次計画から継続の目標として「農林漁業体験を経験した国民を増やす（平成32年度までに40%）」が掲げられたところです。

29年度からは、日本型食生活の推進や地域食文化の継承、教育ファーム等農林漁業体験機会の提供、地域で食育を推進するリーダーの育成等、地域において取り組んでいる食育活動を支援する事業を新たに設けており、地域の活動の後押しを行っていきます。

文科省が実施する つながる食育推進事業

学校と家庭とが連携して子供の食育を推進する

2017年度より文部科学省を中心に学校と家庭を結ぶ『つながる食育推進事業』がスタートしました。学校と家庭が連携することにより、保護者の食への理解を深め、子供の食に関する自己管理能力の育成を目指す事業です。

食を取り巻く環境が大きく変化する中、学校における取組だけでは限界があり、子供の日常生活の基盤である家庭においても、食育を推進していく必要があります。

『つながる食育推進事業』では学校(校長、栄養教諭と養護教諭、学級担任など)が連携し、学校から家庭へのアプローチや、親子体験活動を通しての食への理解促進など、学校を核として家庭を巻き込む取組を推進します。

子供の変化に係る共通指標をあらかじめ設定し、朝食欠食率、共食の回数、子供と保護者の意識変化などについて事業終了後に全国の取組成果を検証し、実効性のある取組を全国へ普及させていきます。

学校給食の活用を通じ社会的課題の解決を

学校給食においては『社会的課題に対応するための学校給食の活用事業』を実施します。現在学校給食においては、適切な栄養の摂取による健康の保持増進や、食に関する指導に加え、社会的課題(食品ロス削減、地産地消の推進、伝統的食文化の継承、会計業務に係る学校現場の負担軽減など)への対応が求められています。

特色のある取組や、高い成果を上げている地域や学校の事例を、他の地域で再現実行して効果を検証します。また、社会的諸課題の解決を行う新規事業モデルの研究開発を行います。その成果やノウハウを共有し、全国的なレベルアップにつなげます。

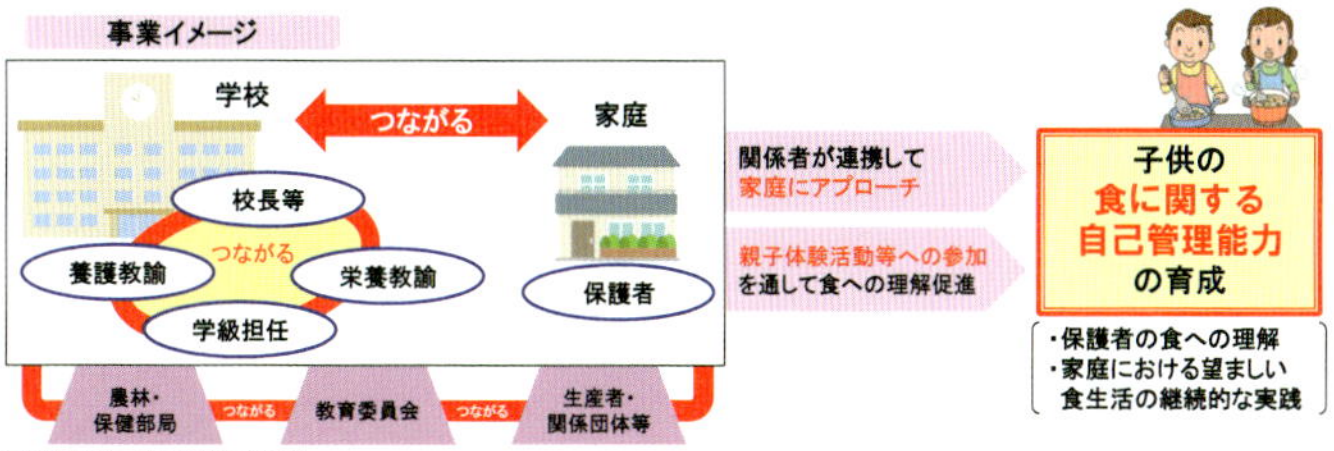

資料提供:文部科学省

3

食育
3つの柱

地球の食を考える

日々の食糧の多くを輸入に頼っている
現代の日本。しかし、そのうちの
約4割が廃棄されているという、
不思議な現状があります。
食育3つ目の柱は、貴重な自然から
生まれた食べ物を見直す
「地球の食を考える」ことです。

主要先進国の中で、食料自給率が最低の日本

食料自給率とは、国内で消費される食料のうち、国産でまかなうことができている割合を示す指標です。日本の食料自給率は、カロリーベースで39％（2012年度）。主要先進国の中でも非常に低い水準です。

自分たちの食料をこれだけ海外に依存している国は、国土が農業生産に適さない砂漠や山岳地帯、寒冷地、岩礁の上にある島国か、紛争や災害などで農業生産が困難に陥っている国以外には考えられません。

日々の食事を摂るだけでも、地球環境に大変な負担をかけています。さらに、海外で生産された農作物が日本に届くまでには、飛行機や船、鉄道や自動車などによって運ばれ、その輸送にも多大なエネルギーを使用します。

もう一度、自分たちの食のあり方を考えてみる必要があります。

日本の危ない食糧事情

価格の安いものを求める消費者が増加し、熾烈な価格競争に。
さらに環境問題や社会情勢の変動などによって直面している、
私たちの食糧事情を、しっかりと知っておく必要があります。

地球温暖化は、世界の食糧価格に直接影響する

地球温暖化にともなう大型台風や洪水、激しい温度差や竜巻の発生などの異常気象は、食料を生産する現場にも大きな影響を及ぼしています。

1980年に1トンあたり172.73ドルだった小麦の価格は、前年にオーストラリアや欧州をおそった干ばつの影響で、2007年には255.21ドルに高騰。さらに2013年度には、314.49ドルにまで価格が跳ね上がっています。

地球環境の変化は、私たちの食料問題に大きく関わっているのです。

不安定な原油価格が食品を直撃

原油価格が影響を与えるのは、ガソリン・灯油の値段だけではありません。食品価格にも大きく影響を及ぼします。

石油は、野菜や穀物を生産するさまざまな工程、例えば肥料の製造や温室ハウス用の重油、トラクターなどの燃料、加工工場の稼働などに使われ、さらに食品パッケージに使用されるプラスティックなどの包装材にも活用されています。

食料を多く輸入する日本は、将来も安心と言えるでしょうか？

バイオ燃料には、エコだけでなく悪影響の一面も

新エネルギー「バイオ燃料」が地球温暖化や原油価格の高騰などを受けて世界的に注目を浴びています。

穀物からできるバイオ燃料は栽培する限り枯渇の心配がなく、生育過程で二酸化炭素を吸収し環境には安心。しかし大豆や小麦農家が、より高く売れるバイオ燃料用の作物に転作したり、飼料用の穀物が減って、食肉や乳製品の価格高騰につながるなど負の面があることも事実。バイオ燃料は良いことだけではないのです。

食糧の輸入依存は、不安要素が増大するばかり

食糧輸送が環境に与える影響（負荷）の大きさを表す指標は、「フードマイレージ」と呼ばれています。

農林水産省の試算によると、国民1人あたりのフードマイレージの大きさは日本が世界1位。アメリカや韓国の約3倍という数値が出ています。

輸送距離が長くなると、環境への負荷が増えるだけでなく、トレーサビリティが不十分になるという悪影響もあります。地産地消が安心で理想ですね。

意外な盲点？「種」にも危険が迫っている

食べ物の産地や農薬について、消費者の意識は高まっています。しかし根本となる「種」のことを知っていますか？　現在の多くは「F1種」と呼ばれる、色や形がきれいで、病害に強いなど、販売しやすいものにするために交配を繰り返しつくられた種子です。また「遺伝子組み換え」という言葉もよく聞かれます。植物の遺伝子に他から有用な遺伝子を組み込み、新たな性質を持たせたものです。本当にこれらは、安全と言えるでしょうか？

放射能汚染された食べ物は、やはり避けるべき

2011年3月11日の東日本大震災によって、自然災害だけで無く人的災害とも言える、大きな原発事故が発生し、まったく収束する様子を見せていません。

そして現在も心配されているのが、放射能汚染された食べものです。

食べて被災地を応援するという考えもありますが、人体には心配です。企業努力などで安全な食品を選べるようになっているので、被災地は別の形で応援し、危険なものは摂らないようにしましょう。

食料自給率を考える

カロリーベースで、ふだん食べているものの約6割を、
輸入食品に頼る状況となっている日本の食糧事情。
自給率アップには、どうしたら良いのでしょうか？

食料自給率アップは、未来への最重要課題

これまでも紹介したように、食べ物を輸入することは、食品の価格高騰や安全性への不安のみならず、環境への大きな負荷がかかります。

さらに見ていくと、日本国内の農業の存亡にも関わっています。飽食と言われる日本の食が、いかにもろいものかが露呈しているのです。

こうした状況を変えるには、私たちの意識、そして行動そのものを変えていかなくてはなりません。

私たちにいまできることは？

食糧の海外依存を脱する一番の方法は、国内産の農産物を私たちが選ぶことです。機械は壊れたら修理できますが、田んぼや畑の生態系は、一度失われたら回復するまでに何十年もかかります。豊かな田畑を守ることは、日本人の命そのものを守ることに他ならないのです。また食料自給率を上げるには、食べ残しのないようにすることも重要です。食糧の6割以上を輸入に頼りながら、そのうちの約4分の1を廃棄しているのが現在の私たちです。

飢餓人口が世界で8億人を超えるいまの世の中で、食べられる食糧を捨てることが許されるはずありません。食べ残しをやめれば、その分だけ食糧の輸入を減らすことができるようになります。

日常生活の中でできる簡単な努力の積み重ねが、ムダな海外への食糧依存を減らし、自給率を上げることにもつながるのです。日本のこれからの食を守るのは、私たちの責任ではないでしょうか。

主な国の食料自給率（カロリーベース）

オーストラリア	230%
フランス	130%
アメリカ	119%
ドイツ	91%
イギリス	74%
日本	39%

※農林水産省調べ（2012年）

食料自給率の計算方法

カロリーベースの食料自給率

＝

国民1人当たりの国産熱量［1021kcal］
―――
国民1人当たりの供給熱量［2573kcal］

×

100

＝

40%

日本食が外国産に？

なじみ深い日本食は、本当に日本食と言えるでしょうか？
伝統的な食品も、いまでは素材の多くを輸入に頼るように。
大切な食文化を継承するためにも、見直すことが必要です。

庶民の味も輸入食材なしでは食べられない!?

日本で使われるそばの量は年間およそ12万トン（２００３年）で、そのうち国内で生産されるのは約21％、残りの８割が中国やアメリカなど海外から輸入されています。

国産そばと輸入そばの値段を比較してみると、一般の国産は輸入の４～5倍、国産高級そばでは10倍にもなります。そのため、普通のそば屋や駅の立ち食いそば店、スーパーやコンビニで売られているそばのほとんどが輸入そばを使用しています。

うどんの原料である小麦も、国産は14％にすぎません。また、豆腐や納豆、みそ、しょうゆなどの原料となる大豆に至っては、自給率は約４％。96％を輸入に頼っているのです。

穀物の輸入がなくなると肉の自給率は大幅ダウン

穀物（米、麦類、とうもろこし、アワ、ヒエなど）全体の自給率はわずか28％です。最近、各地で国産小麦や雑穀の増産をめざす運動が進められていますが、自給率を引き上げるレベルには達していません。さらに深刻なのが穀物消費量のうち約60％を占める家畜飼料です。日本の畜産品の品目別自給率は、牛肉39％、豚肉53％、鶏肉67％、鶏卵96％、牛乳・乳製品69％ですが、それら家畜を育てるための飼料のほとんどは輸入されています。国産飼料のみでは畜産自給率はきわめて低くなり、もし穀物の輸入が止まれば、焼肉、トンカツ、唐揚げ、玉子焼きなどの人気メニューは食卓から姿を消すことになるでしょう。

天ぷらそばの材料自給率

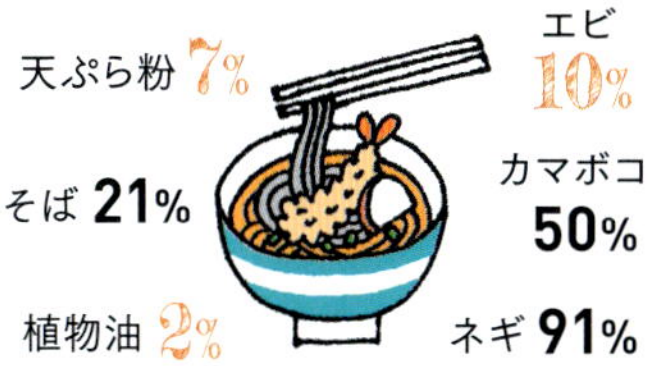

天ぷら粉 7%
エビ 10%
そば 21%
カマボコ 50%
植物油 2%
ネギ 91%

お肉を1kg生産するのに必要な穀物の量

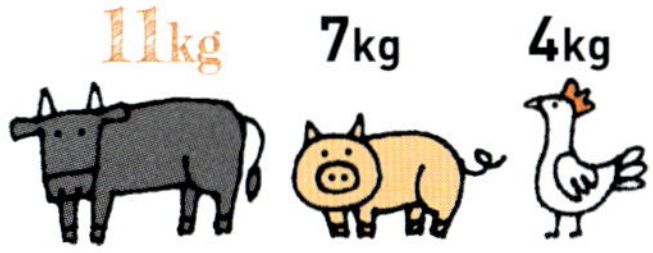

11kg
7kg
4kg

	穀物輸入がある場合の自給率	穀物輸入がなくなった場合の自給率
牛肉	39%	10%
豚肉	53%	5%
鶏肉	67%	7%

食糧の輸入が止まったらどうなる？

食卓に並ぶ食べ物の多くを、輸入に頼っている私たち。
もし食糧の輸入が止まってしまったら、どうなるのでしょうか？
その危険を避けるためにも、自給率アップが欠かせないのです。

増えつづける世界の人口。自給率アップは不可欠

現在の世界の人口は、およそ64億人。2050年には約1.5倍の93億人に達するといわれています。

一方、主食となる穀物の一人あたりの生産量は年々減少がつづき、人口の増加に食糧の生産が追いつかない状況になってきています。

世界でも大規模といえる食糧生産国の中国では、急速な経済成長によって人口が都市に集中し、農業人口が大きく減少しました。さらに自国での食料や家畜飼料の需要が拡大したことで、食糧の輸出が難しくなったばかりか、輸入量も増加し始めました。

このような世界情勢の中で、食料自給率が低下していることの弊害とは、どのようなことなのでしょうか？

最も心配されているのは、地球規模の天候不順や政情不安などで、食糧が入手しにくくなってしまった場合です。

国には緊急対策マニュアルが用意され、すぐに立ち行かなくなるという心配はそれほど大きくはありません。しかしそのような懸念を少しでも減らしていくためには、私たち一人ひとりの努力は欠かすことができません。

例えば、休耕田化を防いで、穀物の生産量を増やしていく。また、遊休耕地で家畜飼料を栽培したり、国産食品を積極的に選んで購入したりなど、できることはいろいろとあります。日本の農業を活性化するための方法を、真剣に考える時期に来ているのです。

国内生産のみで2020kcal供給する場合の1日の食事メニュー例

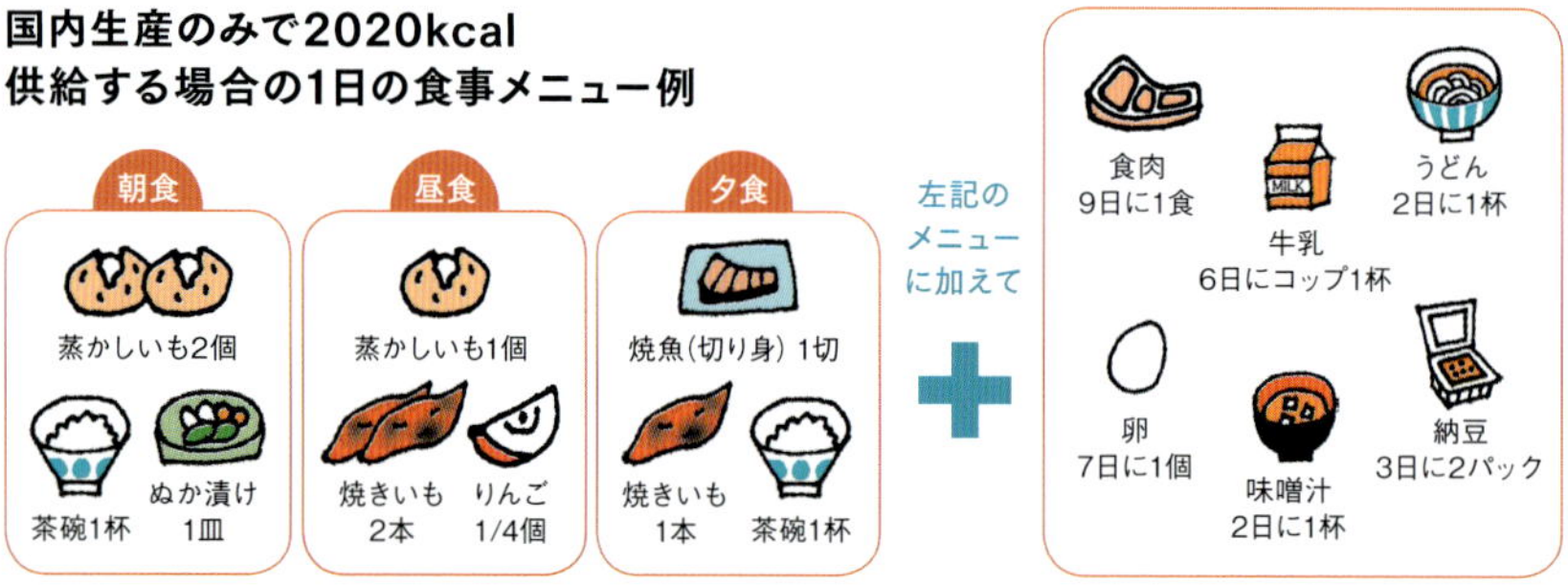

もし、食糧の輸入がなくなったとしても、いも類など熱量の高い作物に生産を切り替えるなどして、国内農業だけで1人1日当たり2020kcalが供給可能という試算が出されています。2020kcalは、昭和20年代後半の水準と同じです。

食べ物が捨てられている？

現代の日本に生きる私たちは、食べ物を大量に輸入する一方で、
毎日多くの食物を廃棄しているという矛盾を生み出しています。
そのムダは、これから排除していかなくてはいけません！

捨てられる大量の食べ物

今の日本では、1年間に全国で約2000万トンもの食品廃棄物が出ています。このうちの約58％が家庭の台所から出ており、家庭での食品ロス率は4．1％となっています。

ある大手コンビニチェーンが1年間に捨てた消費期限・賞味期限切れ間近の食品は約400億円分にも上ったという話もあります。他のコンビニやスーパー、外食産業などでも廃棄物が出ていることを考えると、日本では膨大な量の食べ物が、まだ食べられるのに捨てられていることになります。また、水分の多い生ゴミは、燃焼時間に時間がかかり、二酸化炭素の排出も増えるため、地球温暖化の原因にもなります。食べ物を捨てることは、生産者の努力を踏みにじるだけでなく、地球環境の悪化を招くことになってしまいます。

消費段階における食品ロス率

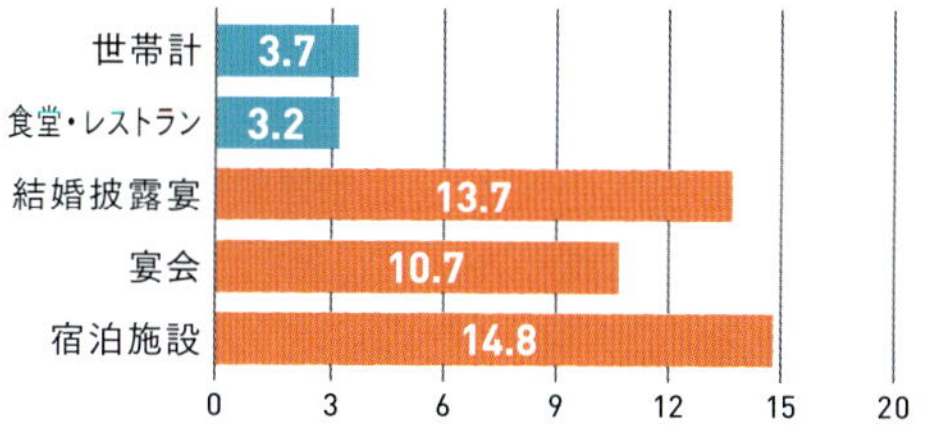

※食堂・レストランは昼食、宿泊施設は宿泊客に提供された夕食が調査対象。
「食品ロス統計調査（2009年）」より

無駄なく食べて飢えに苦しむ人を救う

今、世界では8億人を超える人が食糧不足に苦しみ、飢えや栄養不良による病気で1日に約2万5000人もの人達が命を失っているといわれています。世界全体でみれば、現在の穀物生産量は世界の全人口を十分まかなえるだけのレベルにあるのにもかかわらず、先進国にばかり食べ物が集中しているため、これほど多くの人々が飢えに苦しんでいるのです。

日々、当たり前のように出される食べ残しや手つかずの食品をムダなく食べれば、廃棄物を半分程度まで減らすことができます。その分の食べ物を海外から輸入しなくてもすむことになります。その節約した食糧で、およそ2600万人の飢えに悩む人々が日本人と同じ食糧をとることができます。他の先進国の人々も同じようにすれば、さらに多くの人々が救えるでしょう。

食糧輸入は環境に大きな負担

「フードマイレージ」や「バーチャルウォーター」という言葉を、
耳にしたことはありますか？　遠隔地からの食べ物の輸送は、
さまざまな面で環境に影響を与えることを知っておきたいですね。

フードマイレージの計算方法

フードマイレージ

食料輸入総量

||

相手国から
日本までの輸送距離

各国のフードマイレージ

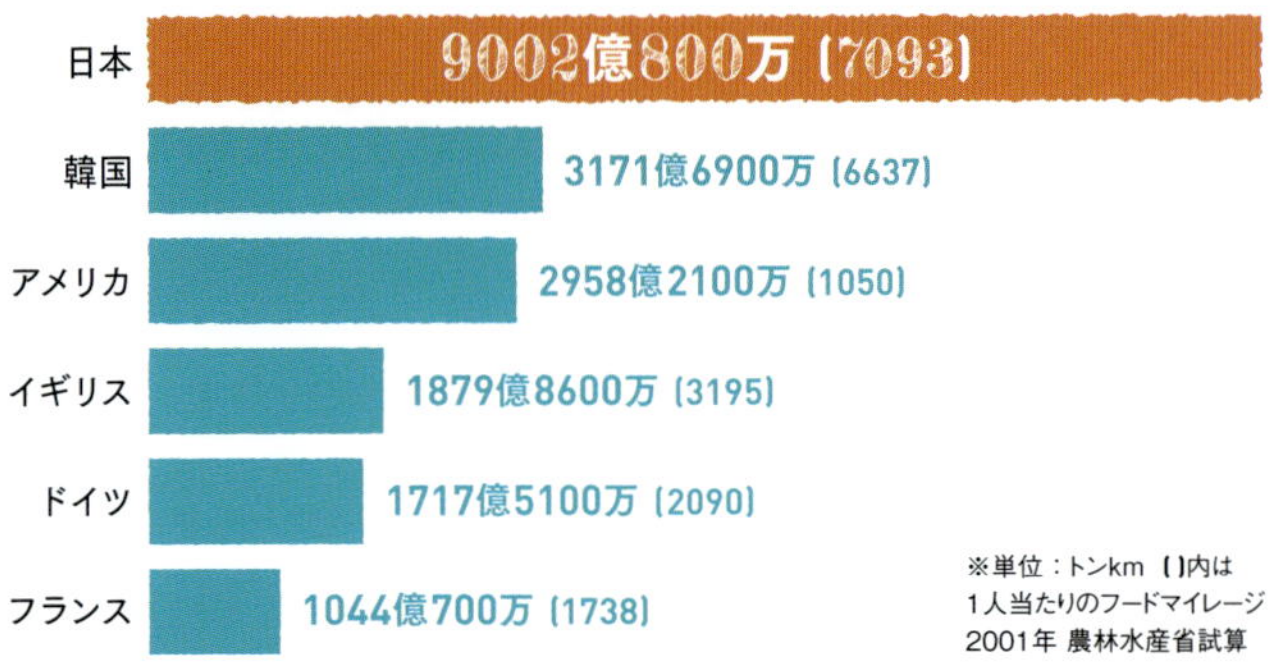

日本
9002億800万 (7093)
韓国
3171億6900万 (6637)
アメリカ
2958億2100万 (1050)
イギリス
1879億8600万 (3195)
ドイツ
1717億5100万 (2090)
フランス
1044億700万 (1738)

※単位：トンkm ( )内は
1人当たりのフードマイレージ
2001年 農林水産省試算

先進国で群を抜いて高い日本のフードマイレージ

農場や漁場から消費者の食卓まで、食品を運ぶ距離を「フードマイル」といい、食糧輸送が環境に与える負荷の大きさを表す指標を「フードマイレージ」といいます。このフードマイレージの値が小さいほうがエネルギーの無駄づかいが少なく、地球環境にやさしいと言えるのです。

２００１年の日本の食糧輸入総量は約５８００万トンで、フードマイレージは約９０００億トン・キロメートル。アメリカは約２９００億トン・キロメートルであり、日本はその３倍にもなります。国民一人当たりでは、日本が約７０００トン・キロメートルなのに対し、日本の約２．２倍の人口のアメリカは約１０００トン・キロメートルに過ぎません。アメリカやカナダ、オーストラリア、ブラジルなど遠隔地からの食糧輸入の多い日本は、その分だけフードマイレージの数値も高く、環境負荷も増大しているのです。

現場の食べ物の良さを見直して環境を保護する

輸送距離が長くなると、その間の流通がどうしても複雑になり、生産者・生産地から消費者に対する情報や流通経路の確認などトレーサビリティが不十分になることもあります。また、食糧を輸入すると、輸出国の畑の栄養分を奪い、それを食べた後の排泄物や食品廃棄物を日本に溜め込んでいることになります。

つくった人の顔が見え、新鮮でおいしくて環境にやさしく、エネルギーの無駄づかいのない、地産地消の食べ物の価値を改めて見直しましょう。

また、CO2排出量が少ない鉄道輸送を多く使う「エコレールマーク」のついた商品を購入することでも、地球環境保護の貢献につながります。

食べ物をつくるのに必要なバーチャルウォーター

野菜、果物、米、小麦などの食べ物や家畜を育てる飼料をつくるためには、大量の水が必要です。また、食品以外にも、機械などの工業製品の製造・解体・リサイクルに至るまでの過程で膨大の水が使われます。こうしたことに必要と思われる水のことを「バーチャルウォーター（仮想水）」と言います。

日本では、農業用水として年間580億立方メートルの水が使われていますが、食料自給率は40％で、残りの60％の食品を海外の国々から輸入しています。輸入される食料をつくるために使われたバーチャルウォーターは、年間640億立方メートルにもなり、日本は食料を輸入しつづけることで輸出国の水資源を大量に消費しているのです。

1キロの米をつくるのには約4トン、牛肉1キロでは20キロ、牛丼1杯には2トンの水が必要といわれています。

バーチャルウォーター量の計算方法

バーチャルウォーター
＝
1日当たりに失われる水の深さ × 水が必要な日数
―――
面積当たりの収穫量 × 生産量（食べられる部分）

日本への品目別バーチャルウォーター

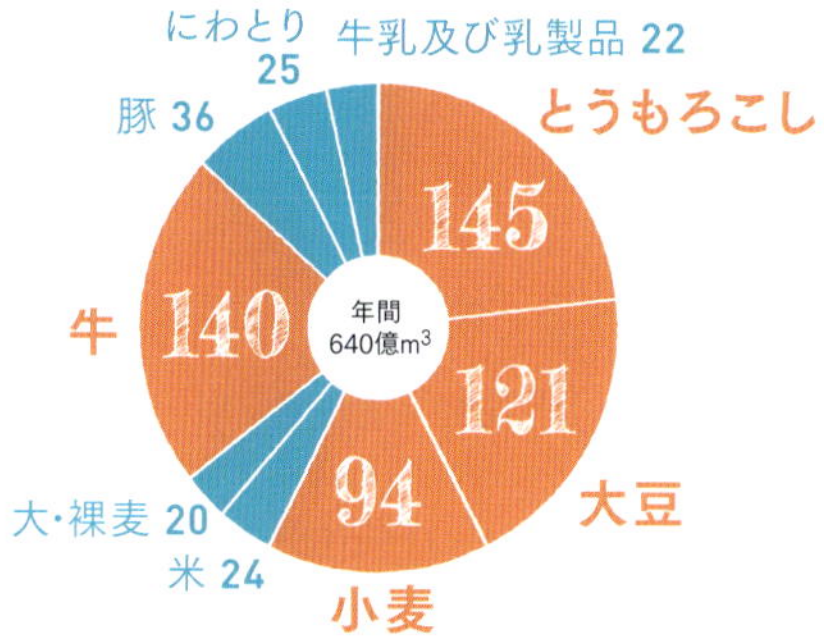

水不足に悩む国や地域に十分な食料と水の支援を

2025年には世界の人口は80億人に達すると予測されていますが、その半数にあたる40億人が水不足になるといわれています。また、地球温暖化や気候の変化などで降雨量が減って干ばつになる国が増えれば、日本は食料輸出国の人々にとって必要な水を、強引に奪い取ることにもなりかねません。また、食料を輸入することも難しくなります。

今の段階から、水不足に悩む国や地域の人々にも水（バーチャルウォーター）が十分に行き届くように助け合っていくことが大切です。日本は少しでも食料自給率を上げて他国の水を使わないようにするのと同時に、これらの国に対して水と食料の支援を行う必要があるのです。日常生活の中で水や食べ物を大切にしたり、水を汚さないように心がけることも重要です。

地球は悲鳴を上げている！

私たちの現在の生活水準は、すでに地球のキャパシティを大きく超えています。持続可能な社会をつくっていくためには、一人ひとりが現状を知り、改善の行動をしていくことが重要です。

1人あたりのエコロジカル・フットプリント

ちなみにインドやバングラディッシュのエコロジカル・フットプリントの0.9gha程度なら地球は今の人口の2倍を養うことができます。

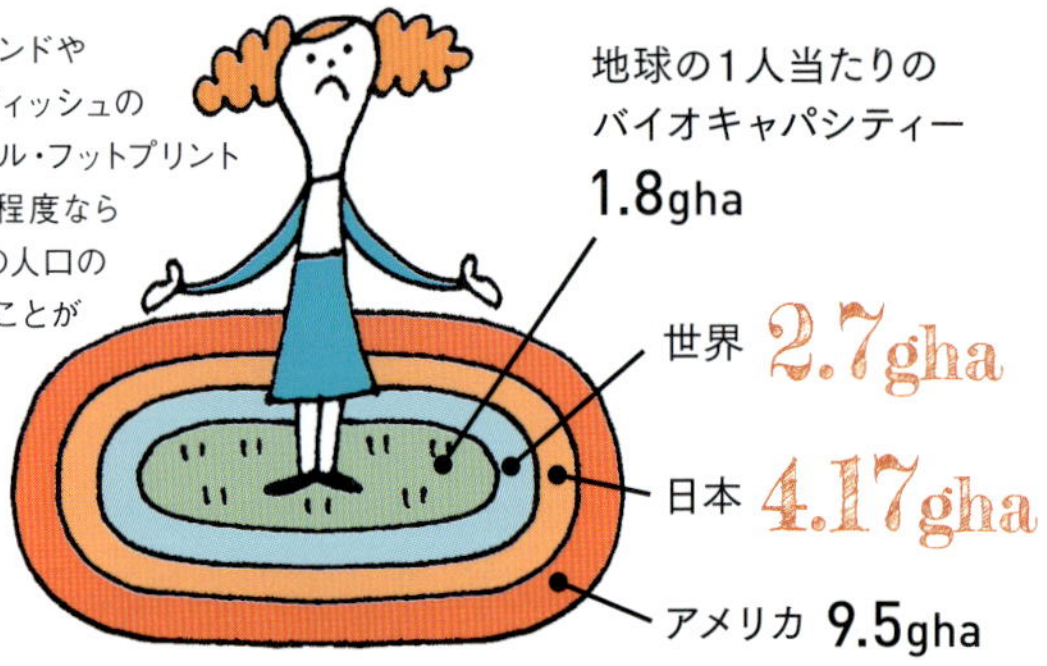

世界中の人々が、日本人と同じような暮らしを始めたら

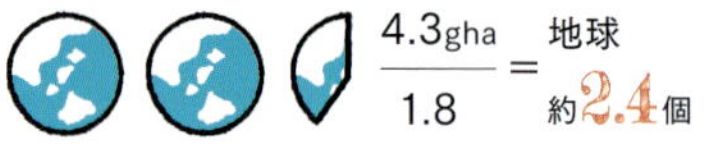

世界中の人々が、アメリカ人と同じような暮らしを始めたら

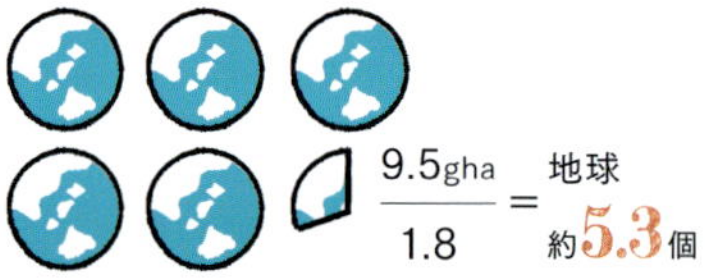

地球の扶養能力は、限界を超えている！

人間がどれほど地球環境に依存して生活しているかを、数値化したのが「エコロジカル・フットプリント」。

食料を生産するための農地や海洋、そして木材などの原料を供給してCO_2の吸収や気候の安定化の役割を持つ森林、そして製品の製造に必要な土地や住居・道路など、「人間が経済活動や生活に使っている地球表面上の面積」で表し、この数値が大きいほどに、自然環境に負荷をかけていることになります。

最新のデータでは、世界のエコロジカル・フットプリントの平均値は「2.7gha（グローバル・ヘクタール）」。つまり、世界の1人あたりが、地球上の2.7ヘクタールに相当する面積を使って生活しているということです。

それに対し、日本は世界平均の約1.55倍で、世界第37位となる「4.17gha」。現在の生活レベルで見ると、一人を養うのに必要な、地球の生物的生産可能面積（バイオキャパシティ）は平均「1.8gha」なので、その扶養能力を倍以上も上回った生活をしている計算になります。すでに限界を超えているのです。

日本の国土で見ると、さらに危機感が高まる

日本の国土面積から、1人あたりのバイオキャパシティを算出すると「0.9gha」になります。地球全体の半分の数値です。そこに現在の日本

のエコロジカル・フットプリント「4・17gha」をあてはめてみるとどうでしょう。日本の国土で本来養える人口は、現在の約21%に過ぎないのです。

世界の人口と農地の関係 食の偏在を解消しよう

世界の人口は増えつづけているのに対し、人間が生きていくのに必要な食糧は増えていません。世界の耕地面積や穀物収穫面積は1990年以降ほとんど伸びていない状況で、主食となる穀物の在庫率は17・7%と過去30年間で最低を記録。今後も下がることが懸念されています。

現在、世界で食糧不足に悩む人は8億人といわれています。その一方で先進国では食べ過ぎや過度な肉食で食糧が浪費され、栄養過多による生活習慣病に悩まされています。

まず、食糧があふれている先進国の人たちが、食生活の偏りや食べ過ぎ、食べ残しをやめて、飢餓に苦しむ人に食べ物が渡るようにすることが大切です。そして食糧生産が可能になるように、平和の回復、土地の改善、灌漑施設の整備、農業技術や農業機械の提供などの支援をすることが必要なのです。

私たちの日本の国土はおよそ67%が森林で農地はとても貴重です。にもかかわらず農村は過疎化して農業人口は減少し、耕作されないまま放置されている農地（耕作放棄地）が急増しています。貴重な農地を荒廃させては、「もったいない」と思いませんか。

ハンガーマップ

世界には、すべての人々に行き渡る十分な食糧があるはずなのに
多くの人々が飢えと貧困に苦しんでいます。飢えと栄養不足は
世界第1位の死亡原因… この現実をしっかり知っておきましょう。

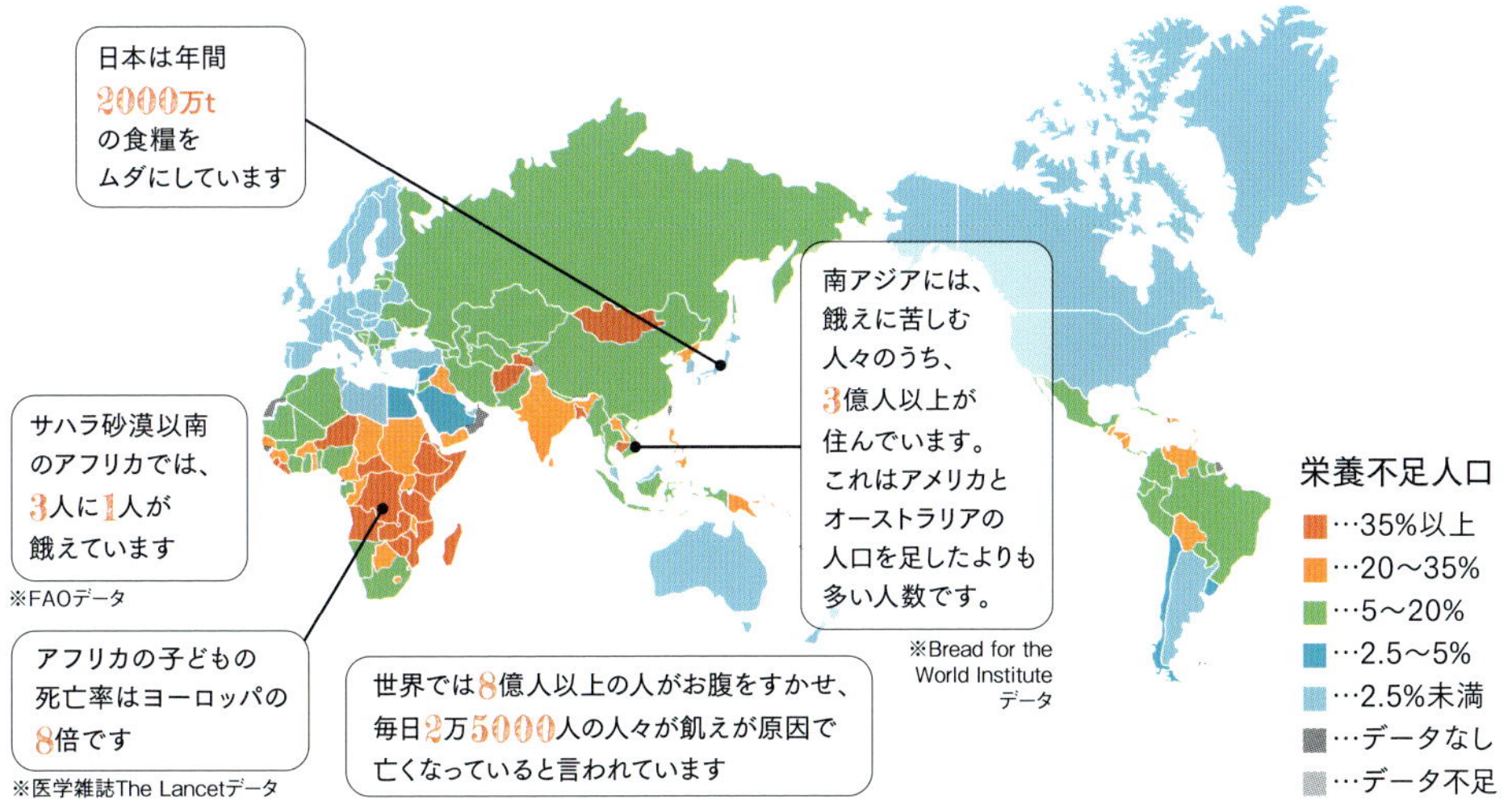

日本は年間 2000万t の食糧をムダにしています
南アジアには、飢えに苦しむ人々のうち、3億人以上が住んでいます。これはアメリカとオーストラリアの人口を足したよりも多い人数です。

※Bread for the World Institute データ

サハラ砂漠以南のアフリカでは、3人に1人が飢えています

※FAOデータ

アフリカの子どもの死亡率はヨーロッパの8倍です

※医学雑誌The Lancetデータ

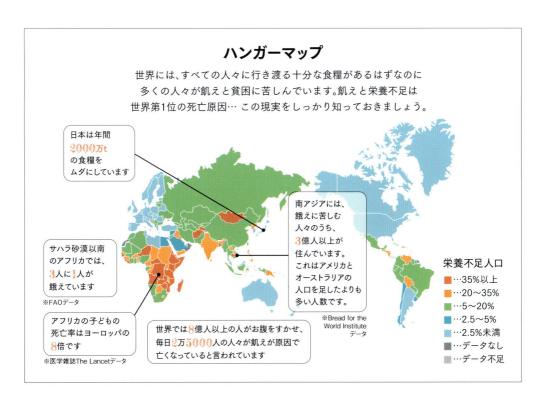

世界では8億人以上の人がお腹をすかせ、毎日2万5000人の人々が飢えが原因で亡くなっていると言われています
栄養不足人口
…35%以上
…20～35%
…5～20%
…2.5～5%
…2.5%未満
…データなし
…データ不足

忍び寄る放射能汚染の恐怖

原発事故によって、空気や食品への汚染が広がっています。
健康に影響はないとの報道には、多くの疑問が残ります。
改めてその危険性や対策などを考えておきましょう！

放射線障害には外部被曝、内部被曝の2種類がある

原発事故により、放射能汚染の危険性が、いまもなお収まっていません。ここで放射能の弊害を整理してみます。

放射線障害には、身体の「外部被曝」と「内部被曝」の2種類があります。

外部にある放射性物質が発する放射線から被爆するのが「外部被曝」。原発事故の現場や、原爆投下などが該当します。「内部被曝」は、身体の中に放射性物質を取り込むことで被爆することです。公園で遊んでいる際に吸い込んだり、食べ物に付着したものを取り込んだ場合です。放射性物質が身体にある限り被爆は継続し、遺伝子や健康に害を引き起こします。

子どもは大人よりも、影響を大きく受ける！

細胞分裂が活発な子どもは、大人の4～10倍程度、放射線の影響を受けやすくなります。子ども達の身体に入った放射性物質は、さまざまな臓器に侵入して放射線を発しつづけます。

放射性物質によって侵入する臓器は異なります。例えば身体は天然のヨウ素と放射性ヨウ素の区別がつかないため、甲状腺ホルモンをつくる素材として甲状腺は放射性ヨウ素でも必要と判断して溜め込んでしまいます。甲状腺ホルモンは成長に必須なので、子どもは特に放射線ヨウ素でも多く取り込んでしまうのです。未来のある子どもを、犠牲にして良いはずがありません。

ただちに影響がなくても、危険は絶対に避けること

２０１１年の東日本大震災直後、原発事故により放射能が拡散した際に、「ただちに健康に影響するものではない」という見解が繰り返されました。確かに「ただちに」ではないのかもしれません。チェルノブイリでは、約5年後に子ども達のがんや白血病、甲状腺障害や白内障などが多く発生し、胎児へも知能障害などの影響が頻出しています。

そう考えると、私たちが今できることは何でしょうか？その答えは、「危険から身を守る」こと。子どもや妊婦は特に、被爆の危険を避けるべきです。子どもの健康や未来の命を守るのは、現在に生きる私たち大人の使命です。

「もったいない」ライフをはじめよう！

私たち日本人がずっと親しんでいる言葉「もったいない」。
しかし言葉の持つ意味や想いは、だんだん薄れてきています。
改めてその大切さを考えて「もったいない」を世界に発信しましょう。

「もったいない」の語源は、ものを大切にするこころ

「もったいない」という言葉は、仏教で使われる、もののあるべき本来の姿である「本体」を意味する「もったい」が語源とされています。命やものを大切にする気持ちが表れています。

人は食べ物を食べて生きていますが、実は、食べ物は人が生きるために自然が与えてくれた恵みです。また、食べ物はつくる人、運ぶ人、売る人など、多くの人たちの一生懸命な働きによって、私たちの元に届けられます。その食べ物をムダにするなんて、本当に「もったいない」と思いませんか？　もう一度「もったいない」を、生活に取り入れてみませんか？

世界が共鳴した、「MOTTAINAI」

日本をはじめ、世界で「もったいない」という言葉が改めて認識され、多くの人に共鳴されることになったきっかけは、2004年のこと。

環境に対する取り組みで初となるノーベル平和賞を受賞したケニア出身の故ワンガリ・マータイ女史が、ものや命を大切にするこころを表す日本語「もったいない」という言葉に深く共感し、「この言葉を国際語にしたい」と世界各地で呼びかけたことがきっかけとなりました。

日本人が永く実践してきた「もったいない」の精神が、新たに世界でも注目されています。改めてそのこころを世界に発信していきましょう！

もったいないライフ❶
「4R」で世界を救う！

ゴミを減らす「Reduce」、再利用の「Reuse」、再資源化の「Recycle」に、自然を敬う“尊敬”の「Respect」を加えた『4R』が、これからのもったいないライフ。

もったいないライフ❷
旬＆地産地消！

旬の食材は栄養価が高く加温栽培する必要が無く、また地産地消なら輸送も不必要で、石油などのエネルギーを使わずにすみます。

もったいないライフ❸
ムダない買物！

家にあるものを覚えておき、メニューを考え必要なものだけを購入することが重要。買いすぎ防止のため、買い物袋は小さめに！

もったいないライフ❹
省エネライフ！

部屋の照明やテレビはこまめにオフ。冷蔵庫は詰め込みすぎると効率が悪くなるので、庫内を整理し食品ロスも減らしましょう。

地球の食を考える Q&A

国産と輸入農産物の値段が違うのはどうして？

輸入農産物の多くは、低賃金で生産されているからです。

日本国内で収穫されたものよりも、なぜか輸入農産物の方が格安で売られているケースが多くあります。この大きな理由として、主に中国や東南アジアをはじめとした発展途上国において、安い労働賃金でつくられていることが挙げられます。労働者の賃金が日本に比べ大幅に低いので、遠方から運ぶ輸送料金などを加えても、国産品よりも安い値段で売ることができるのです。

食品の値上がりには、どんな要因がありますか？

原油価格の高騰や地球温暖化が影響します。

食品の値上がりの大きな理由に、原油価格の高騰があります。

石油は、食品が生産され食卓に届けられるまで、さまざまな段階において多く使用されます。そのため石油の価格は食品価格に直結し、石油の値段が上がると、食品の値段も高くなってしまいます。

また、もう一つの理由に地球温暖化の影響があります。世界各地で起こる異常気象などにより、食品原材料や農作物の生産が減少するケースが増加しています。その結果、食品価格の高騰につながるのです。

旬ではない農産物の生産は、環境に悪影響を与えますか？

温室などでの栽培には、大量の石油が消費されています。

トマトやイチゴなどのハウスや温室で栽培される農産物は、大量に石油をエネルギーとして消費します。一般的な露地栽培と比較すると、4〜10倍もの石油を使用するといわれています。

旬に関係なく、一年を通していつでも好きな野菜や果物が食べられることは、ありがたいことである反面、環境に大きな負担をかけてしまっているのです。温室で育てられた季節外れの農産物を買わないようにすることでも、石油の消費を減らしたり、CO2の排出量を削減することができます。

水資源の豊富な日本ですが、大量に水を輸入しているとはどういうこと？

大量の農産物を輸入していることが、結果的に大量の水を輸入していることになります。

農作物の生産や、畜産物の餌とする穀物を育てるためには、大量の水が必要となります。

例えば、1キログラムのお米をつくるのに4トン、牛肉は20トンもの水が必要になります。日本の食料自給率は39%で、農作物の半分以上を海外から輸入しています。つまり、農作物の輸入を通じて、その生産に使われた膨大な量の水も輸入していることになるのです。一方、農作物を生産・輸出した国からは、それだけの水が輸出された（失われた）ということになります。

「バーチャルウォーター」が増えるとどんな問題につながる？

食料の調達が困難になります。

地球上の97.5%は海水で、淡水は2.5%にすぎません。私たちが生活で使える水は、その中でもさらに限られており、全体の0.01%ほどです。

地球温暖化や気候変動などにより降水量が減り、干ばつ化する地域が世界的に増えています。

水不足が悪化すると農作物の生産量も落ち、輸出が難しくなることもあり得ます。そうなると、日本はこれまで通り食べ物を輸入することが不可能となり、たちまち食糧危機に陥ってしまうのです。

環境にいい食品を購入する際の目安は？

環境を守る商品を示す「エコレールマーク」や「エコマーク」があります。

「エコレールマーク」とは、トラックによる輸送よりも二酸化炭素排出量の少ない鉄道輸送を多く使う商品・企業につけられたマークです。500キロメートル以上の陸上輸送で、鉄道による輸送が30%以上であることが条件となります。

「エコマーク」は、生産から廃棄まで環境への負荷が少なく、環境保全に役立つとエコマーク認定委員会に認められた商品につけられるマークです。商品の生産過程で有害な排出物を出さないことや、リサイクル可能な素材を使用しているかが大きな基準となります。

専門家に訊いた家庭の食育●

放射能に気をつける食育

放射能汚染食品の人体影響は発ガン性で評価されています。発ガン以外の影響はほとんど調べられていなかったので、ウクライナで調査し、知られざる影響がわかってきました。

小若 順一 Junichi Kowaka

1950年生まれ。消費者団体の職員を経て、1984年に「日本子孫基金（現：食品と暮らしの安全基金）」を設立し代表に就任。月刊誌『食品と暮らしの安全』の編集長を務め、『食べるな、危険！』『生活防衛ハンドブック 食品編』など著作も多数。

放射能汚染で「痛み」が出る

福島第一原発事故でヒトにどんな影響が出るのか、それをチェルノブイリ原発事故が起きたウクライナに通って、二〇一二年から調べています。

原発から一二五km西にある汚染地域のモジャリ村学校で校庭にいた副校長先生に「子どもは元気ですか？」と質問すると、すごい剣幕で「みんな病気よ！」。

この村の二〇ヵ所で地上に計測器を置いて測定すると、平均〇・一一五μシーベルト／時で、年間だと一ミリシーベルトになり国際基準と同じです。子どもが被曝する地上五〇cmだと線量が下がるので、空間線量は国際基準より低い村でした。

遺伝で症状が出るのは十万人に数人ですから、子どもの病気は遺伝ではありません。

七〇日の保養で健康に

この地域では、二五年ほど前に日本が支援したホールボディカウンターで子どもの内部被曝を測定し、基準を超えたら、南の黒海沿岸に一～二週間、保養に出しています。

セシウムが体内で半分になる期間は七〇日。一～二週間では効果がないと思い、近くの村に住むナタリアさんを七〇日間の保養に出しました。

ナタリアさんは、原発事故があった一九八六年の一月一五日生まれで、当時二七歳。甲状腺異常、腎臓疾患、慢性扁桃腺炎、心臓疾患がある上、頭痛、肩痛、腕痛、足痛で、ほぼ全身が常に痛く仕事ができなくなっていました。

保養を終えたナタリアさんは、別人のように明るくなって、笑顔で現れ、「四五日目まで症状はまったく改善しなかったのに、そこから改善が始まり、五四日目にはかなり良くなって、七〇日目には症状がなくなりました」と報告し、「ほら、どこも痛くないのよ」と、腕を広げて見せました。

私たちは、首都キエフで一ヵ月生活できる額の三万円をカンパ。ナタリアさんはキエフに戻り、翌年結婚して、今は一児の母。「子どもを産むことができたのは奇跡」と言っています。

化学肥料で食事汚染を減らす

ウクライナの田舎では、塩、油、酢は買いますが、小麦やライ麦は大規模農場で生産し、他の食材は自家畑で自給し、鶏、ヤギ、牛を飼っています。汚染地に住みながら、それら食材の放射能を減らして、体調がどう良くなるかを、次に調べました。

三家族に肉を提供する代りに、汚染度の高いキノコ、ベリー類、川魚を食べないようにしてもらうと、予定どおり、全員の体調が改善しました。それから、学校の子どもの家族に化学肥料を提供し、自家畑の作物の汚染を減らす活動を始めました。

コーヒーに水を入れると薄くなります。これと同じ原理で、作物の汚染を減らすと、過半数の子どもにあった頭痛や足痛が減りました。

一・一ベクレル／kgで頭痛

二〇一三年には、放射能汚染の人体影響の最低値を調べようと、汚染が少ない南部の学校に行きました。生徒はとても元気で「頭痛や足痛があるか」と質問すると、「どうしてそんな質問を」と不思議がりました。

南部から北上して、ポルタヴァ州のノヴィ・マルチノヴィッチ村学校で調べると、足痛の子はいないのに、頭痛の子が七割ほどいました。

ここが頭痛の子が多くなる境界なので、子どもの食事一日分を提供してもらうと、セシウム一三七が一kg当たり一・一ベクレル検出されました。この学校に化学肥料を提供すると頭痛が減ったので、これが内部被曝で人体に影響が出る最低値になりました。

牛乳汚染を九七％減

ウクライナの専門家から、牛乳汚染のひどいナロジチで実績を挙げないと信頼されないと言われたので、汚染のない穀物を牛に食べさせると、牛乳汚染が三分の一以下に減りました。

そこで二〇一六年からナロジチ学校五年生の健康を良くするプロジェクト

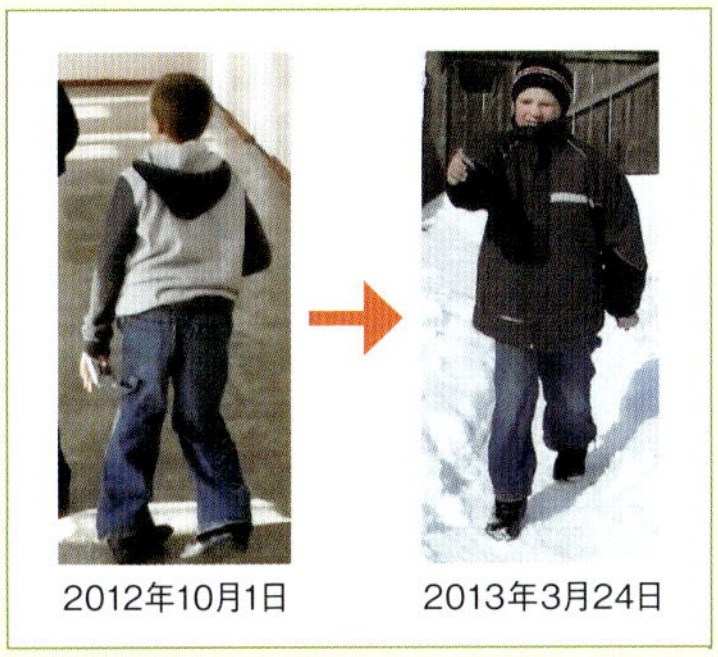

肢体不自由児のようだった11歳のミーシャは、放射能の少ない食事に変えると、半年後に身体の自由がきくようになりました

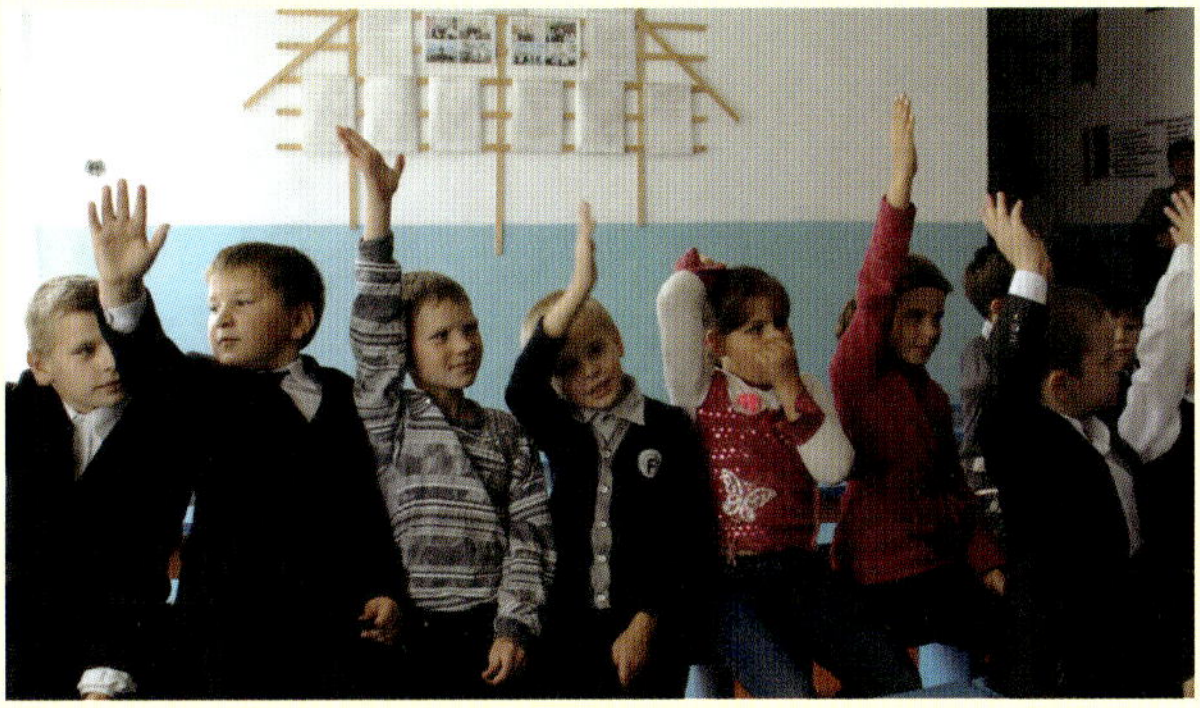

3つの学校で調査すると、身体の不調を訴えるウクライナの子どもは7割以上。学校の先生も「原発事故後に健康でない子が急激に増えた」と口を揃えます

を開始。二月に一ℓ平均二二〇ベクレルだった汚染が、一一月には九七％減少して六ベクレルになりました。

　二〇一七年三月に学校を訪問すると、元気になった子どもたちから大歓迎を受けました。

「一ベクレル規制」を

　原発事故前は、原発で出た廃棄物が一〇〇ベクレルを超えると、放射性廃棄物になり、ドラム缶に詰めて倉庫に保管されていました。

　原発事故で環境が汚染されると、食品一kg当たり五〇〇ベクレルの暫定基準ができ、二〇一二年四月から基準は一〇〇ベクレルになって、これ以下なら安全とされています。

　しかし、放射性廃棄物ではないから安全というのは、乱暴すぎます。せめてヒトに有害性が立証されていない「一ベクレル規制」にすべきです。

　実は、この規制を実施できるほど、福島の農作物汚染は減っています。

　私たちがウクライナで食べ物の放射能汚染を減らしてきたことと同じ対策が福島でとられてきたからです。

福島の「栽培」農作物は安全

　二〇一六年産の福島米は九九・九九六％が「不検出」でした。ただし、「不検出」は二五ベクレル未満のこと。それ以下の汚染がどうなっているかわからないので、福島産の白米を四つ検査すると最大で〇・七七ベクレルでした。

　福島県では、一般家庭の一日分の食事に含まれる「日常食」を毎年一〇〇検体以上検査しています。

　二〇一六年の日常食は、平均〇・五ベクレルを下回ったので、栽培している作物や、汚染が少ない会津産を食べていれば心配ありません。

　問題が残っているのは栽培されていない山菜、野生キノコ、野生のベリー類などと、川魚と、福島近海の底魚です。セシウム一三七の半減期は三〇年なので、まだ油断はできません。

TOPIC
食の新たな雇用のカタチ

障がい者×高齢者の雇用を生み出す新しいスタイルの農業ビジネス

障がい者雇用というと、単純な軽作業などが連想されがちですが、その新たな選択肢として農業が注目を浴びており、大手メーカーやIT企業が続々と参入しています。

わーくはぴねす農園
株式会社エスプールプラス

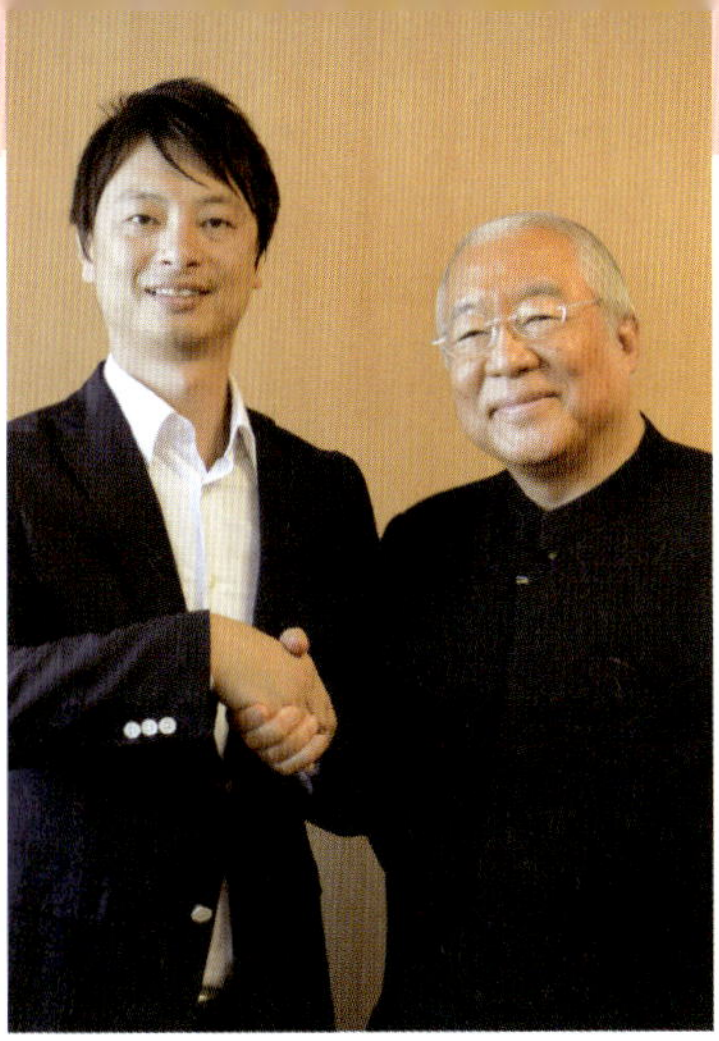
(株)エスプールプラス取締役の和田一紀さん(左)と服部幸應先生(右)。服部先生はいち早くこの農園に参画し、支援をしてきた

知的障がい者の能力を活かした自立を促す農業に注目

千葉県市原市、JR五井駅から車で10分ほどの場所にある企業向け貸し農園「わーくはぴねす農園」。運営する株式会社エスプールプラスは、まず障がい者雇用を希望する企業へ、農園で働きたい知的障がい者、さらにシルバー管理者の採用をサポート。その上で障がい者職場定着支援アドバイザーと農業技術指導者、農園管理者が常駐する「わーくはぴねす農園」と企業が賃貸契約を結びます。結果、障がい者の新たな雇用を生み出すだけでなく、シルバー管理者という高齢者雇用にも貢献します。

「農業は、知的障がい者の方に作業面またメンタル面で適しています。また、彼らが愛情込めて丁寧に育てた野菜は、本当においしい。彼ら自身も野菜を作ることにやりがいを感じています」(同社取締役の和田一紀さん)

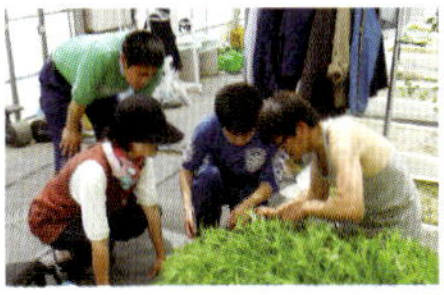
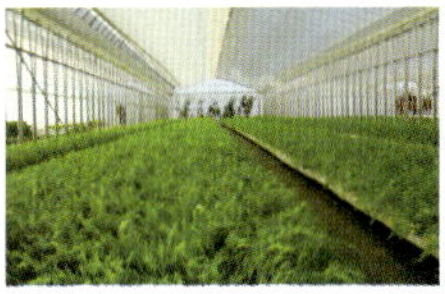
上）農業技術指導者の指導を受ける知的障がい者のスタッフたち　下）敷地面積が東京ドームほどある農園は、農作業しやすいだけではなく非常に安全で清潔だ

ちなみにできた野菜は、社員に提供するなど、福利厚生に活用。評判も高く、到着後数分でなくなるといいます。

さらにこの農園では、砂ぼこりも立たず土のメンテナンスの必要ない「フィールド養液栽培装置」を採用。事故の原因となる鍬やトラクターなどを使わずに済み、知的障がい者でも働きやすい「清潔・安全」な農園を作り上げています。

障がい者、高齢者、企業。誰もが喜ぶ農業の新たなスタイル。今後ますます注目を浴びそうです。

S-POOL Plus
株式会社エスプールプラス（わーくはぴねす農園運営）
東京都中央区日本橋2-15-3　ヒューリック江戸橋ビル3階
障がい者雇用支援サービスに関するお問い合わせはこちら
0120-982-655　E-mail: whf@spool.co.jp
http://support.spool.co.jp

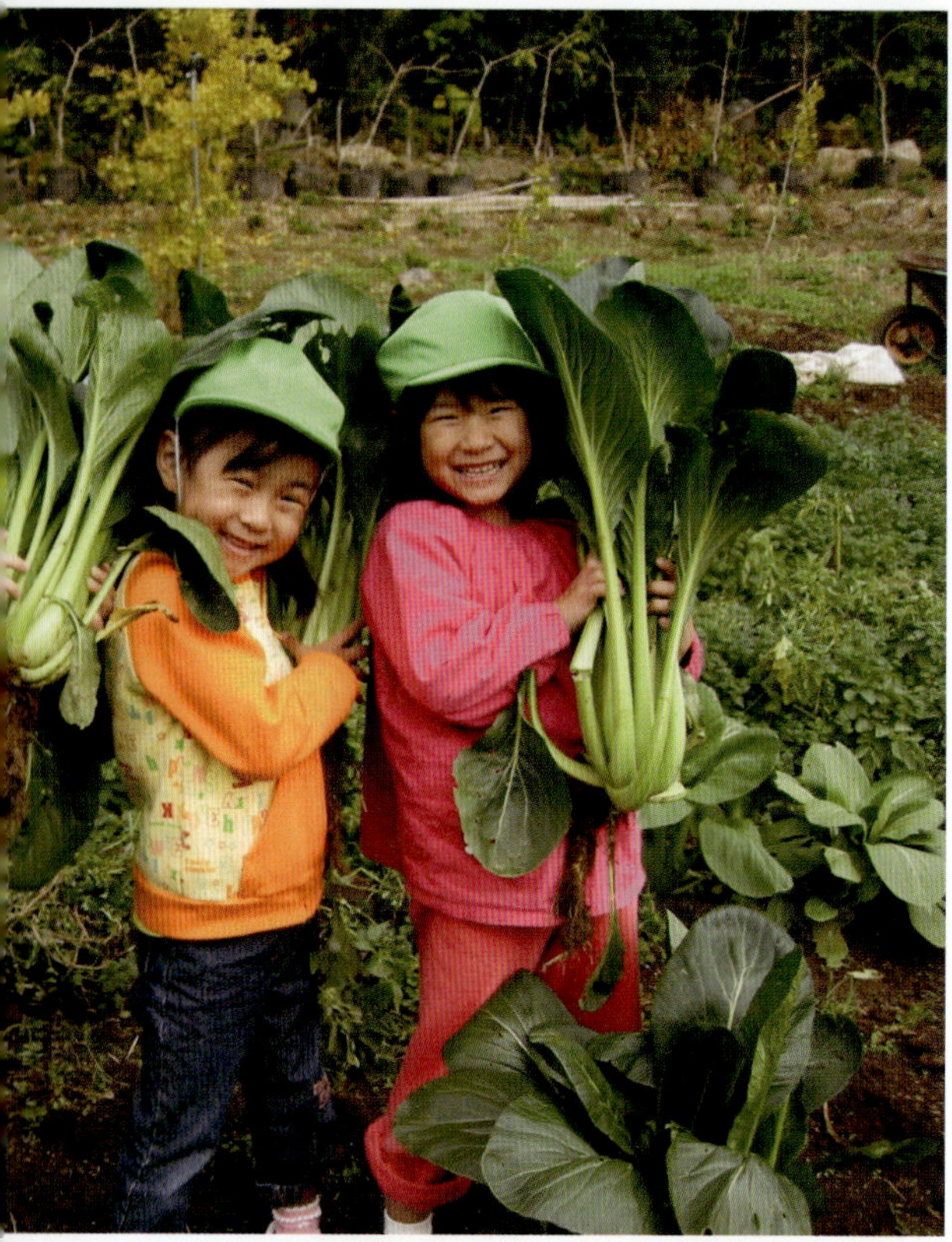

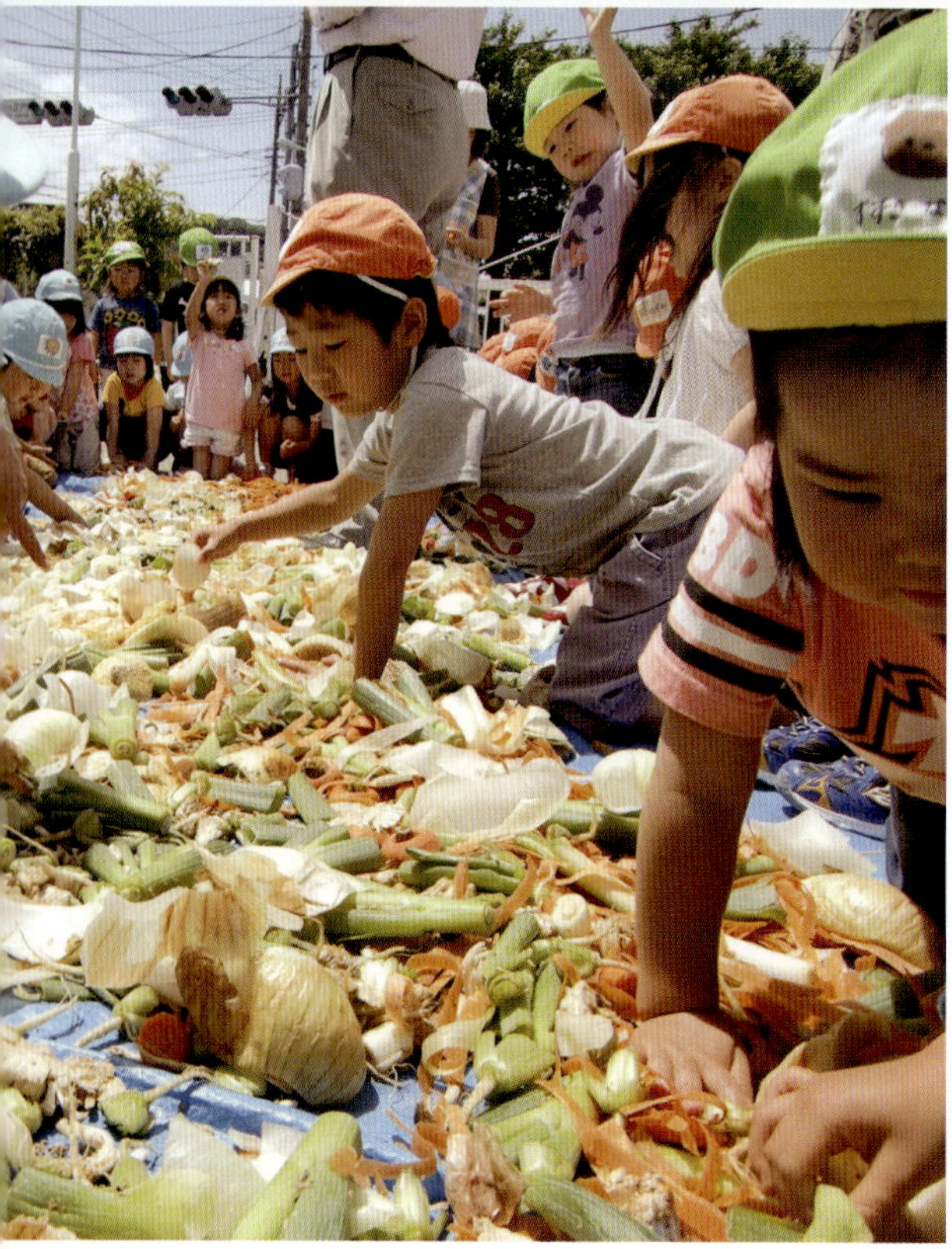

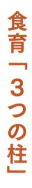

食育「3つの柱」

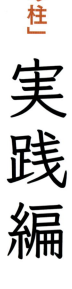

実践編

食育「3つの柱」の基礎を
おさえたら、いよいよ実践。
でも何をすればいいのか……、
という方もいらっしゃるのでは？
そんな方のために、
さまざまな事例とともに、
家族でできる食育を紹介します！

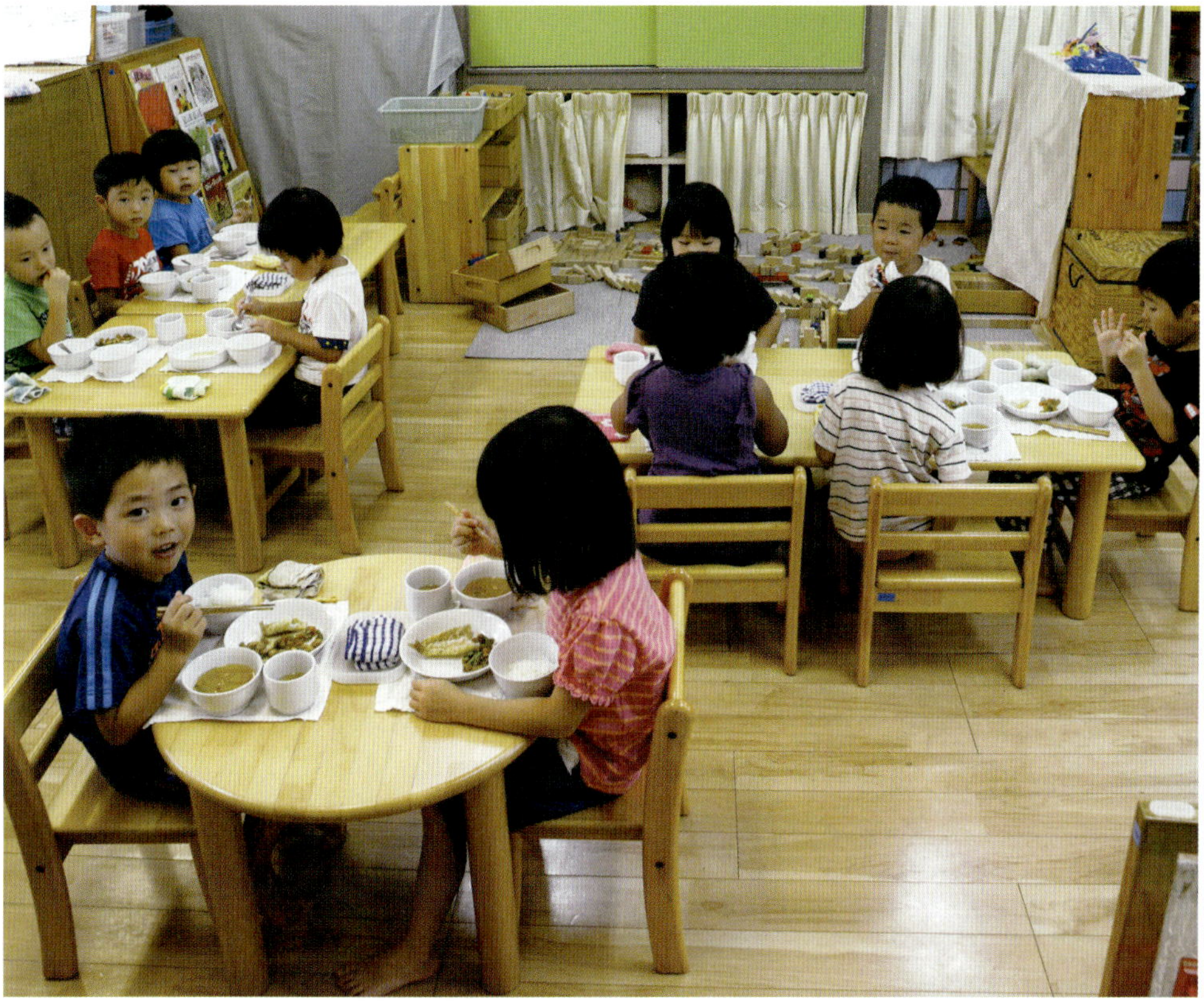
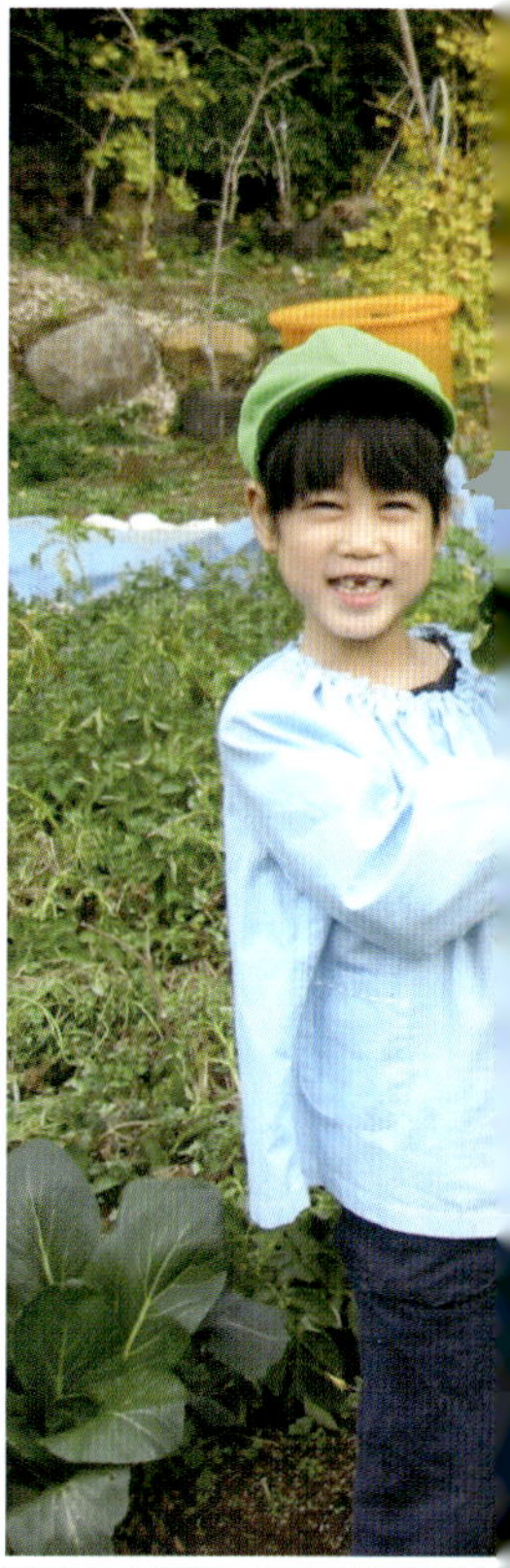
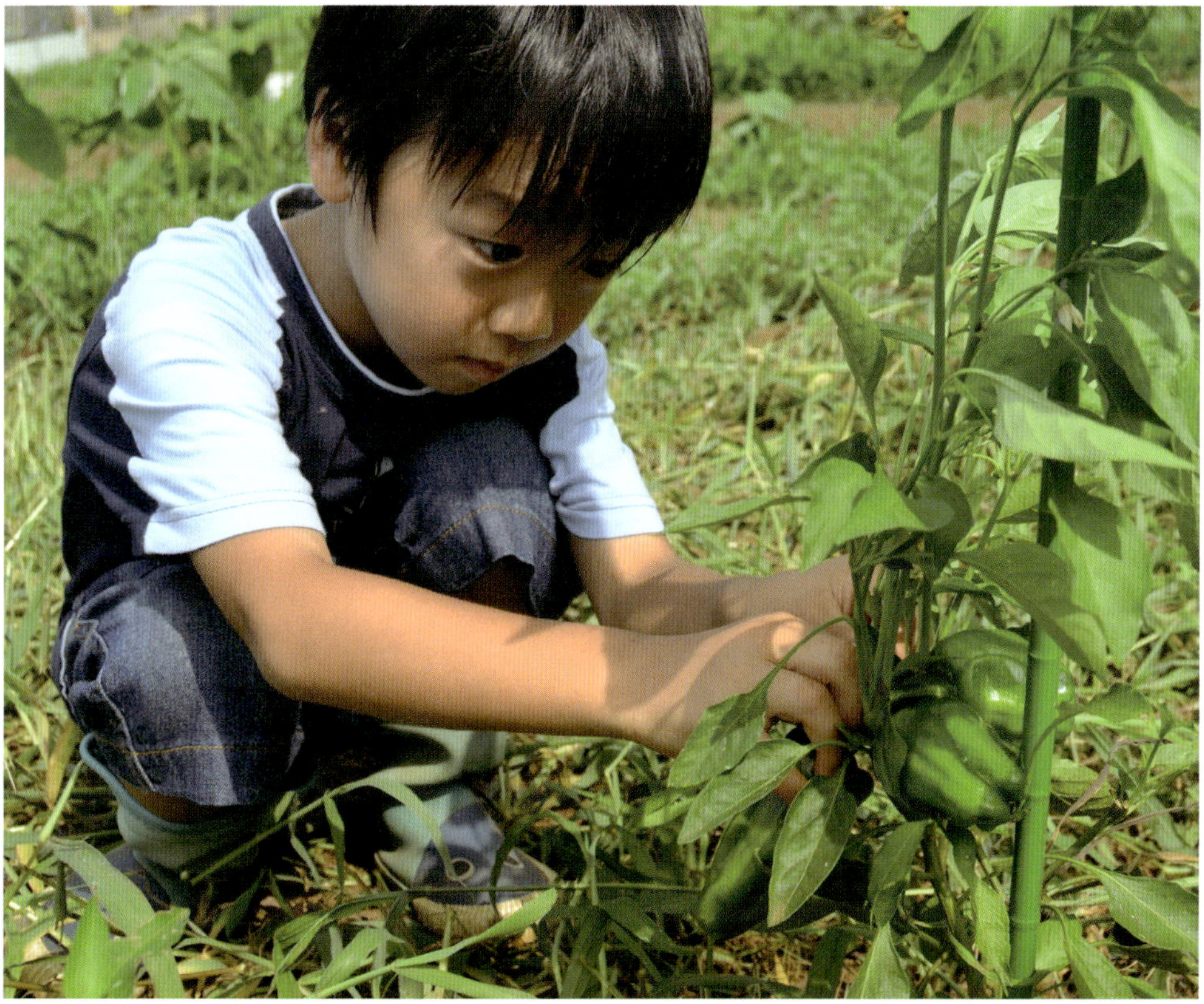
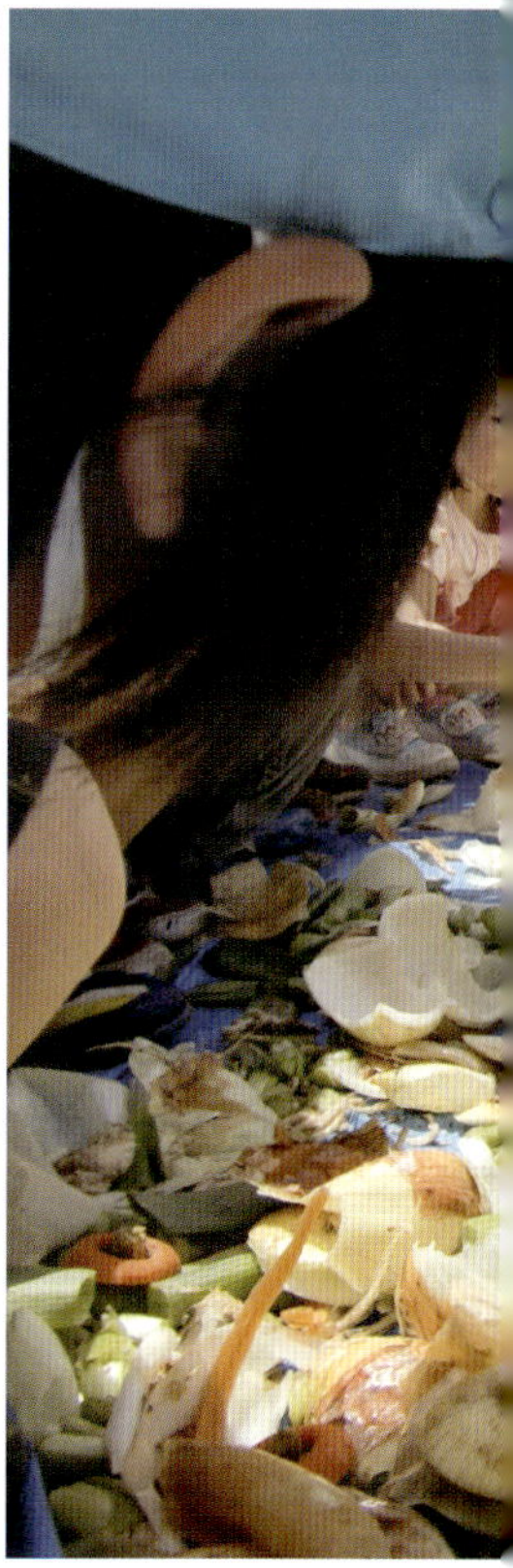

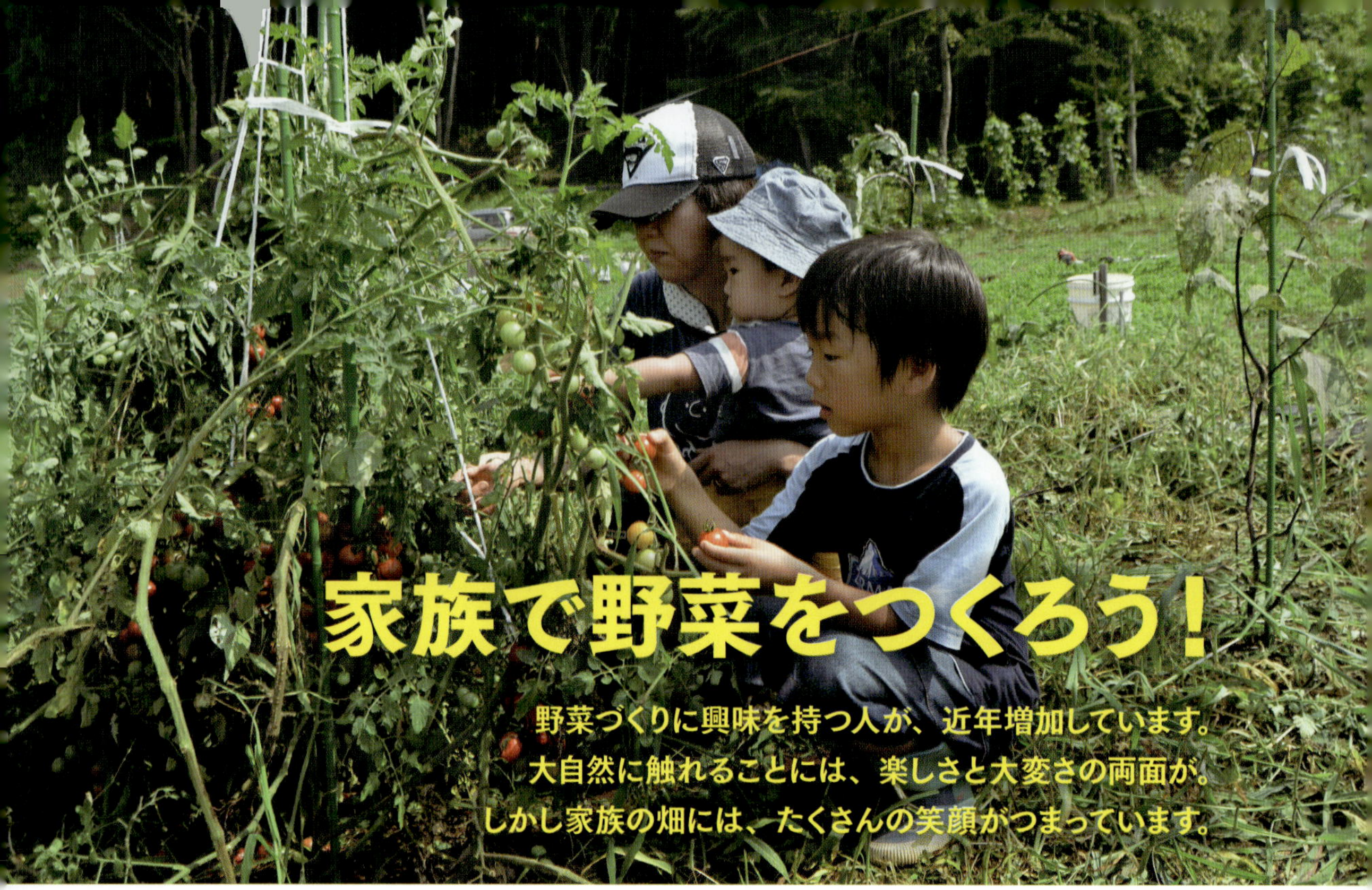

家族で野菜をつくろう！

野菜づくりに興味を持つ人が、近年増加しています。
大自然に触れることには、楽しさと大変さの両面が。
しかし家族の畑には、たくさんの笑顔がつまっています。

初めての畑は戸惑いだらけ

東京都在住の西原さん一家が野菜づくりを始めたのは、2012年のことでした。そのきっかけを、父親の真志さんはこう話します。

「それまではあまり気にしていなかったのですが、現在6歳の長男が誕生した頃から、食というものがとても重要に感じるようになりました。次男が生まれて自然に触れさせたいこともあって、家族で自分たちの野菜をつくってみようと始めました」

まったく畑づくりの経験がなかったという西原さん。知人の畑の一画を借り、悪戦苦闘が始まりました。

最初は畝《うね》づくりから。全員で生い茂った雑草を抜き、長男の士誠《しせい》くんも鍬《くわ》を握ってお手伝い。しかし誰も上手に鍬を使いこなすことができず、お父さんもお母さんも必死の表情です。

「恥ずかしいのですが、畝がどんなものなのか、まったく理解していませんでした。畝づくりから、とても重労働なんですね。とても勉強になりました」とお母さんの幸子さんは笑います。

汗をかきながら畝を完成させると、次男の武尊《たける》くんが見守る中、家族で葉物の野菜の種や苗を植えました。

ていねいに水をやりながら、「いつ野菜できるの？ 早くできるといいね」と嬉しそうな士誠くん。まだまだこれからが大変だということを、このときはまだ知るよしもありませんでした。

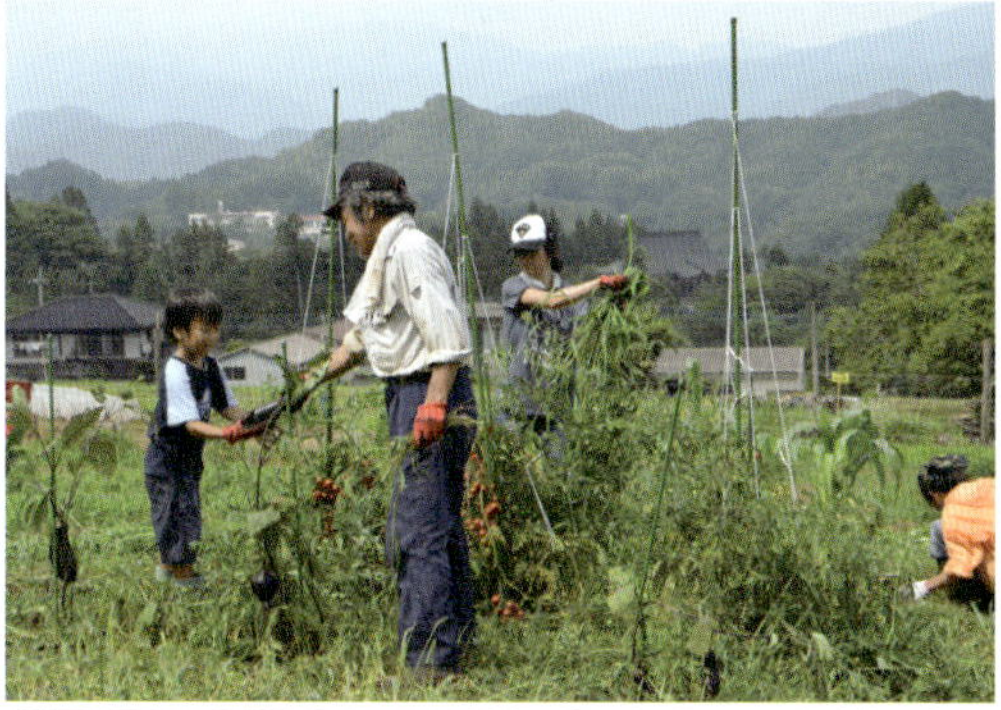
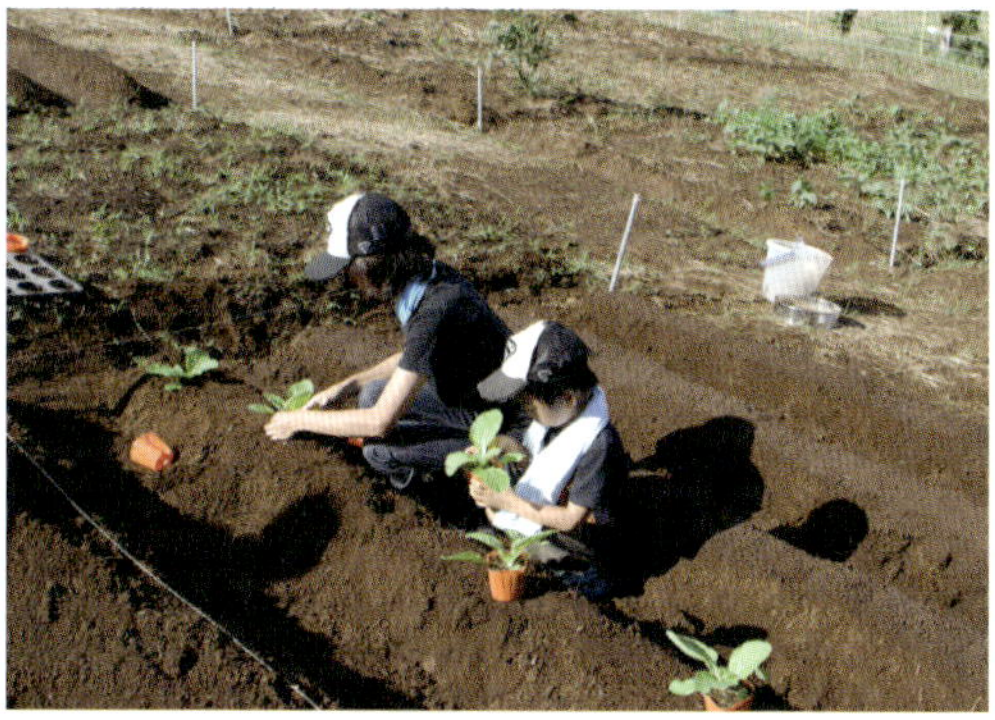
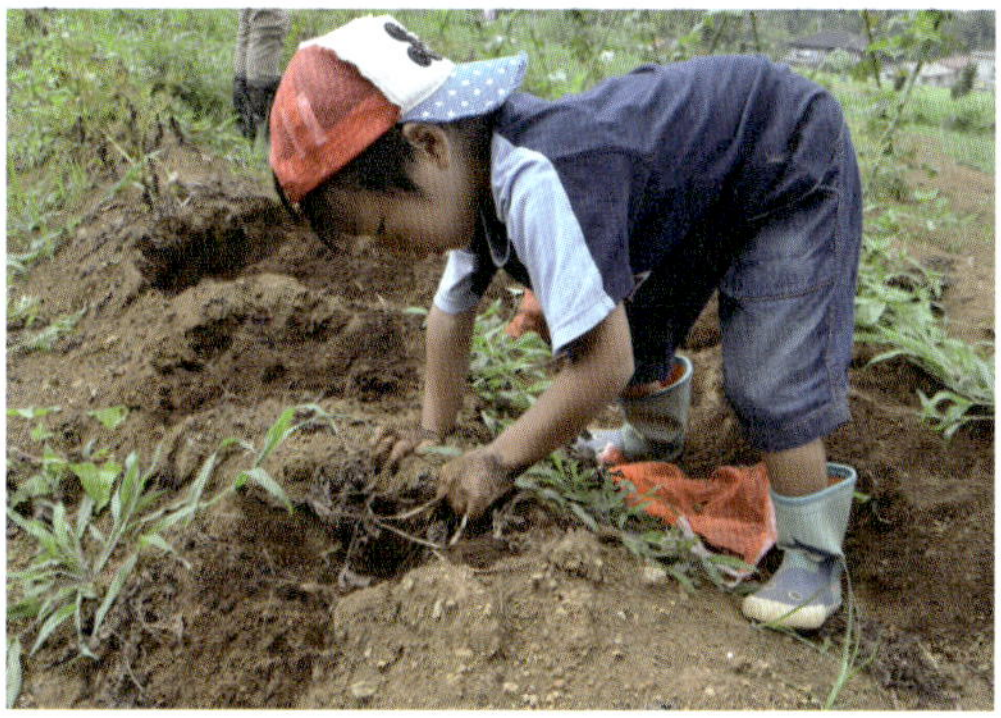
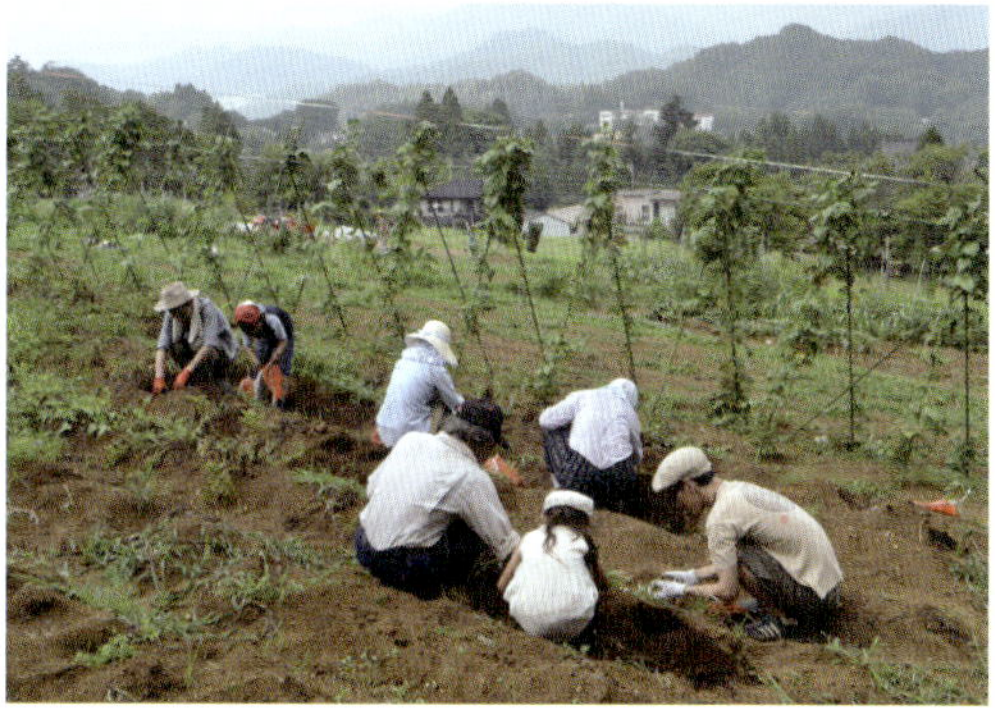

子どもがどんどん積極的になりました

畑に足を運ぶようになってまずご両親が驚いたことは、子ども達の反応だったそう。

「畑に行くと、子ども達の表情の輝きが増すんです。『暑い』とか文句も言いますが、大空の下で本当に楽しそうに真っ黒になりながら土に触れたり、虫を見つけては捕まえたり、いろんな植物や野菜を見て『あれはなあに?』と好奇心を膨らませたり。小さいうちにこのような経験ができることは、本当に貴重だと感じました」と真志さん。実際に士誠くんは、畑に行くたびに虫かごを持参。たまに作業をサボっては、畑のまわりに棲む生き物探しに夢中になったとか。

また、質問の数が増えたことも大きな変化だったと幸子さんは言います。

「どちらかというと、士誠はあまり質問の多い子ではありませんでした。しかしここにくると、『これはどうすればいいの?』『あれは何?』と、農業を営む畑の管理をされているおじさんに、自らどんどん質問をするんです。こういった姿を見るだけでも、畑に触れた効果は本当に大きいと思いました」

しかし楽しいことばかりではありません。特に雨の降った後に急増する雑草を見て、「きれいにしたばかりなのに、またこんなに生えてる。やだなぁ」と弱音を吐いたり、遠くから重い水を運んで「もう無理!」などと、何度もくじけそうになりました。

本当の贅沢とはこういうこと？

畑の楽しさと大変さ、その両方を体感したという西原さん家族。少しずつ収穫ができるようになると、楽しみがどんどん増えたそう。まだ畑歴1年ほどながら、トマトやナス、白菜やタマネギ、ニンニクなど、15種ほどの野菜を育て、徐々に自分たちの野菜が収穫できるようになりました。

「最初は雑草を抜き水をやり、という作業の繰り返しで、大人の自分たちも正直、大変なことばかりだと不満をこぼしたりもしました。でもちょっとずつ野菜が成長して収穫できるようになると変わってきました。自宅に持ち帰ってみんなで食べてみると、やっぱり特別な味なんです。自分たちの畑で採れた野菜を食べる素晴らしさを、実感することになりました」（真志さん）

まわりの畑にいるベテランの方々に「その野菜ならこんな食べ方がいいよ」などとアドバイスをもらい、素材そのもののおいしさの味わい方を知ることができました。

士誠くんも、「あ！　こんなに大きくなったよ！」と、足を運ぶたびに育つ野菜を見るのが、とても楽しみだったそう。さらに士誠くんは、畑でできた野菜をその場で採って食べるという、初めての経験をすることもできました。

「最初は『いいの？』と戸惑った表情でしたが、その場でトマトを口に入れたときの士誠の笑顔が忘れられません。『美味しい』って、満面の笑みだったんです」（幸子さん）

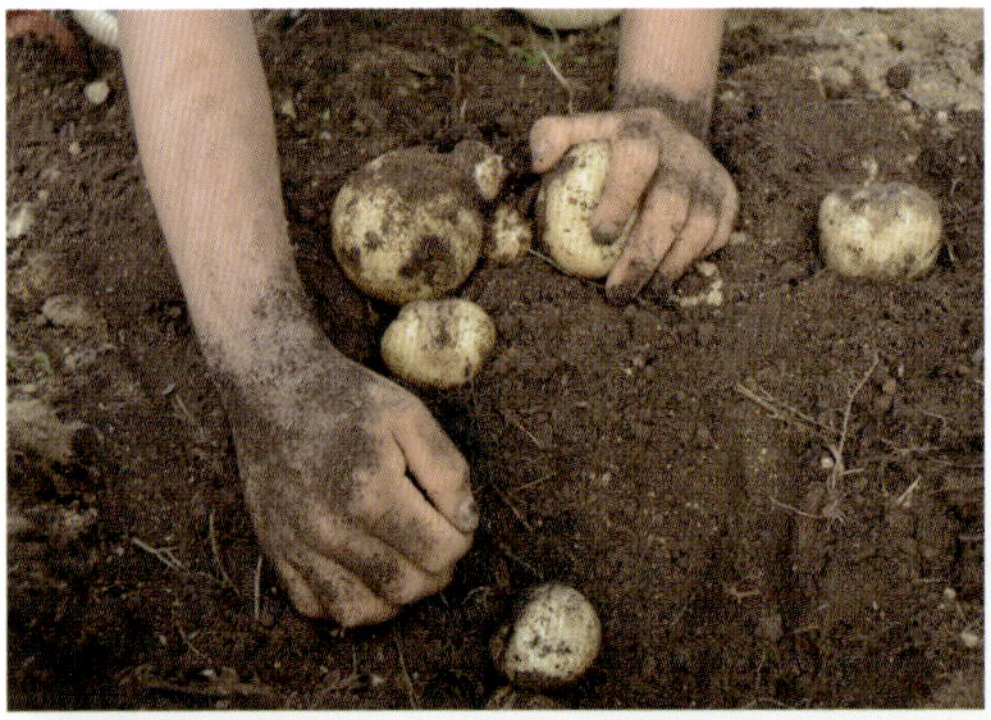

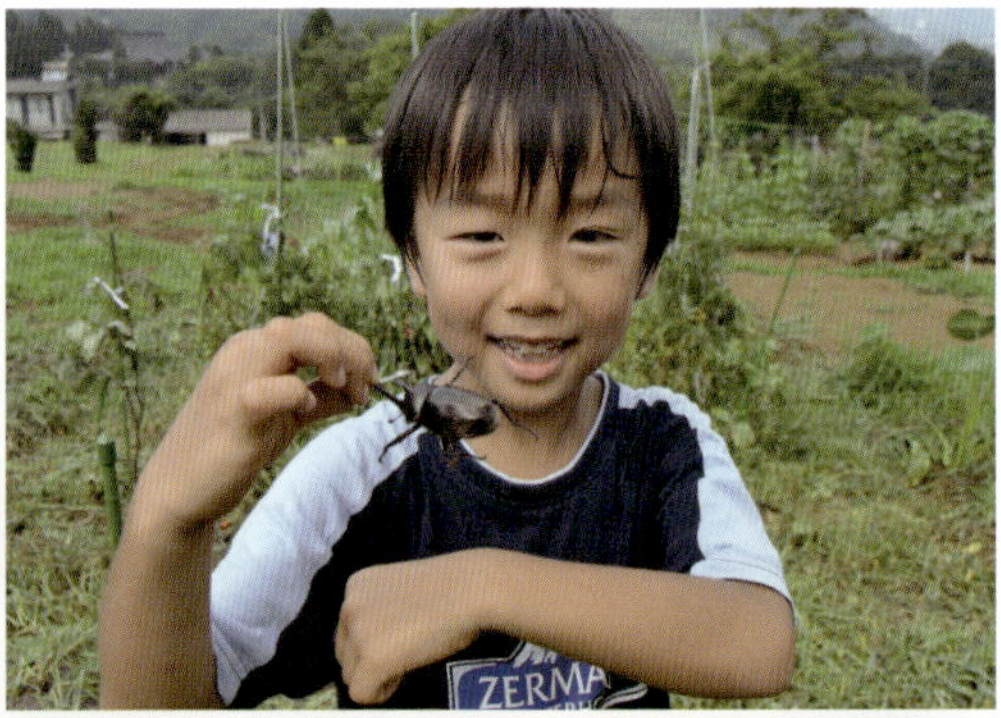

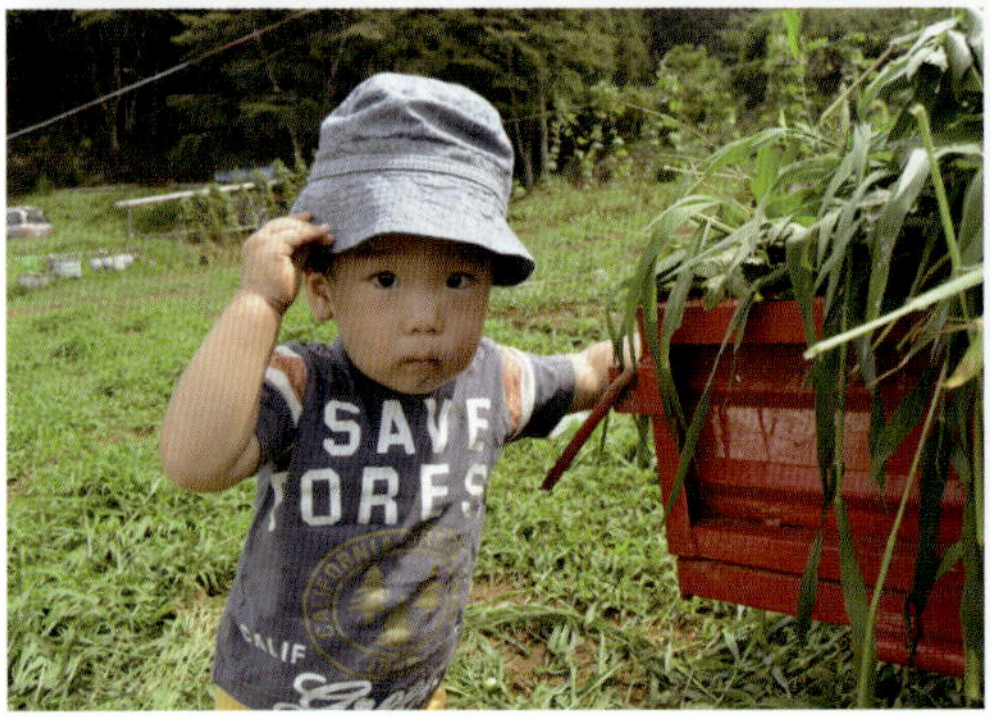

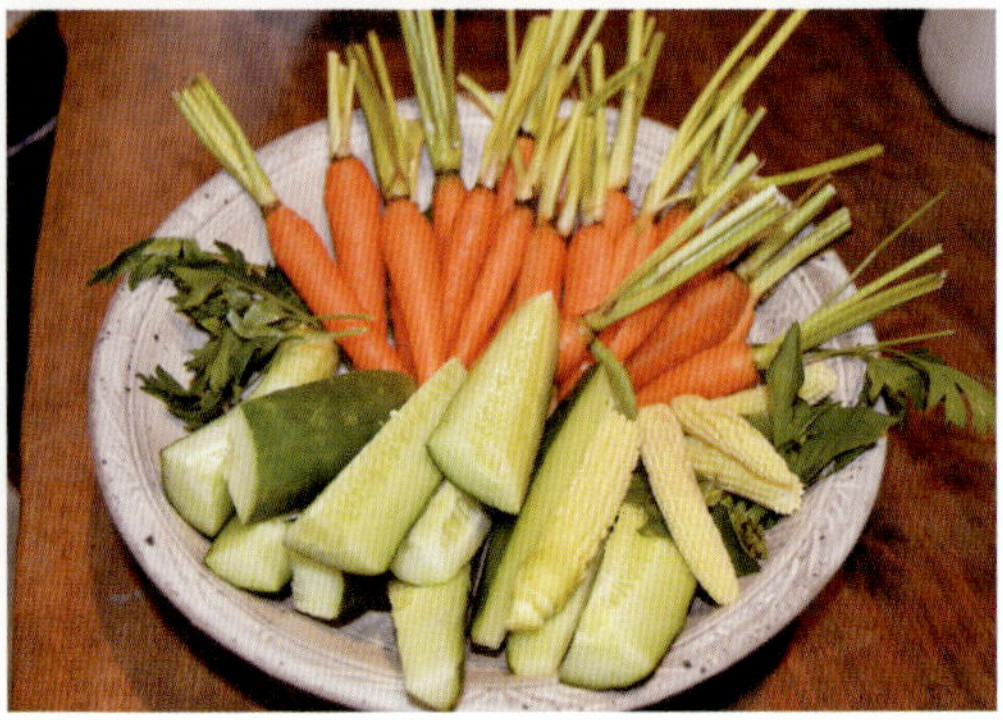

野菜づくりはいいことづくめ

家族で野菜づくりを始めて、悪かったと思うことは一つもないと口を揃えるご両親。畑での作業は、子どもはもちろんのこと、大人もいろんな気づきに出会えるといいます。「海や山で自然に触れるのも良いですが、実際に野菜づくりをすると、自然の摂理のようなものをカラダとココロで実感することができます。それは多少なりとも子ども達も感じたようです。売られている野菜も、どのように育てられて食卓に届くのかという、大切なことを学ぶことができました」（真志さん）

「畑への行き帰りも、親子のとてもいい時間ですね。食卓でも『この野菜も、農家の方が毎日一生懸命育ててくれたんだね』と話すなど、コミュニケーションがさらに増えました。子どもも畑の大変さを知って、毎日の食事がどれだけ大事なものなのかを学んだと思います」（幸子さん）

士誠くんも、ちょっと恥ずかしそうに「畑は楽しいです。カブトムシとクワガタも捕まえたよ。野菜もとっても美味しいよ」と、笑顔で話してくれました。

これから季節や旬のことなどを勉強して、野菜づくりをもっと楽しんでいきたいという西原さん家族。「子どもがいつまで一緒にやってくれるかな……」と不安もあるそうですが、幼い時期に体感した土の感触や草木の香りは、財産としていつまでも残っていくのではないでしょうか。

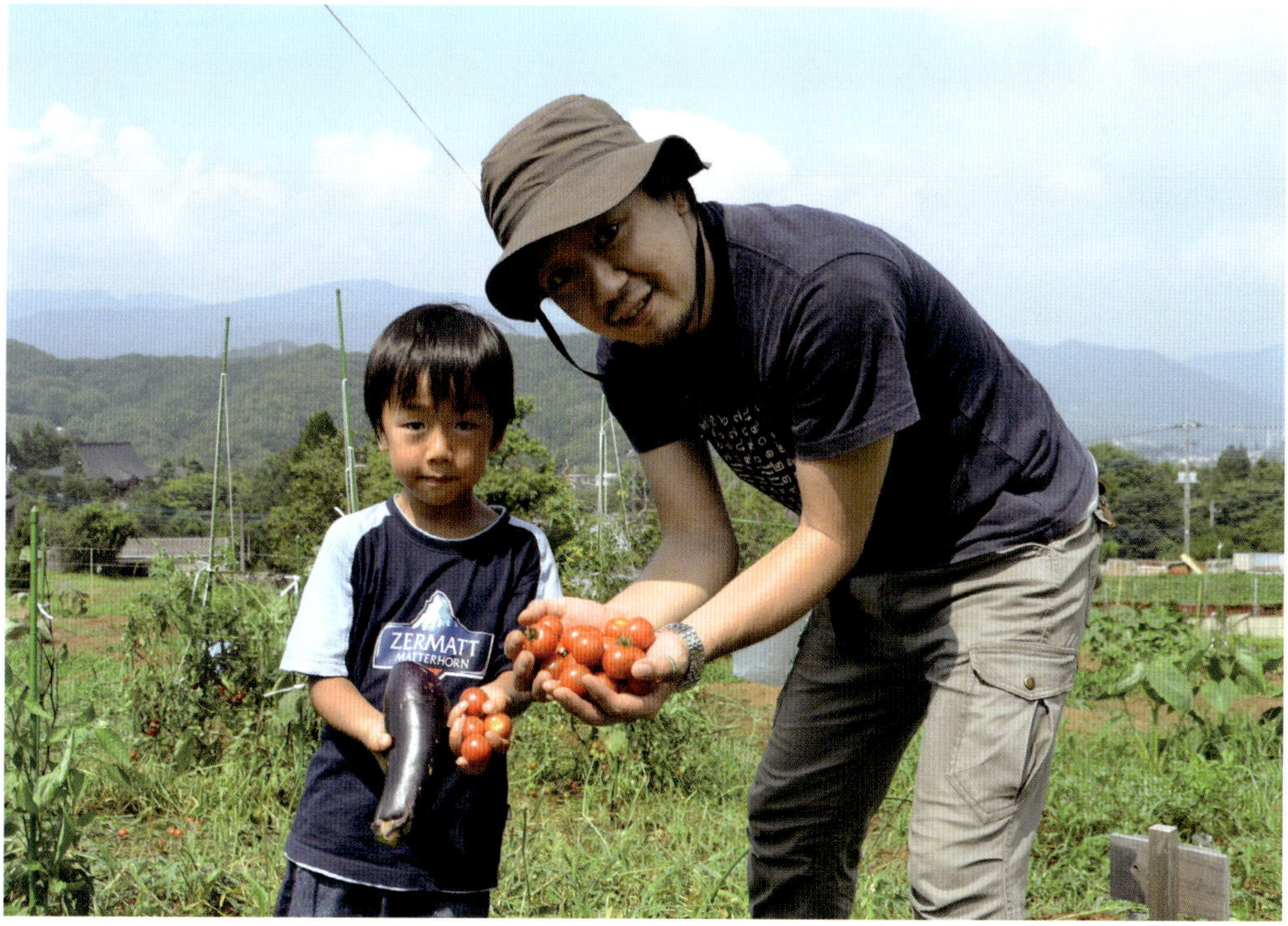

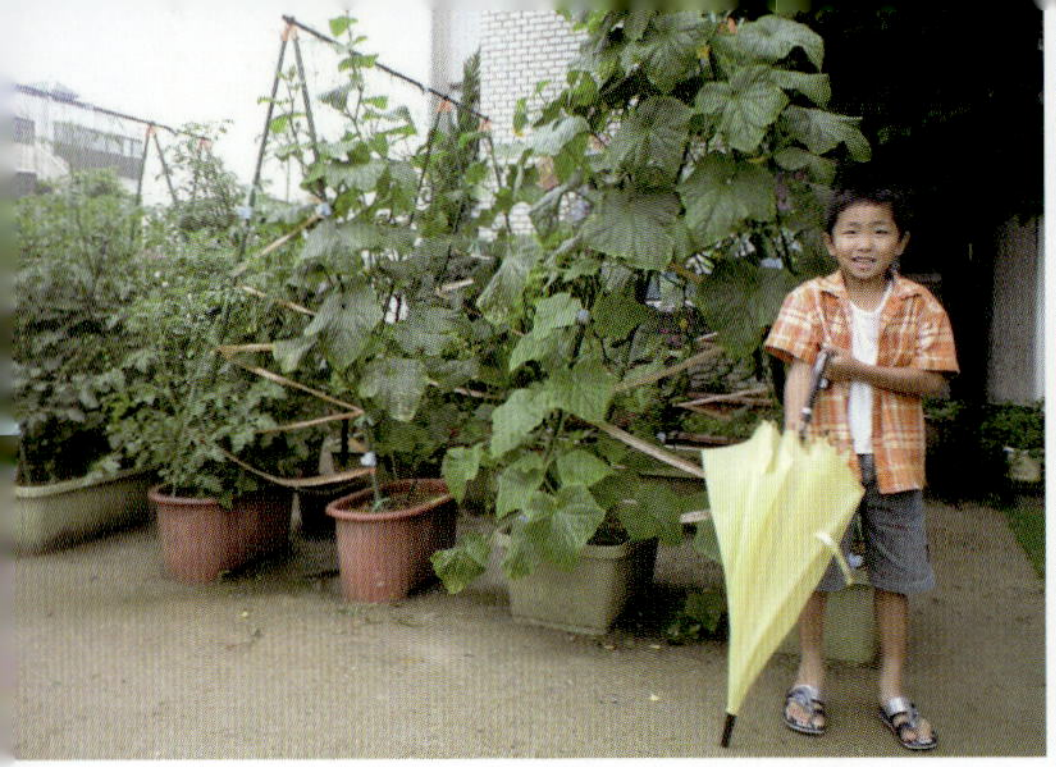

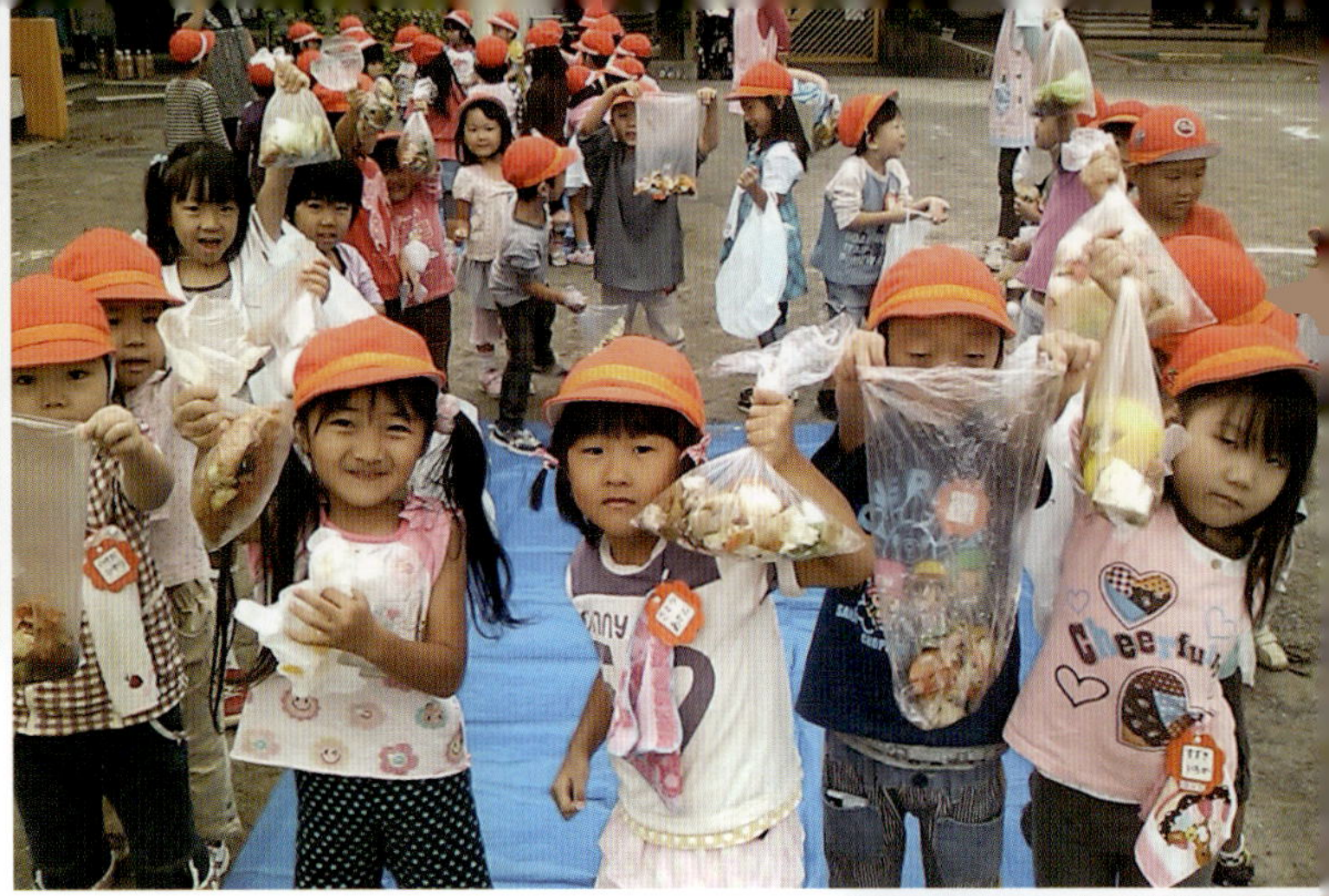

上）「生ゴミリサイクル」により育てた野菜。プランターとは思えない迫力　右2枚）子どもたちが「生ゴミリサイクル菌ちゃん野菜づくり」を実践する様子　右下）「生ゴミリサイクル」でできた野菜は野菜嫌いの子でも生でも食べられる

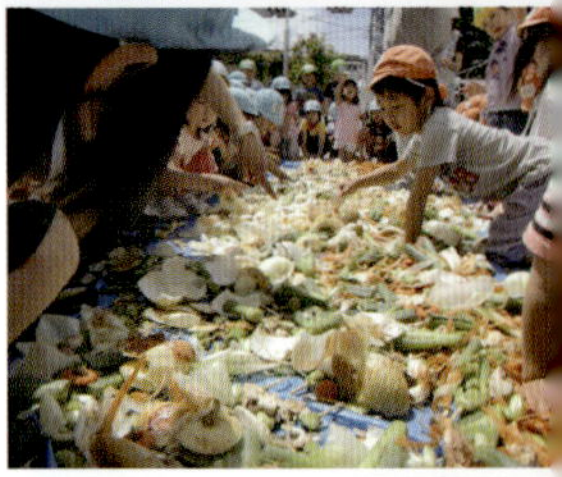

土〜野菜〜人。本当の野菜の味と命のつながりを教えてくれる

生ゴミリサイクル野菜づくり

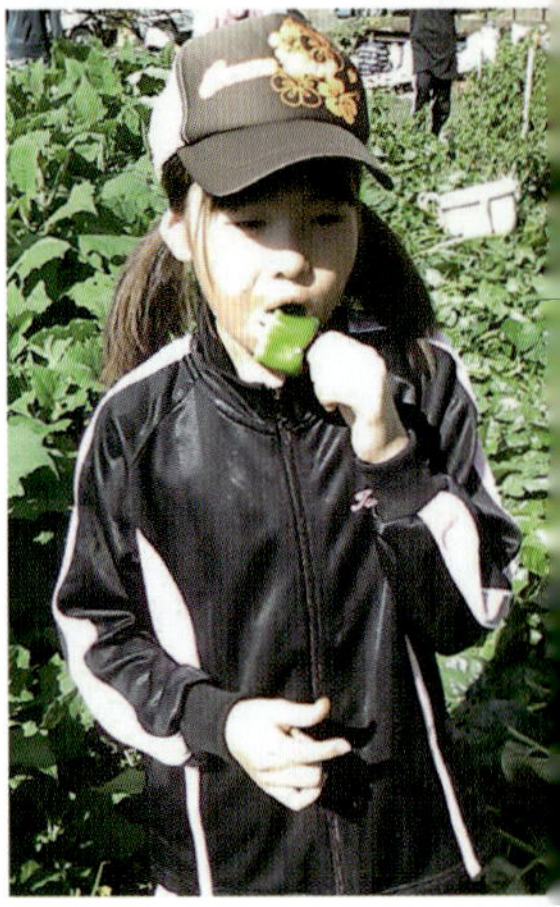

農薬を使わず、生ゴミを再生して元気な野菜をつくる――
そんな夢のような栽培方法が、
九州を中心に浸透しはじめています。
さらには「食育」の一環としても注目され、
幼稚園や小学校にも拡大中。
おいしく、栄養価が高いだけでなく、
私たち人間が自然とつながっていることを、
この栽培方法は教えてくれます。

NPO法人 大地といのちの会

生ゴミは元気野菜の源 健康な土をつくり出す

東京都東大和市で行われた「東大和ごみレスくらぶ」主催の「生ゴミリサイクル菌ちゃん野菜づくり」講演会。会場には多くの人が詰めかけていました。

講演を行うのは、「生ゴミリサイクル菌ちゃん野菜づくり」提唱者の吉田俊道さん。曰く、生ゴミは元気な野菜づくりの宝の山だと言います。

「皮、首、外葉、根の先、成長点……それは抗酸化物質やミネラルの宝庫。これが元気な野菜を作る源であり、その力を活用して〝菌ちゃん〟のいる土をつくり育てると、農薬を一切使わなくても、驚くほど栄養価が高く、日持ちもし、とびきりおいしい野菜ができるんです」

実際、この手法で育ったトマトをいただきましたが、その味わいは、まさしく「元気野菜」そのものでした。

命ある土が野菜を育み その野菜を人がいただく

特に子どもにとって「生ゴミリサイクル菌ちゃん野菜づくり」は重要だと、吉田さんは語気を強めて語ります。「安全・安心の野菜を提供するだけでなく、土（菌ちゃん）と野菜、そして人のつながりも、この方法を通じて体感することができます。子どもたちは正直で、野菜をつくり、食べた子どもたちは明らかに変わります」

そうした「食育」的要素も含め、家庭でも子どもと「生ゴミリサイクル菌ちゃん野菜づくり」を実践し、食べてほしいと吉田さんは言います。「プランターでも十分元気な野菜ができます。わからないことがあればサイトにお問い合わせください」

生ゴミリサイクルでできるプランター土づくり

1. 排水のよい土を用意。山中の落ち葉の下にある黒々とした土が理想。市販の培養土の使い古しも○。新品の培養土や腐葉土は使えない。
2. 土の2～3割の体積の生ゴミを入れる。生ゴミは事前に小さく切ってボカシをよくまぶしてから土と混ぜると分解がスムーズに。
3. プランターに入れ、草やわらをかぶせて白色の光を通さない浪板をのせ、通気性を確保。冬は保温を優先するため、プランター全体を大きな透明フィルムで包み込む。
4. 生ゴミを入れた日から3日目、7日目、14日目を目安に、3回以上混ぜる。雨が降り込むと土が腐るので注意。
5. 14日後、生ゴミはほぼ分解し、タネが発芽。よく混ぜ空気を送り、土が乾燥せずかつ雨が入らないよう2週間放置する。
6. 生ゴミを1ヶ月以上入れ、浄化を確認。生ゴミくさくなければカキガラ石灰をコップ1杯程度混ぜる。
7. 水はけをよくするために、プランターの底にモミガラまたは小石を敷き詰める。その上に土を植え付ける。
8. 土の表面を5-10センチほどの草で覆うと、雑草を抑え、乾燥を防ぎ、土中にミネラルを補給してくれるので、いっそう菌ちゃんを元気にして、野菜を元気にしてくれる。

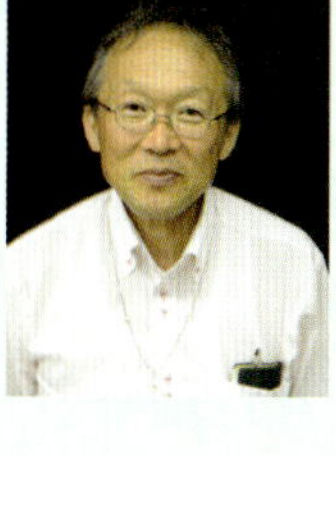

NPO法人 大地といのちの会　理事長

吉田 俊道さん

1959年長崎県生まれ。長崎県江迎農業改良普及センターに勤務後、独立し「生ゴミリサイクル菌ちゃん野菜づくり」を確立。2009年第1回食育推進ボランティア表彰・内閣府特命担当大臣表彰。

問い合わせ先

http://daititoinotinokai.web.fc2.com

講演会で熱弁を振るう吉田さん

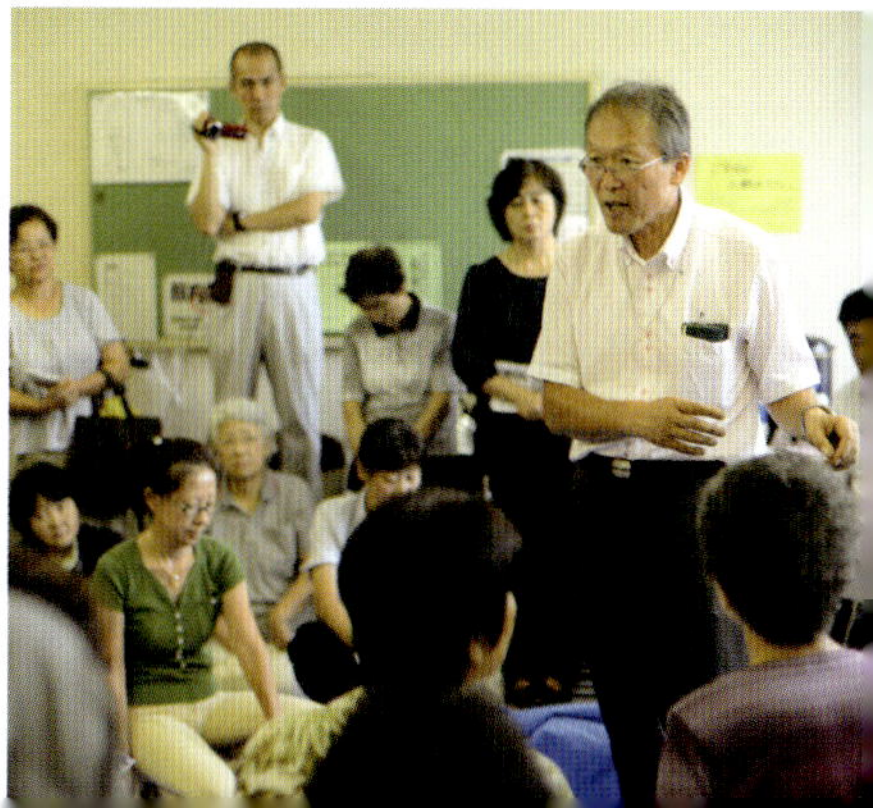

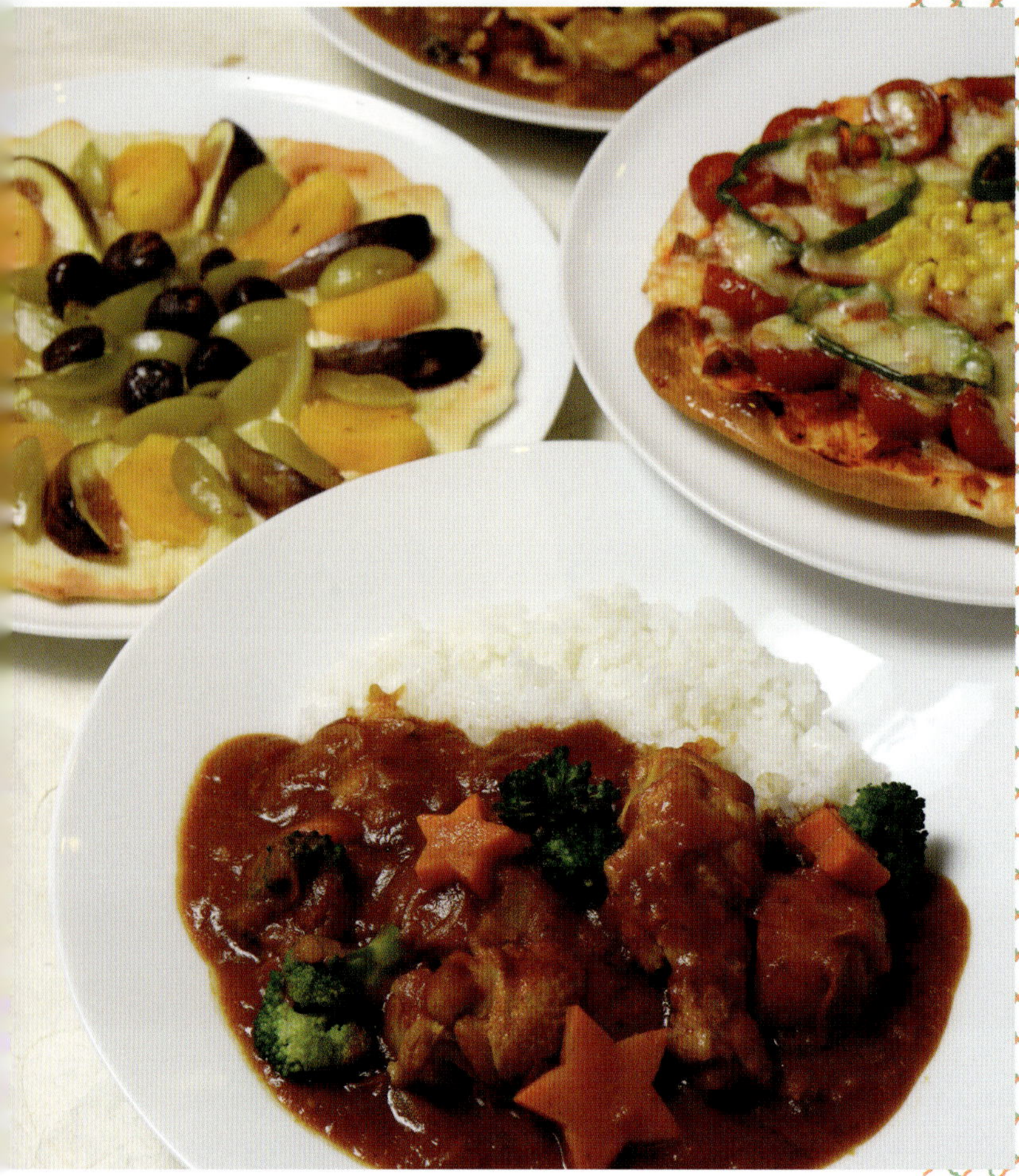

親子で季節や素材を楽しむ カンタン“ピザ&カレー”レシピ

親子一緒に料理をつくり、食べることは、家庭でできる最も実践的な食育のひとつ。ただ、実際につくる料理は一体どんなレシピがいいか、迷うご家族もいるのでは。そこで20年以上子ども向け料理教室「キッズ インザ キッチン」を展開してきた、東京ガス「食」情報センターのみなさんに、親子でつくれるカレーとピザのレシピを提案してもらいました。
どちらも子どもがみんな大好きで、しかも驚くほどカンタンにおいしくできます！

協力
東京ガス
「食」情報センター

基本を覚えれば料理はもっと楽しくなる

カレーとピザと言えば、子どもたちの大好物メニュー。しかも親子でつくるレシピとしてはぴったりとのこと。どちらも基本を覚えれば、子どもでもカンタンにつくることができ、そしてどちらもさまざまな材料を使えるのもポイント。親子で楽しみながら、いろいろな食材を試してほしいそうです。

次ページからのレシピでも、まずカレーとピザ、それぞれ基本のつくり方を紹介しています。ただ、すべてを完璧にしようとしすぎないことも、親子で料理を楽しむコツだといいます。

自分でつくった料理は残さず食べる

これまで「キッズ インザ キッチン」を運営してきた経験から、子どもはみんな料理に興味があると、東京ガス「食」情報センター主幹の杉山智美さんは言います。

「ピザ生地をこねたりする作業は、子どもたちは本当に楽しそうに取り組んでいます。そして自分のつくった料理は残さず食べる。料理をつくることが食育につながるんだと、子どもたちを見てしみじみ感じますね」

おうちピザ&カレーを おいしくする3つのコツ

1

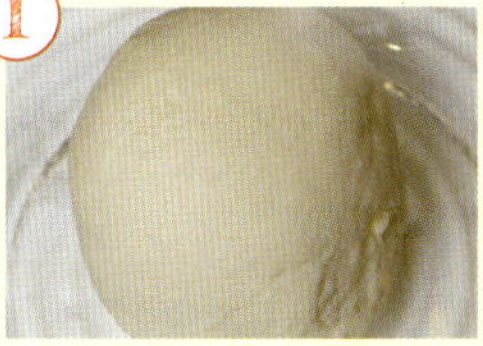

ピザの生地は写真の状態のように、表面につぶつぶがないなめらかな状態までよくこねる。

2

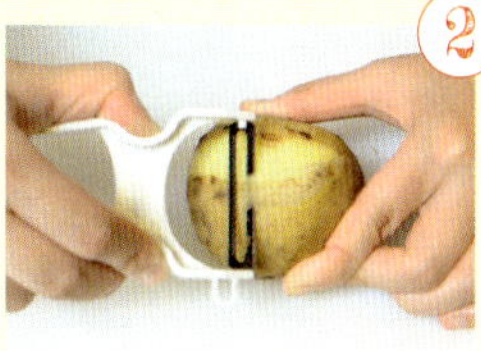

じゃがいもをピーラーでむくときは、じゃがいもを置いて押さえるようにむくと安全でカンタンにむける。

3

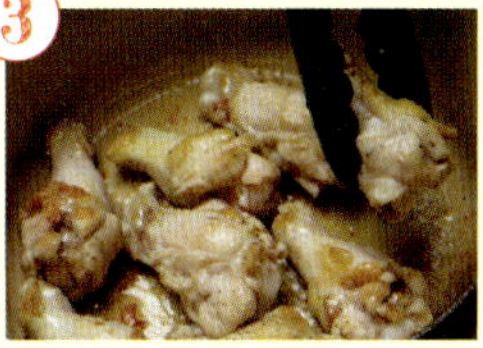

鶏肉は焼き色がつくまでこんがりと焼くと、肉のおいしさがしっかりと出る。手羽先だとよりうまみが出る。

詳しいレシピは次のページから

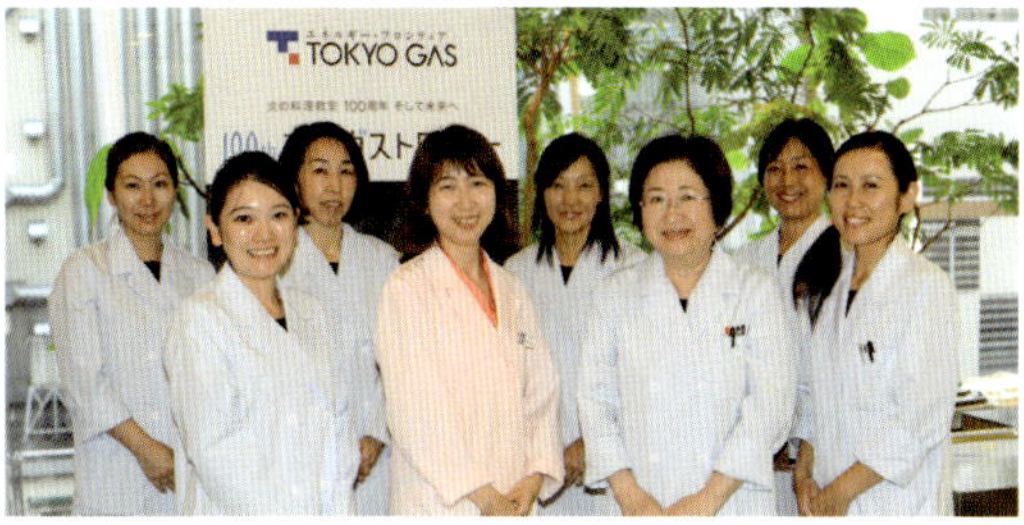

東京ガス「食」情報センター主幹の杉山智美さん（左から4番目）と、今回のレシピ作成に協力してくれたスタジオプラスジーの皆さん

ピザ

基本のピザ

材料（2枚分）

強力粉 … 50g
薄力粉 … 50g
塩 … 1つまみ
砂糖 … 小さじ1
ドライイースト … 小さじ1(2g)
ぬるま湯 … 60ml
オリーブオイル … 小さじ1

【具】
ソーセージ … 3本
ピーマン … 1個
スィートコーン … 大さじ1
ピザ用ソース … 大さじ1
ピザ用チーズ … 40g

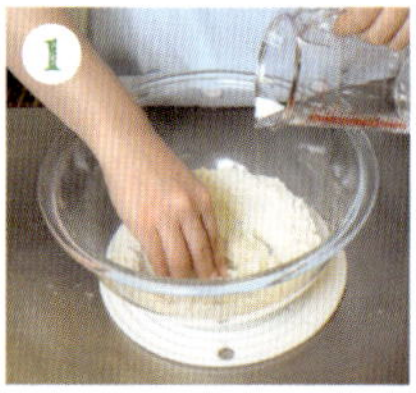

1 ボウルにオリーブオイル以外の材料を入れ、生地が手につかなくなるまでよくこねる。

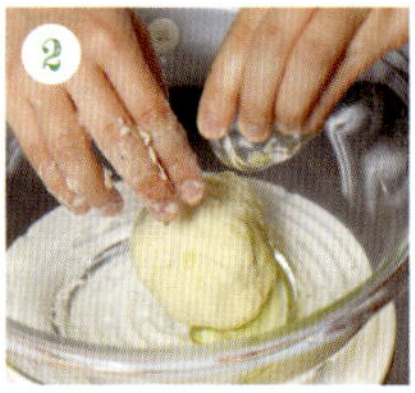

2 まとまってきたらオリーブオイルを加える。

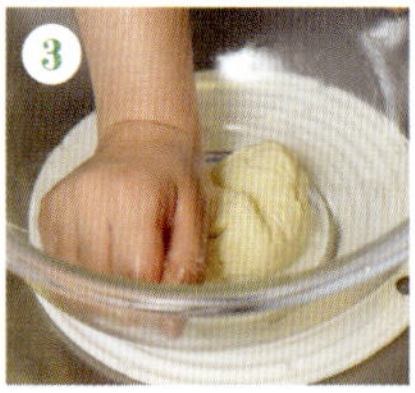

3 さらによくこねる。

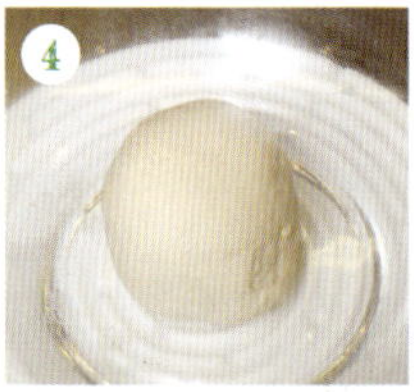

4 生地がなめらかになったら丸くまとめる。

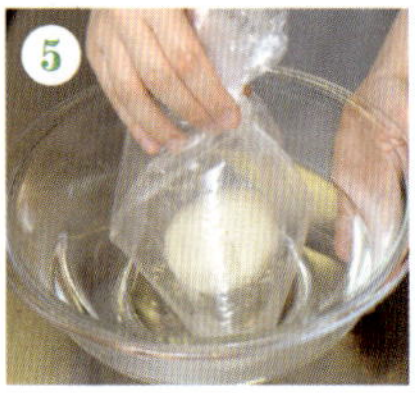

5 ポリ袋に4の生地を入れて口を閉じ、ぬるま湯をはったボウルに入れて15～20分おき、発酵させる。

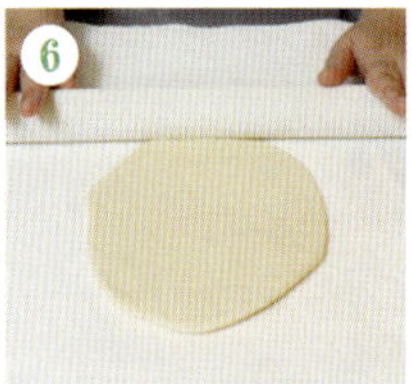

6 生地が約2倍の大きさにふくらんだら、袋から出し2等分に切る。マットまたは台に薄力粉少々（分量外）をふり、めん棒でうすくのばす。

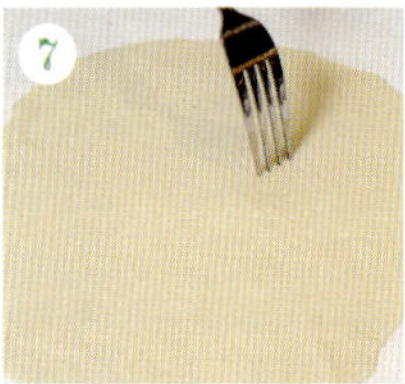

7 のばしたらフォークで穴をあける。

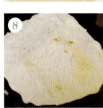

8 グリルの天パンに生地をのせ（天パンがない場合はアルミホイルを使う）、両面焼きグリル強火で約2分焼き、軽くこげ目をつける。

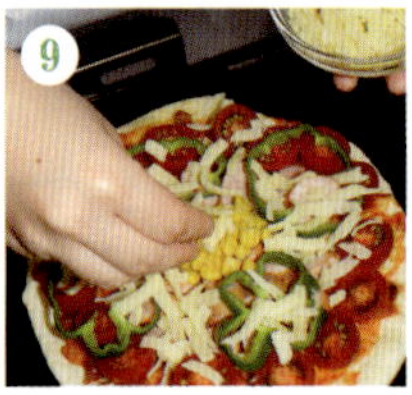

9 生地に具（ソーセージはななめ切り、ピーマンは輪切り、コーンは軽く水気を切る）をのせて、両面焼きグリル強火で3～4分焼く。

完成

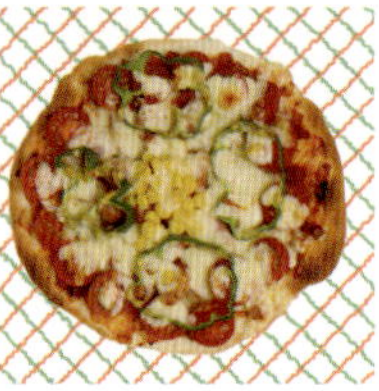

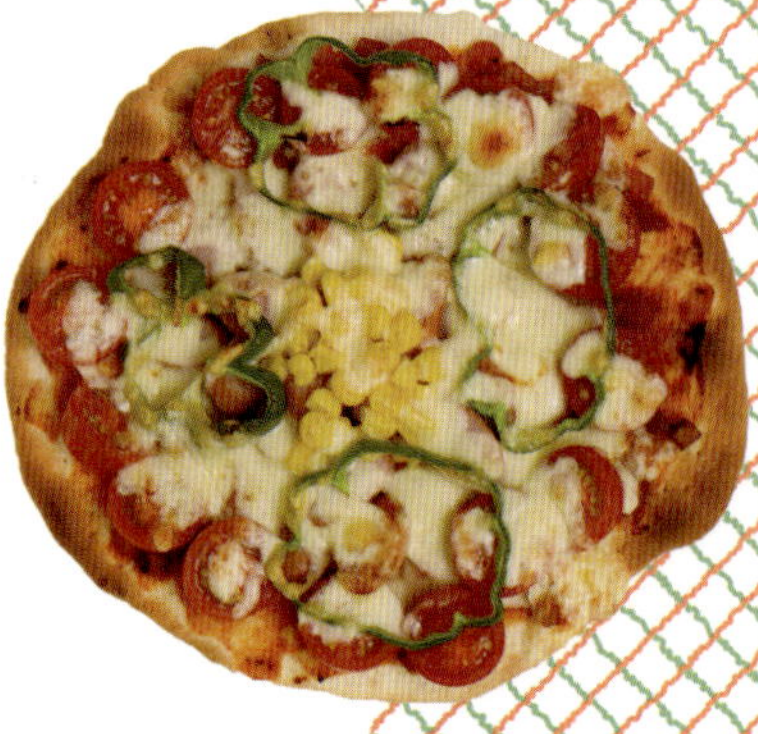

アレンジピザ

【具】

ピザ生地 … 右ページ参照
新じゃがいも … 1個
アスパラガス … 3本
むきえび … 10尾
ピザ用チーズ … 40g
オリーブオイル … 小さじ2

作り方

1 ピザ生地は右ページ参照　2 新じゃがいもは皮をむき千切り、アスパラはななめ薄切りにします。むきえびは背ワタをとり、小さじ1の酒（分量外）をふる。　3 ピザ生地に薄くオリーブオイルを塗り、②を彩りよく並べ、むきえびは軽く水気をとり並べる。　4 グリルで4～5分焼く。

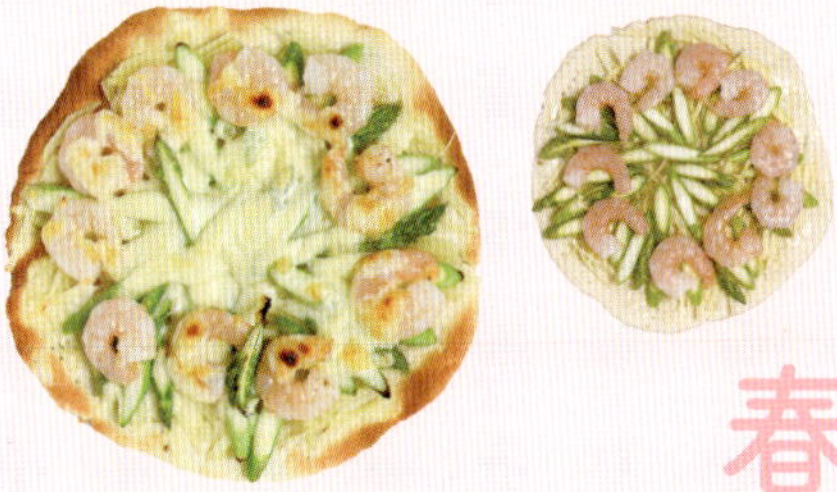

春

【具】

ピザ生地 … 右ページ参照
枝豆(ゆでたもの) … 30g(正味)
トマト … 小1個
ゆでたこ … 足1本分
焼き海苔 … 適量
ピザ用ソース … 大さじ1
ピザ用チーズ … 40g

作り方

1 ピザ生地は右ページ参照　2 枝豆はさやから出す。トマトはくし切りにし、水気を取る。ゆでたこは薄切りにし、焼き海苔は千切りにする。　3 ピザ生地に薄くオリーブオイルを塗り、②の海苔以外の具材を彩りよくのせてグリルで4～5分焼き、仕上げに焼き海苔を散らす。

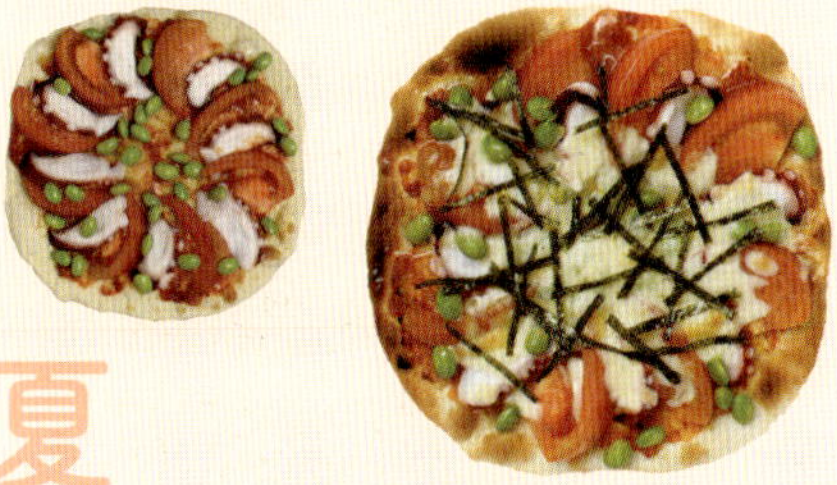

夏

ピザで春夏秋冬を味わおう

冬

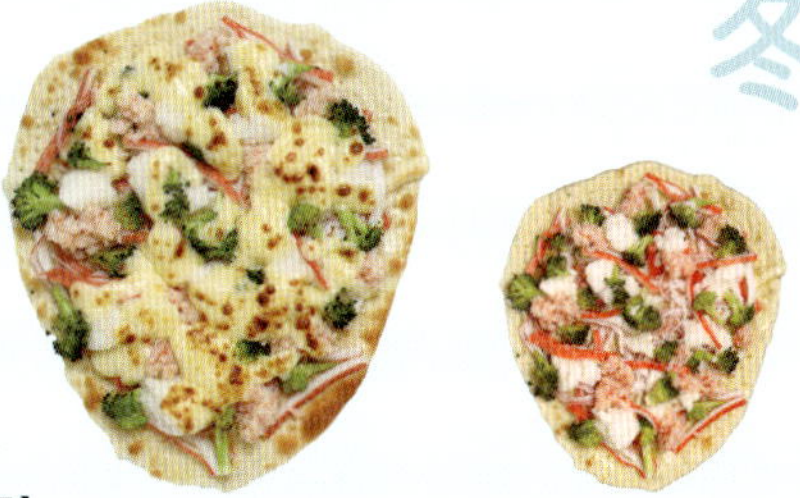

【具】

ピザ生地 … 右ページ参照
カニ缶又はカニカマ … 10本
長いも … 5～6cm
ブロッコリー … 5房
マヨネーズ … 大さじ3
ピザ用チーズ … 大さじ3

作り方

1 ピザ生地は右ページ参照　2 カニカマはたてに細かくさいておく。長いもは皮をむき、ビニール袋に入れめん棒などでたたき、細かくしておく。ブロッコリーは小房に分けておく。マヨネーズとチーズは合わせておく。　3 ピザ用生地にオリーブオイルを薄く塗り、具を彩どりよく並べ、マヨネーズとチーズを合わせたものを上からかけて、グリルで4～5分焼く。

秋

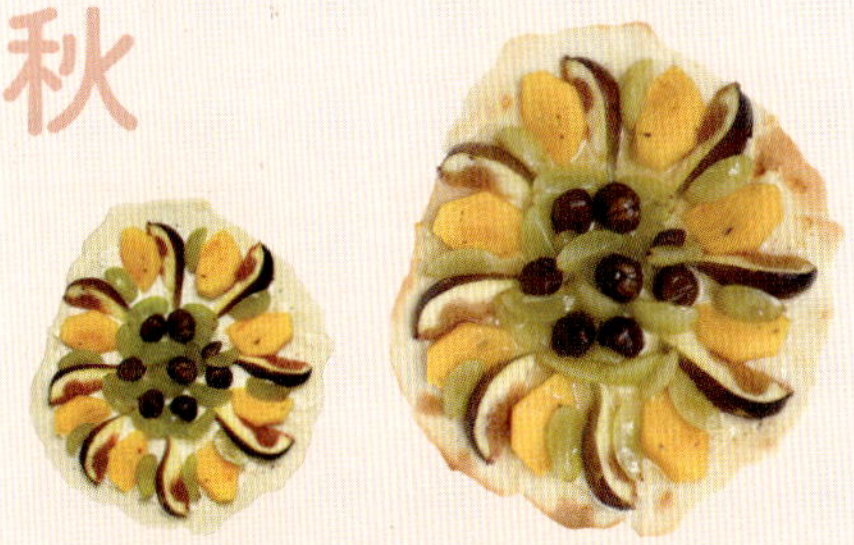

【具】

ピザ生地 … 右ページ参照
柿 … 1/2個
いちじく … 1個
ぶどう … 10粒
甘栗 … 10個
クリームチーズ … 30g
はちみつ又は
メープルシロップ … 大さじ2

作り方

1 ピザ生地は右ページ参照　2 柿は皮をむき、くし切りにし、ぶどうは四等分に切り、いちじくはくし切りにする。　3 ピザ生地にクリームチーズを塗り、②を彩りよくのせ、グリルで4～5分焼いていく。　4 焼きあがったらはちみつをかける。

カレー

具を変えればいろんな味に変身

基本のカレー

材料（4人分）

手羽元 … 8本
じゃがいも … 2個
にんじん … 1本
玉ねぎ … 1個
ブロッコリー … 1/2個
トマト水煮缶 … 1缶
サラダ油 … 大さじ2
カレールウ（市販）… 100g
水 … カップ3 1/2

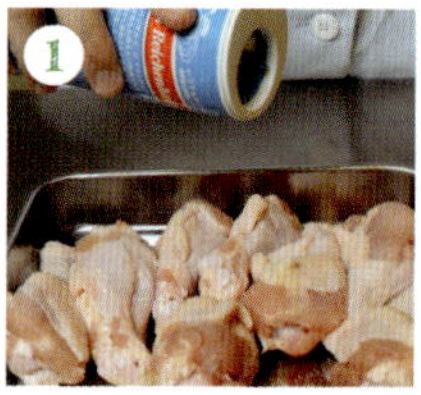

1 手羽元は塩、こしょう少々（分量外）で下味をつける。

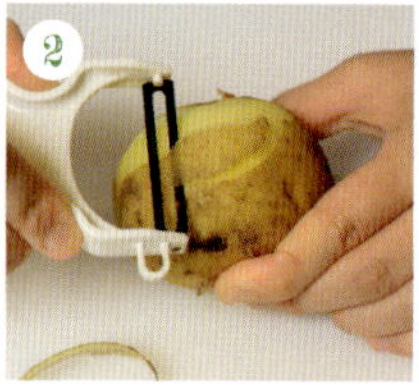

2 じゃがいもはピーラーで皮をむき、4等分に切る。

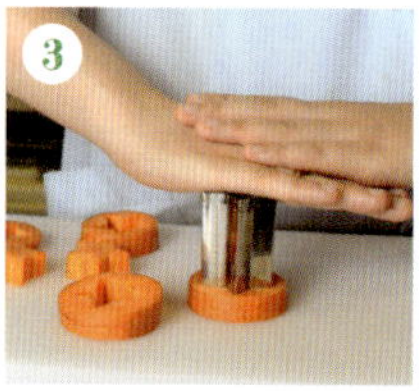

3 にんじんは1cm厚さくらいに切り、型抜きで抜く。手に当たる部分が痛いときはふきんをあてる。

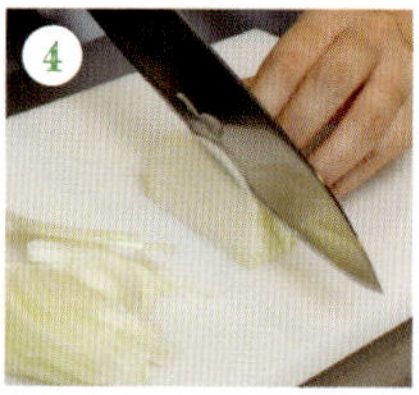

4 玉ねぎはせんいにそって薄切りにする。ブロッコリーは小房に分けてゆでる。

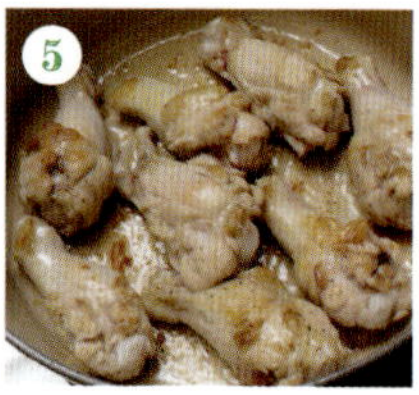

5 鍋にサラダ油を入れて強火にかけてあたため、手羽元をこげ目がつくまで焼く。

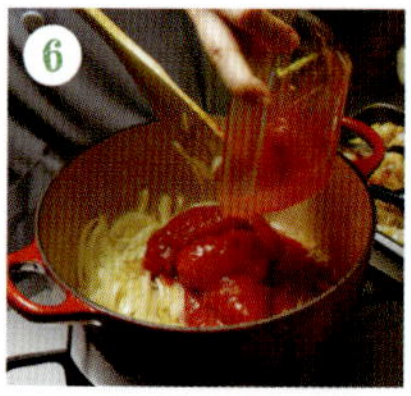

6 鍋から手羽元を取り出して玉ねぎを炒め、トマトの水煮を加える。

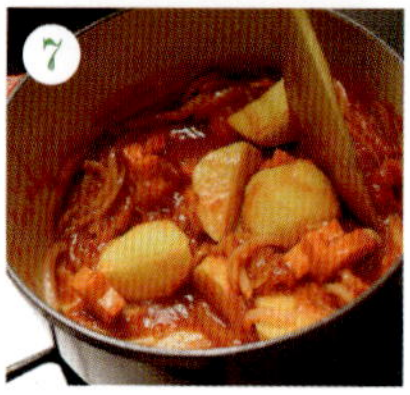

7 にんじん、じゃがいもを加えて炒めあわせる。

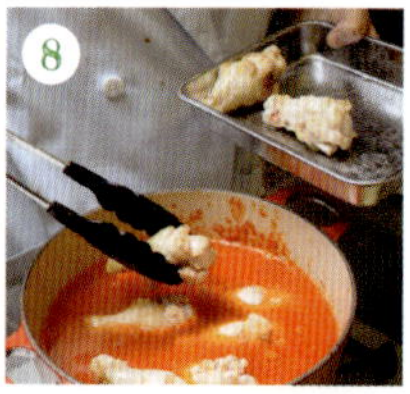

8 全体がなじんだら分量の水を加え、手羽元を戻してふたをして強火で加熱、沸とうしたらやや強めの弱火で約20分煮る。

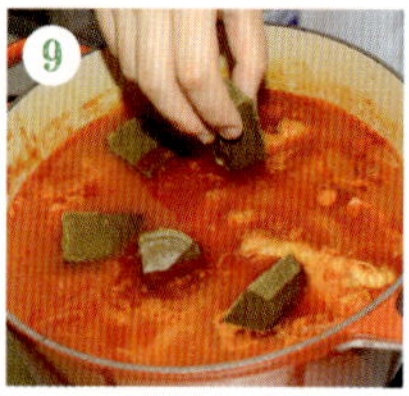

9 カレールウを適当な大きさに割って加え、約10分煮る。途中で茹でておいたブロッコリーを加える。

完成

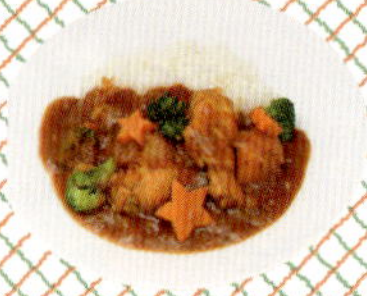

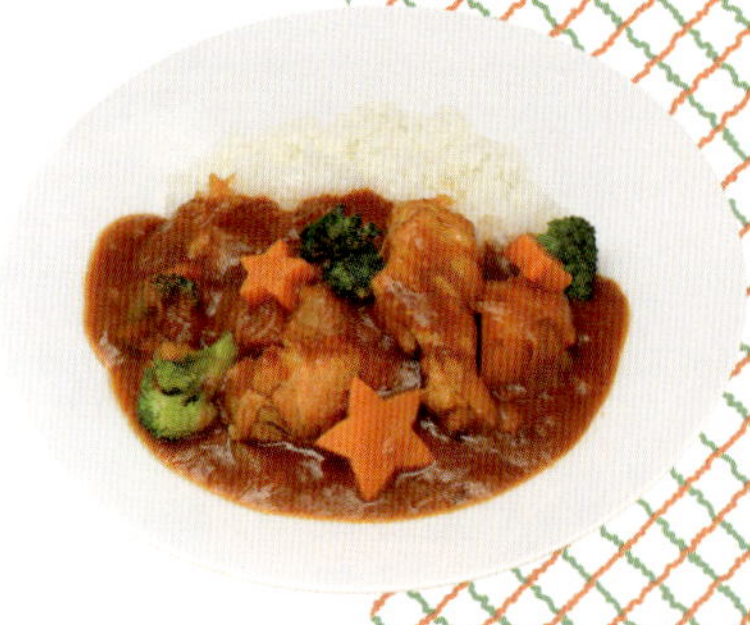

アレンジカレー

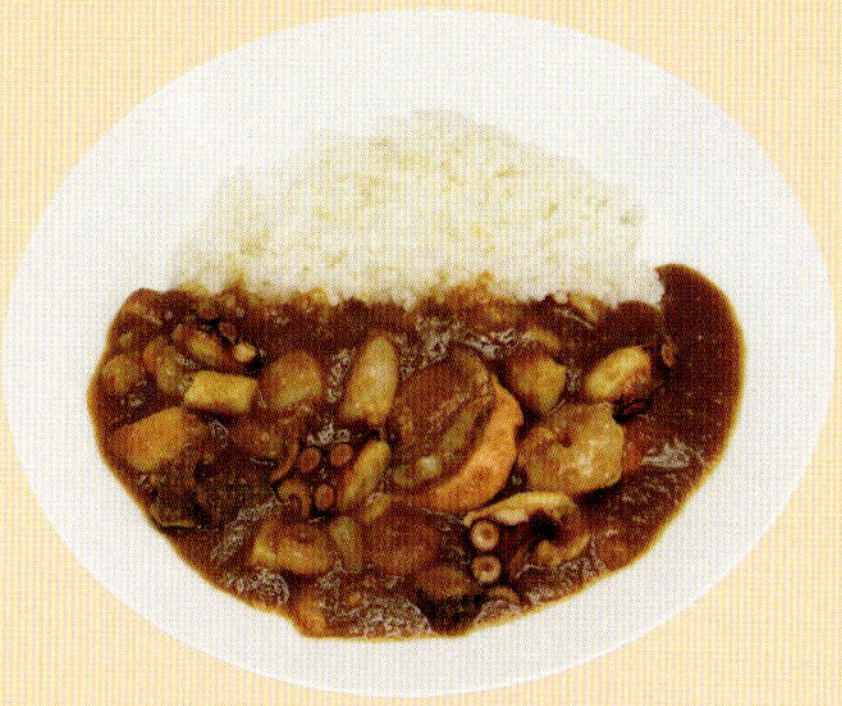

シーフード

材料(4人分)

シーフードミックス
(あさり、いか、えび) … 2袋
ほたて … 8個
玉ねぎ … 2個
市販のカレールウ(シーフード用)
又は普通のカレールウ … 80g
水 … 400ml

作り方

1 フライパンをあたため、サラダ油を大さじ1入れ、シーフードミックスとほたてを軽く炒めて取り出しておく(このとき出た煮汁はとっておく)。 2 ①のフライパンにサラダ油を入れ、すりおろした玉ねぎを入れ炒め、きつね色になったら水を入れ、10分くらい煮込む。 3 ルウを加えとろみが出てきたら①(残った煮汁も)を入れ、ひと煮立ちさせる。

大好きなカレーのレパートリーが増える

野菜

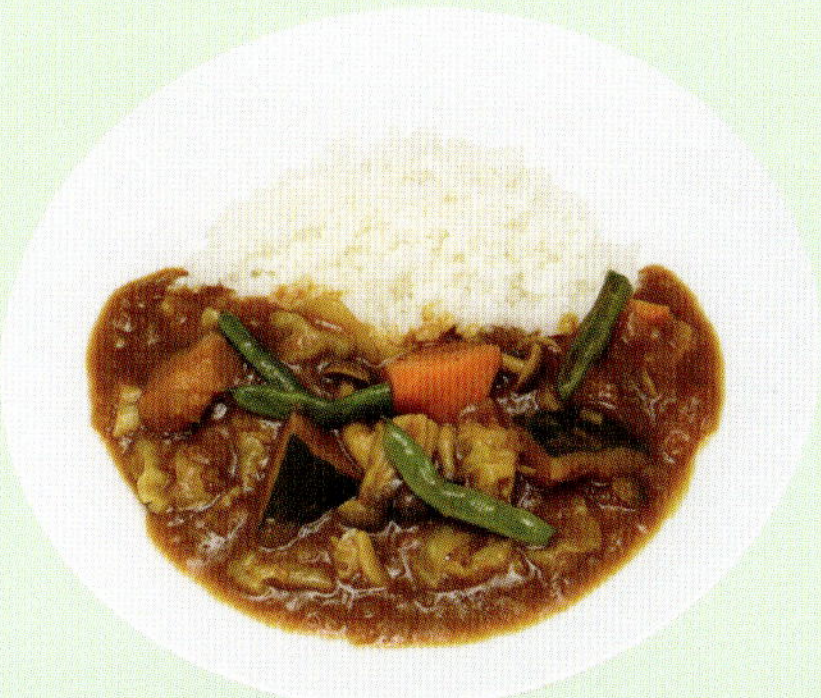

材料

かぼちゃ … 1/16個
玉ねぎ … 1個
にんじん … 1/2本
しめじ … 1/2パック
キャベツ … 4枚
いんげん … 10本
トマト … 1個
サラダ油 … 大さじ4
市販のカレールウ … 100g

作り方

1 かぼちゃ、にんじん、トマト、キャベツは一口大か一口大の乱切りにする。玉ねぎはみじん切りにし、しめじは小房に分け、いんげんはすじをとり半分に切る。 2 鍋をあたためサラダ油を入れ、玉ねぎを炒める。全体に油がまわり、透き通ってきたらトマト、キャベツ、にんじん、かぼちゃ、しめじ、いんげんを炒める。 3 ②にひたひたにかぶるくらいの水を入れ蓋をし、20分煮込む。 4 ③にカレールウを加え、とろみがつくまで煮込む。

おいしく、安全な水を飲むために

日本の水を“地産地消”で楽しむ

飲んだり、料理に使ったりと、水なくして私たちの食は成り立ちません。
その水が日本で採れる量や場所、性質、そしてそれをどう飲めば
おいしく安全か。みなさんは考えてみたことはありますか？

実は日本は水に恵まれていない？

おそらく大半の人が「日本は水に恵まれた国」と思っているでしょう。事実、日本全国に流れる河川の数はおよそ3万とも言われ、左ページの「日本名水百選」（環境庁）を見てもわかるとおり、国土のあらゆるところで水が採取できることがわかります。

一方、実は日本は水に恵まれていない、とも言えるデータがあります。水の豊かさの指針のひとつである「降雨量」は、日本は年平均約１７１８㎜と、世界年平均約９７０㎜の約２倍。しかし「降雨量」に国土の面積をかけあわせた「降雨総量」を国民の人口で割った数値が、実質的な国の水の豊かさと捉えられており、そうなると日本は年間約５１１４㎥。世界平均の年間２１７９６㎥と比べると、明らかに水が少ない地域となります（数字はすべて国土交通省ＨＰより）。日本の水は、実は貴重な存在なのです。

日本の水にも土地ごとに個性がある

ちなみに日本の水は、世界的には「軟水」に分類されますが、左ページの各地の水の硬度を見てもわかる通り、地域ごとに水質が異なり、沖縄のようにかなり「硬水」寄りの水も見られます。その影響は水そのものの味はもちろん、料理にも影響するようで、同じ材料、同じ行程で調理しても、水の違いによって味が異なってしまうこともあるといいます。逆にその水の違いが

一般的な水の「硬度」の定義

「硬度」とは？

水に含まれるカルシウムやマグネシムなどのミネラルの量を、これに相当する炭酸カルシウムに換算して数値で表したもの。

石灰質の地域を長時間かけて通る水が硬度が高く、地中での対流時間や河川の長さが短い場合は、硬度が低めになる傾向がある。

一般的な硬水、軟水の特徴

	硬度	特徴
軟水	100以下	うまみ成分を引き出しやすく、だしをとったり野菜の煮物などに適している
中硬水	101～300	硬水と軟水の中間的な特徴
硬水	300以上	肉の臭みなどをおさえるので、洋風のだしや肉の煮込みなどに適している

全国の水マップ

[ ] 内は硬度、-は不明、数値は編集部調べ
地名・水名は環境庁「日本名水百選」より引用

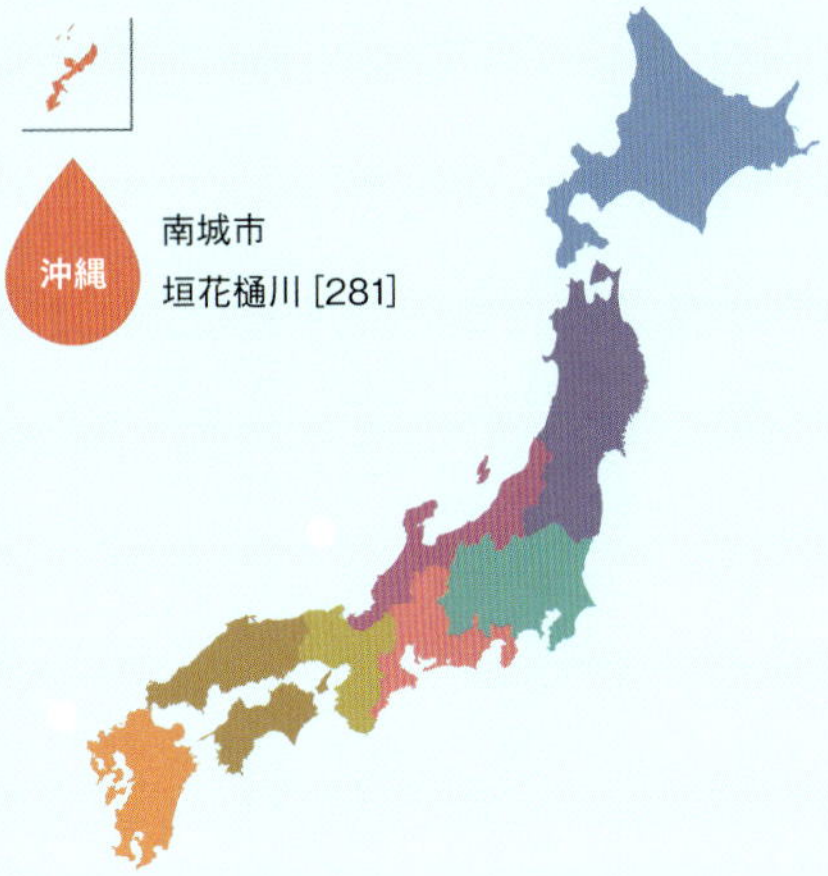

東海
岐阜県●郡上市　宗祇水（白雲水）[26.2] ●美濃市・関市・岐阜市　長良川（中流域）[28.5] ●養老郡養老町　養老の滝・菊水泉 [43.7] 静岡県●駿東郡清水町　柿田川湧水群 [48.3] 愛知県●犬山市～可児川合流点　木曽川（中流域）[22] 三重県●四日市市　智積養水 [33.1] ●志摩市　恵利原の水穴（天の岩戸）[80]

北海道
●虻田郡京極町　羊蹄のふきだし湧水 [20] ●利尻郡利尻富士町　甘露泉水 [15] ●千歳市　ナイベツ川湧水 [18]

東北
青森県●弘前市　富田の清水 [72.6] ●平川市　渾神の清水 [23.5] 岩手県●下閉伊郡岩泉町　龍泉洞地底湖の水 [57.6] ●八幡平市 金沢清水 [78] 宮城県●栗原市 桂葉清水 [84.3] ●仙台市　広瀬川 [42.4] 秋田県●仙北郡美郷町 六郷湧水群 [43.1] ●湯沢市　力水 [39.1] 山形県●西村山郡西川町　月山山麓湧水群 [12.4] ●東根市　小見川 [54.6] 福島県●耶麻郡磐梯町　磐梯西山麓湧水群 [12.4] ●耶麻郡北塩原村　小野川湧水 [8]

近畿
滋賀県●彦根市　十王村の水 [50] ●米原市　泉神社湧水 [80] 京都府●京都市伏見区　伏見の御香水 [80] ●宮津市　磯清水 [50] 大阪府●三島郡島本町　離宮の水 [50] 兵庫県●西宮市　宮水 [100] ●神戸市　布引渓流 [26] ●宍粟市　千種川 [5.4] 奈良県●吉野郡天川村　洞川湧水群 [75] 和歌山県●田辺市　野中の清水 [30] ●和歌山市　紀三井寺の三井水 [96.6]

関東甲信
茨城県●久慈郡大子町　八溝川湧水群 [7] 栃木県●佐野市 出流原弁天池湧水 [92.5] ●塩谷郡塩谷町　尚仁沢湧水 [24] 群馬県●甘楽郡甘楽町　雄川堰 [67.2] ●吾妻郡東吾妻町　箱島湧水 [38.8] 埼玉県●大里郡寄居町　風布川・日本水 [-] 千葉県●長生郡長南町　熊野の清水 [82.5] 東京都●国分寺市　お鷹の道・真姿の池湧水群 [66.4] ●青梅市　御岳渓流 [30.5] 神奈川県●秦野市　秦野盆地湧水群 [30.5] 足柄上郡山北町　洒水の滝・滝沢川 [57.9] 山梨県●南都留郡忍野村 忍野八海 [58.3] ●北杜市　八ヶ岳南麓高原湧水群 [17] ●北杜市　白州・尾白川 [-] 長野県●飯田市　猿庫の泉 [11.4] ●安曇野市　安曇野わさび田湧水群 [-] ●北安曇郡白馬村　姫川源流湧水 [17.2]

中国四国
鳥取県●米子市　淀江町　天の真名井 [40.4] 島根県●隠岐郡海士町　天川の水 [56.7] ●隠岐の島町　壇鏡の滝湧水 [13.7] 岡山県●真庭市　塩釜の冷泉 [17.4] ●岡山市　雄町の冷泉 [56] ●苫田郡鏡野町　岩井 [12.5] 広島県●広島市　太田川（中流域）[11] ●安芸郡府中町　今出川清水 [-] 山口県●美祢郡秋芳町　別府弁天池湧水 [58.2] ●岩国市　桜井戸 [33.3] ●岩国市錦町　寂地川 [4.5] 徳島県●吉野川市　江川の湧水 [40] ●三好市東祖谷山　剣山御神水 [55.3] 香川県●小豆郡小豆島町　湯船の水 [52.3] 愛媛県●西条市　うちぬき [19.6] ●松山市　杖ノ淵 [73.1] ●西予市　観音水 [63.7] 高知県●県西部　四万十川 [26.3] ●高岡郡越知町　安徳水 [33.1]

沖縄
南城市
垣花樋川 [281]

九州
福岡県●うきは市　清水湧水 [33] ●福岡市　不老水 [57] 佐賀県●西松浦郡有田町　竜門の清水 [14.8] ●小城市　清水川 [15] 長崎県●島原市　島原湧水群 [95.9] ●諫早市　轟渓流 [11.6] 熊本県●宇土市　轟水源 [37.7] ●阿蘇郡南阿蘇村　白川水源 [71.8] ●菊池市　菊池水源 [23.8] ●阿蘇郡産山村　池山水源 [24.6] 大分県●由布市　男池湧水群 [107.6] ●竹田市　竹田湧水群 [58] ●豊後大野市　白山川 [49.3] 宮崎県●小林市　出の山湧水 [73.4] ●東諸県郡綾町　綾川湧水群 [13] 鹿児島県●熊毛郡屋久町・上屋久町　屋久島宮之浦岳流水 [-] ●姶良郡湧水町　霧島山麓丸池湧水 [48] ●川辺郡川辺町　清水の湧水 [37.3]

北陸
新潟県●中魚沼郡津南町　龍ヶ窪の水 [19] ●長岡市　杜々の森湧水 [1] 富山県●黒部市・下新川郡入善町　黒部川扇状地湧水群 [-] ●中新川郡上市町　穴の谷の霊水 [6.5] ●中新川郡立山町　立山玉殿湧水 [12.5] ●砺波市庄川町　瓜裂の清水 [37.8] 石川県●白山市　弘法池の水 [-] ●輪島市門前町　古和秀水 [26.2] ●七尾市　御手洗池 [39.3] 福井県●三方上中郡若狭町　瓜割ノ滝 [50] ●大野市　お清水 [50] ●小浜市　鵜の瀬 [20]

あるからこそ、関東と関西でのだしの違いのように、各地で個性ある食文化が育まれた、とも考えられています。

水を〝地産地消〟で楽しむための方法とは

そんな多様性ある日本の水を、最近では「ご当地ミネラルウォーター」で楽しむことができます。ただ、飲用だけならともかく、料理など日常的に利用するには非常に高価になってしまいます。また、輸送やペットボトルで石油が消費されることも、環境を考える上では頭の片隅に置いておきたいところです。

そもそも私たちはすでに水を〝地産地消〟で利用しています。各地の水源から引用した水を利用した、水道水です。浄水場のしくみ（右図参照）により安全な状態で提供されていますが、水源そのものの汚染や水道管の劣化により、私たちが使用する際には、ニオイの原因となる微生物や、微量ではあるものの有害物質が残っている可能性があります。言い換えれば、それらを除去して水道水を使用するのが、おいしく、かつ安全・安心な〝地産地消〟の方法と言えるでしょう。

一般的な日本の水道水の浄水のしくみ（急速ろ過）

沈砂地で大きな砂や土を沈める

↓

薬品混和池でPAC（パック…ポリ塩化アルミニウム）という凝集剤を用いて、水に含まれているにごりを固まりやすくする

↓

フロック形成池で水をかくはんし、水の汚れをフロックというかたまりにしていく

↓

沈でん池でフロックを沈める

↓

ろ過池で水を砂やじゃりの層を通してろ過、不純物を取り除く

↓

さらに消毒のための塩素を入れる

水の個性を残しつつ有害物質を除去する

そうした方法として、現在最も一般的なのが浄水器です。さまざまなタイプが市販されていますが、大切なのはその浄水方法。現在主流は、活性炭と中空糸膜の二重構造による浄水。これにより水道水に残ったニオイや微生物などを除去できます。また、さらに除去能力が高いと言われている「逆浸透膜方式」というタイプもあります。

そうしたなか、特に水にこだわる人に注目される浄水装置が、米国で開発された「シーガルフォー」です。独自の【ストラクチャード・マトリックス・テクノロジー】により、世界で唯一、化学物質を使わず細菌やウイルスを取り除きます。そして水に溶け込んだ化学物質も【分子振り分け吸着機能】【イオン吸着機能】で除去。それでいてミネラル分もそのままの状態。そしてこれらの除去能力は、長年にわたって世界の検査研究機関で証明され続けていると言います。すでに日本でも36年以上、約28万台以上の販売

浄水器の種類と特徴

タイプ	ポット型	蛇口直結型	据え置き型	ビルトイン型（アンダーシンクタイプ）	セントラル型（元栓直結型）
価格	数千円〜2万円程度	数千円〜2万円程度	2万円〜30万円程度	5万円〜20万円程度	30万円程度
フィルター交換時期	2カ月〜4カ月程度	1カ月〜3カ月程度	6カ月〜1年程度	1年程度	1年程度
特徴	ポット型の容器に水道水を注いでろ過するタイプ。	水道の蛇口の先端に直接取り付け、フィルターを通すことで手軽に浄水を得られるタイプ。	据え置き式や、壁掛け式でキッチン台の上に設置。ホースで蛇口につないで使用する。	キッチンのシンク下に組み込まれた排水管に取り付けるタイプの浄水器。	水道メーター器以降の水道配管に、バイパス配管を設け設置するタイプ。
メリット	持ち運びができ、冷蔵庫で保存できる。過流量は小さいが浄水能力は高く価格も手頃。	安価で、カートリッジの交換も簡単。細菌などの微細な物質を除く事ができる。	浄水能力が高く、長時間の使用に耐える。そのためランニングコストは低め。またろ過流量が多いので、多量の水をろ過するのにも向く。	ろ過流量やろ過能力が大きく、カートリッジも長持ちする。浄水器がシンク下に隠されるため、キッチンがスッキリ。	家庭のすべての蛇口から浄水が出てくるようになる。ろ過流量も莫大、初期費用は高いがランニングコストは安い。
デメリット	容量が決まっているので、料理など大量に使うには不向き。また、ランニングコストも比較的高め。	水の処理能力が低く、大量の水をろ過するのには不向き。カートリッジの寿命も短い。	価格は高めのものが多く、設置スペースも必要になる。	価格が高く、取り付けには専門工事が必要となため、工事費もかかる。	初期費用がかなり高い。また取り付け工事費もかかる。

一般的な浄水とシーガルフォーの仕組みの違い

一般的な浄水器の仕組み	現在主流は活性炭層+中空糸膜層による2重構造で浄水。活性炭層で有機物、ニオイ、カルキ臭などを吸着、残留塩素は炭素の触媒的機能で分解。さらに微小な膜の中空糸膜で細菌、カビ、鉄サビなどを除去する。ただ、膜の状態によっては口径が大きく、微細な細菌やウイルス、微生物を除去できず、水に溶けた化学物質も通過してしまう
逆浸透膜方式	中空糸膜よりさらに微細な膜に圧力を加え水だけ押し出す方式。活性炭+中空糸膜で除去できない水中に溶け出した成分まで除去できるが、水分中のミネラルまで除去してしまう可能性がある
シーガルフォー	浄水専用に開発・設計した、平均約0.1ミクロン、最大径0.4ミクロンという微細なフィルター穴を持つ立体的構造の浄化媒体により、人体に悪影響を及ぼす細菌やウイルスなど微生物を除去。さらに分子振り分け吸着も行うので、水に溶けた分子レベルの物質も通過させず、かつ水分中のミネラルは確保したままでの浄水が可能

実績があり、一般家庭ばかりでなく著名飲食店やホテル、世界の航空会社などで多く取り入れられています。本気で水を〝地産地消〟で楽しもうと考える方は、ご参考までに。

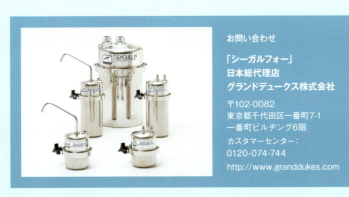

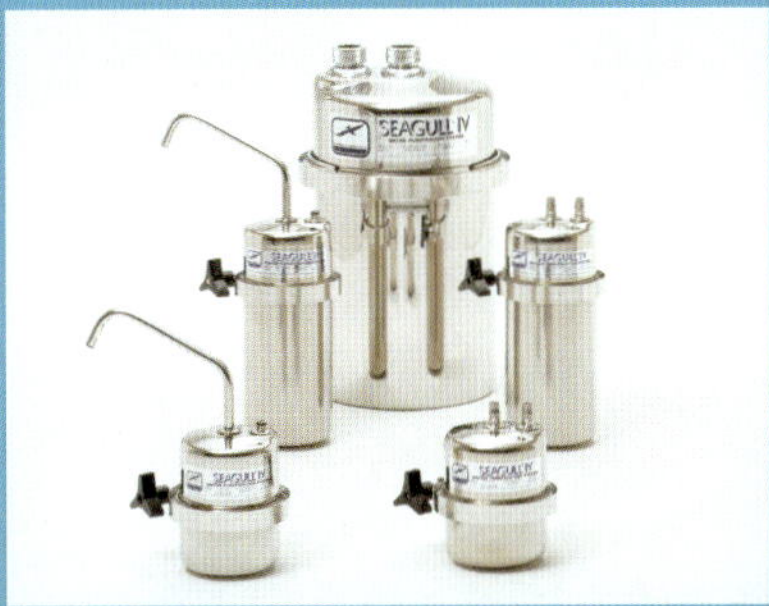

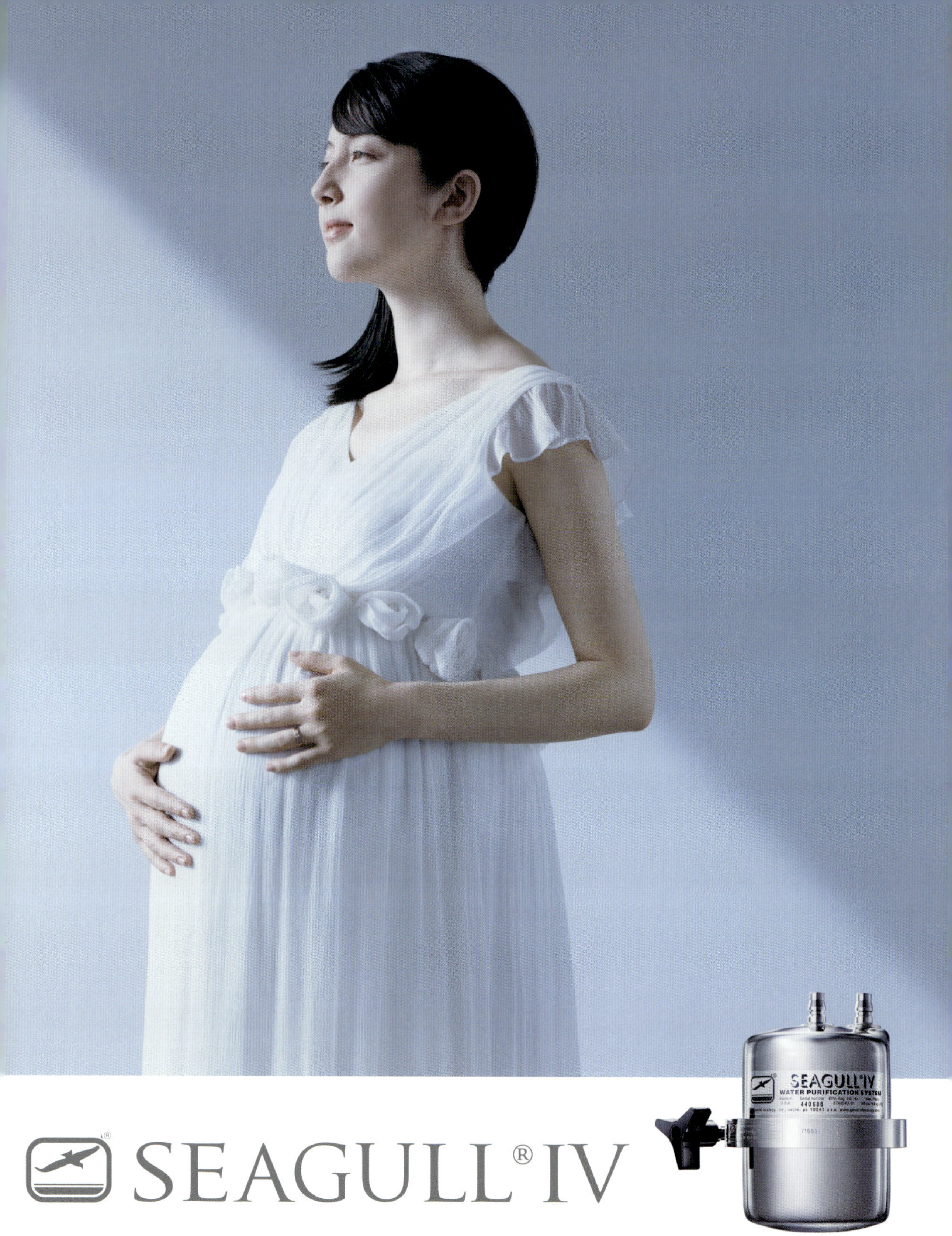

SEAGULL® IV

グランドデュークス株式会社 シーガルフォーカスタマーセンター：0120-074-744【受付時間：9:00-18:00（年中無休）】www.granddukes.com

いのち
のために、
何ができますか。

人の60%は水でできている。
ならば人生の何%が水なのだろう。

目覚めのグラス一杯。洗顔。毎日の味噌汁。
家族のための料理たち。疲れを溶かす湯船。

水を考えることは、いのちを考えること。

シーガルフォー浄水システムは、
ゼネラルエコロジー社が独自開発した
孤高の浄化媒体ストラクチャード・マトリックスを導入。
活性炭や中空糸膜を使った一般的な浄化媒体とは異なり、
殺菌という方法を使うことなく
化学物質はおろか細菌・ウイルスにいたるまで
人体に有害な物質を限りなく100%近く除去します。

化学物質を一切使わずに細菌まで99.9999%以上除去する[※1]唯一[※2]の浄水システム。

※1 EPA(米国環境保護庁)の微生物除去基準に合致。※2 2017年5月時点、自社調べ。

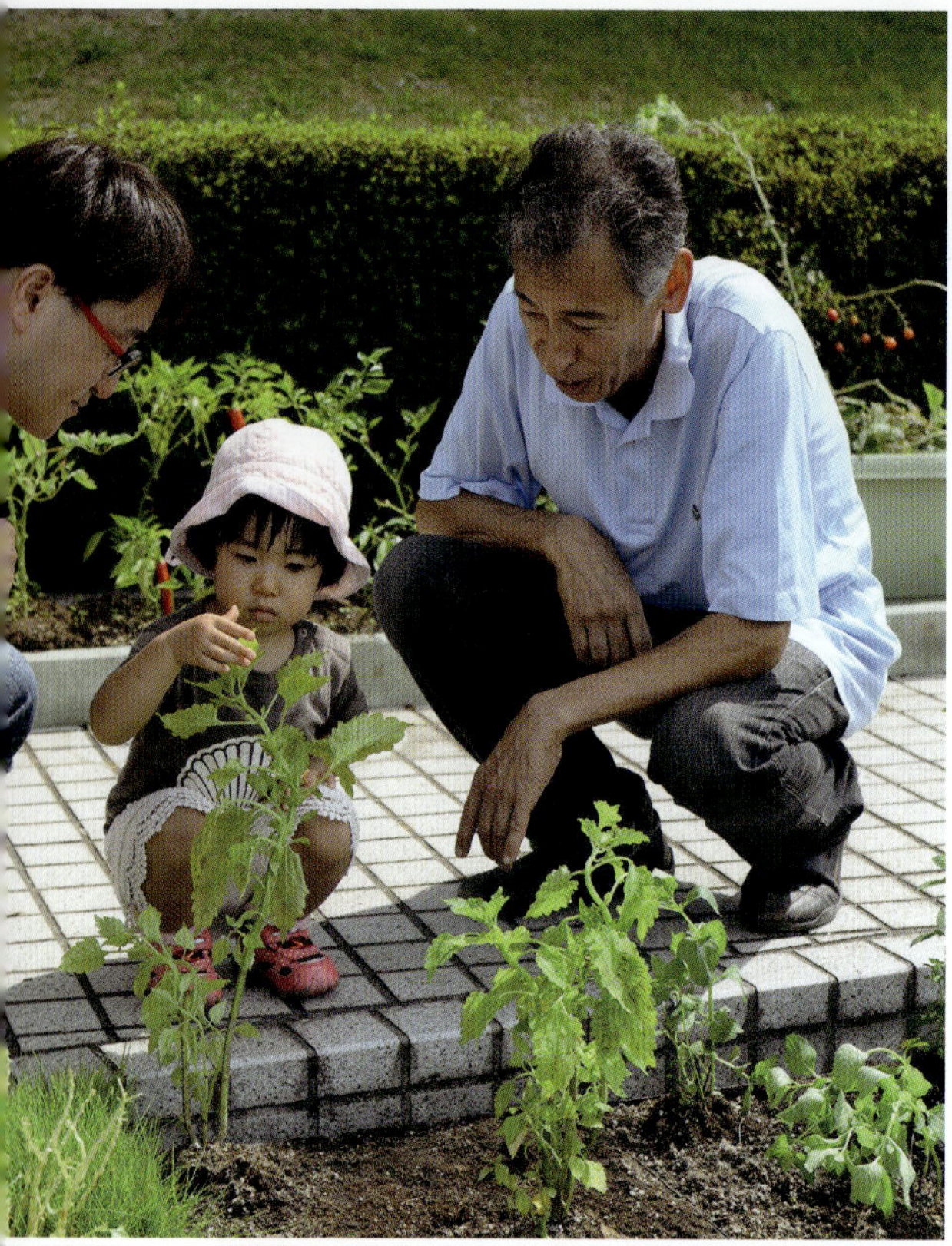

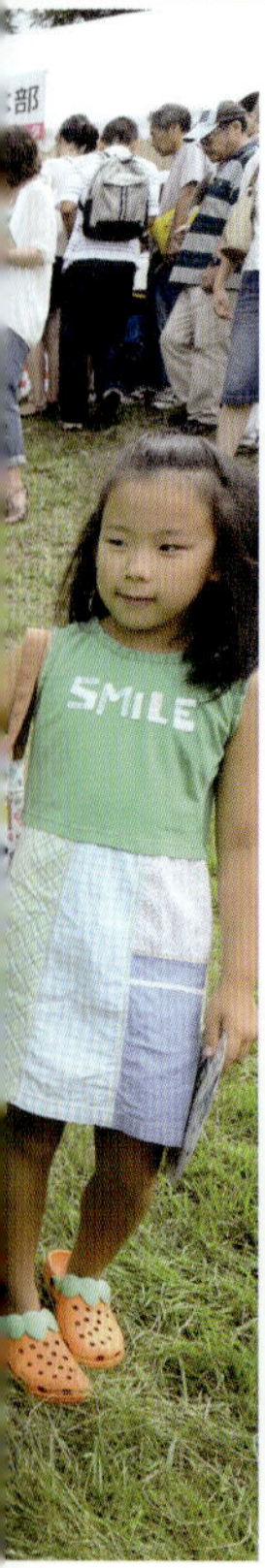

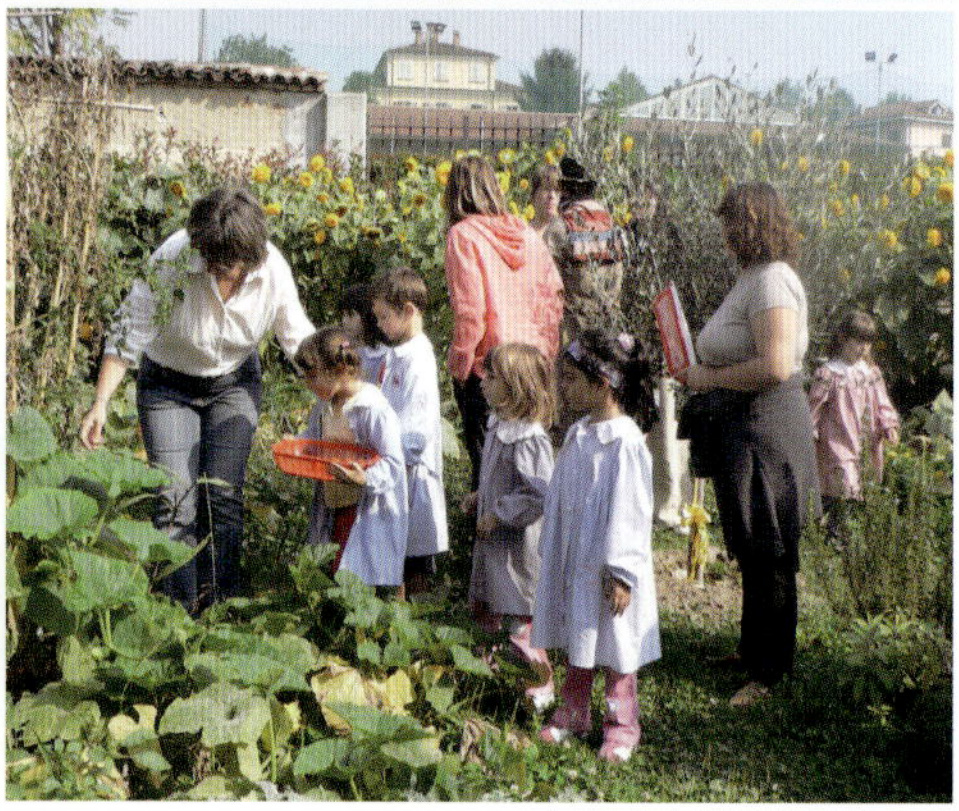

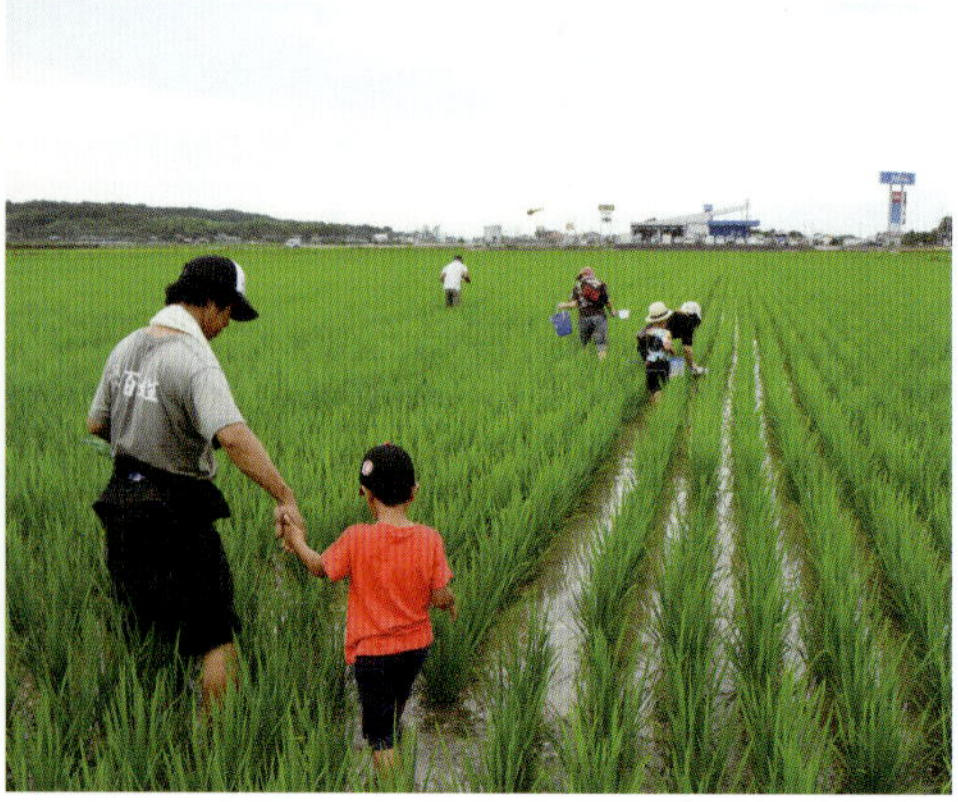

食育「3つの柱」

レポート編

“食育”という言葉が定着し、
全国各地でさまざまな
取り組みが行われています。
そんな食育の最前線を、
たっぷりレポート。
ぜひみなさんの活動の
参考にしてください！

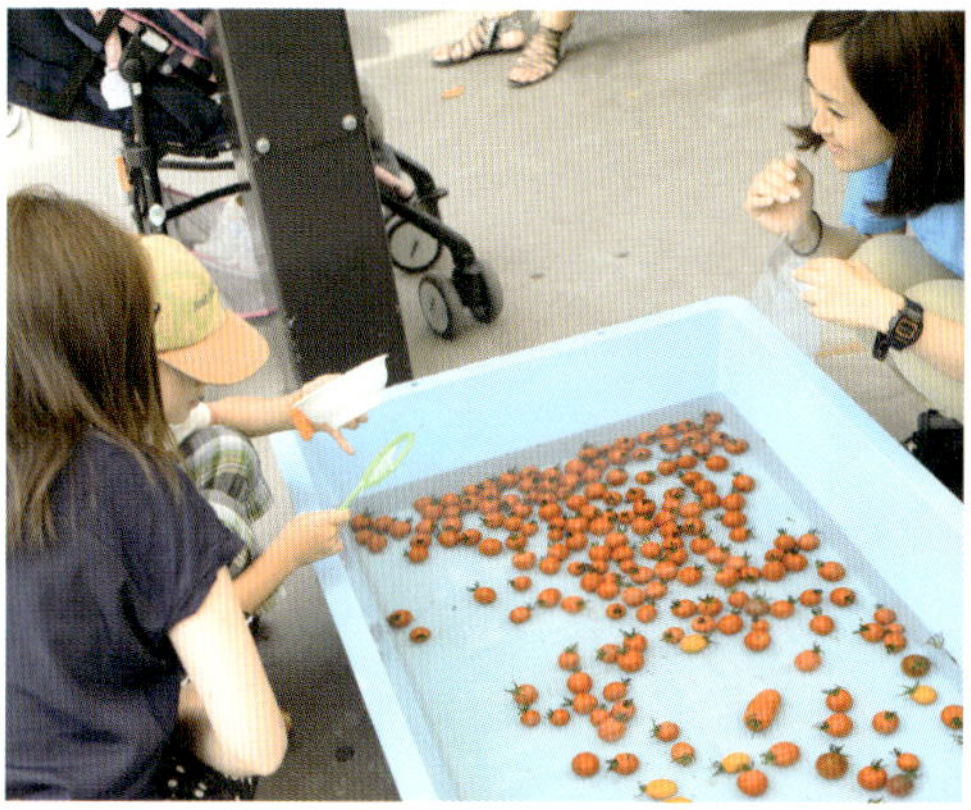
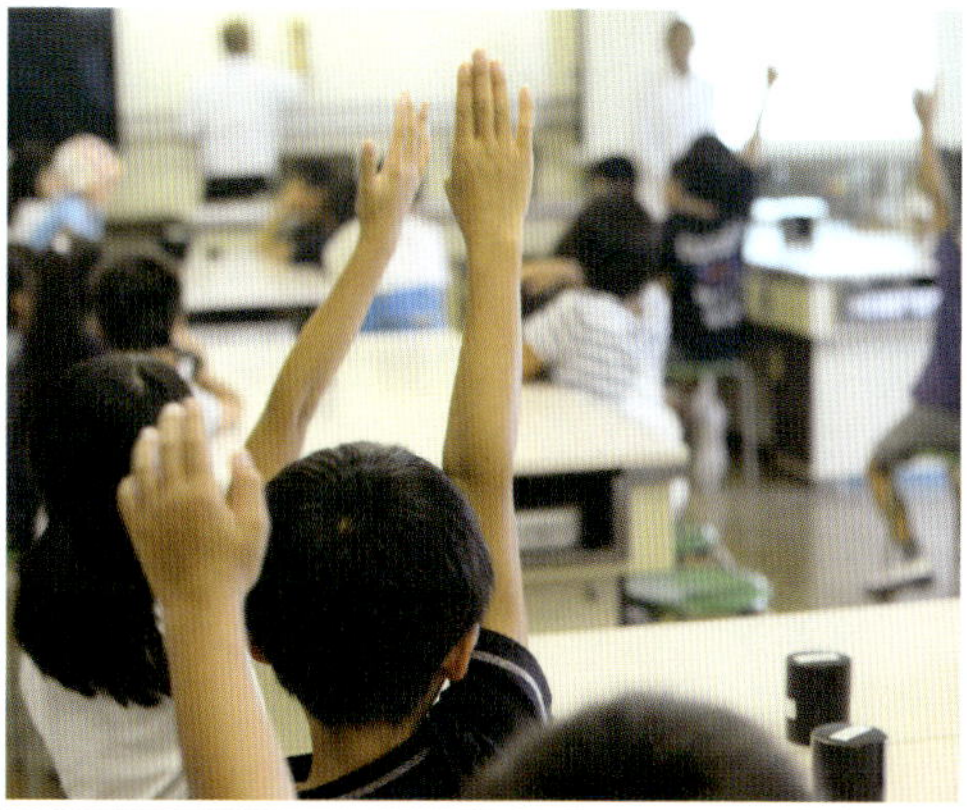
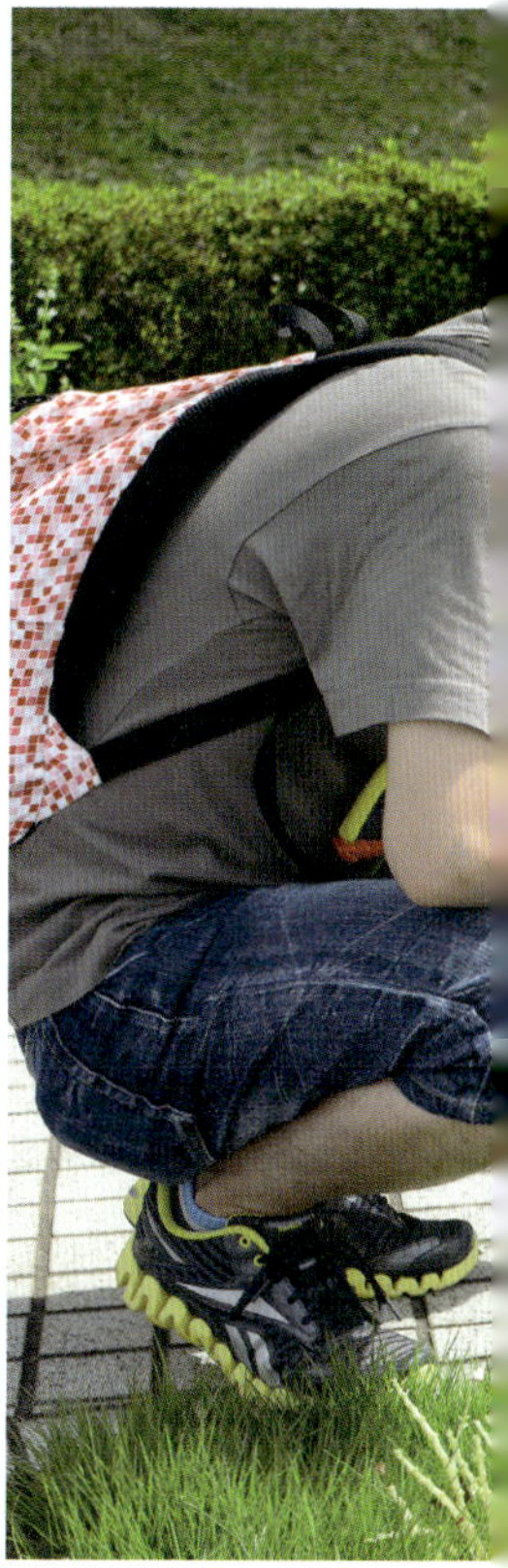
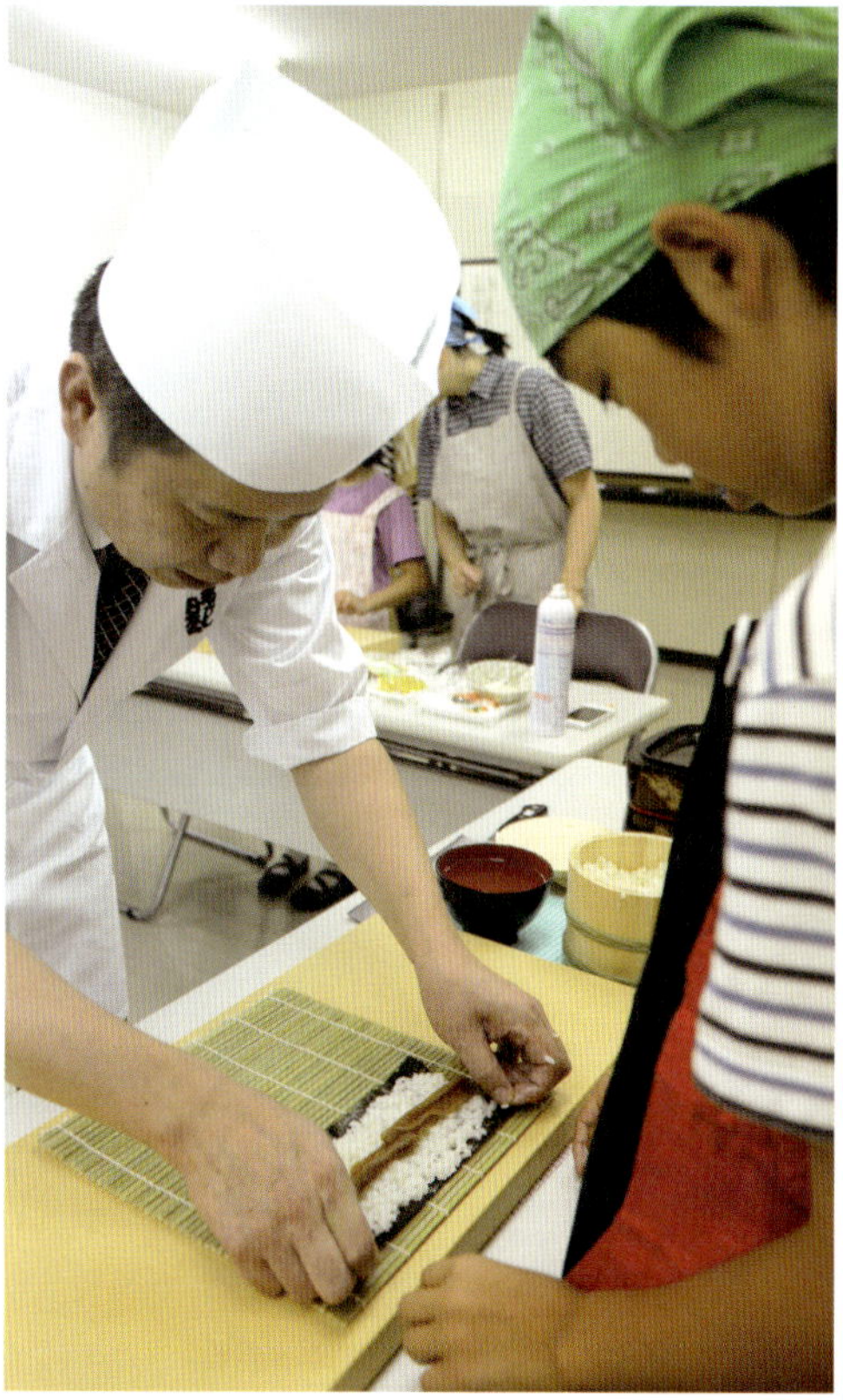
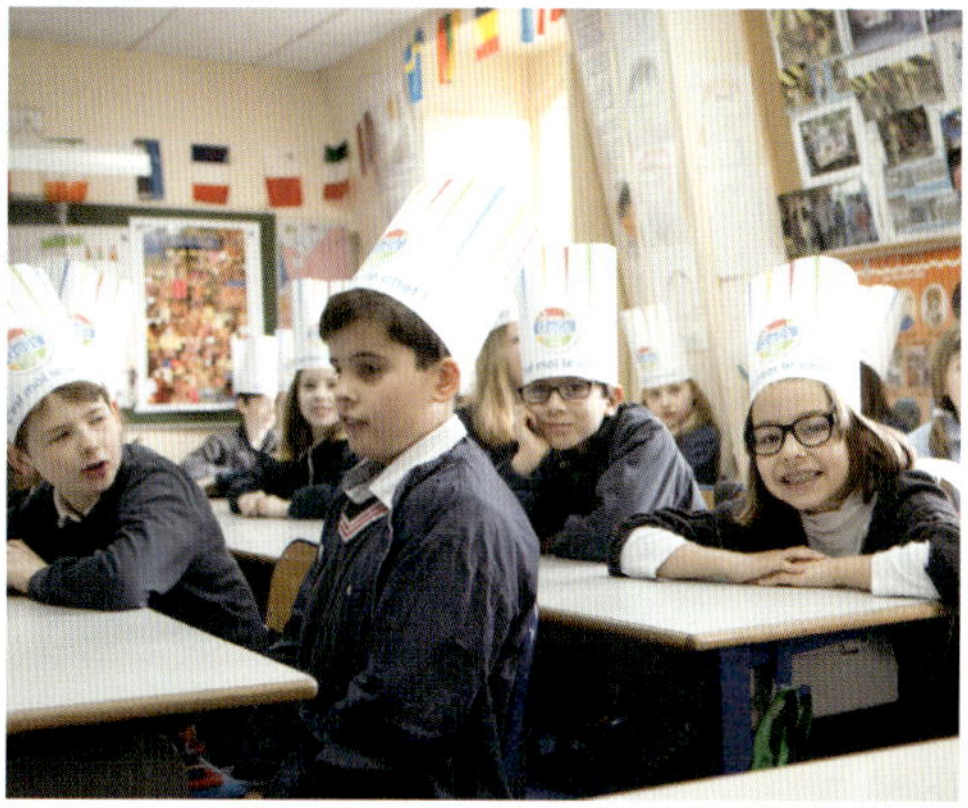
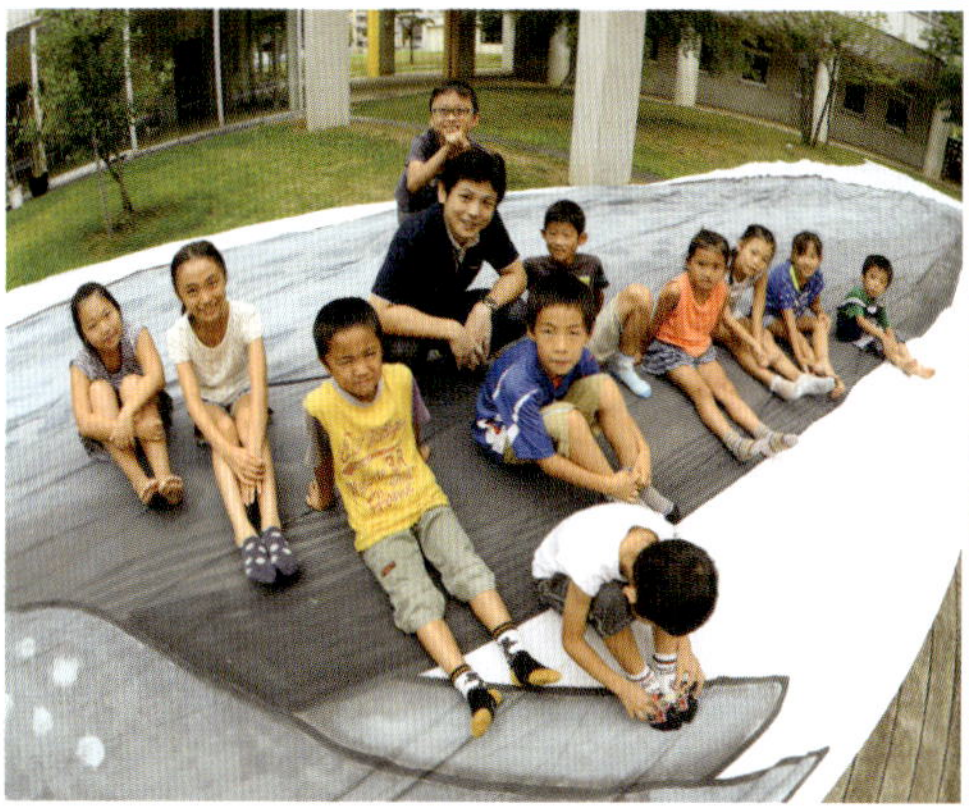
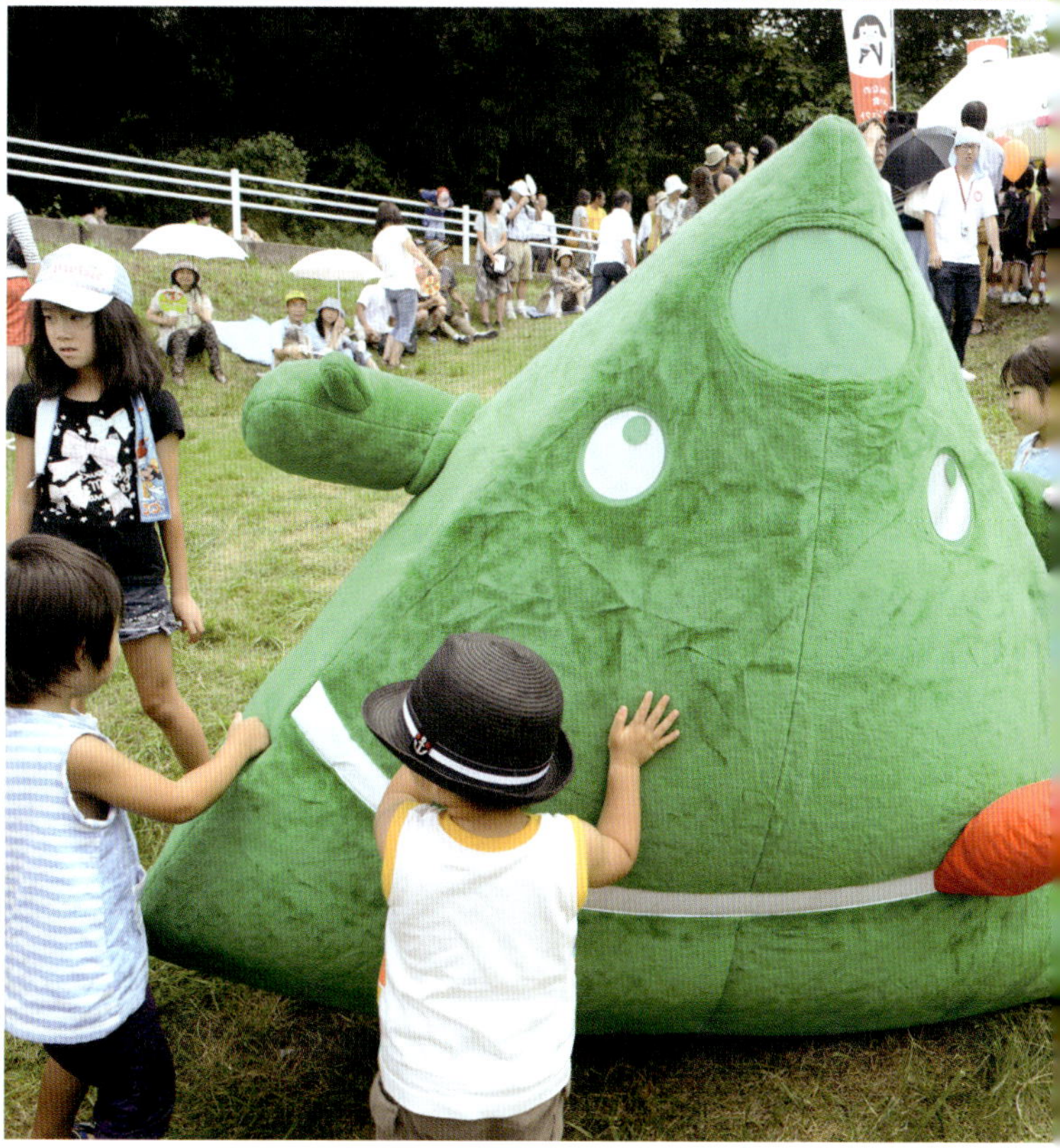

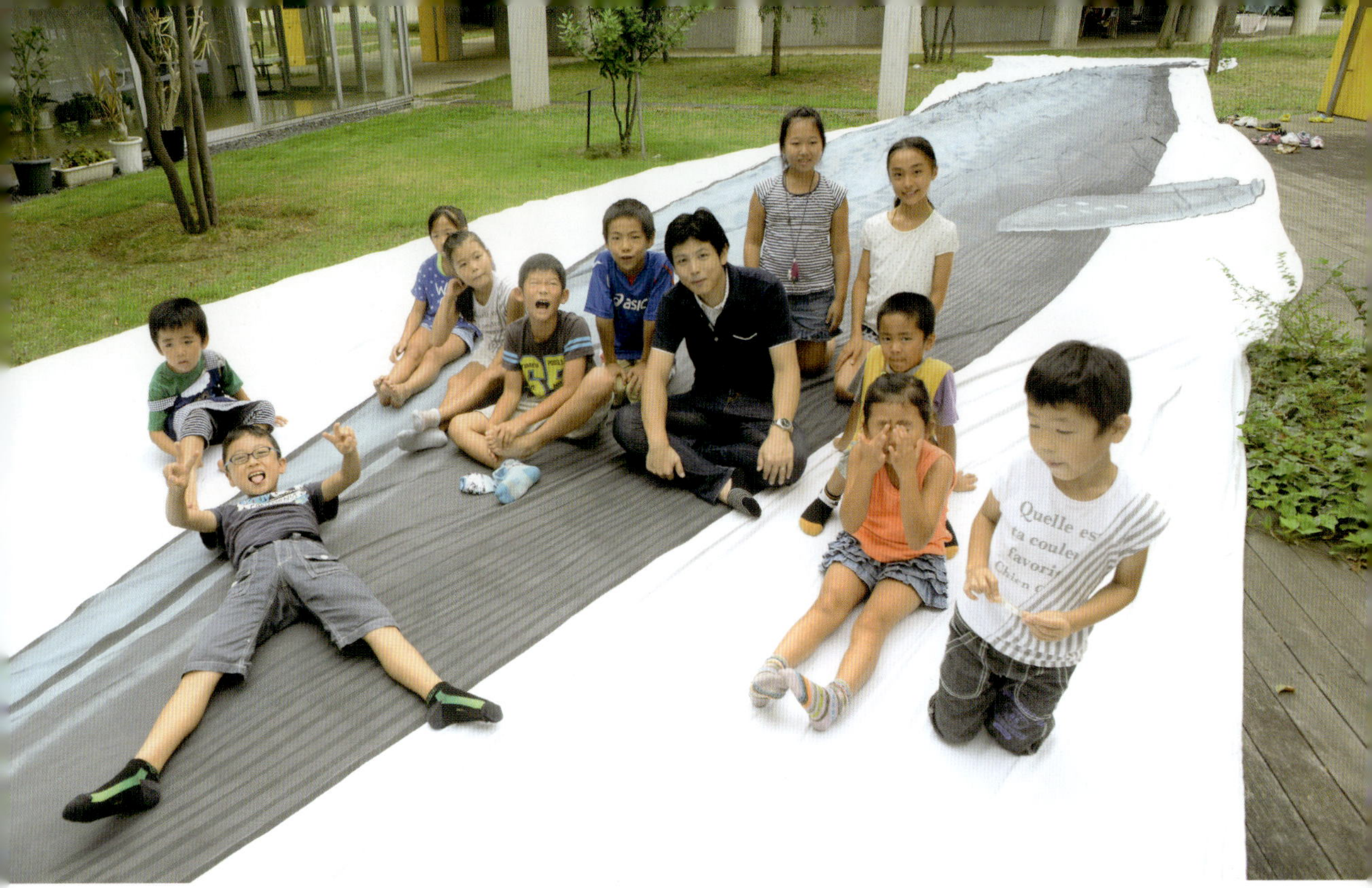

世代を超えて伝えたいクジラのこと、クジラを食べること

日本ではクジラは縄文時代から食材として親しまれ、日本の食文化を語る上で欠かすことのできない存在です。昨今、食卓に並ぶことが少なくなったクジラですが、その歴史と現在クジラをとりまく正しい状況、そしてクジラを食べる価値を伝えるべく、日本鯨類研究所では各地で出張授業を実施しています。これまでは小中学生が対象でしたが、近年は大人に対しても活動の場を広げているそうです。

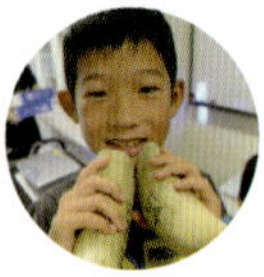

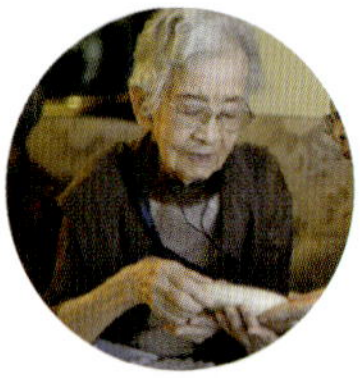

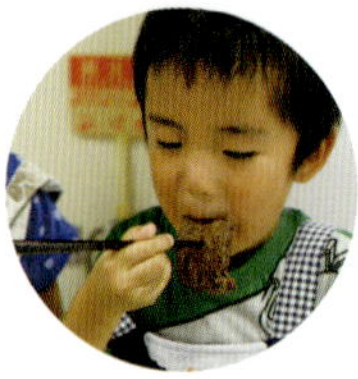

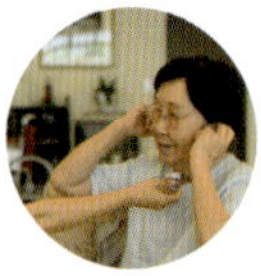

クジラの学校
一般財団法人日本鯨類研究所

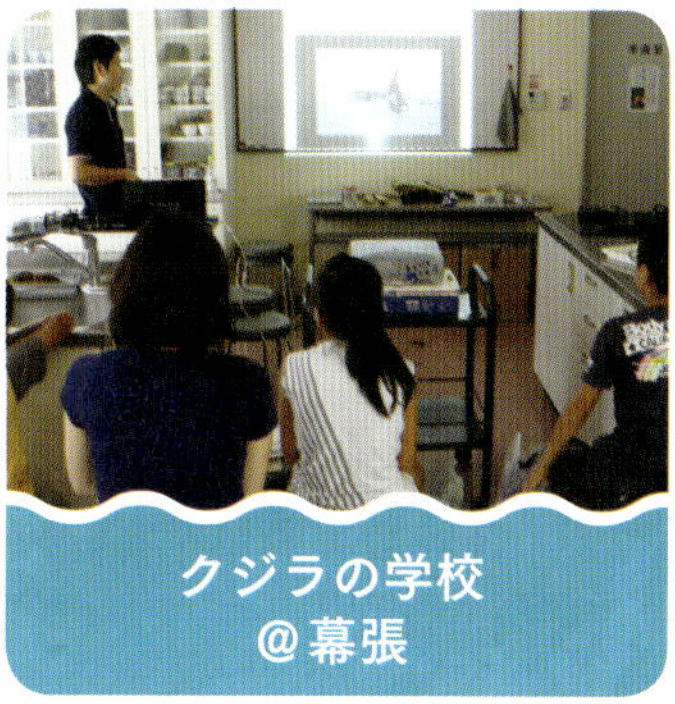

実際のクジラに触れて聴いて、食べて体験

2013年8月、千葉県幕張市のコミュニティー施設「幕張ベイタウンコア」の一室。そこでは夏休みに親子向けに企画された「クジラの学校」が開催され、親子合わせ総勢15名が参加しました。

「クジラの学校」は、鯨類を中心とする海産哺乳類に関する研究・調査や鯨類等に関わる国際調査などを行い、水産資源の適切な管理と利用に寄与することを目的とした機関である（一財）日本鯨類研究所が行ってきた出張授業。これまで多くの小中学校に出張し、クジラの歴史や生態の特徴、捕鯨に関する正しい情報提供などを実施。そしてさらなる認知・理解を深めるために、2012年からは親子でクジラを学べる出張授業を開始。この日の授業もそのなかのひとつでした。

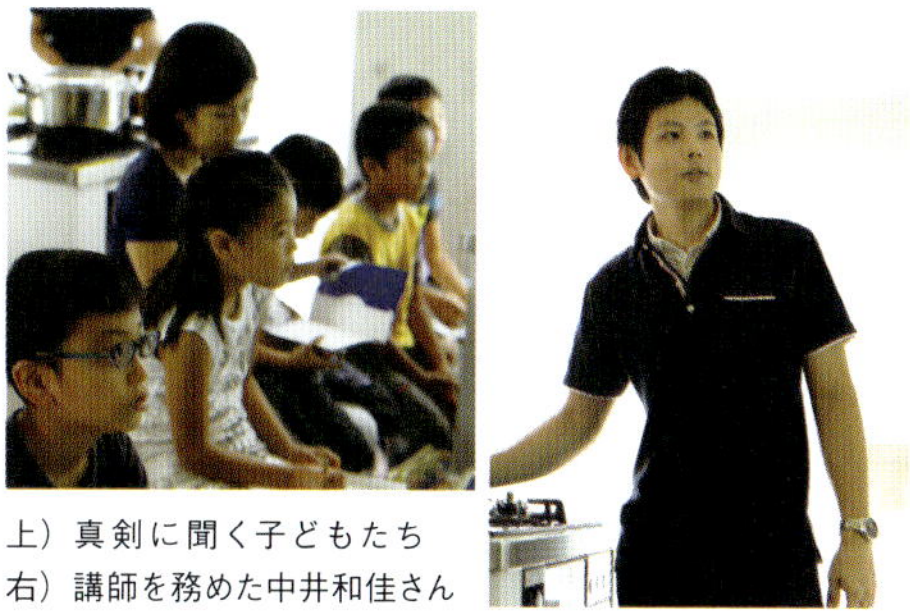

上）真剣に聞く子どもたち
右）講師を務めた中井和佳さん

この日の講師は、実際に調査母船で調査を行う、日本鯨類研究所・研究員の中井和佳さん。クジラがほ乳類の仲間であること、ヒゲを持つ「ヒゲクジラ」と歯を持つ「ハクジラ」を比較しながらのクジラの大きさや種類などの特徴の解説、実際に調査捕鯨がどのように行われているか、日本のどこで捕鯨されているか、などがわかりやすく説明されました。中井さんは授業中、クイズを出しながら進行していましたが、子どもたちからの「知ってます！」という回答が多く、「みんな、よく知っているな！」と感心しきり。一方、知らない情報が出てくると、子どもたちは熱心にメモしていました。

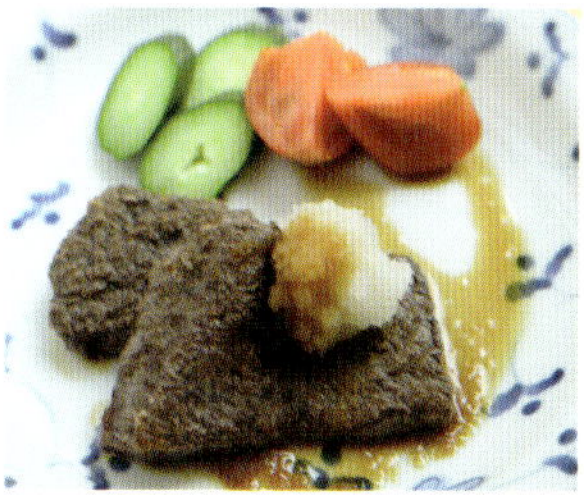

子どもたちが作った「クジラのステーキ」と「野菜サラダ」

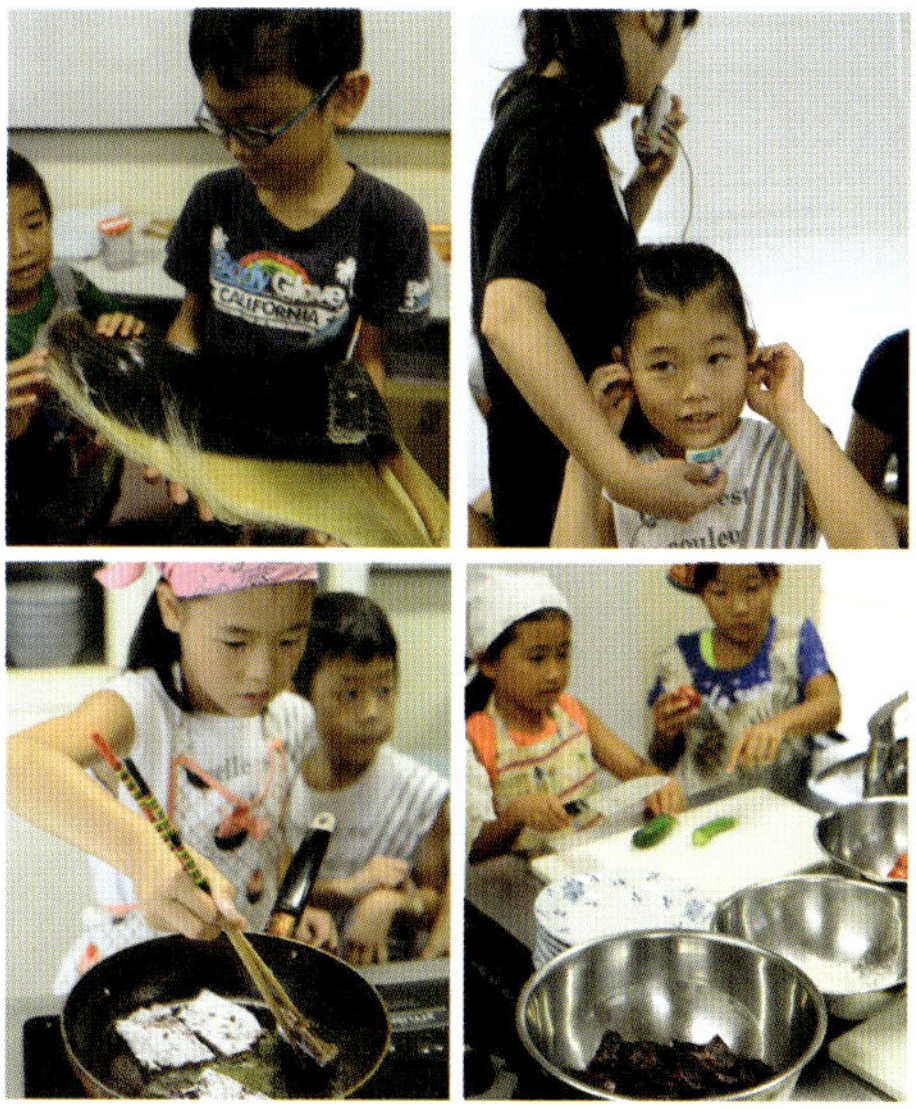

右上）クジラの「アゴ」で音を聴く体験をする女の子。「本当に聴こえる！」と嬉しそう　左上）クジラのヒゲを手にその大きさをまじまじと体感　右下）「クジラのステーキ」に添える野菜サラダも子どもたちが調理　左下）小麦粉をまぶしステーキを慎重に焼く

授業ではクジラのヒゲと歯が登場し、子どもたちは実際にそれらに触って実物の大きさ、質感を体感。また、クジラの音を聴く「骨伝導」の体験もあり、「本当に聞こえる！」と多くの子たちが驚いていました。

授業の後半は、親子でのクジラの調理実習。ここでは warmer warmer 代表の高橋一也シェフが講師となり見本を見せ、その後子どもたちは大人のサポートを受けながら「クジラのステーキ」「野菜サラダ」を調理。それと高橋シェフが作った「クジラのしぐれ煮」とともに実食。「やわらかい」「おいしい」と自ら作ったクジラ料理を嬉しそうにほおばる子どもたち。ちなみに1ヶ月経ってからも「あの授業はすごく面白かった！」と振り返っていたそうでした。

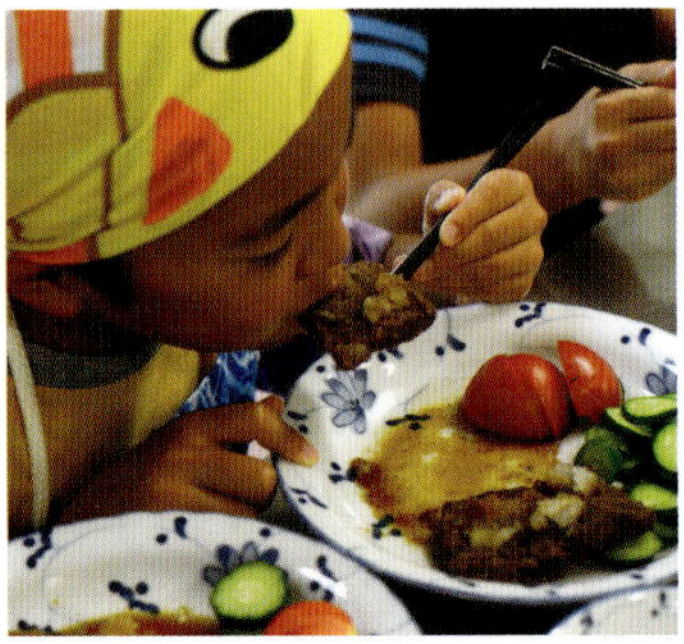

「意外とやわらかい！」とステーキをほおばる

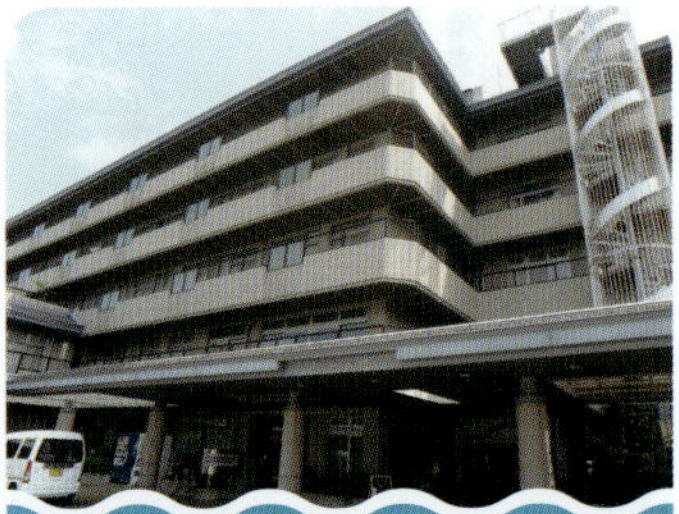

クジラの学校
@清瀬／心愛報恩会

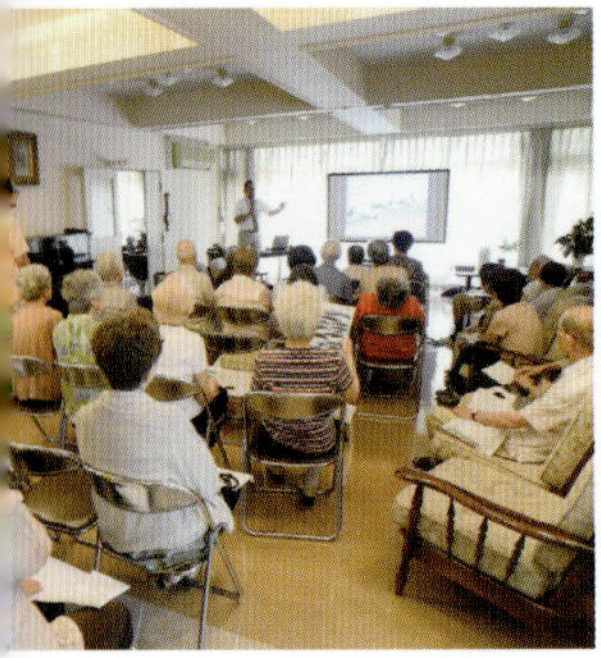

クジラになじみのある高齢者にも授業を実施

同じく2013年8月、東京都清瀬市の社会福祉法人「信愛報恩会」が運営する特定有料老人ホーム「信愛苑」でも、「クジラの学校」が行われていました。

前ページの幕張のように、日本鯨類研究所では親子を対象とした授業に加え、2013年からは高齢者施設での「クジラの授業」をスタート。この授業がその記念すべき第一回目でした。

この日の講師は、実際に調査船に乗船するのはもちろん、同研究所屈指の「クジラの博士」である、参事の西脇茂利さん。幕張の授業と同様にほ乳類の特徴から、クジラの身体や行動の特徴を解説。クジラになじみのあるであろう高齢者の方々でも、こうして細かく特徴を知る機会はなかったようで、「ほー」「なるほど」と納得する声が多く聞かれました。また、実物のヒゲと歯に触れたり、骨伝導で音を聴く体験も行われましたが、高齢者の方にも新鮮だったようで、特に骨伝導の体験では、その仕組みに関心を持ったのか、授業後に西脇さんに熱心に質問をする方もいらっしゃいました。

その日のお昼ご飯では、「クジラの授業」の一環として、

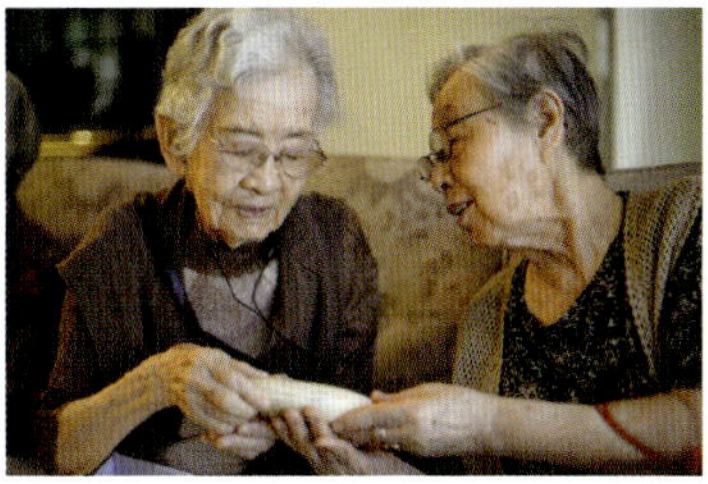

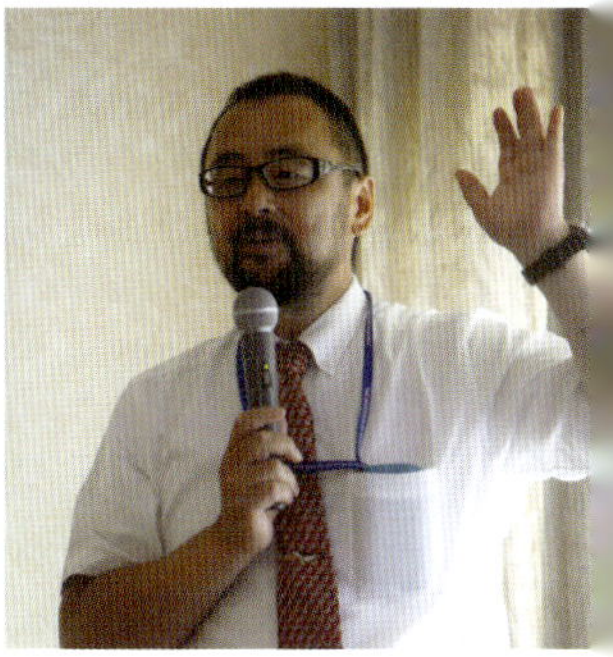

左）クジラの歯の実物を見てその大きさ、質感に感心する参加者　中）この日講師を務めた西脇茂利さん　右）参加者は総勢20名ほど

高橋シェフ調理の「クジラのサイコロステーキ」「クジラのしぐれ煮」が提供。「肉が柔らかい」「昔よりもおいしい」と、かつてのクジラと比較しながらそのおいしさを堪能。「今もクジラを食べたくなるので、こういう機会があってよかった」と語る方もいらっしゃいました。

　この日講師を務めた西脇さんは、「高齢者の方がどういう反応をするか不安だったが、みなさん興味を持って聞いてくれてよかった」とうれしそうな表情で振り返りつつ、「授業でも話していますが、クジラは低脂肪・高カロリー食品で、高齢の方の栄養摂取にも最適。そうした知識を広め、より多くの人がクジラを食べられるよう定着させたい」と、今後の豊富を語ってくれました。

左）授業終了後、お昼ご飯として「クジラのサイコロステーキ」（右前）と「クジラのしぐれ煮」（左前）が提供された　右）「昔よりもおいしくなった」とうれしそうに語る参加者の方

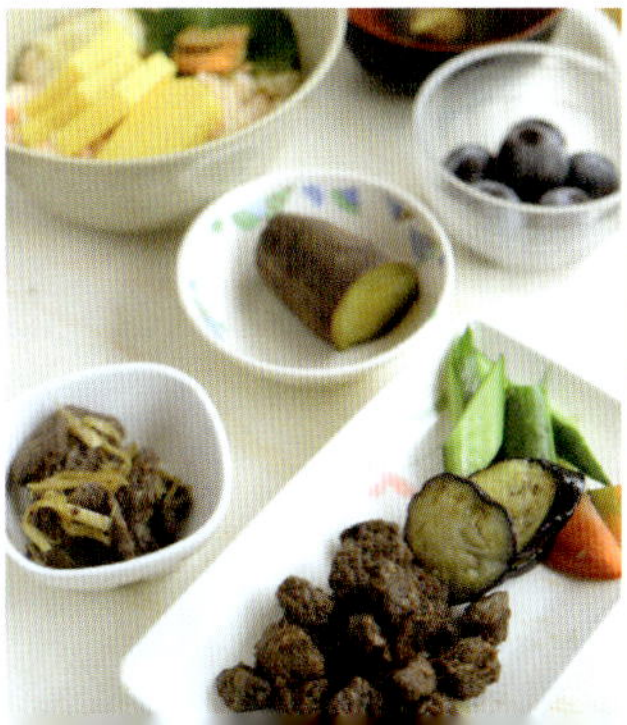

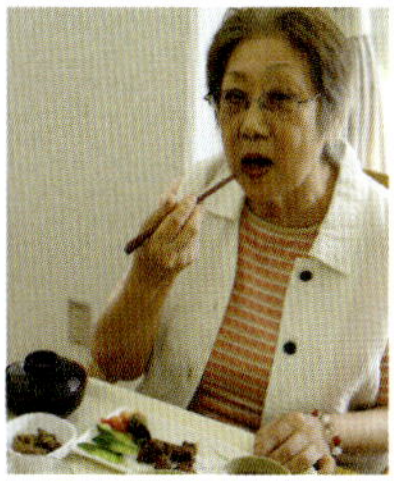

クジラの食をつくる立場から

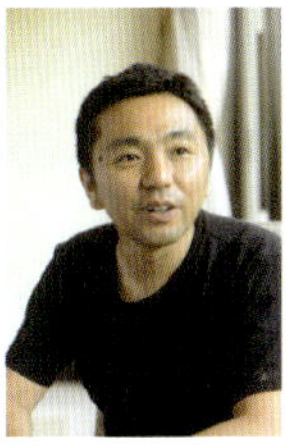

warmerwarmer 代表
高橋一也さん

東京・吉祥寺を中心に、有機農産物を使用したプロモーション、プロデュースを展開。特に固定種・在来種普及事業、有機農産物に関わるあらゆる業務を行う。
http://warmerwarmer.net

冷凍技術も発達し クジラはおいしくなった

かつてクジラが給食などで出されていた時代、クジラは「硬い」「臭い」などというイメージが強かったと思います。しかし保存技術が昔より格段に発達したおかげで、今のクジラの肉を食べても、そういう印象はほとんど感じられないはずです。高齢者のみなさんはそのギャップに驚かれたでしょうし、子どもたちは先入観なくクジラをおいしく味わったのではないでしょうか。さらに、今回の「クジラのステーキ」でやったように、小麦粉をまぶして焼くとよりやわらかくなるなど、クジラをさらにおいしく食べる方法もあると思うので、そうした調理の部分も発展していけば、より多くの人がクジラをおいしく食べられるようになると思います。

私は日本の野菜の固定種・在来種を守る活動を行っていますが、クジラも考え方によっては日本の食の在来種であり、その文化はきちんと継承され、守られていくべきだと思います。そしてそれを食べることが、何よりもクジラという食文化の理解につながる。ですから「クジラの授業」のような機会があることは、とても意義があると思います。

本業の野菜でも、大切なのは「面白く、楽しく」食の知識や文化を広めていくことだと思っているので、クジラも同じように「面白く、楽しく」継承し、広がっていってほしいですね。

問い合わせ先

(一財)日本鯨類研究所：http://www.icrwhale.org
鯨ポータルサイト：http://www.e-kujira.or.jp
クジラの学校：http://www.kujiranogakko.com

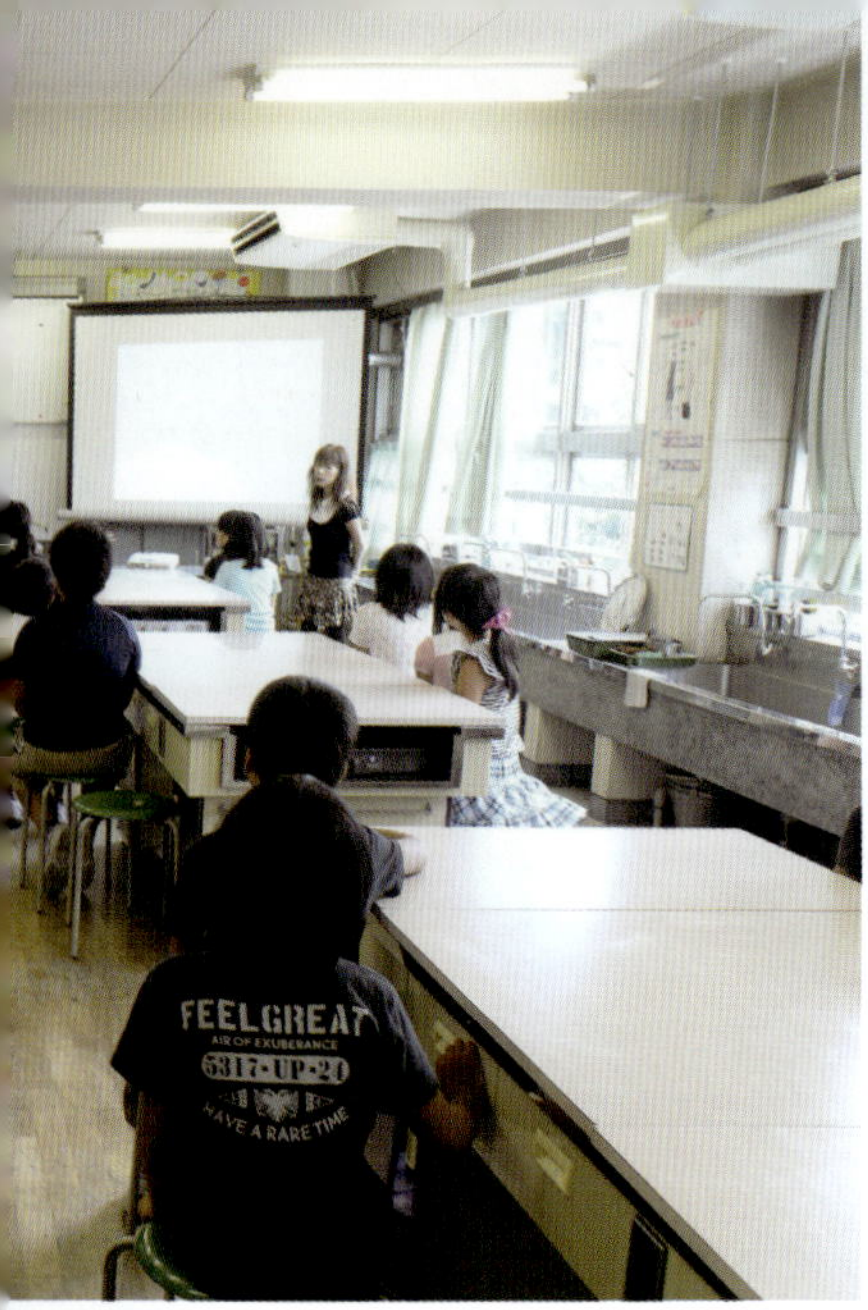

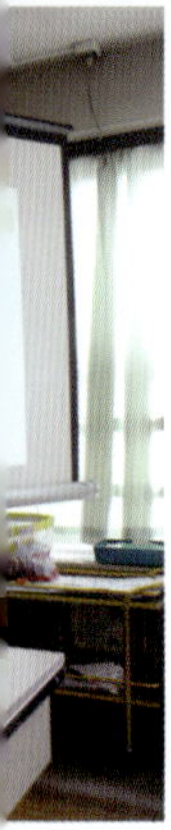

上）しょうゆの製造工程についての説明を真剣に聞く子どもたち　左）小気味よいかけ合いをはさみながら、授業は楽しく進んでいく

子どもの食育 はじめの一歩は しょうゆ塾から

2005年、世界でも前例なき「食育基本法」が成立し、国内の食育に対する関心は大きな高まりを見せています。近年では食品メーカーがCSRの一環として、食育活動を取り入れる事例も増えてきました。中でもいち早く動き出したのが、食育法成立の直前に「食育宣言」を公表したキッコーマン株式会社。自社の強みを生かした食育活動を展開しています。

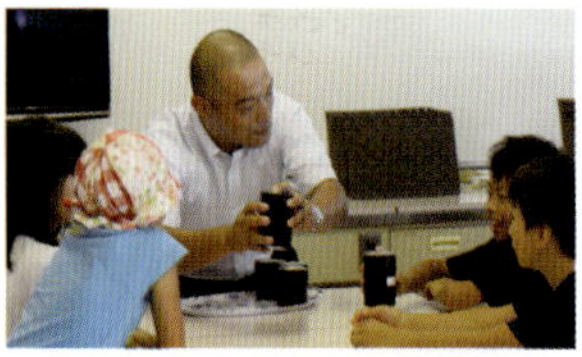

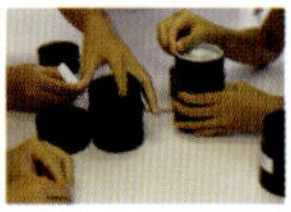

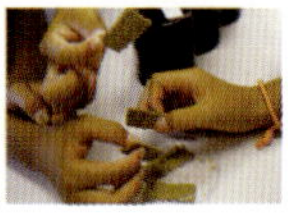

上）しょうゆの原料が入った3つの缶を配る工藤さん　左下）香りや触感から、それぞれ何なのか予想する　右下）しょうゆのしぼりかすを手に取る子どもたち

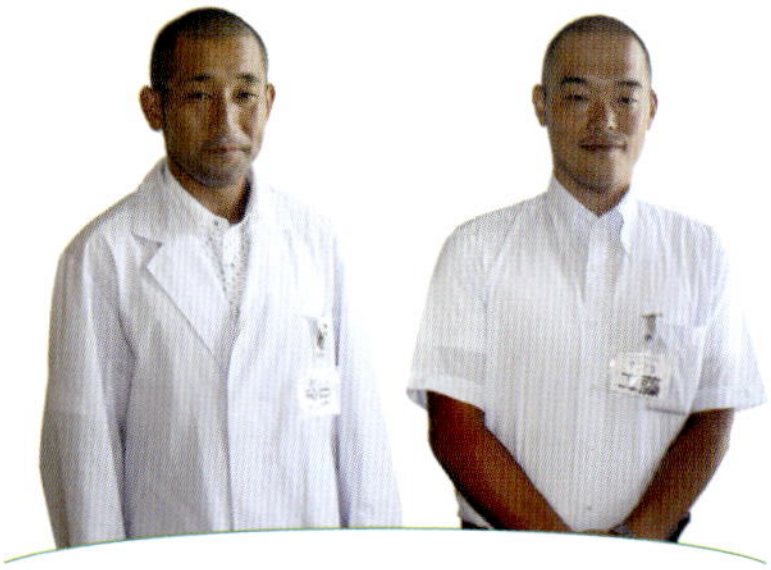

今回の授業の講師を務めたしょうゆ博士の秋田さん（左）と進行役の工藤さん（右）

キッコーマン出前授業
しょうゆ塾
@江戸川区立篠崎小学校

国語の教科書の題材が しょうゆ塾を知る契機に

「キッコーマンしょうゆ塾」は、キッコーマンの食育事業活動である「出前授業」のひとつ。講習を受けた社員が2人1組で小学校に出向いて、しょうゆの原材料や造り方などをわかりやすく解説します。江戸川区立篠崎小学校では3年前から、毎年4年生がこのしょうゆ塾を受講。申し込みをされている家庭科教諭の津島恵子先生に、しょうゆ塾を知ったきっかけを伺いました。

「4年生の国語の教科書に『すがたをかえる大豆』という単元があるのですが、そこでは味噌のつくり方は細かく説明があるのに、しょうゆについてはほとんど書かれていないんです。それで、子ども

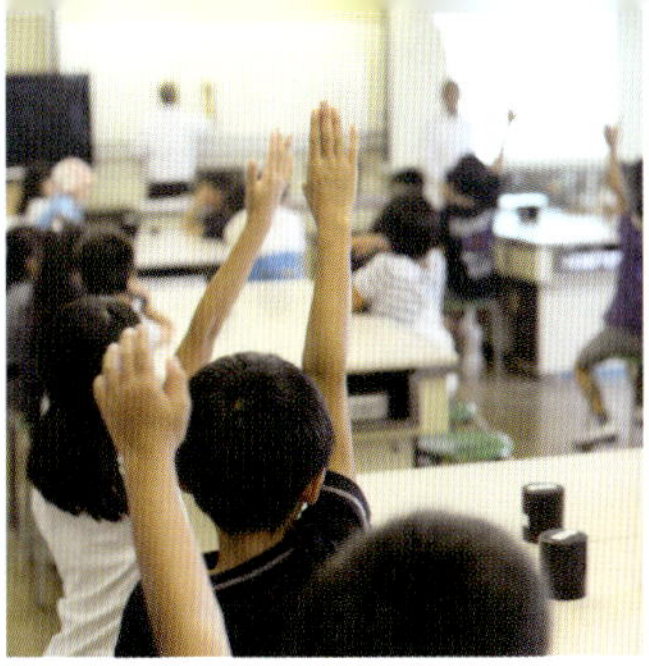

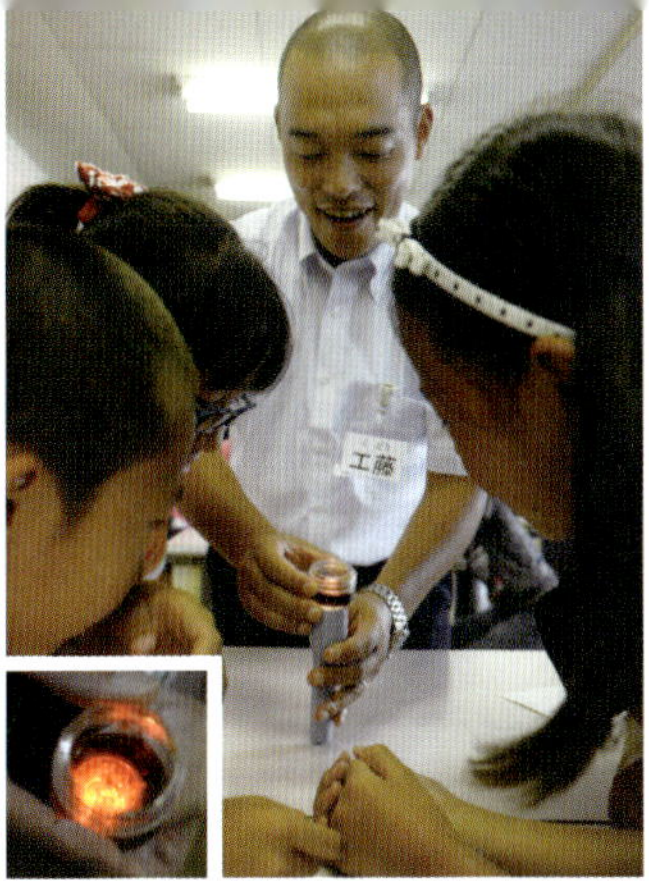

上)質問に元気よく挙手する子どもたち
右)ライトに照らされたしょうゆ本来の赤紫色を目の当たりにして、「きれい!」と歓声を上げていた

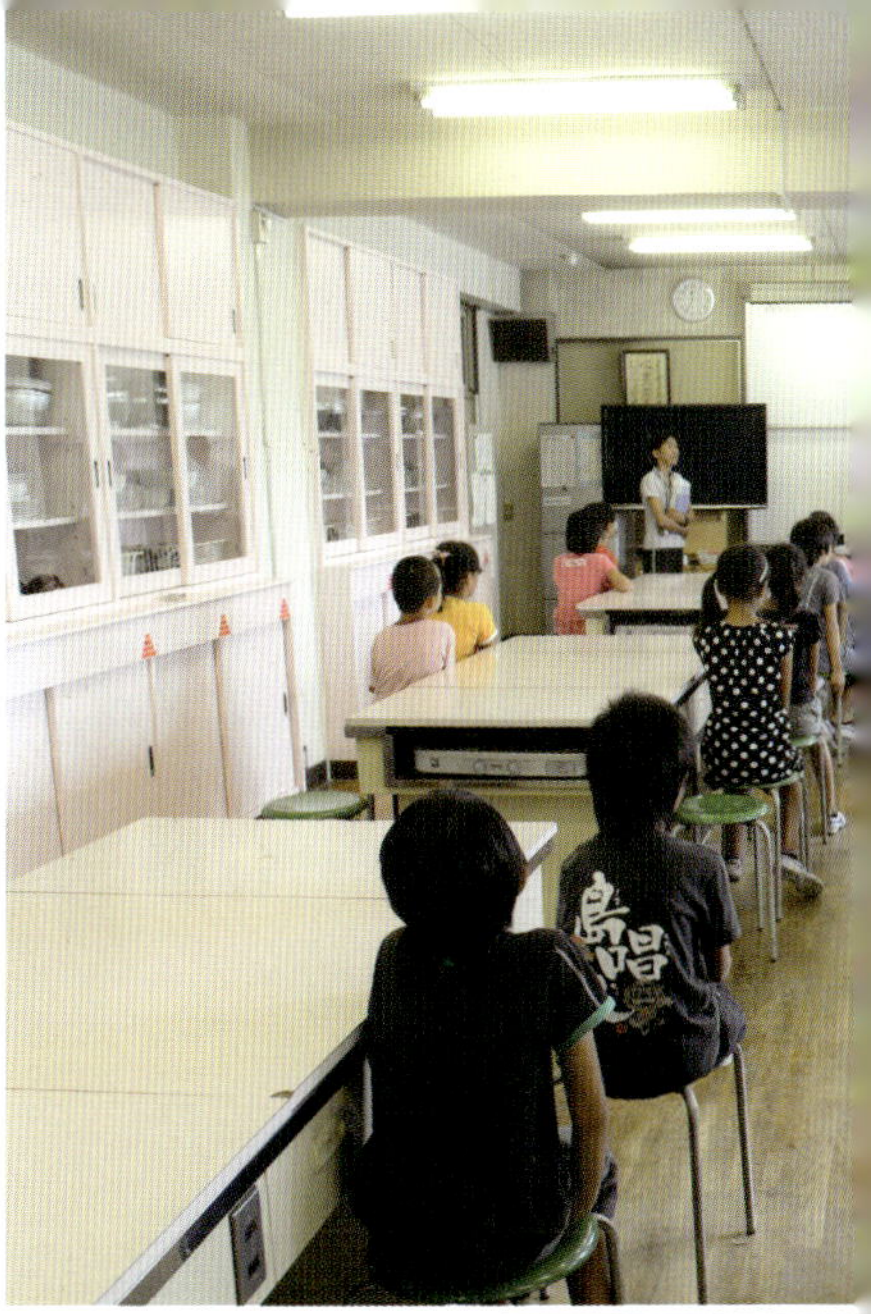

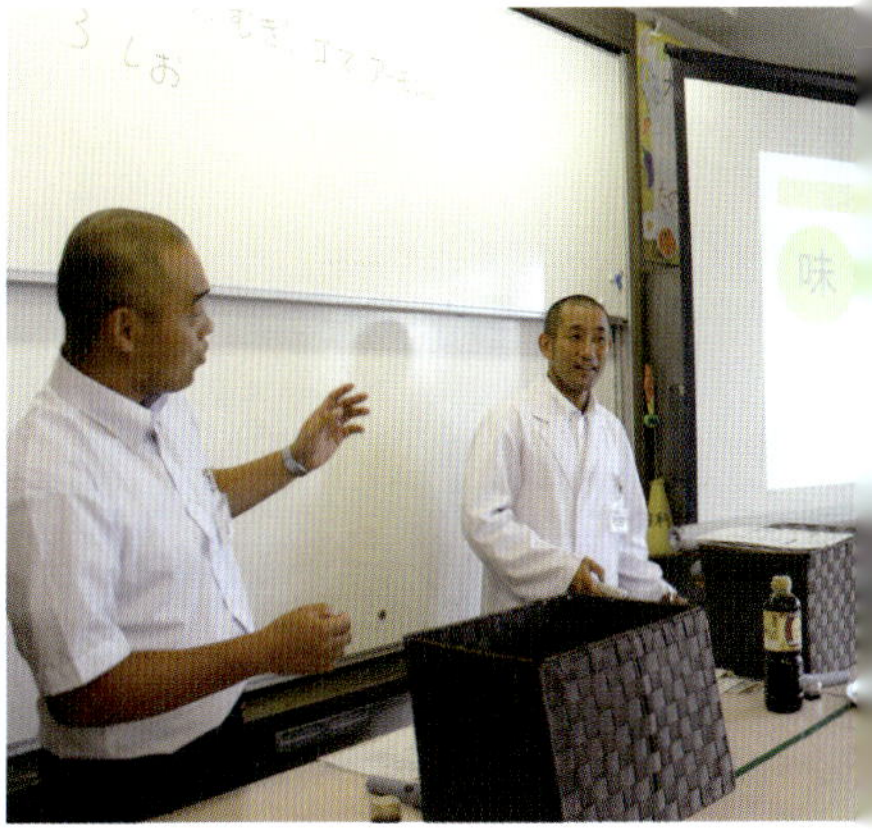

たちにしょうゆのことも知ってもらうには……と調べていたら、この出前授業を知って、すぐに申し込みました。無料というのも嬉しいですね」

しょうゆがつなぐ家族の”食“会話

実際に授業を見学させてもらうと、子どもたちの反応のよさに驚かされます。しょうゆの搾りかすが配られて「香りをかいでみよう」と促されると、「おいしい香り!」「ゴハン食べたい!」と大はしゃぎ。「しょうゆには何種類の香りの元が入っているでしょう?」というクイズでは、正解が約300種類と発表されると、教室は驚きの声でいっぱいに。

授業の最後には「どんなとき、食べものをおいしく感じますか?」という質問を皮切りに、「おいしく食べるために大切なこと」についての話が。手伝いやあいさつ、みんなで食べることの重要性を伝えて、しょうゆ塾は終了。授業後、津島先生はこう語ってくれました。

「これまでの授業の後、子どもたちに聞いたところ、ほとんどの子が家に帰ってからしょうゆ塾のことを親に報告しているようです。普段口にしているものですし、話題にしやすいんですね。こうしたきっかけから、家庭で食についての会話が増えることが、一番の食育なのかな、と思います」

身近な食材に関心を持つこと——食育の原点は、案外シンプルなのかもしれません。

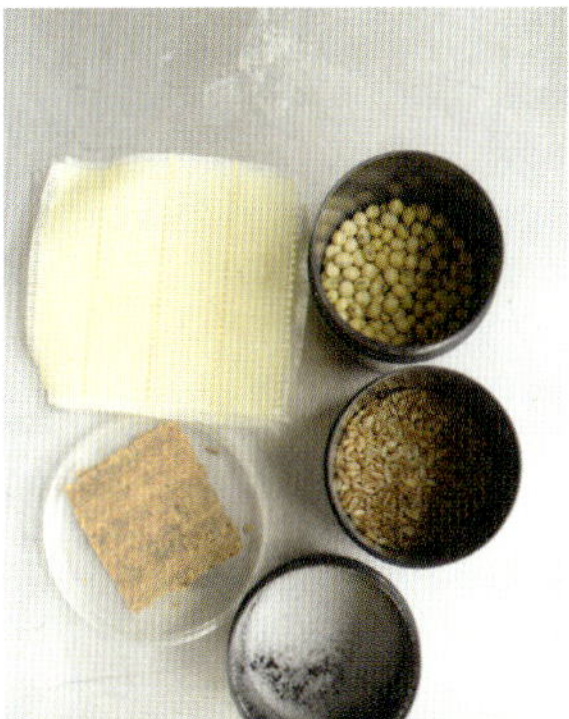

右上から、大豆・小麦・食塩の入った缶。左はしょうゆを搾った布と、搾りかす

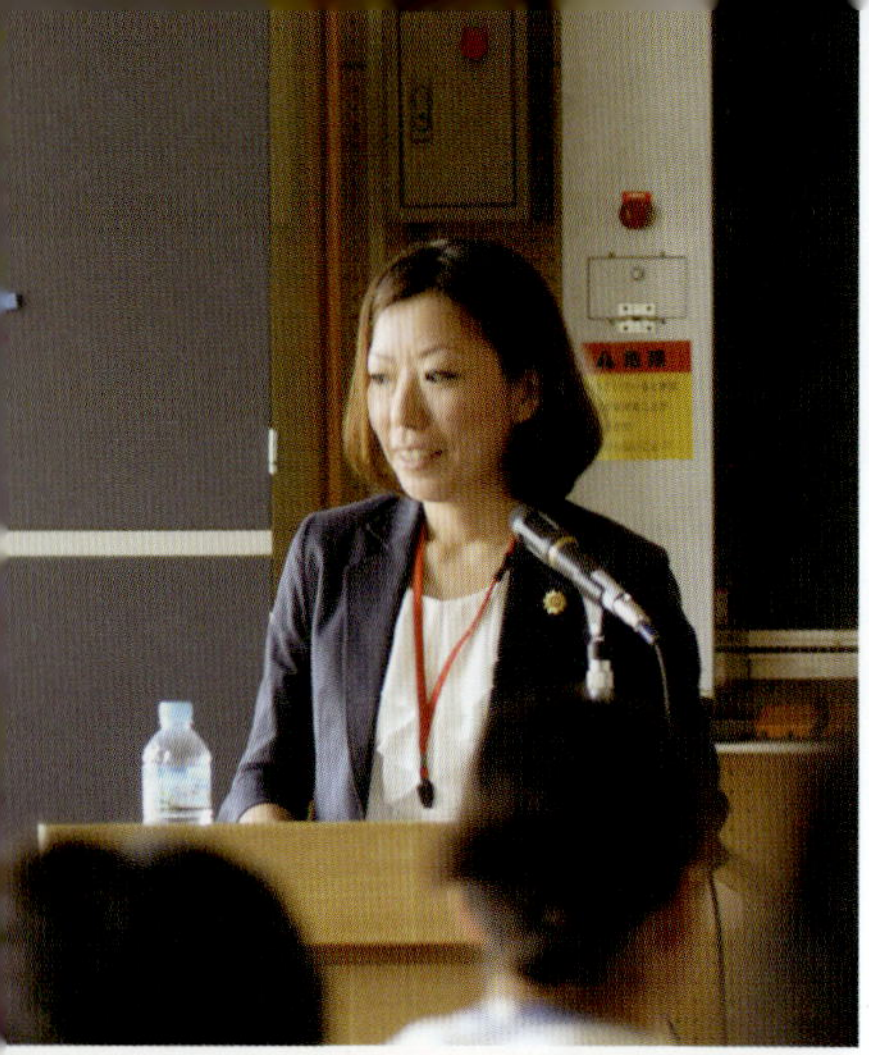

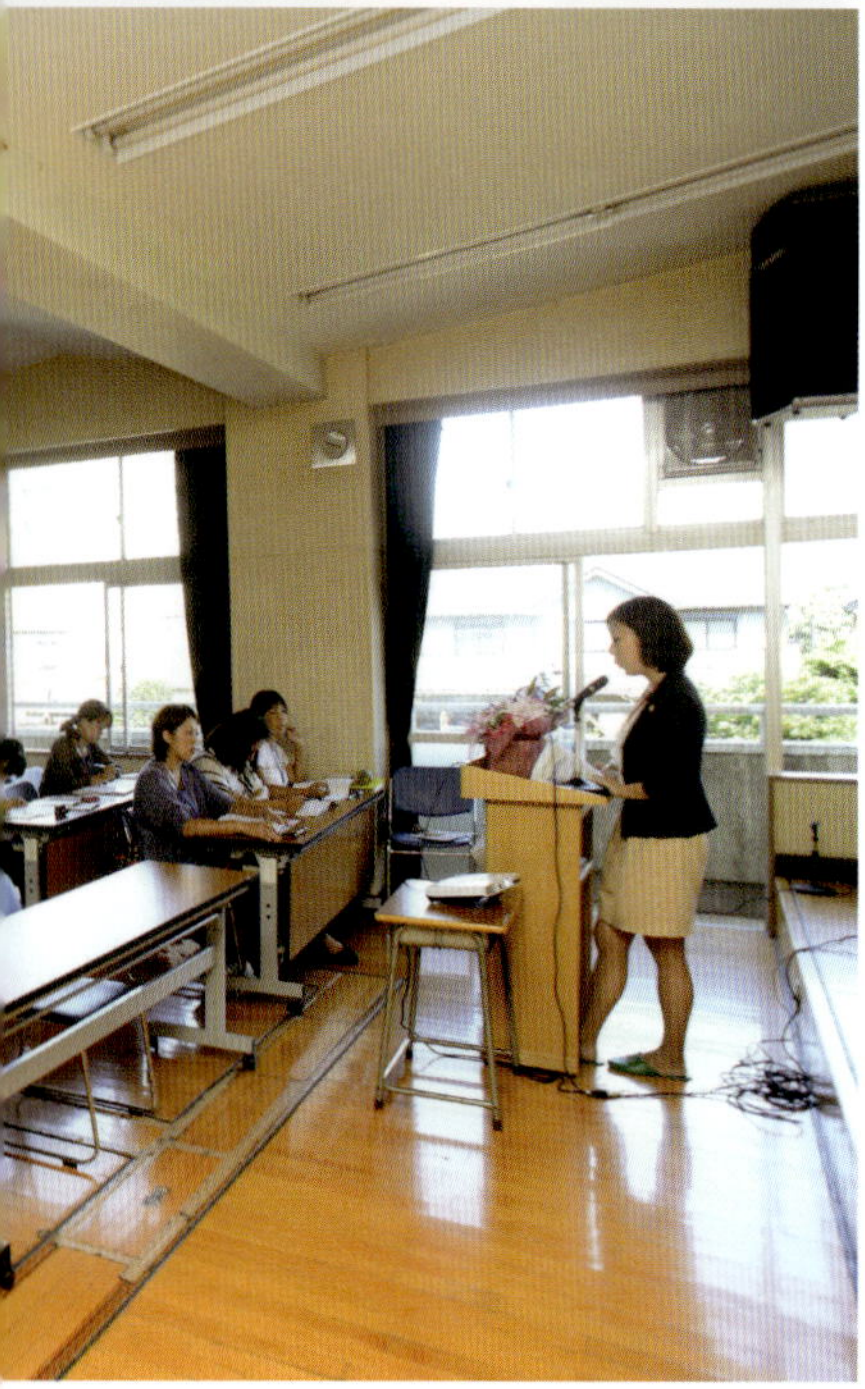

大人への食育が子どもたちの未来を明るくする

キッコーマンが提供する出前授業には、
”大人の食育“に焦点をあてたコンテンツもあります。
その名も「キッコーマン食育講座」。
NPO日本食育インストラクター協会の講師を派遣し、
教職員や保護者を対象に食育のレクチャーを行います。
そこには、子どもたちの健やかな成長を願う
大人たちのさまざまな想いが交錯していました。

キッコーマン ”食育講座“
NPO法人日本食育インストラクター協会
@川越市立川越小学校

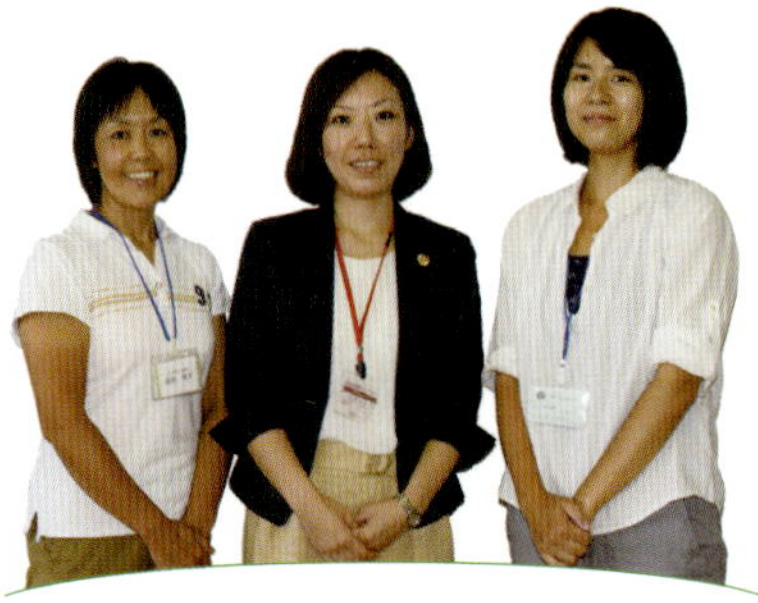

今回の講師を務めた杉本涼子さん（中央）と川越小・成人教育委員会のみなさん

大人が食育を正しく理解するために

川越市立川越小学校では、PTAが母体となって運営する「成人教育委員会」の活動で、「キッコーマン食育講座」を取り入れています。

こちらの講師は、食育指導者の養成機関であるNPO日本食育インストラクター協会から派遣されます。事務局長代理の門澤利夫さんは、食育の重要性について「子どもたちと同様、保護者や先生へも伝える必要がある」と強調。

「”食育“は、言葉だけではなかなか具体的なイメージを持ちづらいもの。だからこそ、教える側は”何を伝えるべきか“を正しく把握しなければなりません。本講座では”食育の3つの柱“という形でま

とめた基礎を中心に、生活に密着した実践的な食育ノウハウをお伝えしています」

食育活動は企業活動そのもの

講義は「食育とは何なのか」という話から始まり、賞味期限と消費期限の違い、食品ラベルの見方、食卓の器の配置の基本や食べる順序、6つの”こしょく“についてなど、内容盛りだくさん。「家族で一緒にご飯を食べることも食育だと知って、これから食事への意識が変わりそうです」「食べる姿勢や箸の持ち方など、実生活ですぐに活用できるノウハウを伺えて、大変参考になりました」と、参加者からは明るい感想が集まりました。

キッコーマンの社会活動グループ長である岡村弘孝さんは、このような自社の食育活動の展開について、次のように語ります。

「キッコーマンでは食育宣言後から”おいしい記憶をつくりたい。“を食育活動のスローガンとして掲げていました。それが今では、会社のコーポレートスローガンになっています。この変遷から”食育は、食に携わる会社にとっての企業活動そのもの“だということを、あらためて実感しています」

法律の制定や行政の働きかけなどのシステムが整いはじめ、学校や市民レベルの草の根的な取り組みも活発になってきた、日本の食育。日本食文化の世界遺産登録への関心と相まって、今後さらなる盛り上がりが期待できそうです。

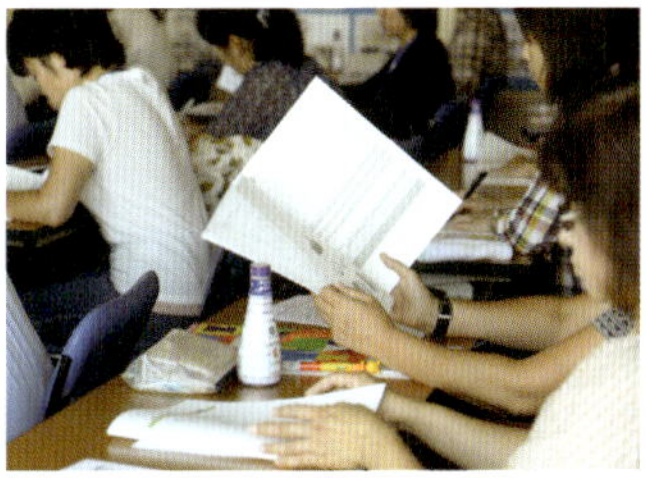

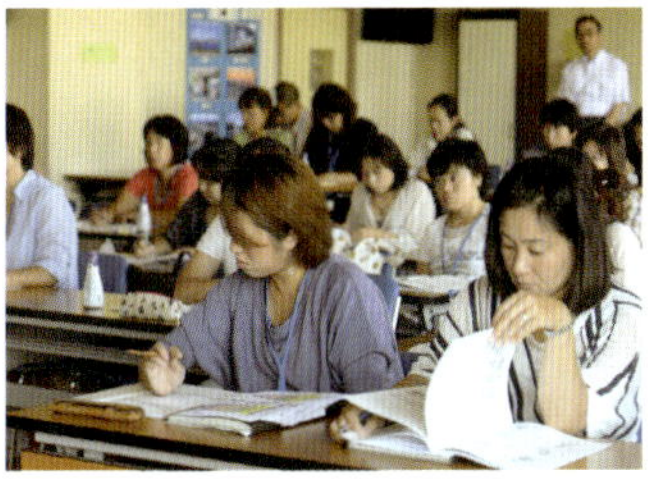

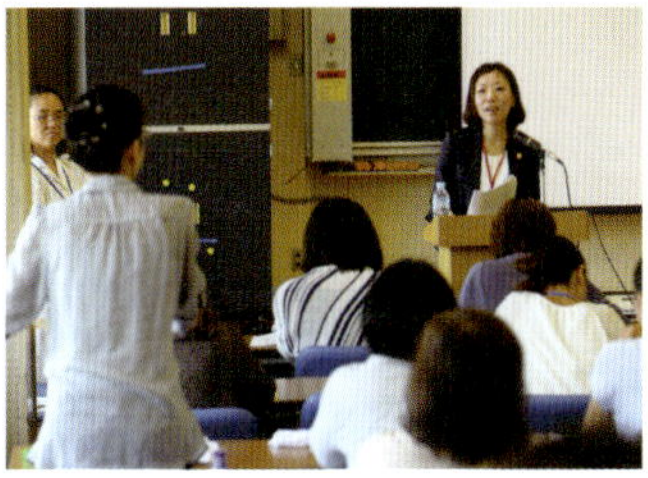

左）講義は協会が用意したオリジナルのテキストに沿って進められる　右上）真剣にメモを取る参加者　右下）講義後も多くの質問が寄せられ、食育への関心の高さが伺えた

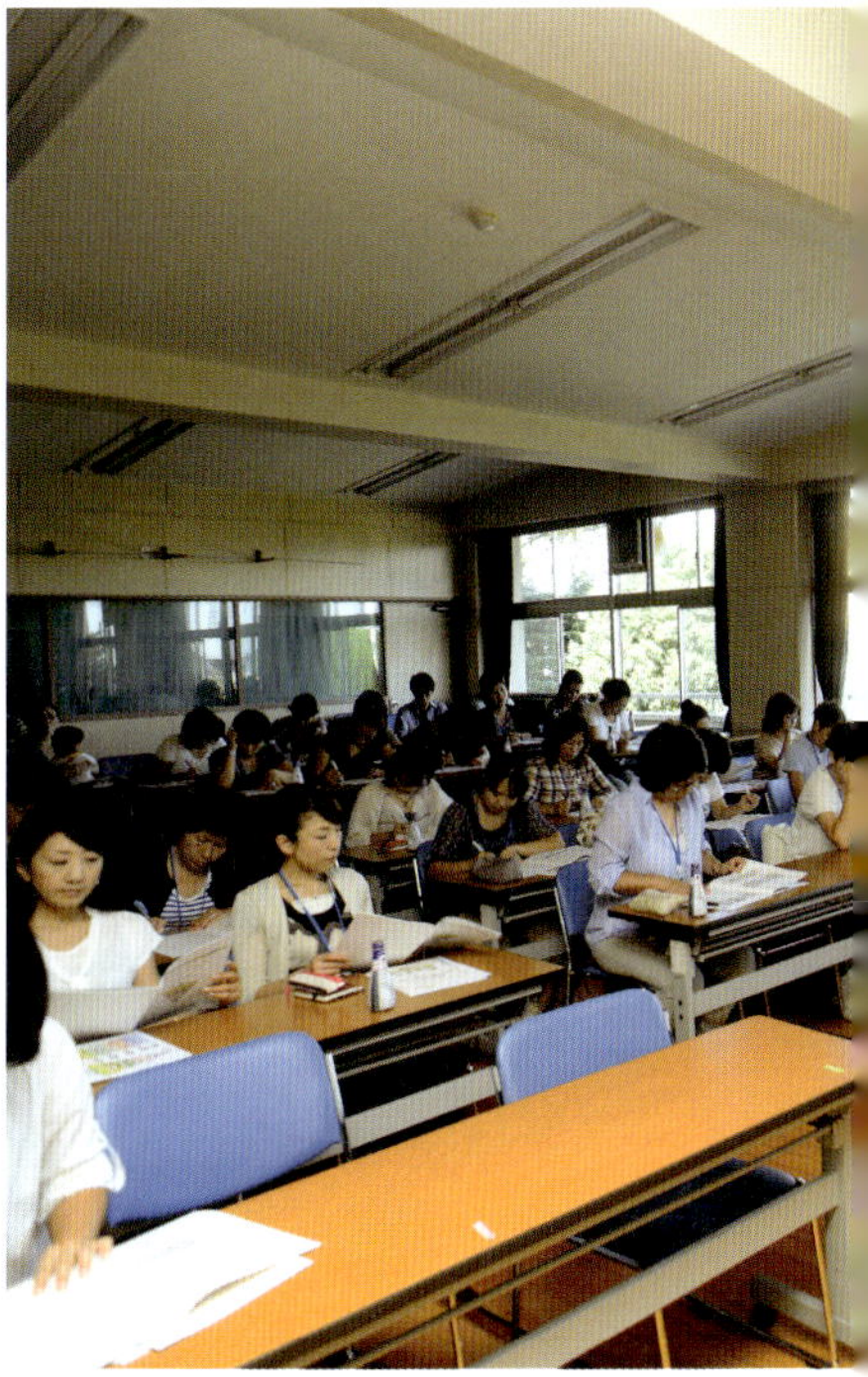

この日集まった保護者は総勢36名。お子さん連れや男性の姿も。参加者にはもれなく、しょうゆのミニボトルが進呈された

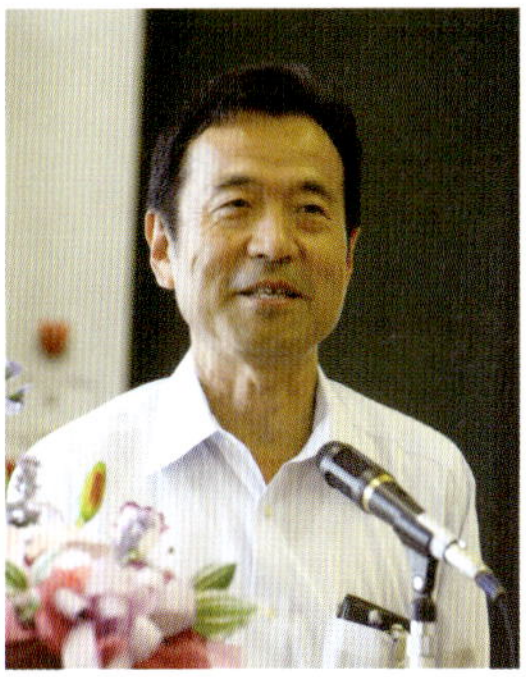

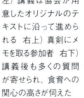

開講前の挨拶で「食とは、生きることそのもの」と語る学校長の小池幸先生

田んぼに住む生物のメッセージを聞く「生物調査」

農薬・化学肥料・有機肥料を無使用の自然栽培「しあわせ米」の水田に住む生き物をみんなで調査。メッセンジャーである生き物の声を聞くことで、子どもたちに”人と虫との関係“を学んでもらうイベントが開催されました！

写真：中島純治

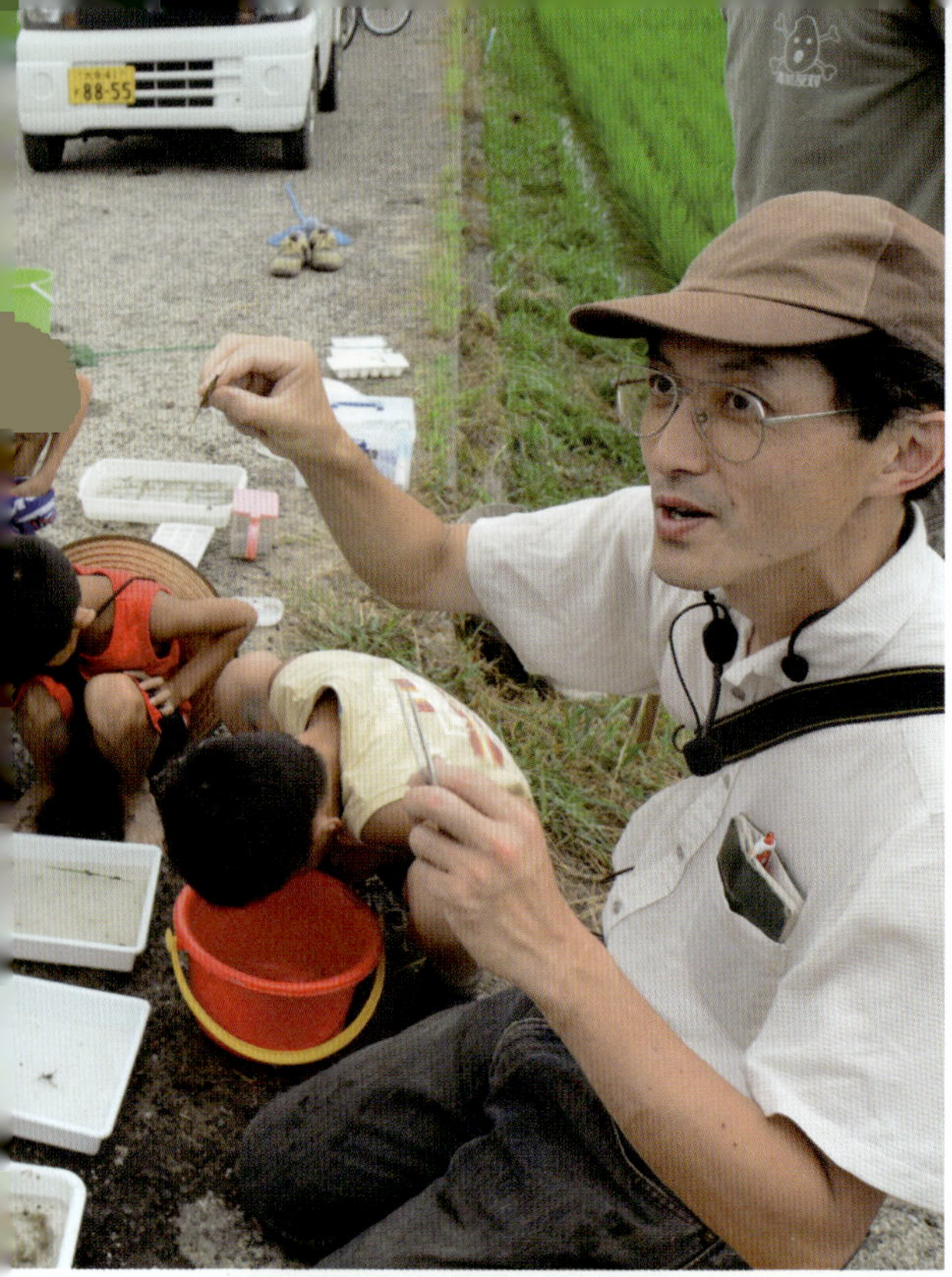

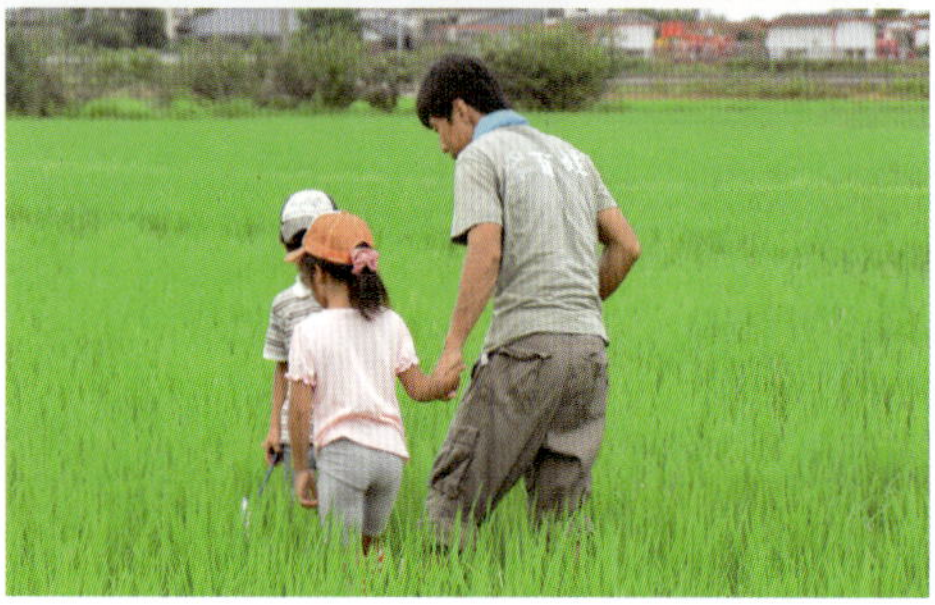

上）田んぼで確認できた50種類の生き物。船橋さんの説明に、子ども達も興味津々　下）田んぼに足を踏み入れ、豊かな自然を親子で一緒に満喫

しあわせ米の田んぼの生き物調査

子ども達が一喜一憂 田んぼの生き物調査

世界農業遺産にも認定されている大分県の国東・宇佐地域にある田んぼで、どんな生き物が生息しているのかの調査を子ども達と行いました。

調査を行った場所は、2007年から自然栽培に転換した、農薬・肥料不使用7年目となる（有）宇佐本百姓の田んぼ。子ども達の驚きや笑い声が、大自然に響き渡りました。

この日は30人ほどの小学生が参加。午前10時の調査開始と同時に田んぼに足を踏み入れると、早速「気持ちいい！」の声。初めて田んぼに入る児童も多く、四苦八苦しながらの生き物調査がスタートしました。

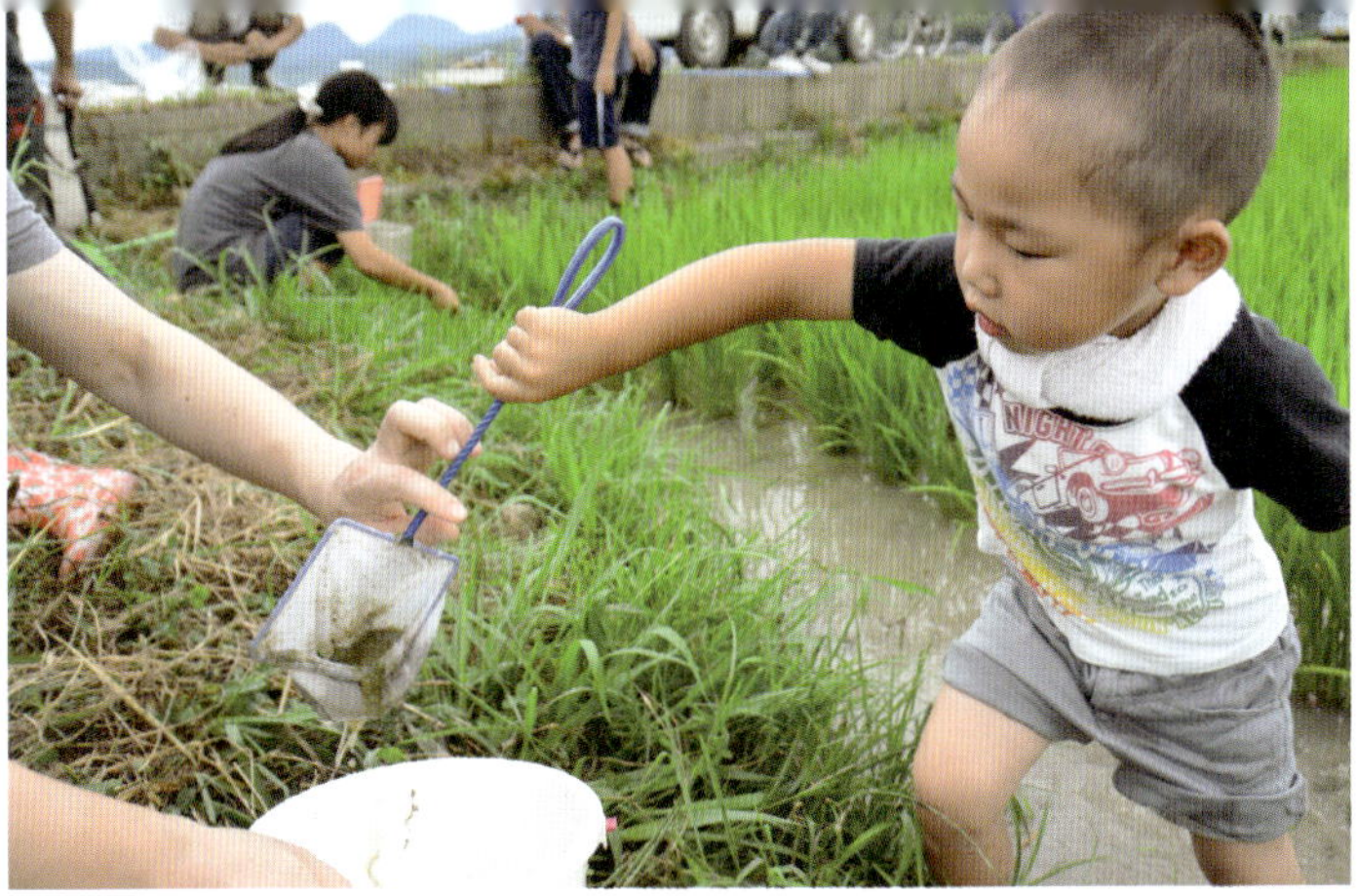

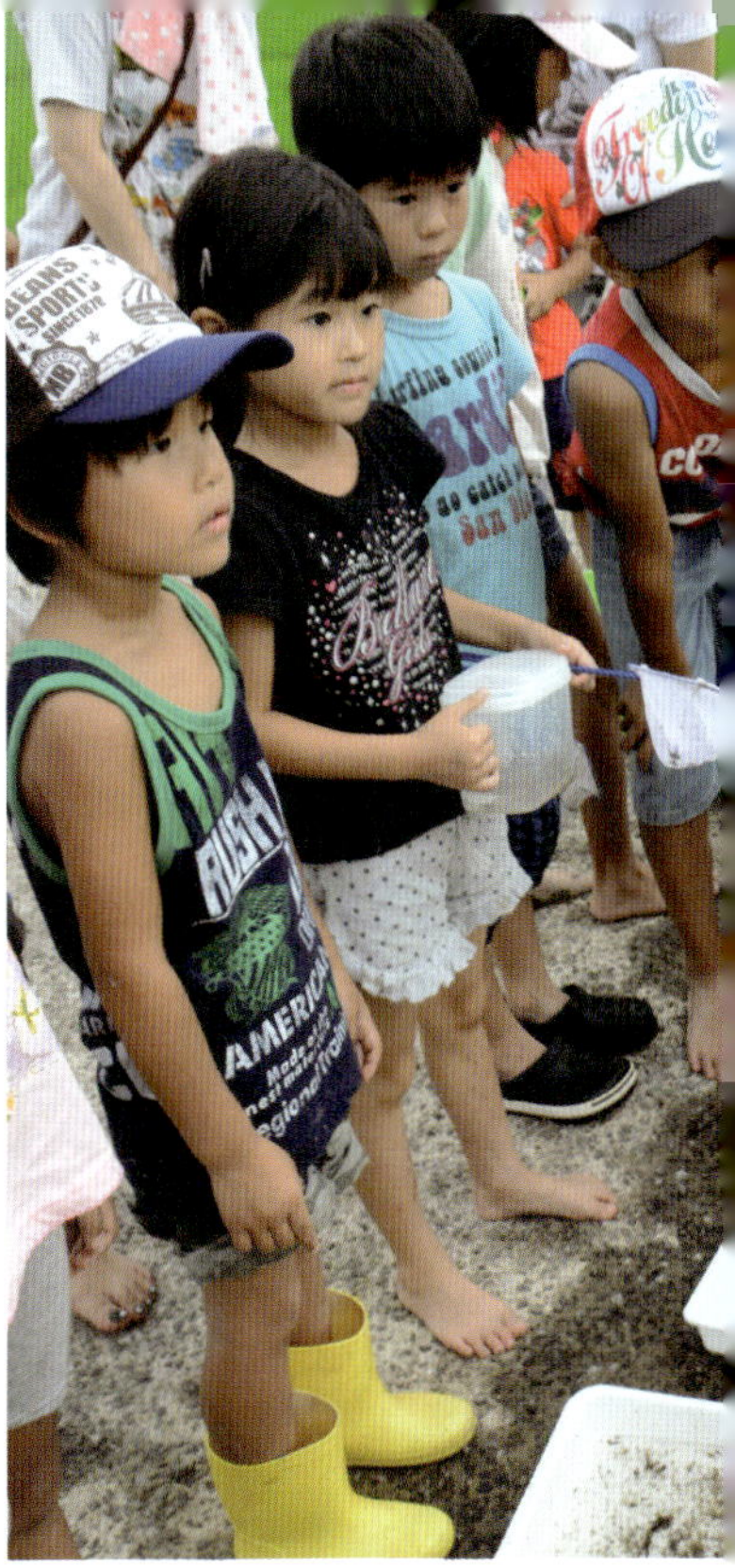

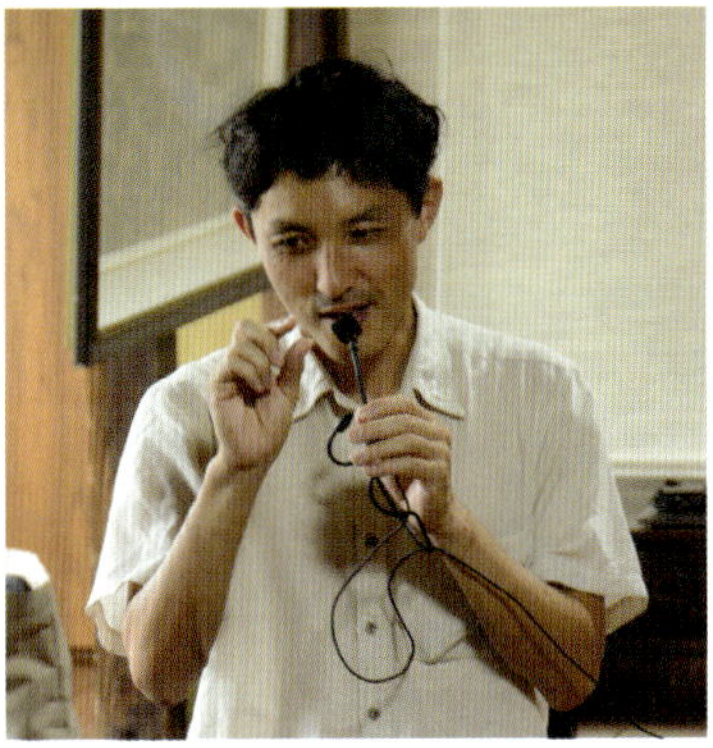

上）不慣れながらも一生懸命に生き物を探します　右）船橋玲二先生がいろんな知識を教えてくれました

INFORMATION

主催：（有）宇佐本百姓
http://100sho.co.jp
場所：しあわせ米7年目のほ場
講師：船橋玲二（東京農業大学）
http://www.toki-yume.com/chinowa.html
協賛：秀明自然農法ネットワーク
www.snn.or.jp

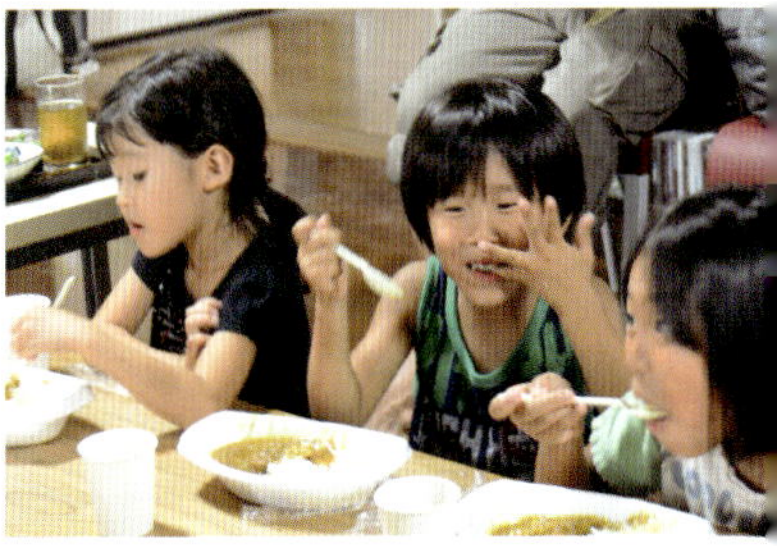

汗をかいた後の食事に「おいしい!」とみんな笑顔

「捕まえたよ」という満面の笑みと共に、イトミミズやユスリカの幼虫といった小さな生物から、タイコウチやトンボ、ミズカマキリなどの大型生物まで、50種類もの生き物が確認されました。

調査を見学に来た近隣の方によると、「以前はドジョウやホタルもたくさん見られたけれど、農薬が普及するにつれ生物がどんどん減ってしまった」とのこと。しかし（有）宇佐本百姓の深見壽孝さんは、「自然栽培を開始してから、随分いろんな生き物が帰ってきてくれました」と笑顔で話します。

生物多様性に触れる貴重な体験に

この生き物調査で講師を務めたのは、生物多様性の調査を行っている東京農業大学の船橋玲二さん。「絶滅している生物は多数いますが、自然栽培ではその多様性が保たれていることを子ども達と一緒に確認することができました。このような体験は未来を担う子どもにとって、本当に貴重なものだと思います」と語ってくださいました。

最後はこの田んぼでできた"しあわせ米"を使用したカレーを全員で堪能。田んぼや大自然の不思議に触れる、充実の一日となりました。

古来の蔵づくりの価値に触れる大人の"御用蔵"見学

昨今、テレビなどでも「大人の社会科見学」がブームですが、大人が食の現場を見て、知識を深めることは、社会にとって大切な「食育」のひとつ。今回、古来の醤油と味噌づくりにこだわる、「ヤマキ御用蔵」の見学ツアーに参加。伝統をそのまま残す製造工程は、食の本質を見直す貴重な機会となりました。

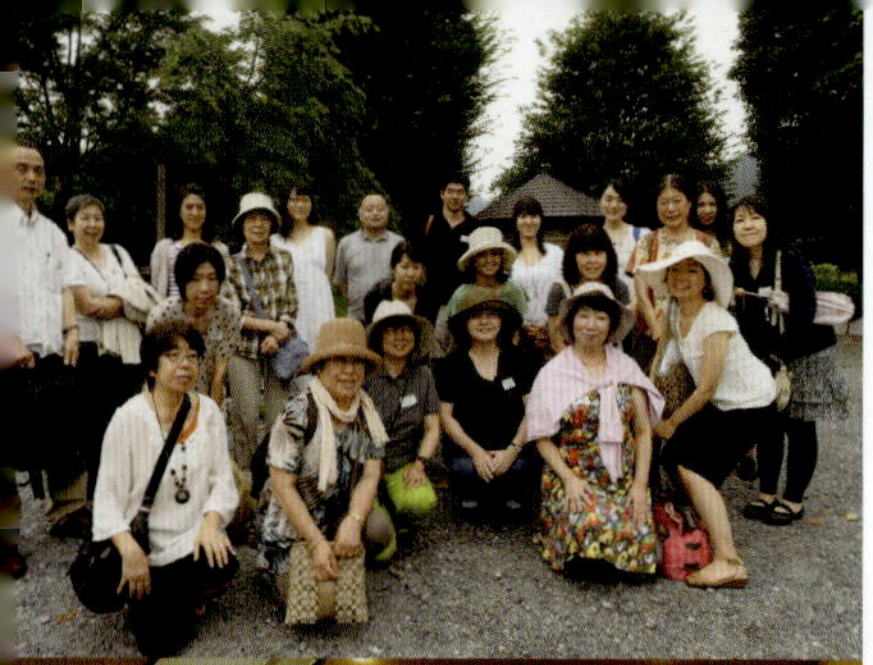

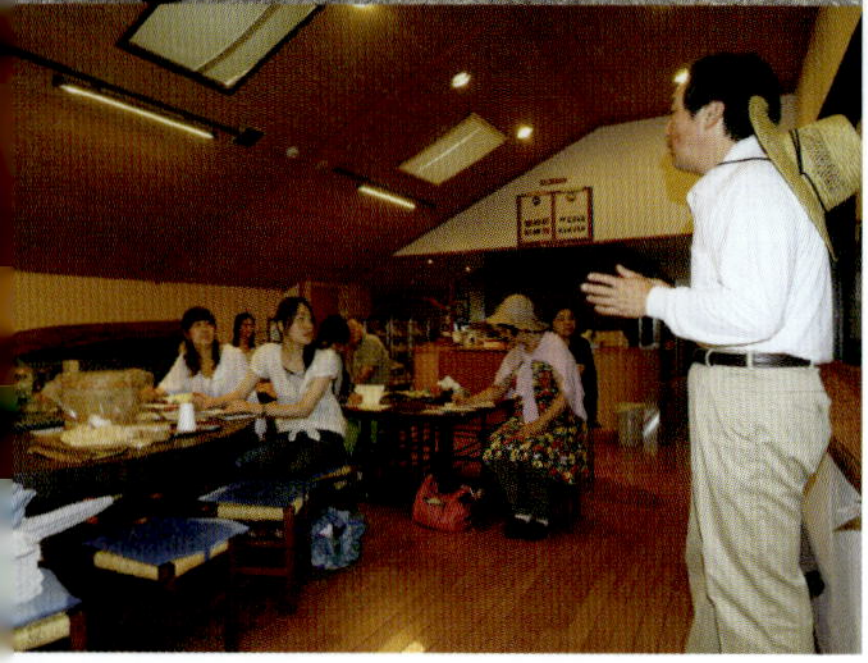

ヤマキ御用蔵
@埼玉県児玉郡神川町

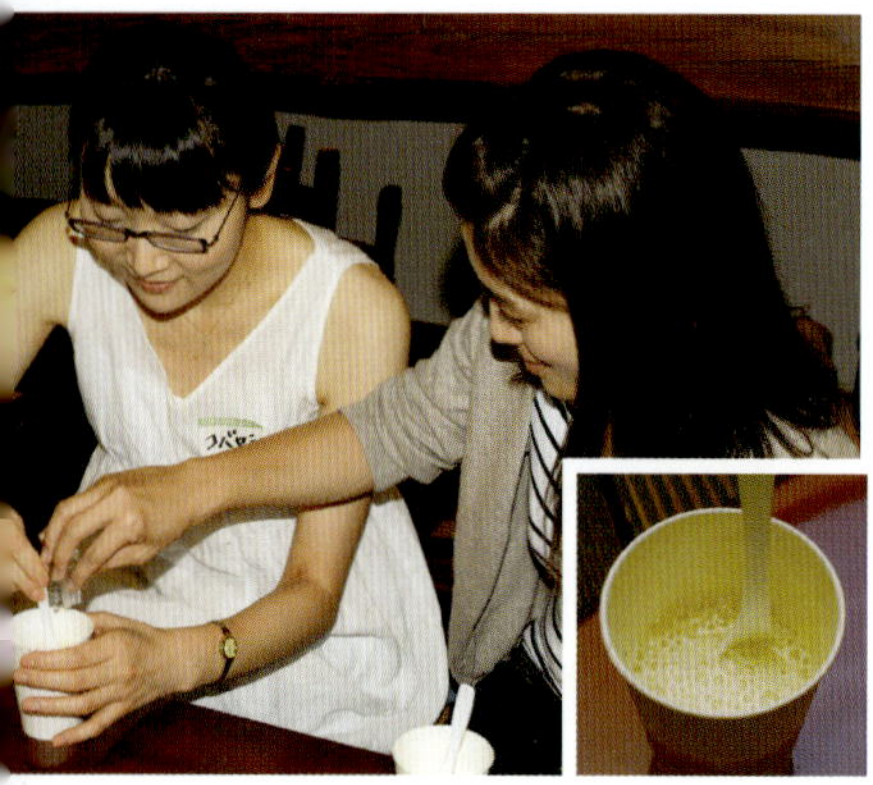

見学中は豆腐の製造体験も　左）温めた豆乳をかき回し、にがりを投入　右）徐々に固まり、できたての豆腐をみんなで食した

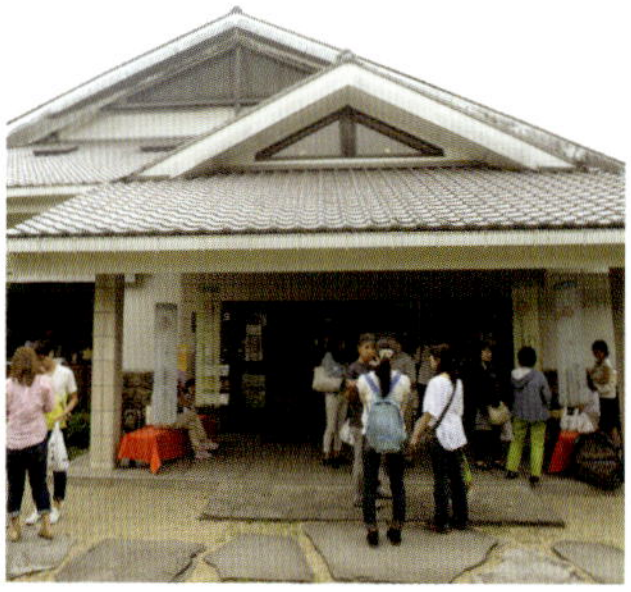

伝統の蔵づくりから醤油や味噌の原点を知る

「御用蔵」とは、かつて家庭で作られていた醤油や味噌を、代行して製造する蔵のこと。今回同行させていただいた、有機野菜や食品の普及支援を行う「Organic Days」が企画したツアーで訪れた「ヤマキ御用蔵」は、１９０２年「御用蔵」として創業。以後１００年以上当時の製法を忠実に守り、代々受け継がれてきた伝統の杉樽を用い、現在も天然醸造により醤油、味噌を製造しています。

いい材料といい環境が古来製法を支える

埼玉県の北方、群馬県にほど近い豊かな自然の中に佇む

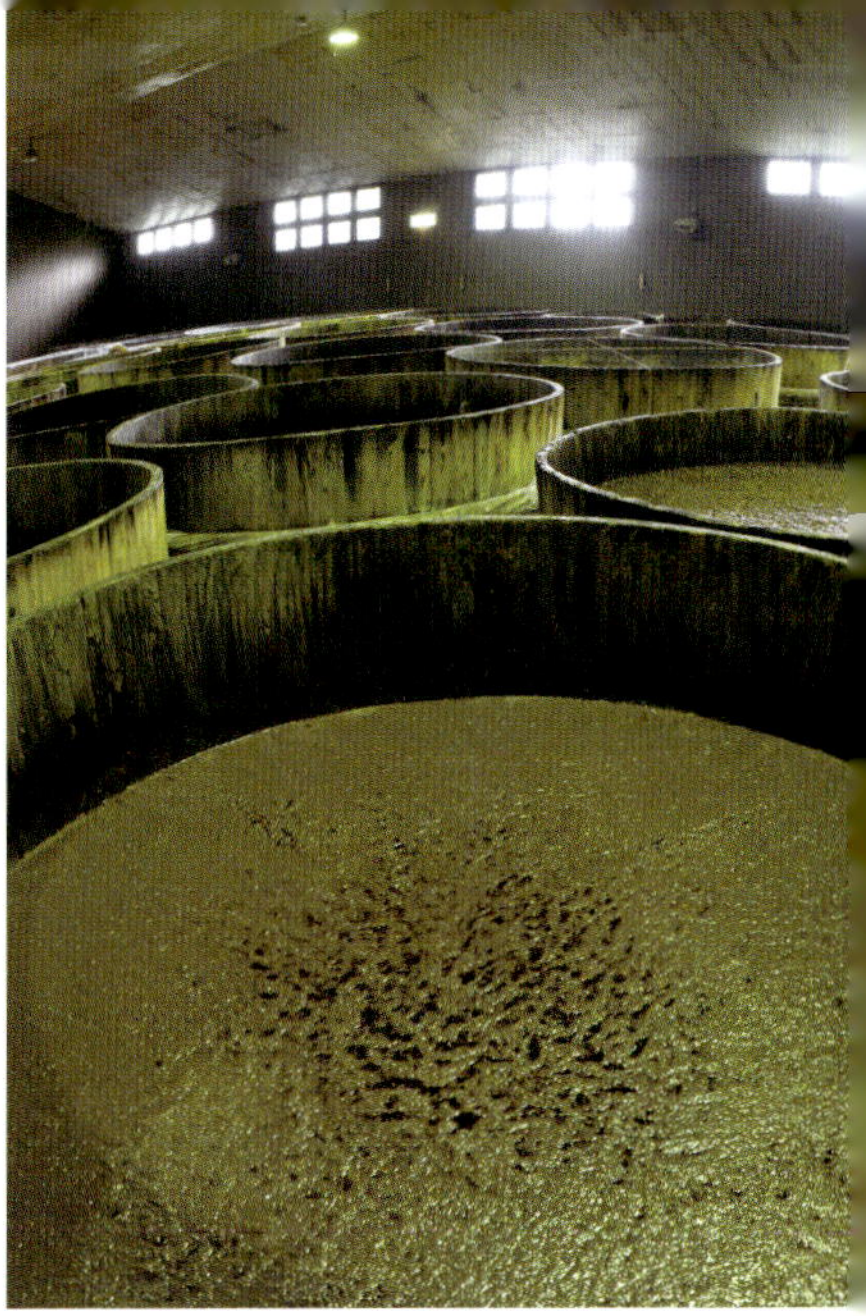

「ヤマキ御用蔵」。古来の蔵づくりを維持しつつ、見学できるように設計された工場が建ち、そこに製造された醤油や味噌などが販売される「糀庵」が併設。周辺にはグループ会社「豆太郎」が管理する、醤油や味噌に用いられる大豆などが自然農法で栽培される畑、その大豆を用いた豆腐などが味わえる料亭「紫水庵」などが建ちます。

　ツアー一行はまず見学工場へ入り、醤油・味噌の行程の説明を受け、実際に作られる蔵などを見学。醤油特有の濃密な香りに満ちた工場内には、麹が今も息づいており、「この麹のおかげで、今でも天然の製法ができるのです」と、今回製造行程を説明してくれた森田和彦さん。近代化する製造を認めつつも、古来の製法は守らなければならない、と力説します。「昔ながらの製法なら、いい材料といい環境があればできる。それが食の本来あるべき形であり、残していくべきだと思います」。

そんな昔ながらの製造に直にふれ、「こうやって醤油ができることは知らなかった」と、感心する参加者も少なくありませんでした。

　工場見学後は、醤油と味噌、自然農法で栽培された野菜を「紫水庵」にて昼食として実食。「どれも素材の味があっておいしい！」と参加者一同喜びの声が。その後「糀庵」での買い出し、自然農園の見学と、盛りだくさんのツアーに、参加者一同大満足のようでした。

右上）「ヤマキ御用蔵」ツアーに参加したみなさん　右下）工場の2階が見学ブースになっており、醤油や味噌の製造工程、歴史などの講義も行われ、参加者は熱心に耳を傾けていた　左）見学ブースからは醤油蔵の様子を見ることができた

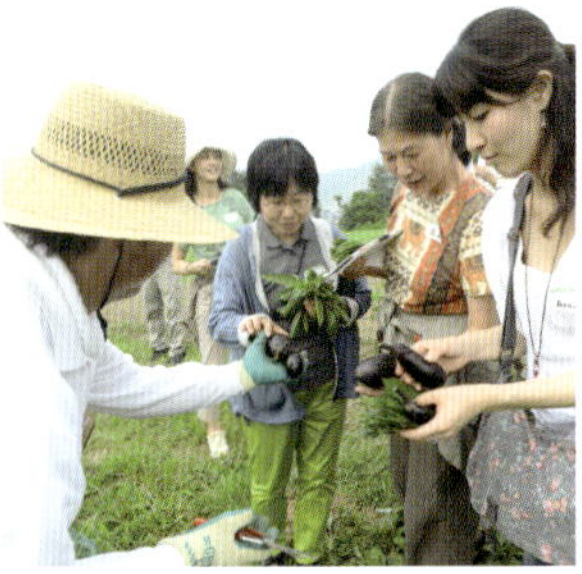

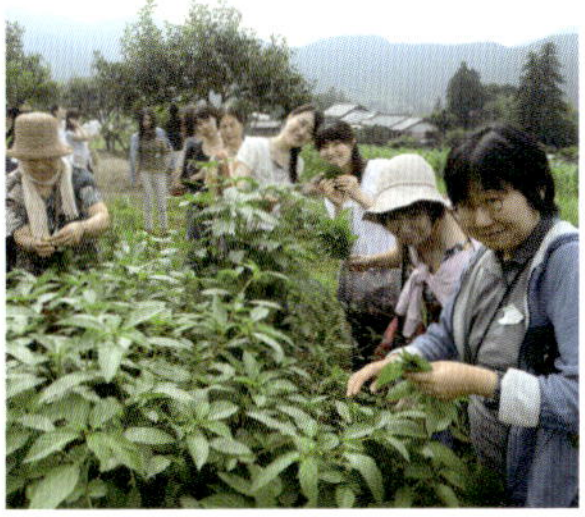

上）工場見学後、「豆太郎」が管理する畑に向かい、自然栽培されている野菜にじかに触れる　下）その野菜の生きのよさに参加者一同興奮しきり

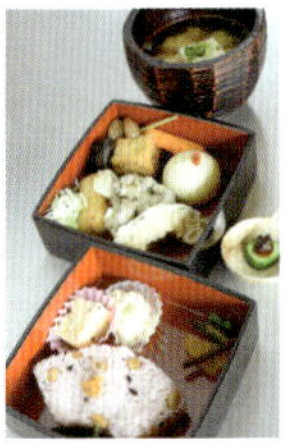

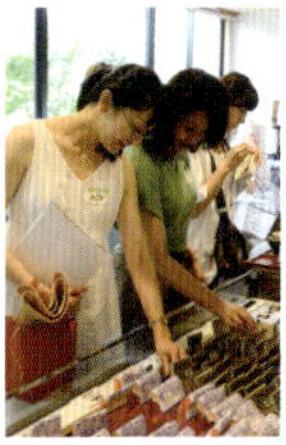

左）昼食には醤油・味噌と畑の食材を用いた「豆々菜々御膳」が　右）工場1階は醤油や味噌が販売される売店「糀庵」。みなさん熱心に品定め

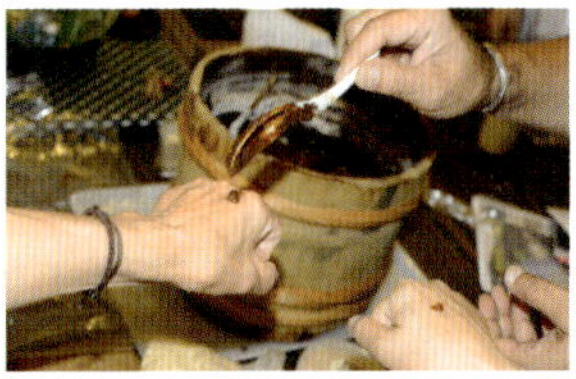

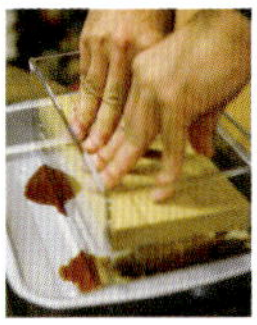

左）講義のなかでは実際に醤油のもととなる「もろみ」に触れ、味わう体験も　右）「もろみ」がしぼられ醤油になる様子

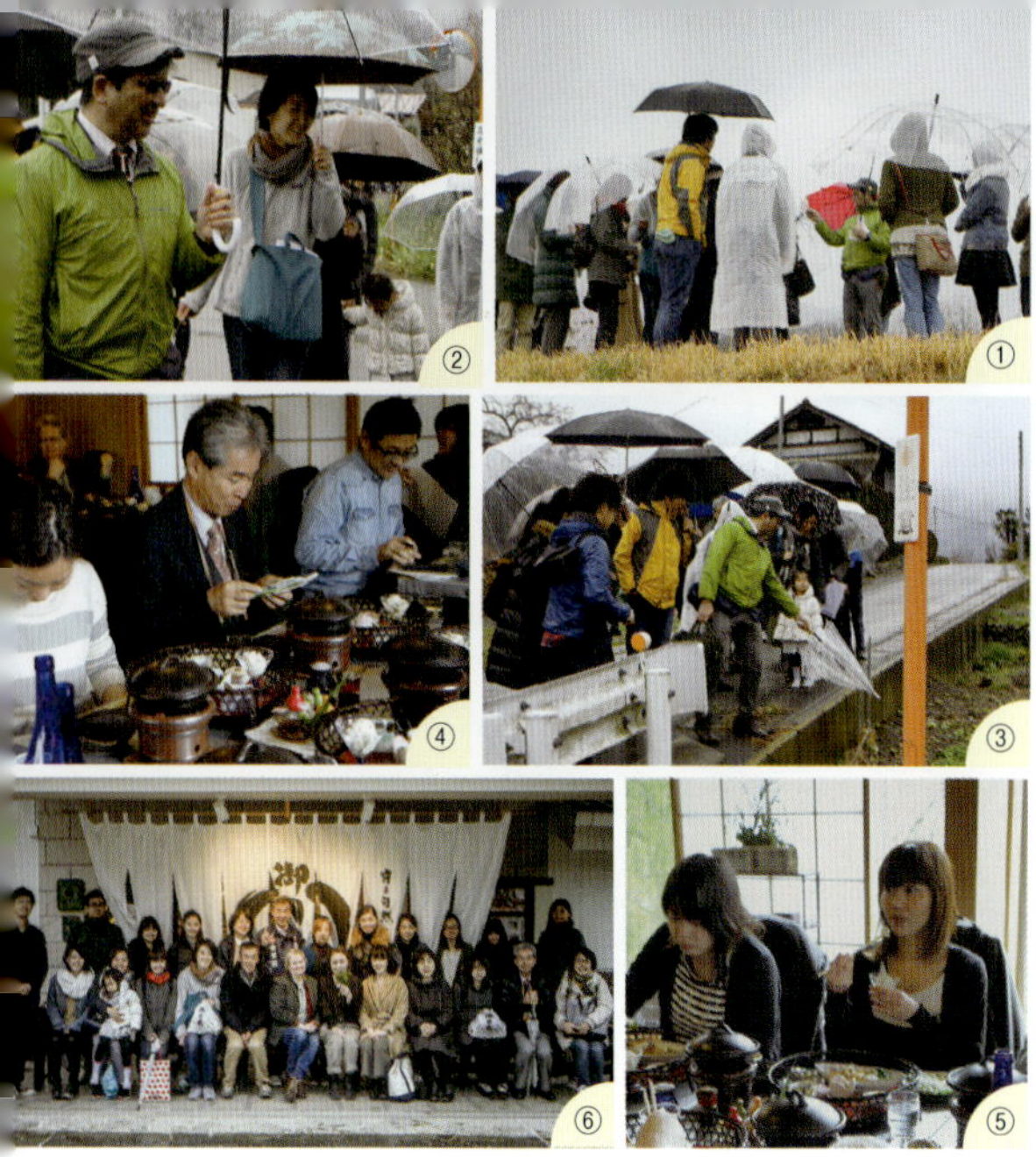

①雨のなか圃場が見渡せる土手から散策スタート ②渡邊教授の話は歩きながらも延々と続いている ③地元の人でもまったく気がつかないところから野草を次々と見つけてくれる ④紫水庵での特別メニューに参加者は驚く ⑤一時間前に観察してきた野草が目の前においしそうに調理されて並んでいる不思議 ⑥頭もお腹も、そしてお土産もいっぱいで満足のツアーとなりました

高知工科大フードキャラバン オーガニックの聖地、埼玉県神川町に行く

高知を拠点にスタートした高知工科大学のフードキャラバンは、地方の食文化ルネッサンスを引き起こすプロジェクト。世界的プラントハンター渡邊高志教授と植物散策、料理、トークセッションのメニューでその地の風土を見て、食べて、聞いて体験するツアーです。

雨降る花冷えの土手で

2017年3月26日。春休みまっただなかの日曜日のお昼前。花冷えの寒風と小雨のなか、総勢約30名が、東京駅より埼玉県神川町の神流川土手に到着。これからフィールド講義が始まります。

「昼食前に、まずフィールドを歩き、五感で学ぶ」。4年前に高知工科大で始まった食のキャラバン高知編より続くスタイルです。

高知工科大学 × 埼玉県神川町

オーガニックとの出会い

今回FOOD CARAVAN in TOKYO(FCT)と銘打った食キャラ東京編の実施に伴い、Organic Village Japan(OVJ)と高知工科大との共催形式へと移行。機能性野草(薬理効果が実証されている未利用植物)の紹介に主眼があった高知発の食キャラに、新たな要素「オーガニック」が加わりました。

脳と五感のウォーミングアップ

東京駅から車で2時間半ほどの距離にある神川町は、ヤマキ醸造を魅了した湧水と豊かな植生に恵まれています。

この神川町のフィールド講義の場所として、八須理明さんの有機圃場を見渡すことができる神流川土手を選びました。そして、寒さに震えながらのフィールド講義は2つ。ひとつは、八須さんご自身の言葉を通して体感する有機農業のリアル。二つ目が、素人目には枯れ野原にしかない見えない土手から、機能性野草を次々と魔法のように採取し、膨大な知識を教授する渡邉高志先生（高知工科大客員教授・熊本大学薬学部教授）のアドリブ講義です。

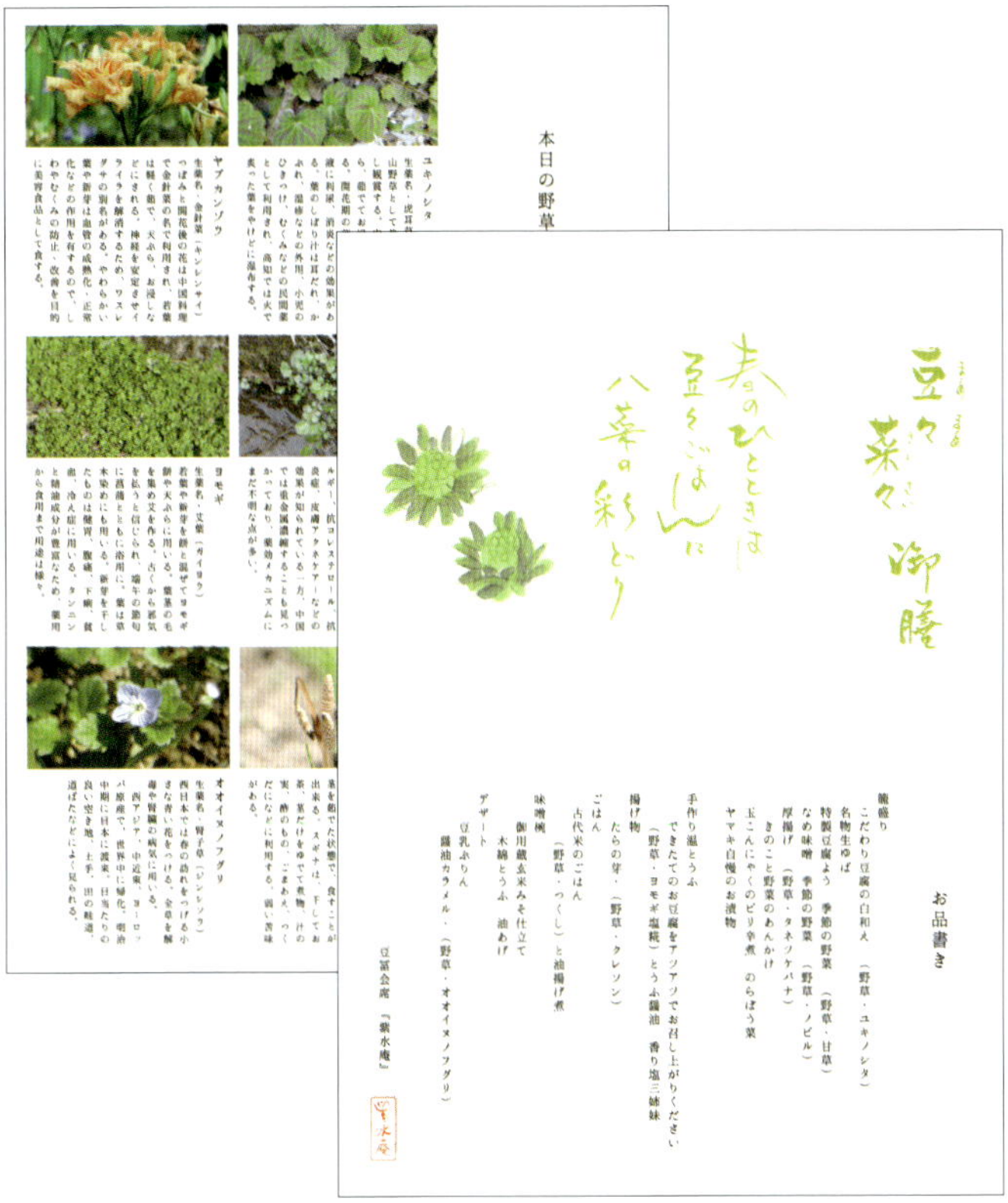

本日の野草

ヤブカンゾウ
生薬名・金針菜（キンシンサイ）
つぼみと開花後の花は中国料理で金針菜の名で利用され、若葉は軽く茹で、天ぷら、お浸しなどにされる。神経を安定させイライラを解消するため、ワスレグサの別名がある。やわらかい葉や新芽は血管の成熟化・正常化などの作用を有するので、しわやむくみの防止、改善を目的に美容食品として食する。

ヨモギ
生薬名・艾葉（ガイヨウ）
若葉や新芽を餅と混ぜてヨモギ餅や天ぷらに用いる。葉茎の毛を集め艾を作る。古くから邪気を払うと信じられ、端午の節句に菖蒲とともに浴用に。葉は草木染めにも用いる。新芽を干したものは健胃、腹痛、下痢、貧血、冷え症に用いる。タンニンと精油成分が豊富なため、薬用から食用まで用途は様々。

オオイヌノフグリ
生薬名・腎子草（ジンシソウ）
西日本では春の訪れをつげる小さな青い花をつける。全草を解毒や腎臓の病気に用いる。
西アジア、中近東、ヨーロッパ原産で、世界中に帰化。明治中期に日本に渡来。日当たりの良い空き地、土手、田の畦道、道ばたなどによく見られる。

豆々《まめまめ》菜々《さいさい》御膳

春のひとときは豆々ごはんに八菜の彩どり

お品書き

籠盛り
こだわり豆腐の白和え　（野草・ユキノシタ）
名物生ゆば
特製豆腐よう　季節の野菜　（野草・甘草）
なめ味噌　季節の野菜　（野草・ノビル）
厚揚げ　（野草・タネツケバナ）
きのこと野菜のあんかけ
玉こんにゃくのピリ辛煮　のらぼう菜
ヤマキ自慢のお漬物

手作り温とうふ
できたてのお豆腐をアツアツでお召し上がりください
（野草・ヨモギ塩糀）とうふ醤油　香り塩三姉妹

揚げ物
たらの芽・（野草・クレソン）

ごはん
古代米のごはん
（野草・つくし）と油揚げ煮

味噌椀
御用蔵玄米みそ仕立て
木綿とうふ　油あげ

デザート
豆乳ぷりん
醤油カラメル・（野草・オオイヌノフグリ）

豆冨会席「紫水庵」

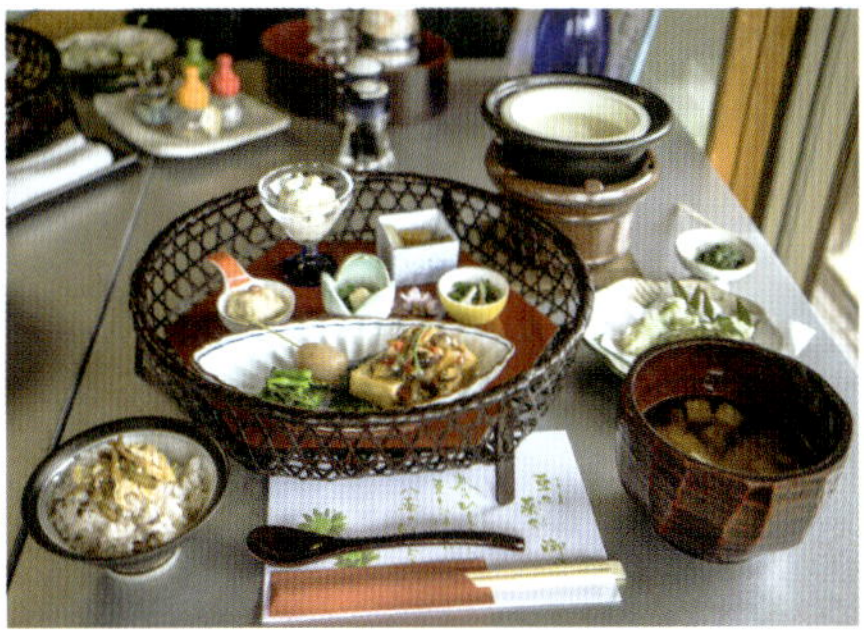

紫水庵の通常メニューに野草が加わった特別メニュー

川沿いウォーキング、現場感、そして圧巻の知識シャワー。フィールド講義はこれら3つの相乗作用で脳と体（五感）を内側から活性化させます。この後に続く食体験に必要不可欠なウォーミングアップとなります。

脳で感じる美食体験

昼食は、ヤマキ醸造の敷地内にある「紫水苑」でいただきました。選りすぐりの有機豆腐・味噌に、直前に学習した機能性野草が入った特別メニューを用意。そして食事前に先ほどの野草の復習により、これから食する野草の機能性を脳で反芻することで、脳と体の両者が喜ぶ食体験が実現します。

最後は、ヤマキ醸造の醤油蔵の内部が見える部屋でのトークセッション。ゲストは有機農家の須賀利治さん、世界の名シェフから日本食キュレーターとして絶大な信頼を置かれているナンシー八須さん、そして渡邉高志教授。とっておきの美食体験に続き、深く頷ける超貴重トークの数々。40分間のトークセッションは参加者から“もっと時間が欲しかった”と惜しまれながらあっという間に終わりました。

山形の食を楽しみ、そして知識を深める農業イベント

２０１３年、ＪＡグループでは「日本をもっと食べよう。」をキャッチフレーズに、全国各地で行われるＪＡ農業祭・収穫祭への来場を呼びかける「みんなのよい食プロジェクト」全国統一運動を展開中です。そうしたお祭りのひとつ、山形県の「ＪＡ愛ライス・フェスタ２０１３」の会場を訪れてみると、山形の食を味わい、そして楽しく学ぶ、多くの来場者の姿が見られました。

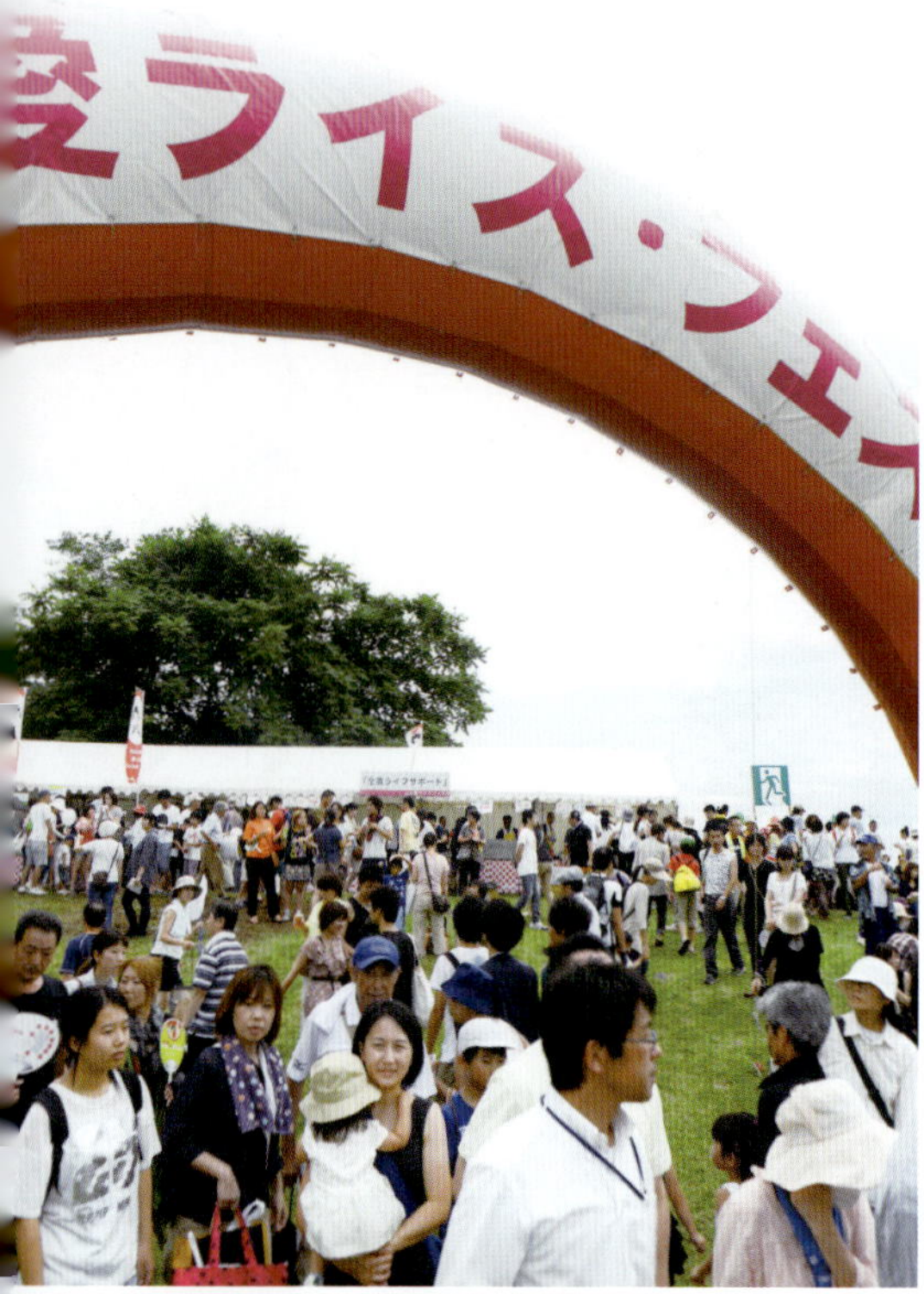

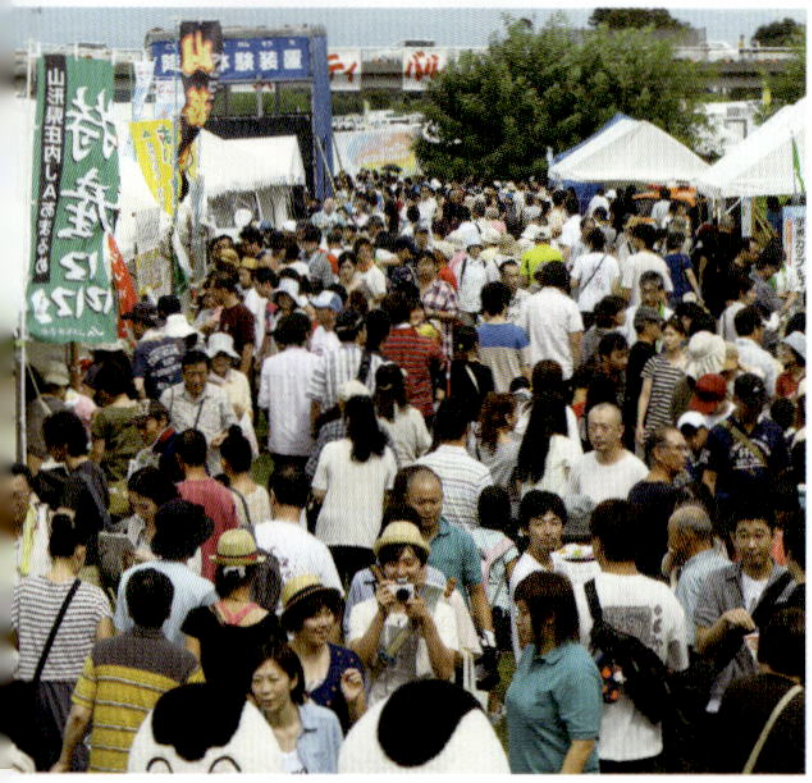

上）開場前から会場には多くの人が。家族連れや友達同士での参加が多くみられた　下）お昼時にはさらに多くの人が集まり、山形の食を楽しんでいた

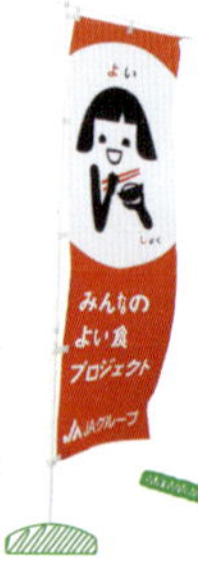

ＪＡ愛ライス・フェスタ２０１３

山形市内の河川敷に県内の農畜産物が集結

２０１３年９月１日、山形市馬見ヶ崎河川敷で行われた「ＪＡ愛ライス・フェスタ２０１３」。10時の開場時には、すれ違うのに苦労するほどの人で、会場が埋め尽くされていました。

イベントを主催するＪＡグループ山形は、１９８９年から山形商工会議所青年部が行う「日本一の芋煮フェスティバル」と協力する形でこのイベントを行ってきました。その歴史を振り返りつつ、「年を経るごとに成長し、現在こうして多くの来場者が訪れるイベントになりました。山形の食が多くの人に受け入れられてきた証だと思います」と、ＪＡ山形中央会常務理事の

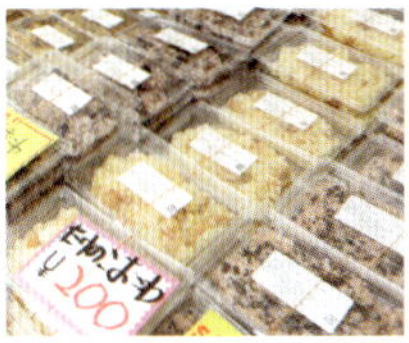

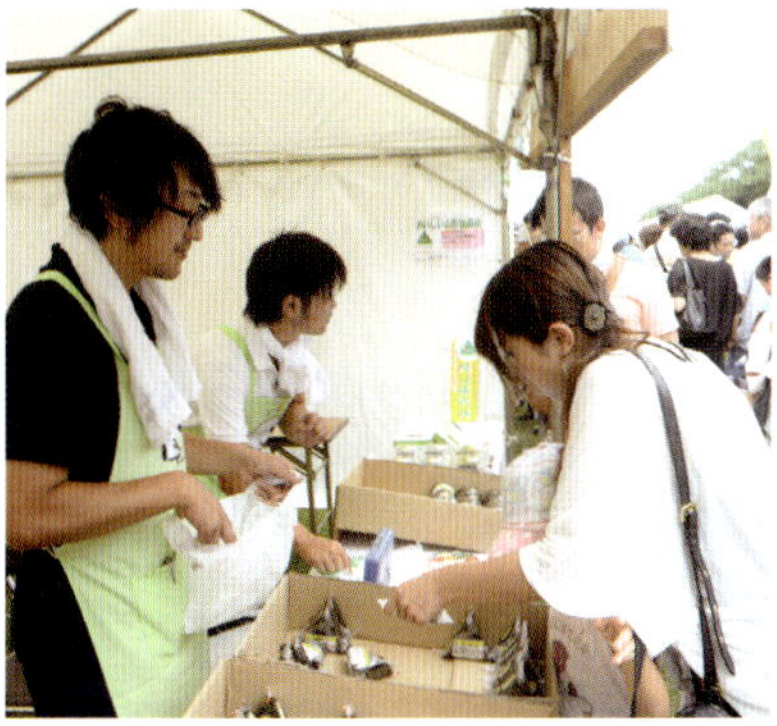

右）JAあまるめのブースでは、みそおにぎりを青菜（せいさい）の葉で包んで焼いた郷土料理「弁慶めし」（奥）も人気で完売　上）地元のお米を使ったおこわや炊き込みご飯は種類も豊富

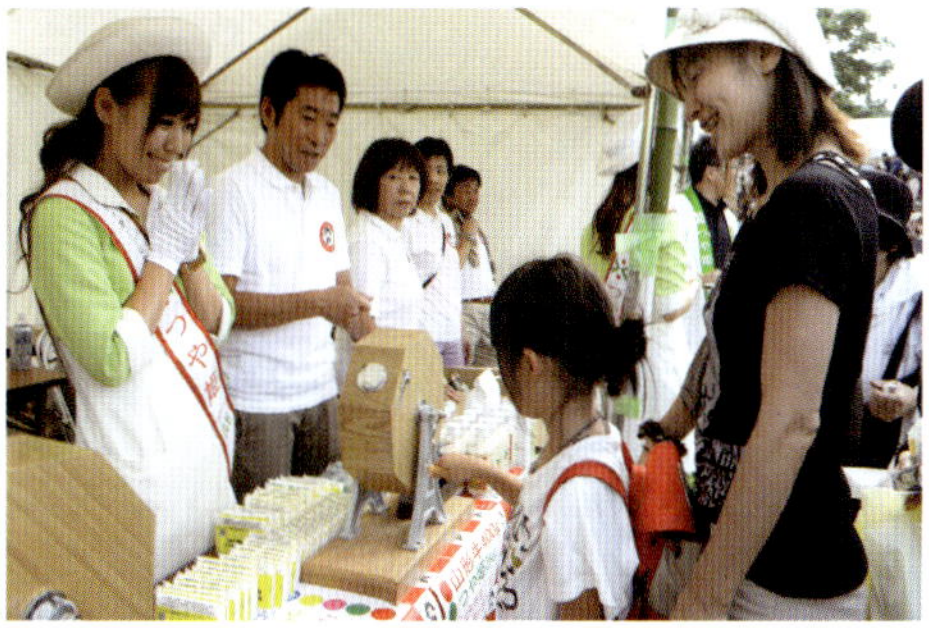

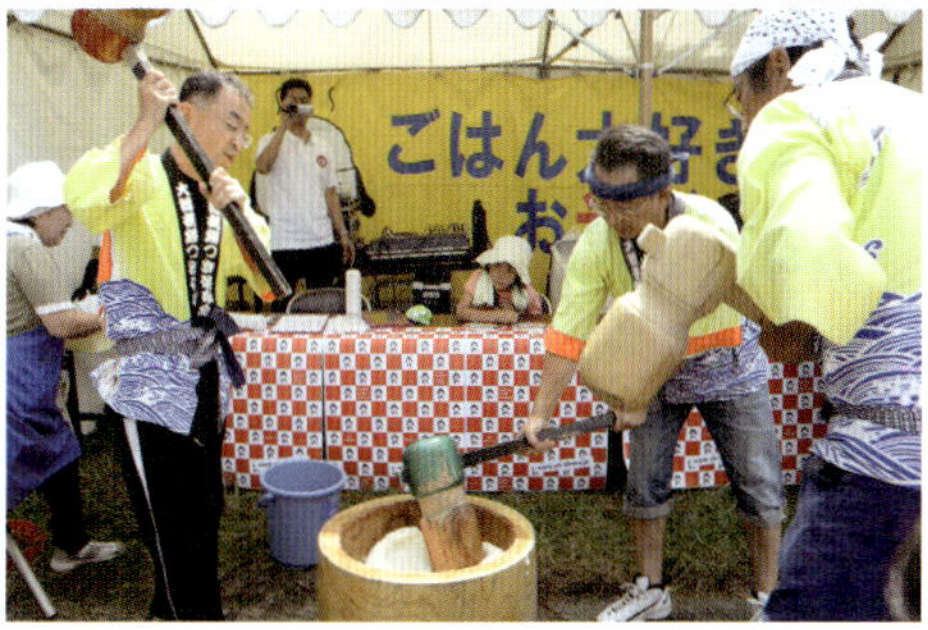

上）「つや姫おにぎり」無料配布コーナーでは、山形米「つや姫」をPRする「つや姫レディ」の姿も　下）迫力ある餅つきは会場内でも注目の的

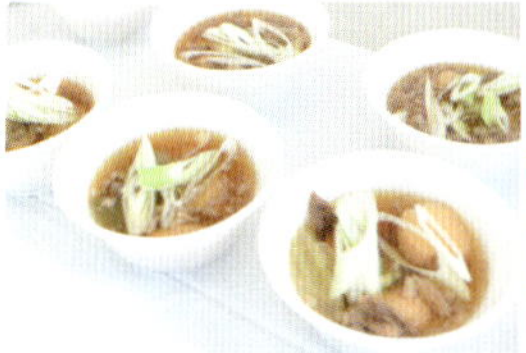

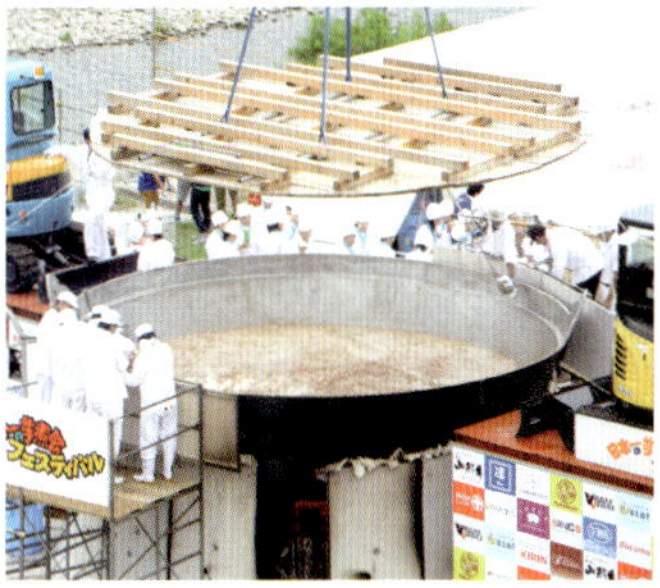

右）同じ河川敷では「日本一の芋煮フェスティバル」も開催。間近で見る6mの巨大鍋は圧巻　上）巨大鍋では約3万食の芋煮が作られた

長沼良治さんは語ります。

会場内には、山形県内の5団体が出店する特産品販売コーナーを設置。どのブースも行列ができる盛況ぶりでしたが、なかでも人気だったのが、JAあまるめのブース。用意した400個の山形米「つや姫」おにぎりは、販売開始30分ほどで完売。販売を行っていたJAあまるめ青年部佐藤卓郎さんは、「若い方からご年配まで、幅広い年代の方が購入してくれました」と、県産食材が浸透している手ごたえを感じているようでした。

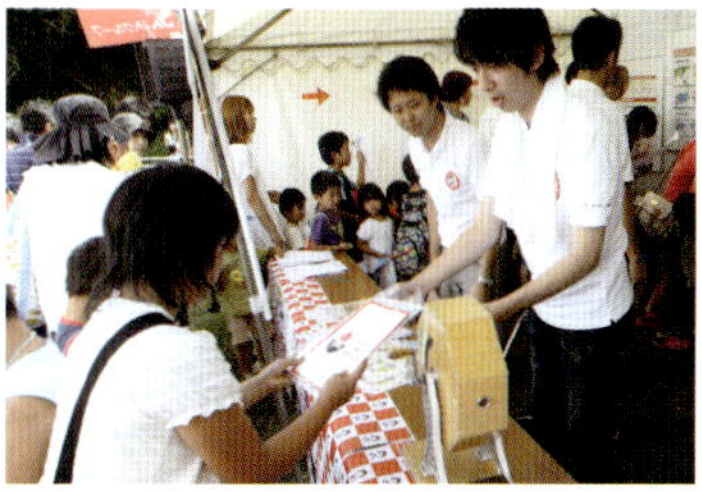

クイズに回答するともらえる「笑味ちゃん」グッズをめざして、食クイズに挑戦する子どもたち

クイズ形式により食の知識を広める

会場内では他にも、「つや姫おにぎり」無料配布コーナー、「つや姫ポン菓子」実演配布コーナー、餅つきコーナーなどが設置され、こちらも多くの人でにぎわっていました。

そしてJAグループが全国展開する「みんなのよい食プロジェクト」コーナーも出店。食クイズを実施し、回答者に抽選で「笑味ちゃん」グッズなどを配布。親子連れを中心に多くの人が訪れていました。見事グッズを手に入れたご家族は、「食料自給率や食と脳の働きに関するクイズなど、勉強になりました」と、嬉しそうに語っていました。

国産・地元産の農畜産物の価値を伝えるJAグループの取り組み

©よい食P

JAグループでは、新鮮で安全・安心な農畜産物を安定的に提供することとあわせて、農業祭・収穫祭、農業体験や料理教室といったイベント等を通じて、生活者の皆様に、食の大切さ、国産・地元産農畜産物の良さや日本農業の価値を伝える活動に取り組んでいます。そうした活動の総称が、「みんなのよい食プロジェクト」です。2008年から始まりました。

2013年度は特に、全国各地で開催されるJA収穫祭・農業祭への来場を呼びかけています。キャッチフレーズは「日本を、もっと食べよう。」。JAグループのホームページで、全国各地の開催予定情報を提供しています。

シンボルマークは「笑味（えみ）ちゃん」です。

マークは漢字の「食」をモチーフにしたデザイン。名前はおいしい国産農畜産物を「笑」顔で「味」わっている、という意味です。みんなが笑顔になれる味を、農家と消費者が一緒になって笑顔でつくっていきたいという願いを込めました。2013年には、「笑味ちゃん」のキャラクターも登場しました。

私もJAの活動を応援しています

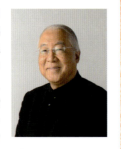

「みんなのよい食プロジェクト」のなかで提唱されていることは、私がこれまで食育のなかで語ってきた要素と、共通する部分が非常に多い。それを国産・地元産食材を生産する当事者であるJAグループが取り組んでいることに、大きな価値があると私は思っています。

全国に生産者のネットワークのあるJAグループだからこそ、国産・地元産の食の価値を誰よりも知り、その価値を伝えることができると思います。今後日本の食は農畜産業を中心に、物流、加工、外食を加え、多角的な展開を求められます。その中核を担う存在として、今後ともJAグループに期待したいですね。 服部幸應

JA農業祭・収穫祭に行ってみよう！

前ページのJAグループ山形のように、全国各地のJAでは地域のみなさんとともに収穫の喜びを分かち合う「JA農業祭・収穫祭」などのイベントを開催しています。詳しいイベント情報については、「JAグループHP」で公開中！ぜひお近くのイベントで地域の農業や地元の食の魅力を体験してください。

JAグループHP：http://www.ja-kizuna.jp/festival/

農業・農村ギャラリーにも行ってみよう！

東京・JAビル4階にある「農業・農村ギャラリー」（ミノーレ）は、農業・農村のことや、日本全国の農畜産物のことなど、食に関する情報を発信する多目的スペース。「食」と「農」に関する展示やイベント、お米や野菜などの即売会を行っています。毎月29日には、被災地応援フェアも行っています。

人の数だけ「よい食」があるんだね。

新鮮でおいしいから、地元の野菜、食べてます。

市民農園で、農業体験。育てる楽しみを知りました！

ダイエット中でも、三食ちゃんと食べてるよ。

自分でつくったお弁当を食べて、栄養バランスばっちり！

何は無くともやっぱりごはん。日本人だからね。

一年生のときから給食のこさず、食べてるよ。

田舎のおばあちゃんが送ってくれる野菜、とってもおいしいよ！

たいへん「よい食」できました

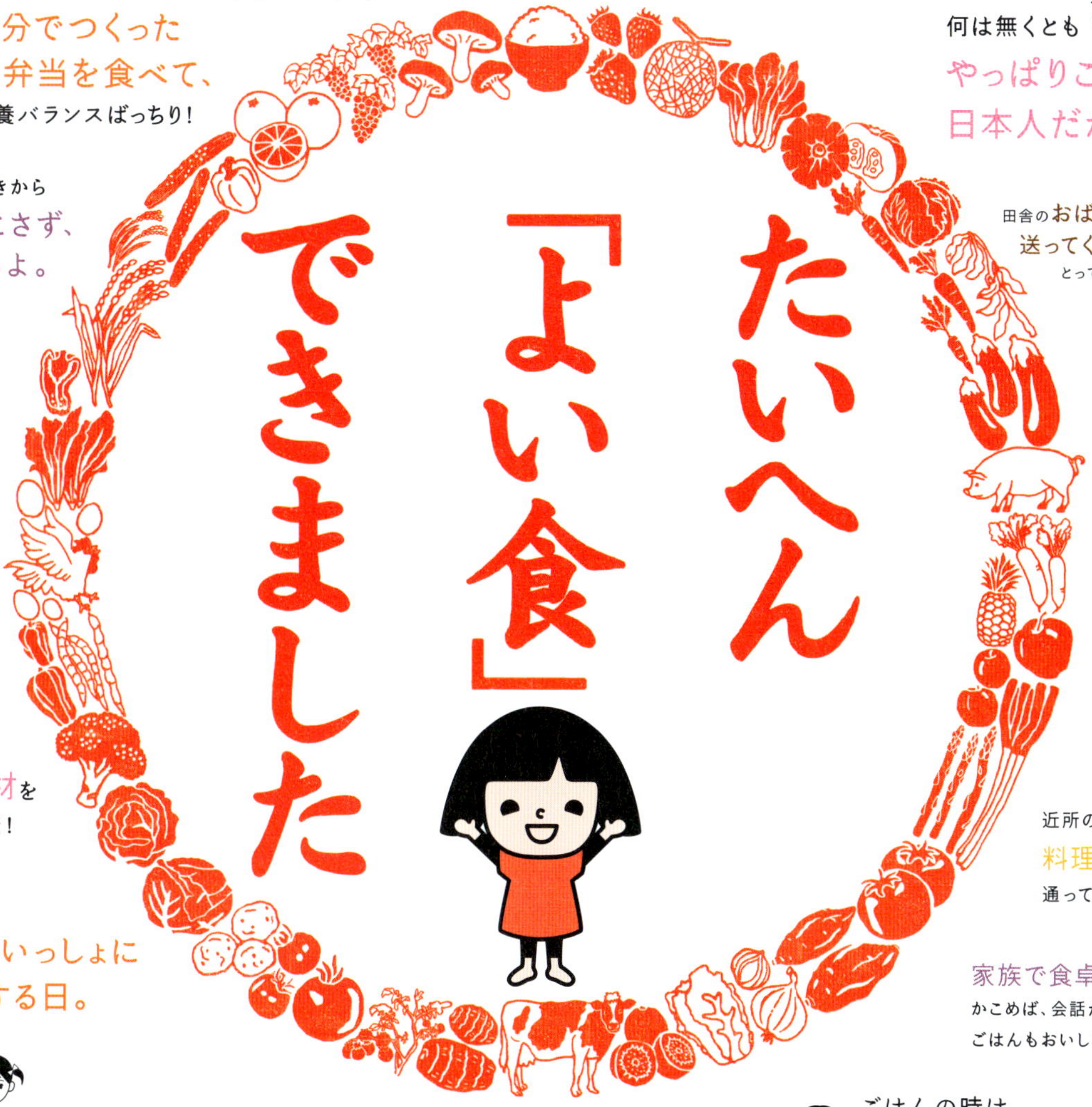

旬の食材を食べて健康！

近所のJAが開く料理教室に通っています。

日曜日は、こどもといっしょに料理をする日。

家族で食卓をかこめば、会話がはずむしごはんもおいしい！

環境のことも考えて、国産を選んでいます。

休日は家族みんなで、ファーマーズマーケットで買い物。

ごはんの時は、「いただきます」と言ってから食べるよ！

よい食とは、おいしい食のこと。よい食とは、楽しい食であること。
よい食とは、家族の健康を支えるもの。よい食とは、よい暮らしそのもの。
あなたも、自分に「よい食」、家族に「よい食」、そして日本の未来に「よい食」をしませんか？

みんなのよい食プロジェクトとは、体と心を支える食の大切さ、国産・地元産農畜産物の豊かさ、それを生み出す農業の価値を伝え、国産・地元産農畜産物と日本農業のファンになっていただこうという運動です。

笑味《えみ》ちゃん
©みんなのよい食プロジェクト

「日本を、もっと食べよう。」みんなのよい食プロジェクト

大地がくれる絆を、もっと。 JAグループ　よい食 検索　みんなのよい食プロジェクト

親子で”食“のパワーに触れる築地市場見学&のり巻き体験

朝日おかあさん新聞とHATTORI食育クラブの主催で行われた「築地市場見学&のり巻き作りに挑戦!」。参加したのは5組10名の親子。普段見えない市場という食の舞台裏には、五感すべてが刺激される驚きでいっぱいでした。

食の未知なる部分に触れ その価値に親子で気づく

8月の最終火曜の朝、築地市場の正門前には、期待に胸ふくらます5組の親子の姿が。「子どもに見せたいのはもちろんですが、自分も築地市場に入ってみたかったので応募しました」と、保護者のみなさんも楽しみにしていたご様子。

定刻の午前9時になると、築地市場職員の江尻正人さんのガイドで市場見学スタート。参加者にはインカムが配布され、江尻さんの説明をイヤホンで聞きながら場内を回ります。最初に訪れたのは青果卸場。珍しい野菜もたくさんある中で、とくに参加者を驚かせたのは、”知っているものの、知らない姿“でした。わさびの実物、花のついたズッキーニ、直径30㎝超えのスイカなどを見て、「すごーい!」と親子一緒に声を上げていました。

次にやってきたのは鮮魚卸場。「ここでは1日に約1700トン、値段にしておよそ18億円もの魚が運ばれてくるんですよ」と江尻さん。卸場を抜けると、仲卸店舗がずらりと並ぶエリアに。自分たちよりも大きな冷凍まぐろが、電動糸のこや長包丁で豪快にさばかれていく光景を、ちょっと怖がりながらも食い入るように見つめる子どもたち。はじめは場内の魚臭さにちょっと顔をしかめていた女の子も段々慣れてきたようで、いけすに入っているうなぎを触らせてもらったときには「カワイイ!」と笑顔を見せてい

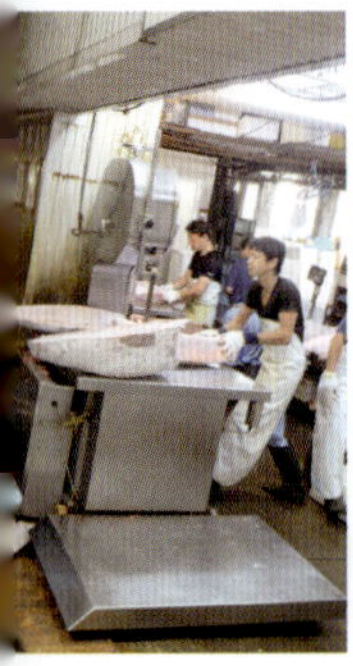

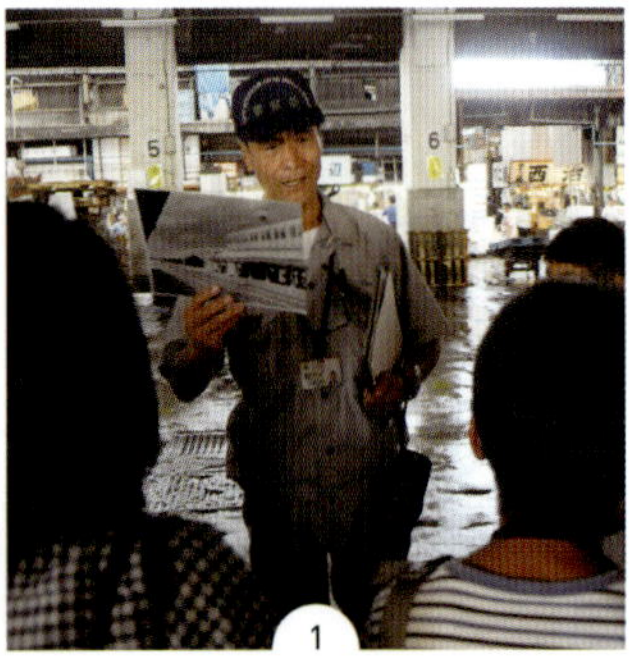
1

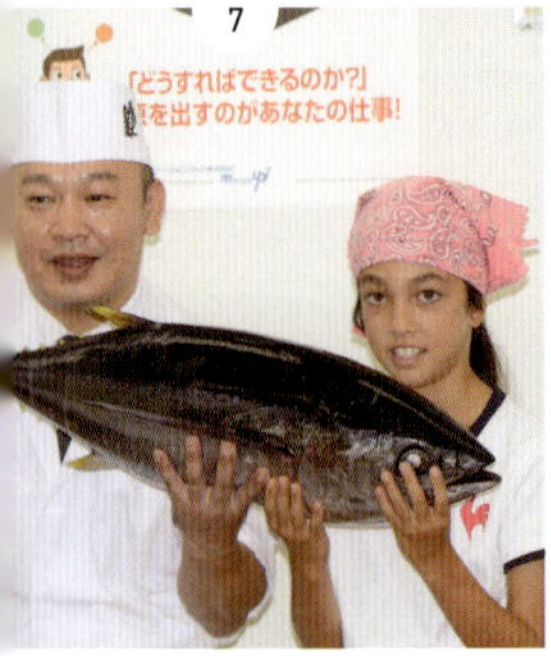

7

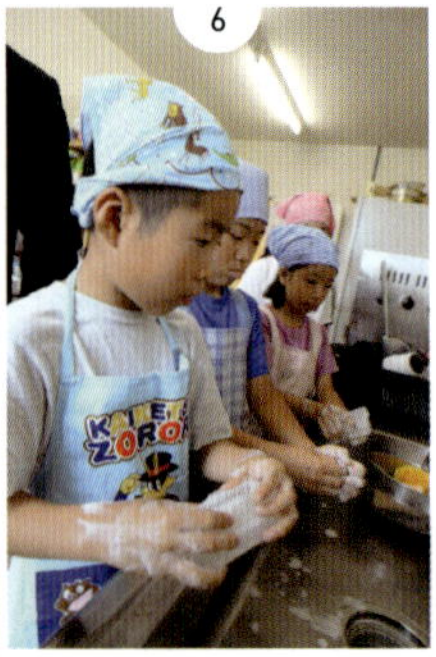
6

ました。

場内の見学をひと通り終えてからは、築地市場の紹介ビデオ鑑賞。保護者の方々もメモを取りながら真剣に聞いていたのが印象的でした。

自分で作ったのりまき命を"いただきます"

その後、築地場内にある株式会社にっぽん本社に移動、待ちに待ったのり巻き体験です。にっぽん社員の寿司職人の手ほどきのもと、とれたての食材を……と、その前に。正しい手の洗い方の指導を受けます。爪の先や親指のつけねなど、普段意識していない部分まで念入りに洗ってから、いよいよ調理開始。細巻き、太巻き、手巻き、カリフォルニア巻きと、さまざまな種類

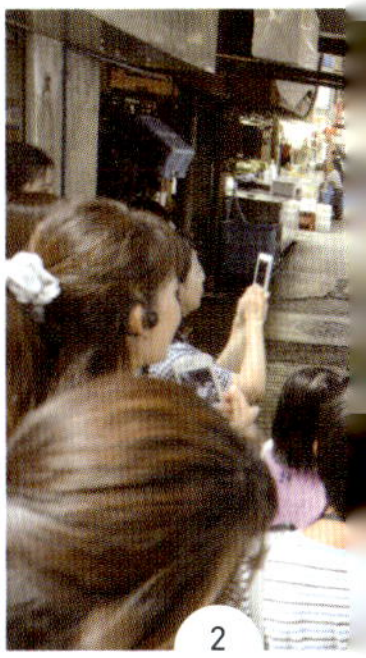

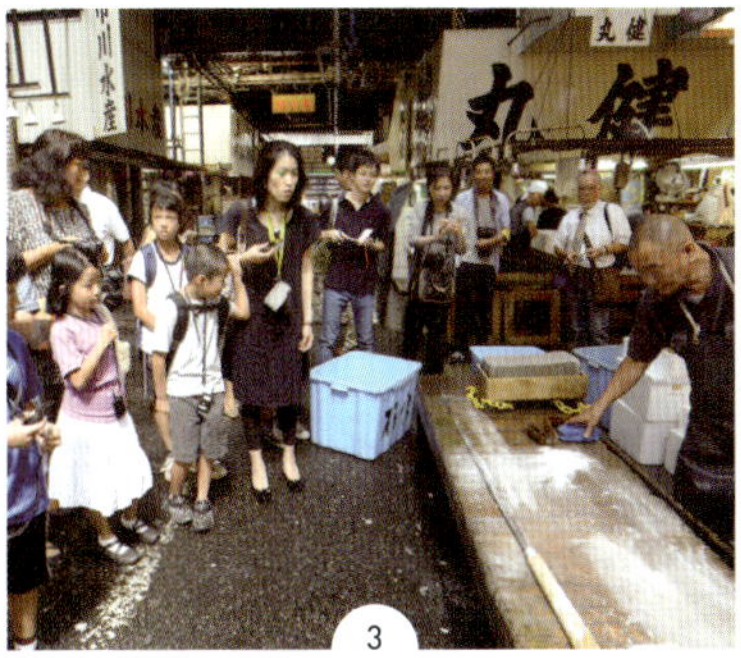

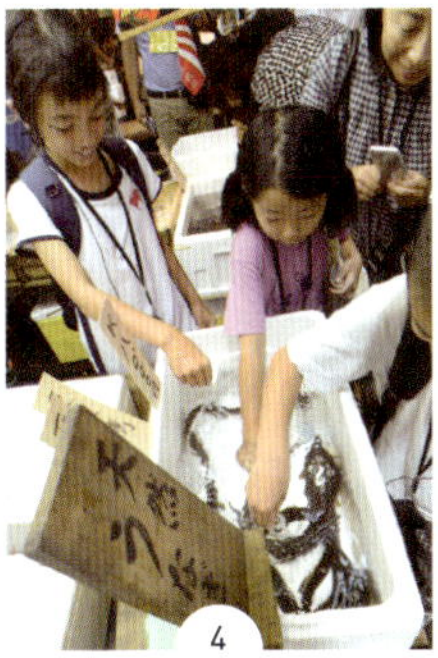

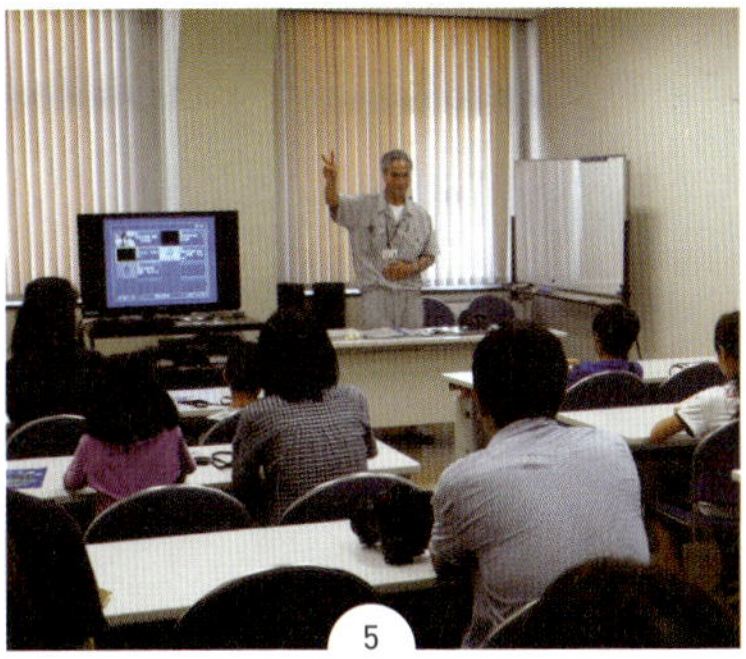

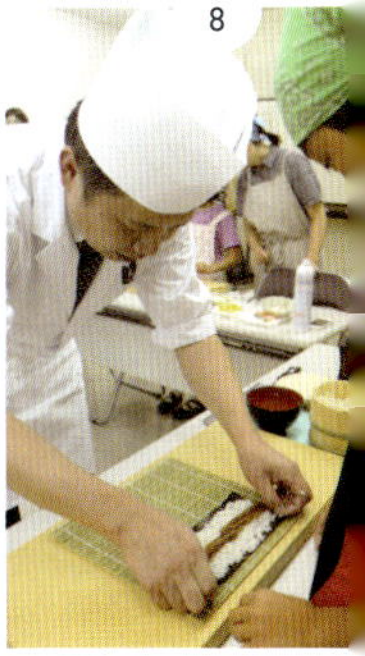

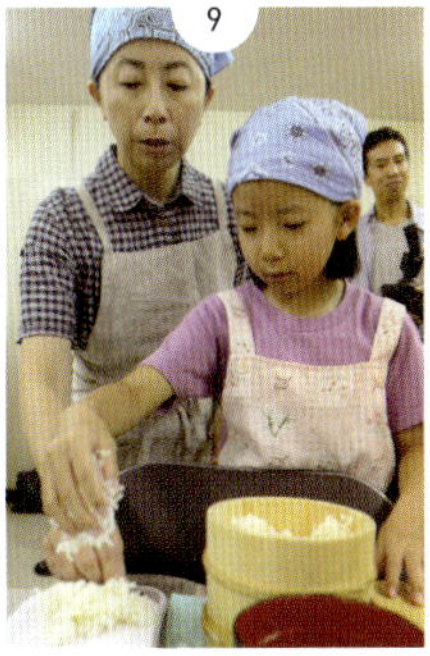

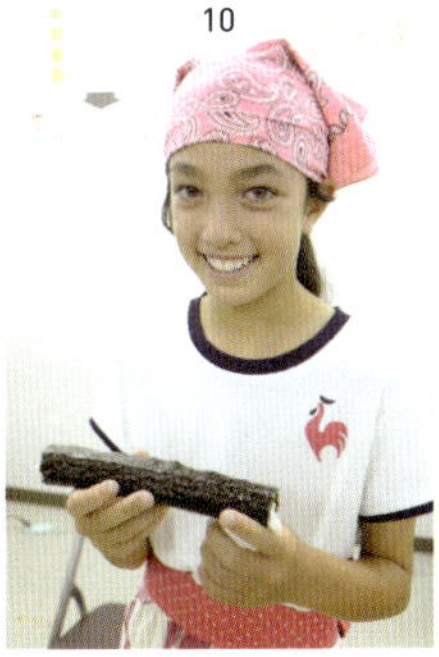

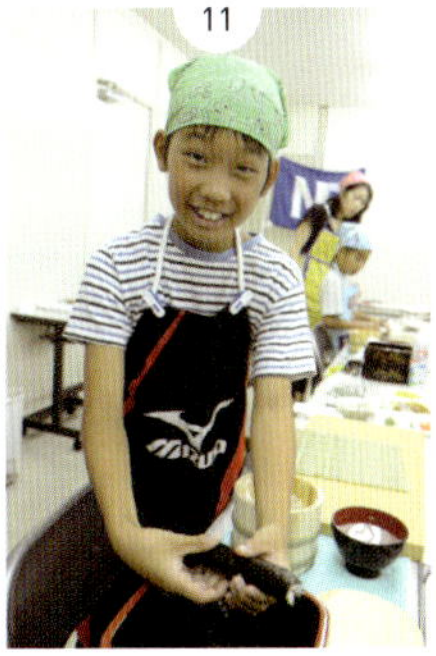

①築地市場内を解説しながら回る江尻さん　②③水産仲卸業者売場にある、まぐろ卸業者店の前にて。冷凍まぐろの解体を見学する参加者　④別の店では業者の方のご厚意で、生きている天然うなぎを触らせてもらった　⑤場内見学後はビデオ鑑賞と、江尻さんへの質問タイムが設けられた　⑥のりまき作り体験の前に、入念に手洗い　⑦職人さんとまぐろを持って記念撮影　⑧⑨⑩⑪職人さんの指導を受けながら、のりまきをつくる子どもたち

ののり巻きに親子で挑戦。自分でつくったのり巻きを前にして、子どもたちはちょっと誇らしげです。そして、実食を前に職人さんから一言。

「"いただきます"というのは、"命をいただく"ことへの感謝の言葉です。心を込めて言いましょう」

生きている魚、さばかれる魚を見た後では、"命をいただく"という言葉も一際胸に響きます。もちろん、新鮮な魚は味も格別。のり巻きを口いっぱいにほおばる子どもたちと、それを見る保護者のみなさん、どちらの顔にも満面の笑みが広がっています。「食事の大切さについて、子どもと一緒に考えるいいチャンスになりました」との感想もあり、インベントは大盛況のうちに幕を閉じました。

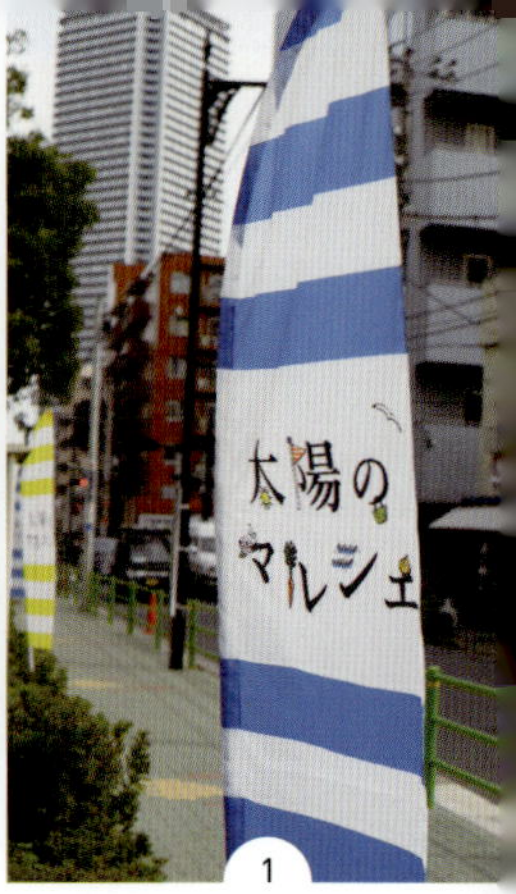

1

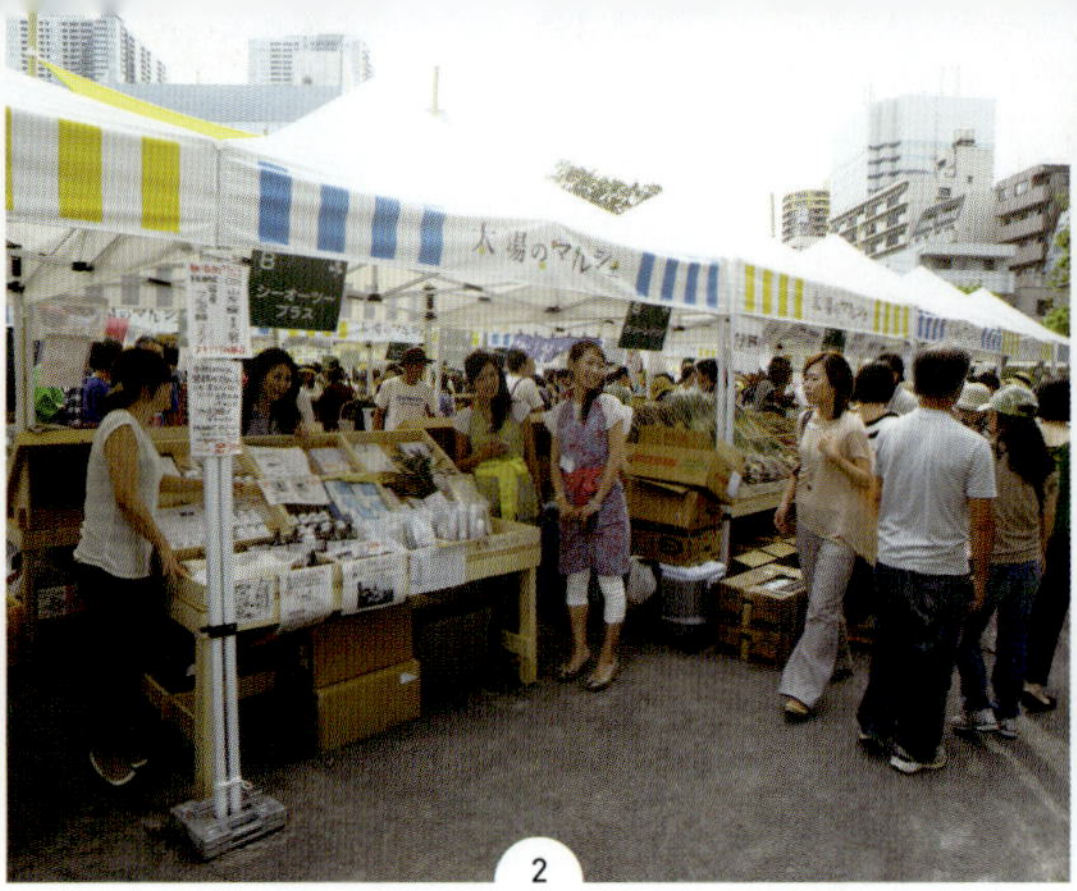
2

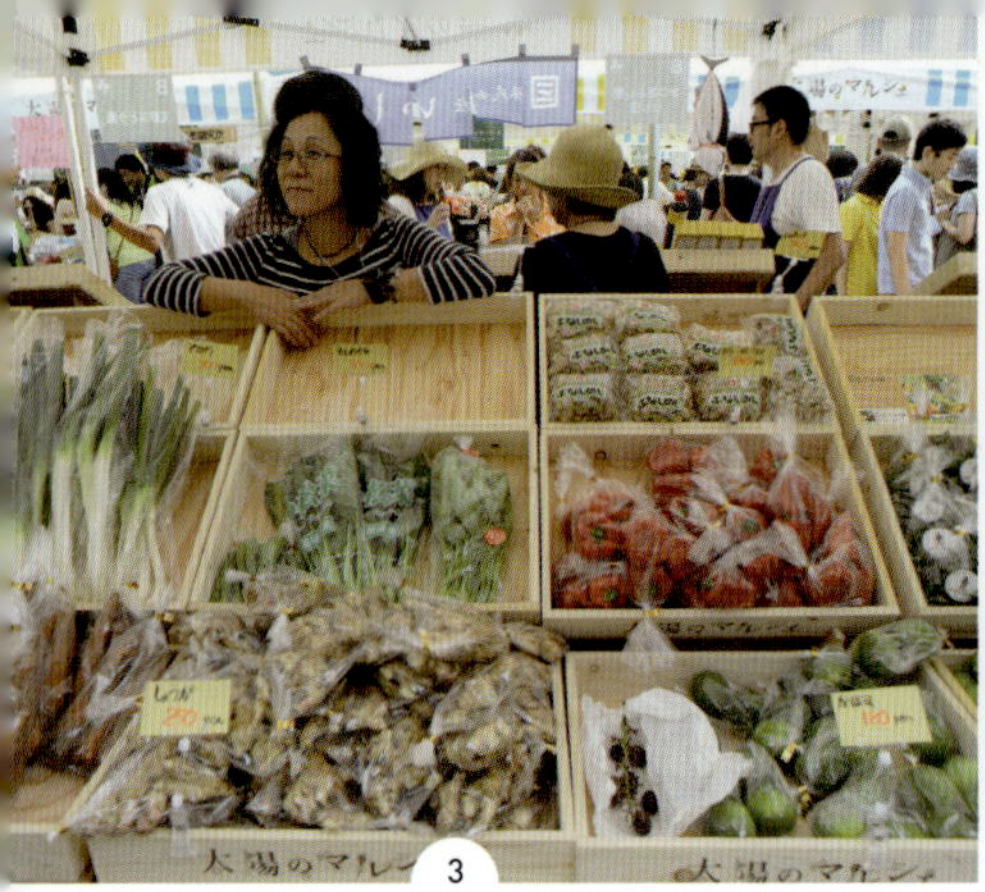
3

東京のど真ん中、中央区に根を張る食育活動の新芽

東京中央食育事業組合
勝どき屋上農園
@東京・勝どき

高層マンションの建設ラッシュが進み、いま東京都で最も人口増加率の高い中央区。子どもの姿も多く見られるこの地で、新しい都市型ファーム、勝どき屋上農園がオープン。屋上を緑でいっぱいにしている。食育に向き合う大人たちの思いが詰まっていました。

地域ぐるみでつながる食育ネットワーク

2013年9月14日、国内最大規模の定期開催型マルシェ「太陽のマルシェ」の記念すべき第一回が、東京の中央区勝どきで開催されました。

以来現在も毎月第2土・日に開かれています。

”「食べる・買う・学ぶ・体験」ができる新しい都市型マルシェ（市場）“と銘打たれたこのイベントには、親子で食の大切さを楽しく学べるように、さまざまなワークショ

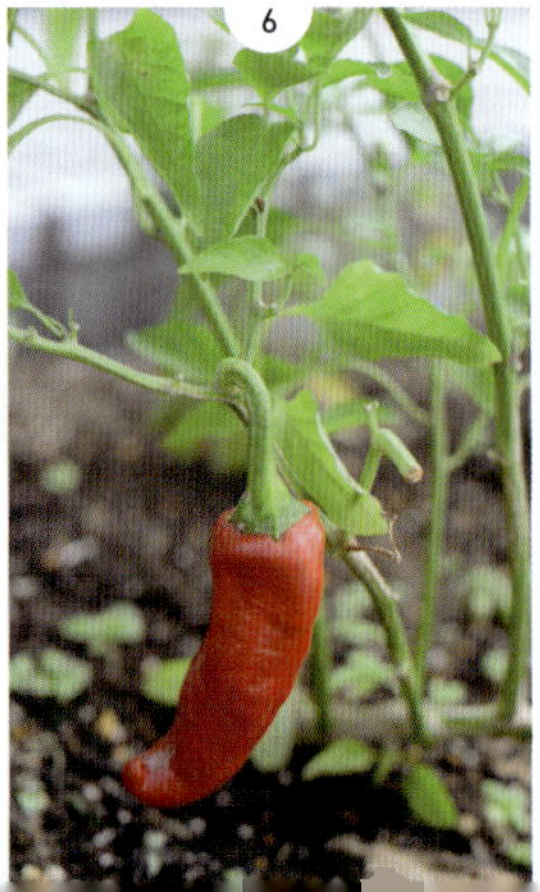
6

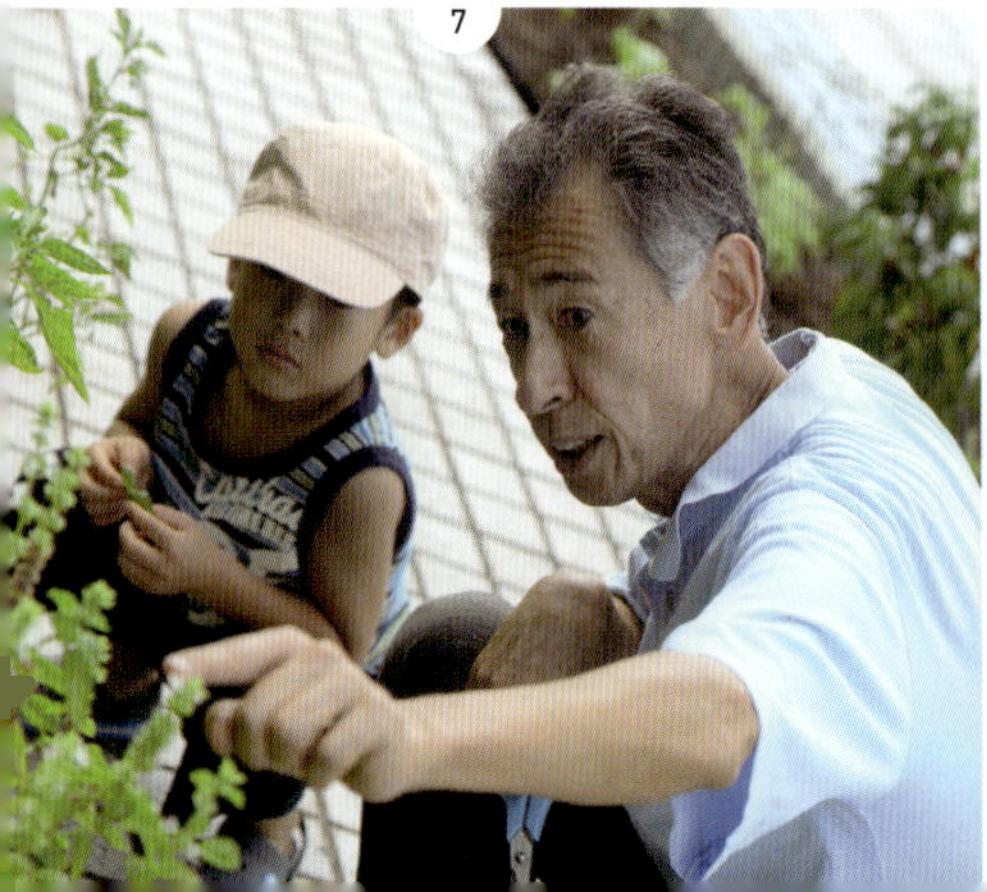
7

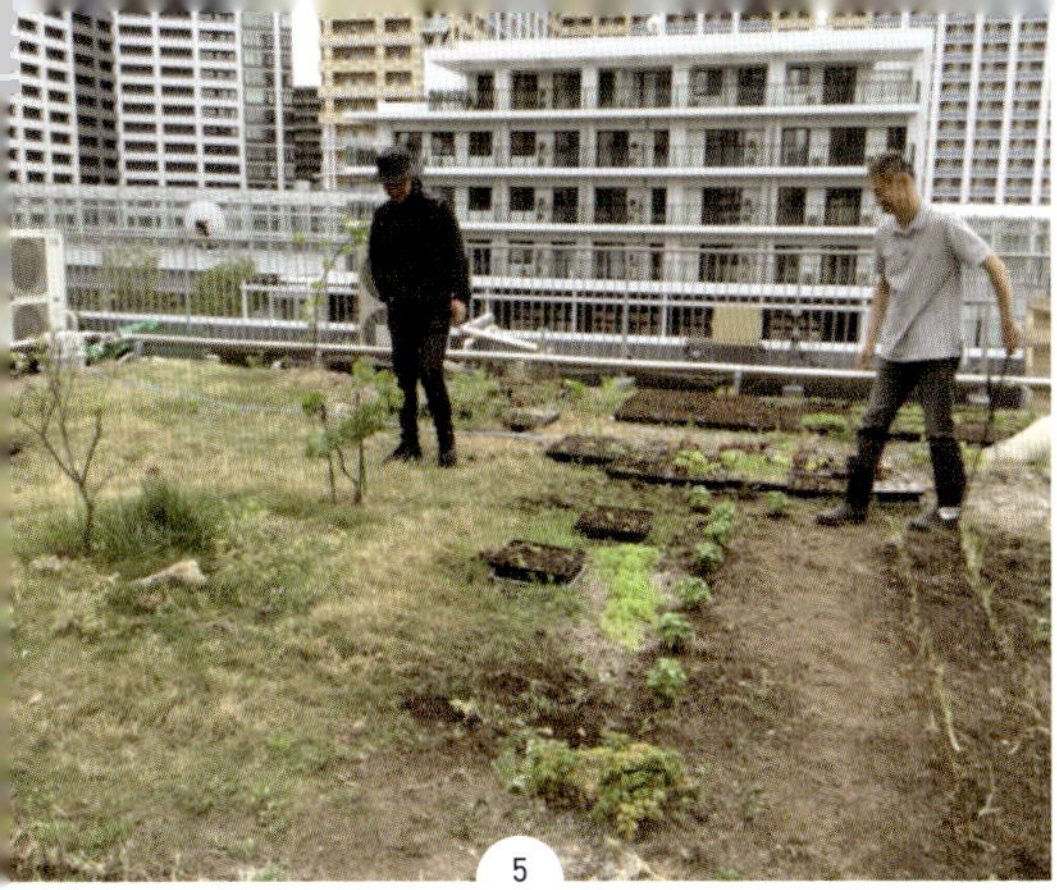
5

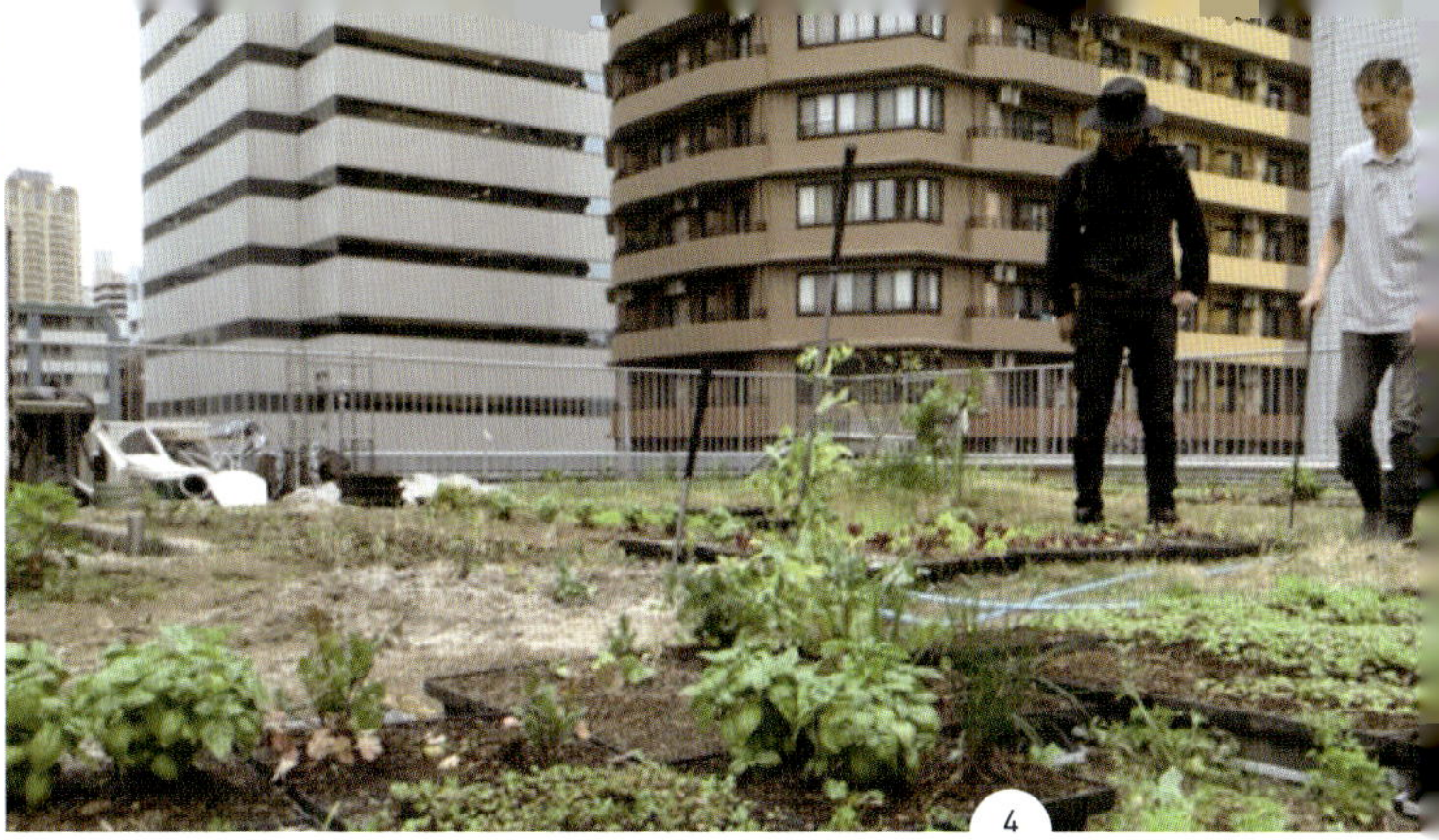
4

ップが用意されています。

なかでも、子どもたちの歓声で賑わっていたのが収穫体験のブース。付近のビルの屋上菜園で育てられた13種類の野菜やハーブが並び、バジルやシソなど収穫の頃合いを迎えた一部のものを、実際に摘んで持ち帰ることができます。興味津々で菜園に近づいてくる子どもたちに、「おいでおいで！」と笑顔で声をかけるのは、こちらのブースを取りしきる東京中央食育事業組合代表理事の梅原義彦さん。

「食育事業組合では〝育てよう！　元気で明るい丈夫な子ども〟をスローガンに掲げ、食育教室や農業体験など、地域の子どもたちと親も一緒に、食育の意識を高める活動を推し進めています。以前より『裸足の芝生キャンパス』という屋上緑化を推進する取り組みをしていたのですが、芝生以外でも何かできればと考え、屋上菜園を始めたんです。それがきっかけとなって、このような食育活動に本格的に携わるようになりました」

組合の今後の具体的な活動内容について、梅原さんは次のように語ります。

「これからは銀座・日本橋の名店探訪、おはしのマナー講座、親子料理教室など、地元での活動を中心に実施していきます。子どもたちと一緒に勝どきマリーナビルの屋上でオーガニック野菜を育てる屋上菜園の規模も大きくしていって、収穫したものを自分たちで料理したり、マルシェで販売するところまで経験させてあげたいですね」

現在、会員を募集中。

①月島第二児童公園がメイン会場となった「太陽のマルシェ」　②③全国から総勢約100店舗が出店。場内の物販コーナーでは、日本各地の新鮮なご当地野菜が勢ぞろい　④⑤まわりの高層マンションから望められる緑いっぱいの畑となる　⑥収穫体験ブースにて、真っ赤に熟れたとうがらし　⑦⑧子どもたちは説明を真剣に聞きながら、土に触れ、野菜を摘み取る　⑨梅原さんの語りはやさしくて面白く、子どもたちに大人気だった

お問い合わせは
電話090-4380-0489
mail：yugolf.564@docomo.ne.jp

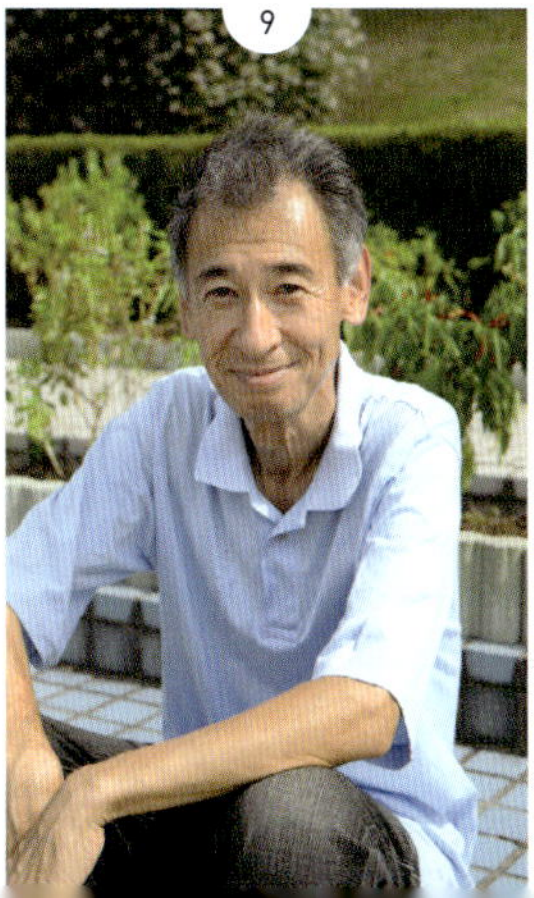
9

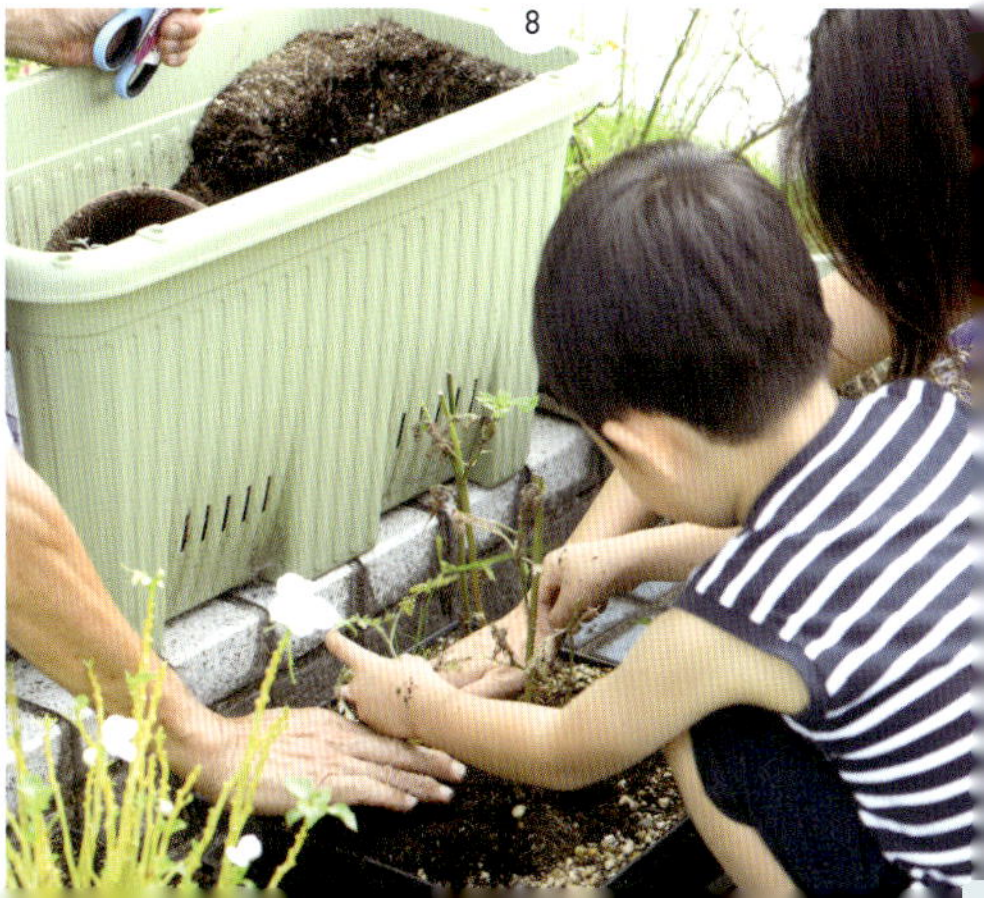
8

日本の食文化探訪

健康で彩り豊かな
食文化を誇る日本。
我が国の食の伝統を守る、
福岡県にある「庄分酢」と
滋賀県の「丸中醤油」。
この2つの蔵元を
尋ねてみました！

守る伝統と、新しいものを創り、生きる伝統もある

料理はいい素材をたくさん使うほどにおいしくなります。
その料理に使ってもらえるお酢でいたい。
そして、さらにおいしく食べてもらいたい。

蔵元を尋ねる①
庄分酢

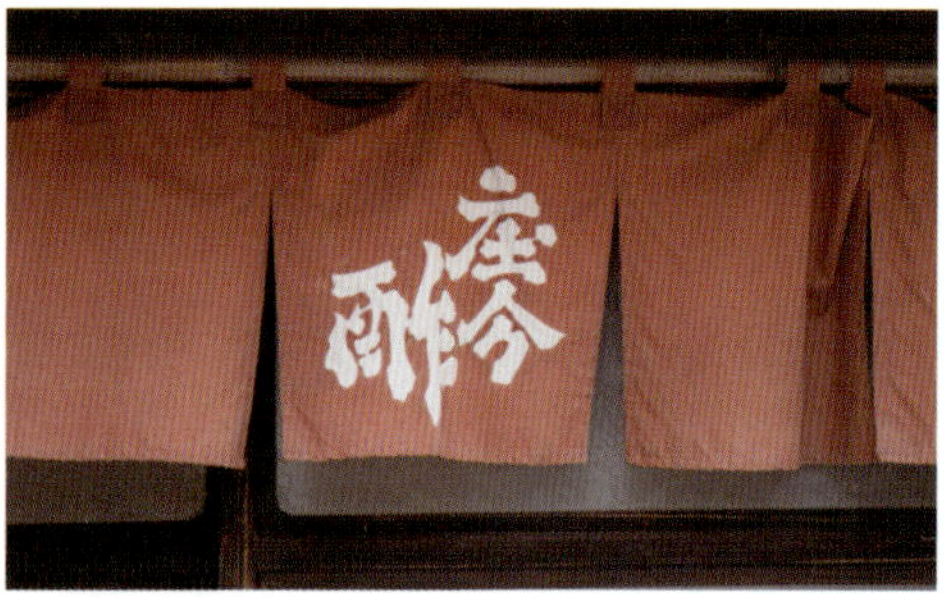

正面玄関ののれん

お酢の伝統製法

1711年（江戸時代・宝永8年）、筑後国久留米藩の港町大川・榎津で造り酒屋から酢商売をはじめたのが「庄分酢」の始まりです。以来300年、この地で昔ながらの伝統的な製法を守り、醸造酢造りをじっくりとつづけています。

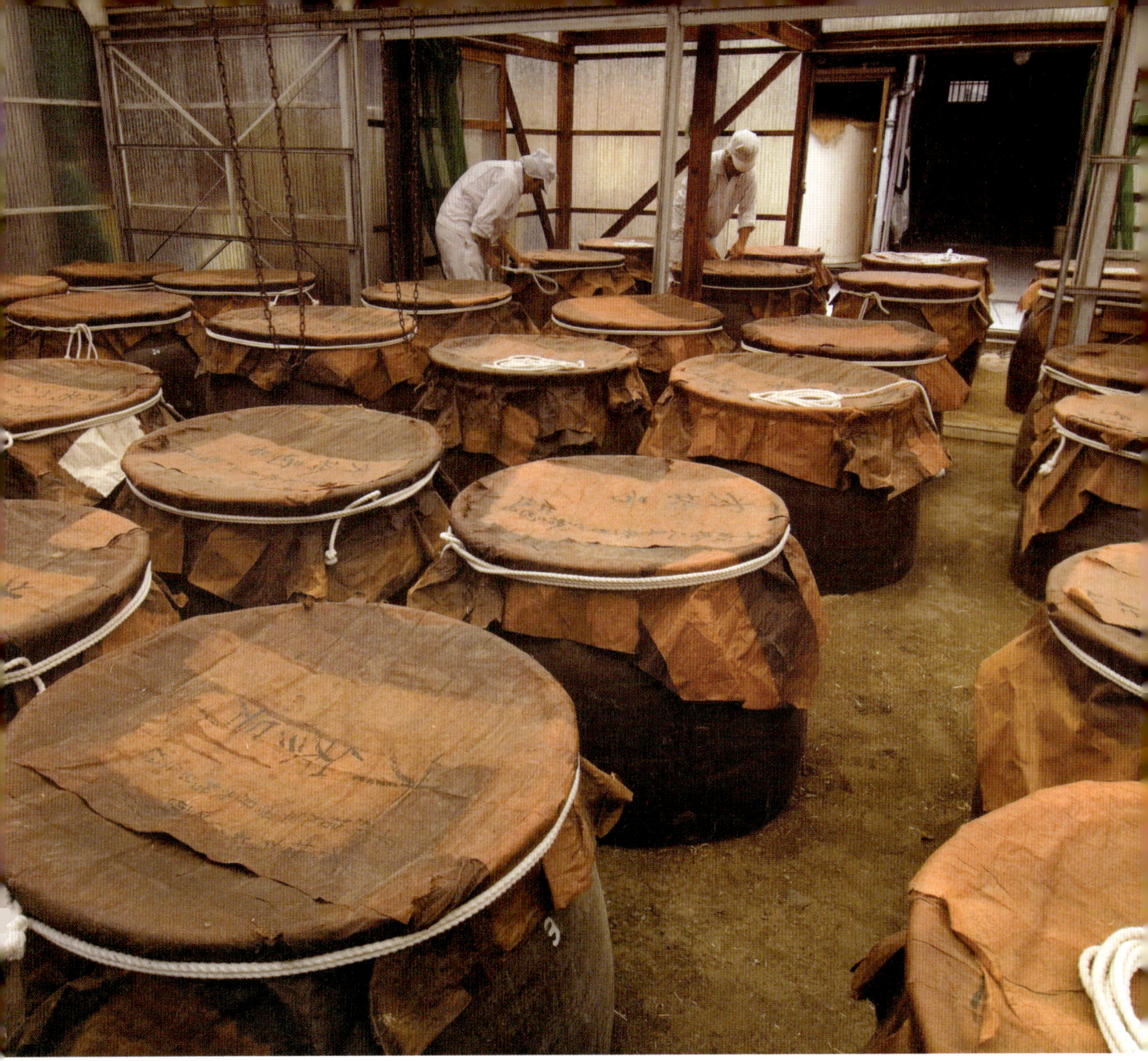

土中に埋められた大甕

『庄分酢を代表する「有機玄米くろ酢」の原料には、熊本県などの農家から仕入れた有機玄米を使用。

有機玄米くろ酢の仕込みはそれぞれ春と秋のお彼岸前後の年2回。玄米を蒸し、麹米を加え混ぜます。仕込み水を入れた甕に麹米と蒸し米を混ぜ、麹を振り入れて液面に浮かせて仕込みます。土中に半分埋まった仕込み甕は昔から使ってきた大甕。この陶器甕が太陽熱を吸収し、発酵を促すのです。紙蓋は和紙に柿渋とフノリを塗ったもの。』

（庄分酢商品カタログから）

この甕の中で3ヵ月間、発酵が静かに進みます。甕の中で糖化した米が酒になり、お酢に変化していきます。微生物による酢造りの神秘的な時間です。この甕造りには酢職

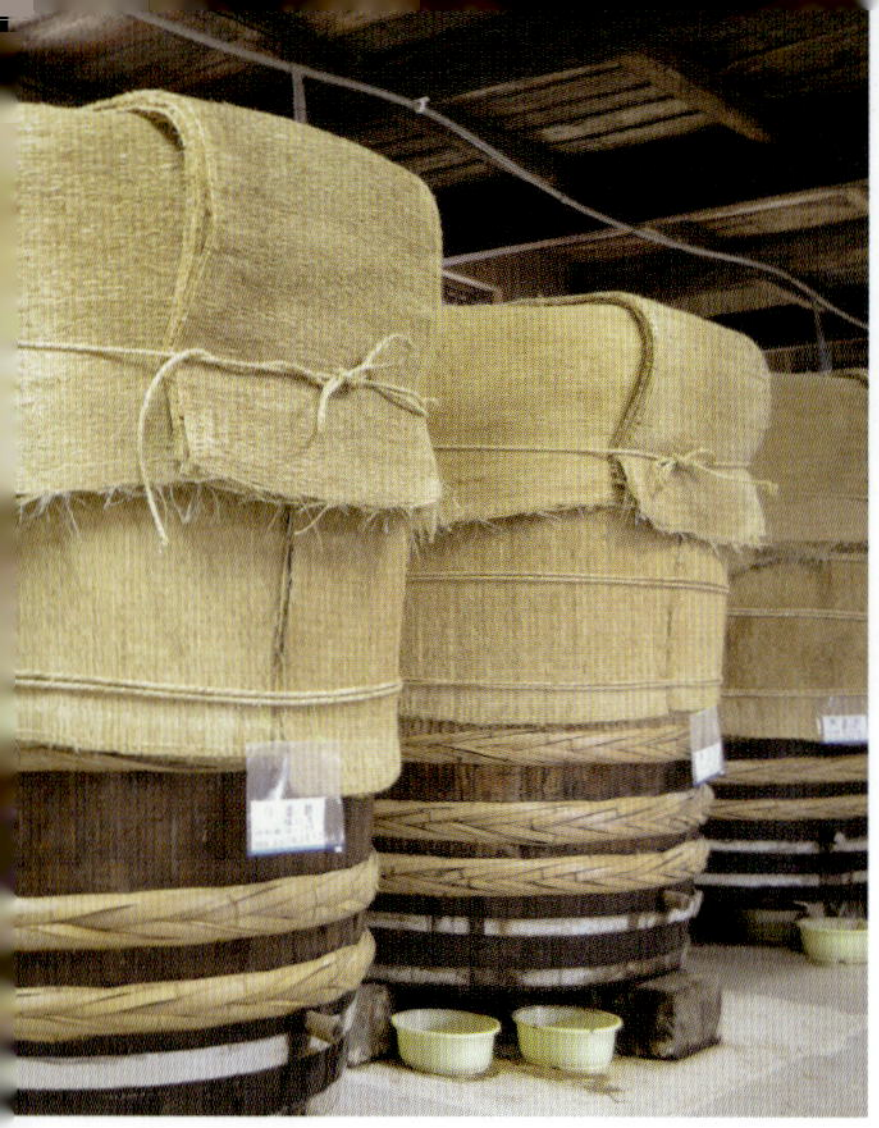

人による「手入れ」と呼ぶ介助が行われます。紙蓋を開け、菌膜の状態を点検、調整します。そして、春に仕込んだお酢は夏の暑さが増す前に、秋に仕込んだお酢は冬の冷え込みが厳しくなる前に、一年中温度が安定している土蔵造りの蔵でじっくり熟成させます。

80年余りの時間を経た蔵には、醤油蔵や味噌蔵と同じように「蔵付き菌」が棲みついています。

この菌が薄い琥珀色とすっきりとしたキレと落ち着きのある酸味と香りのお酢を育てます。そして、酢職人の匠の技と子育てに似た愛情とが合わさり、庄分酢のまろやかな味と香りのお酢ができ上がります。

消費者と顔の見える関係をつくる

「お酢をはじめ、調味料とは料理を引き立てるものです。味噌汁の味噌を変えると味噌汁全体の味が変わった。また、マヨネーズの素材のお酢を変えると大きく味が変わる。これが調味料のチカラです」

（高橋一精代表取締役）

ところが戦後68年、この間に食糧不足、高度経済成長、バブル景気、バブル崩壊と大きく振り子が振り切れた日本では、食生活が大きく変化しました。その結果、昔から地域に根ざしていた幾百幾千もの醤油、味噌、お酢、お酒、糀などの発酵・醸造蔵がなくなっています。

そして、高橋さんは消費者にお酢の魅力のみならず、いまや日本の優れた調味料の数々、発酵食文化の魅力を理解してもらえていないと痛感しています。

そこで地道にひとりでも多くの方に知ってもらうためにいろいろな挑戦を始めました。

「私たちの財産は昔から受け継いできた甕、木桶、土蔵蔵と屋敷です。この付加価値を活かして、蔵にご案内して酢造りを知っていただきます。卸しの従来品とはちがう小売り商品も作り、販売しながらお客さんと直接お話ができるようにしました。

また、お酢をテーマのメニューを食べていただけるレス

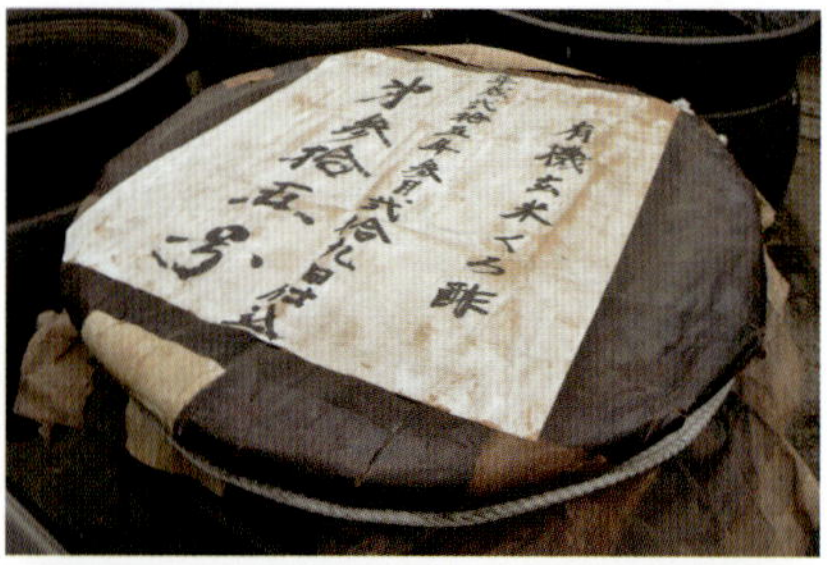

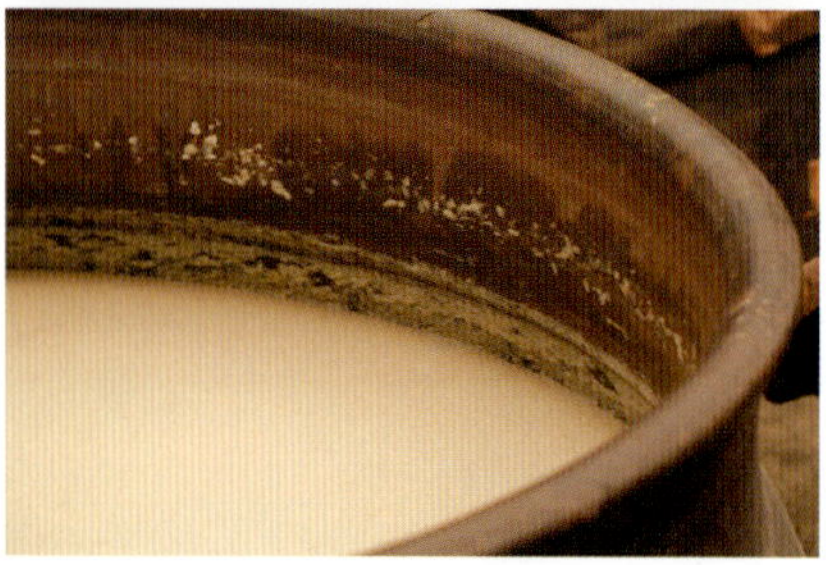

上）庄分酢を代表する有機玄米くろ酢　下）大甕のなかで静置発酵中の若いお酢

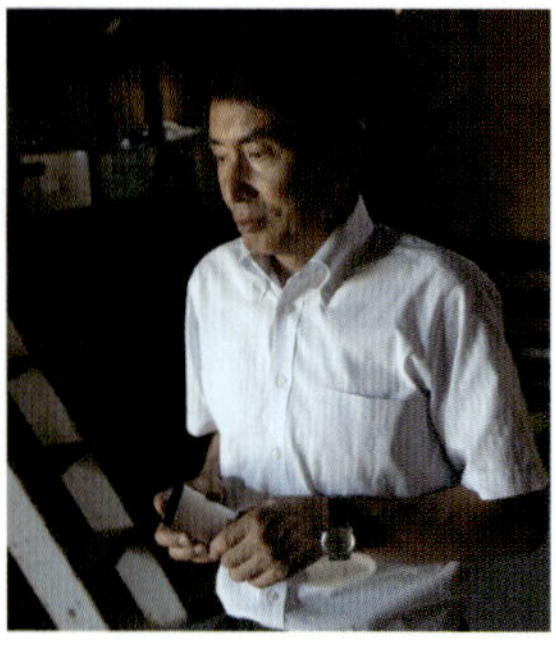

高橋一精代表取締役

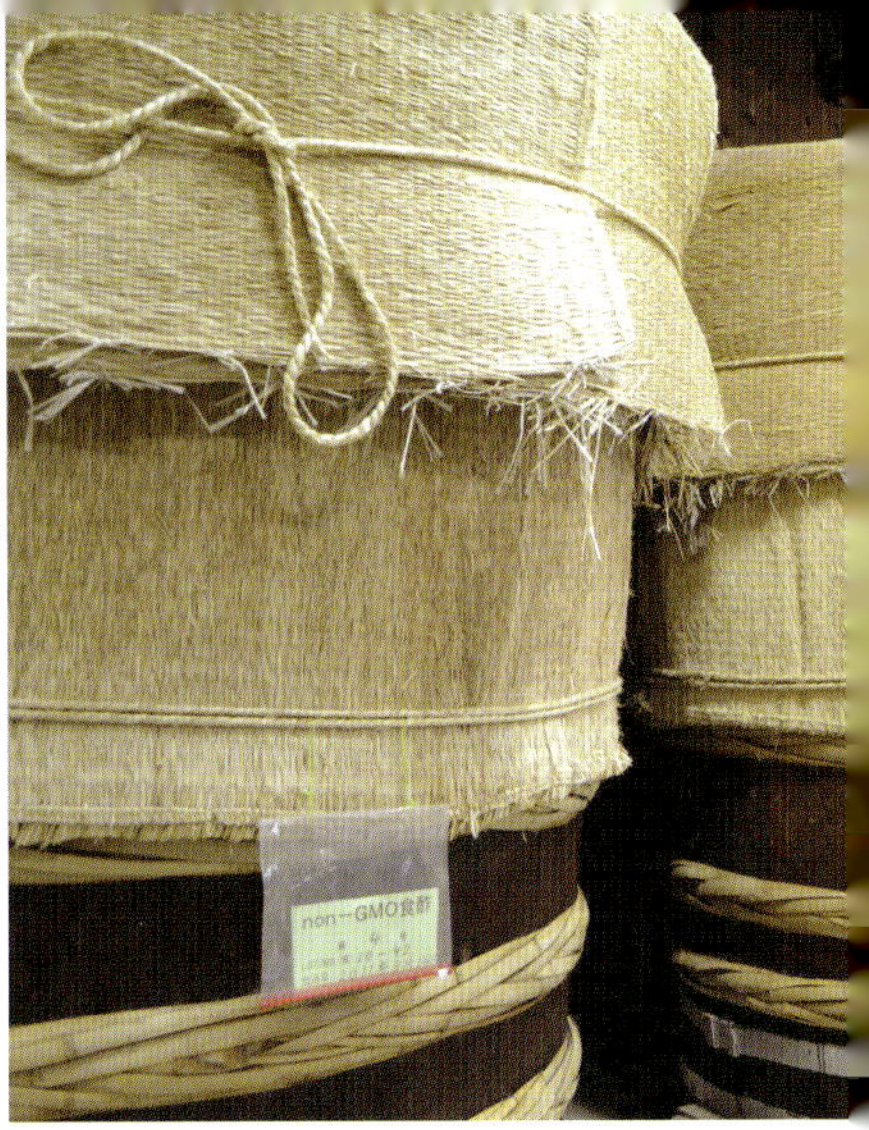

お酢は二十石の木桶の中で発酵していく

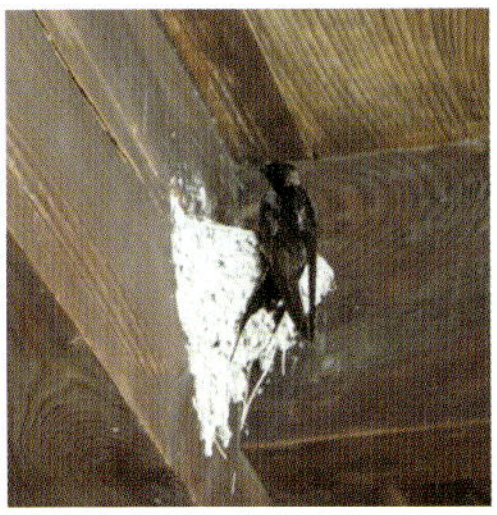

居心地がいいのだろう、ツバメも毎年ここを子育ての巣にしている

トラン、リストランテショウブン（本社2階）とビネガーレストラン時季のくら（朝倉市）も開きました。地道だからこそ手ごたえを感じています」（高橋氏）

野菜、米の生産者だけでなく加工製造メーカーと消費者とのまさに"顔の見える関係"の実現です。

「うちの基本はお酢です。お酢がベースという考え方で、これからもプラスアルファの何かを足していきます。もう一歩踏み出し、調味料を使い食品を作る。うちだけでできなければよそとコラボしてやっていこうと思います」（高橋氏）

庄分酢の商品ラインナップは30種類以上。米酢からフルーツビネガー、ドレッシングと幅広い。「韓国の一部地域にあると聞いたことはありますが、お酢を飲む、飲めるお酢を造るのは日本だけです。日本はそれほどの技をもっています」

と、語る高橋さんの話からは、もっとお酢の魅力を、ひいては発酵食文化を知ってもらいたいという気持ちが伝わってきます。そして、伝統はつねに革新的であるからこそ守ることができ、伝えていくことができるのだと理解しました。

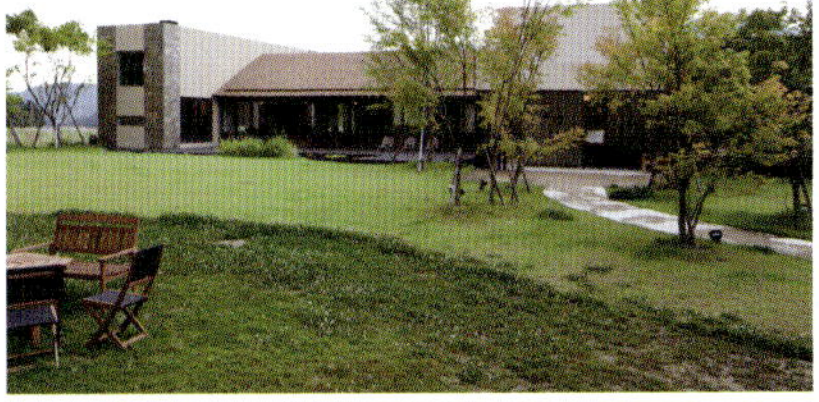

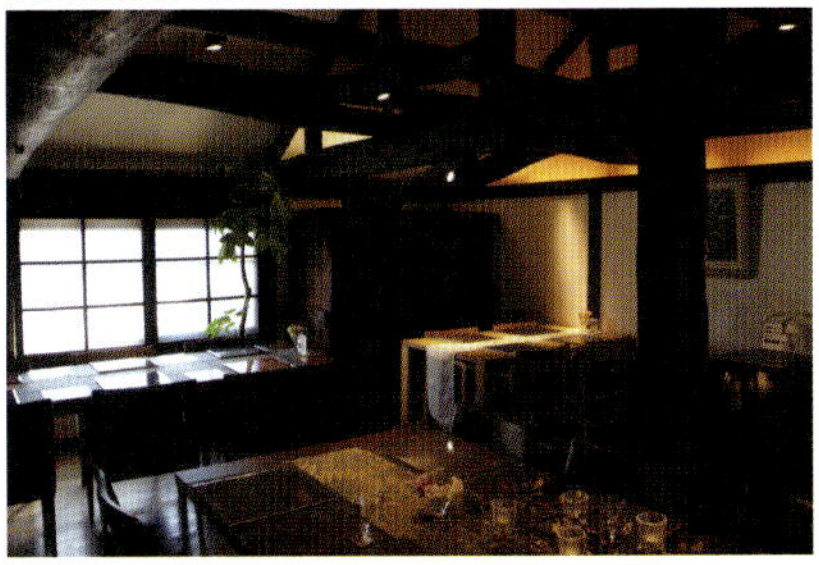

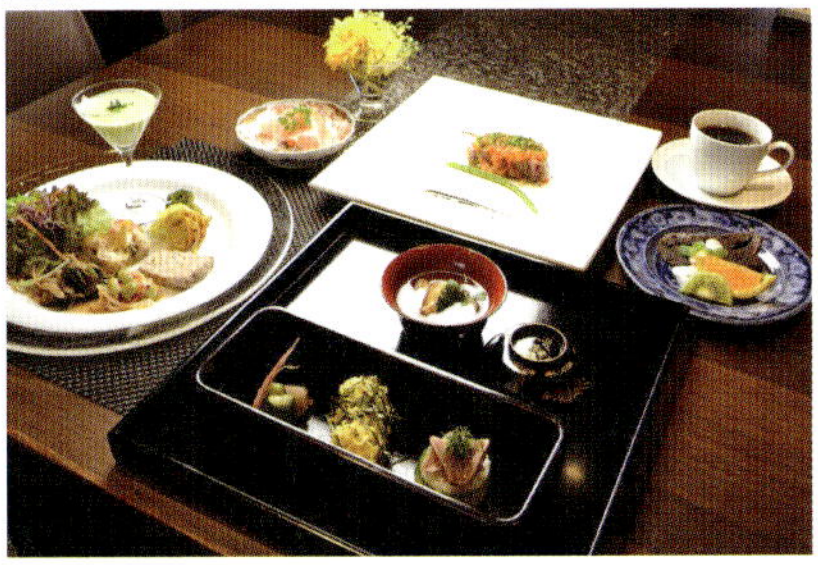

上）あさ蔵の杜の解放感あふれるなかにたたずむ時季のくらの外観　中）席に着くだけで落ち着く、大川本社の静かな屋根裏レストラン　下）女性に大人気のランチ。誰もがゆったりとくつろぎの時を楽しんでいた

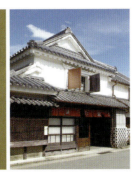

株式会社 庄分酢
〒831-0004 福岡県大川市榎津548
TEL: 0944-88-1535
FAX: 0944-87-4480
E-mail: vinegar@shoubun.jp
URL: http://www.shoubun.jp

ビネガーレストラン 時季のくら
〒838-1506 福岡県朝倉市杷木林田1258－4
TEL/FAX: 0946-62-3770

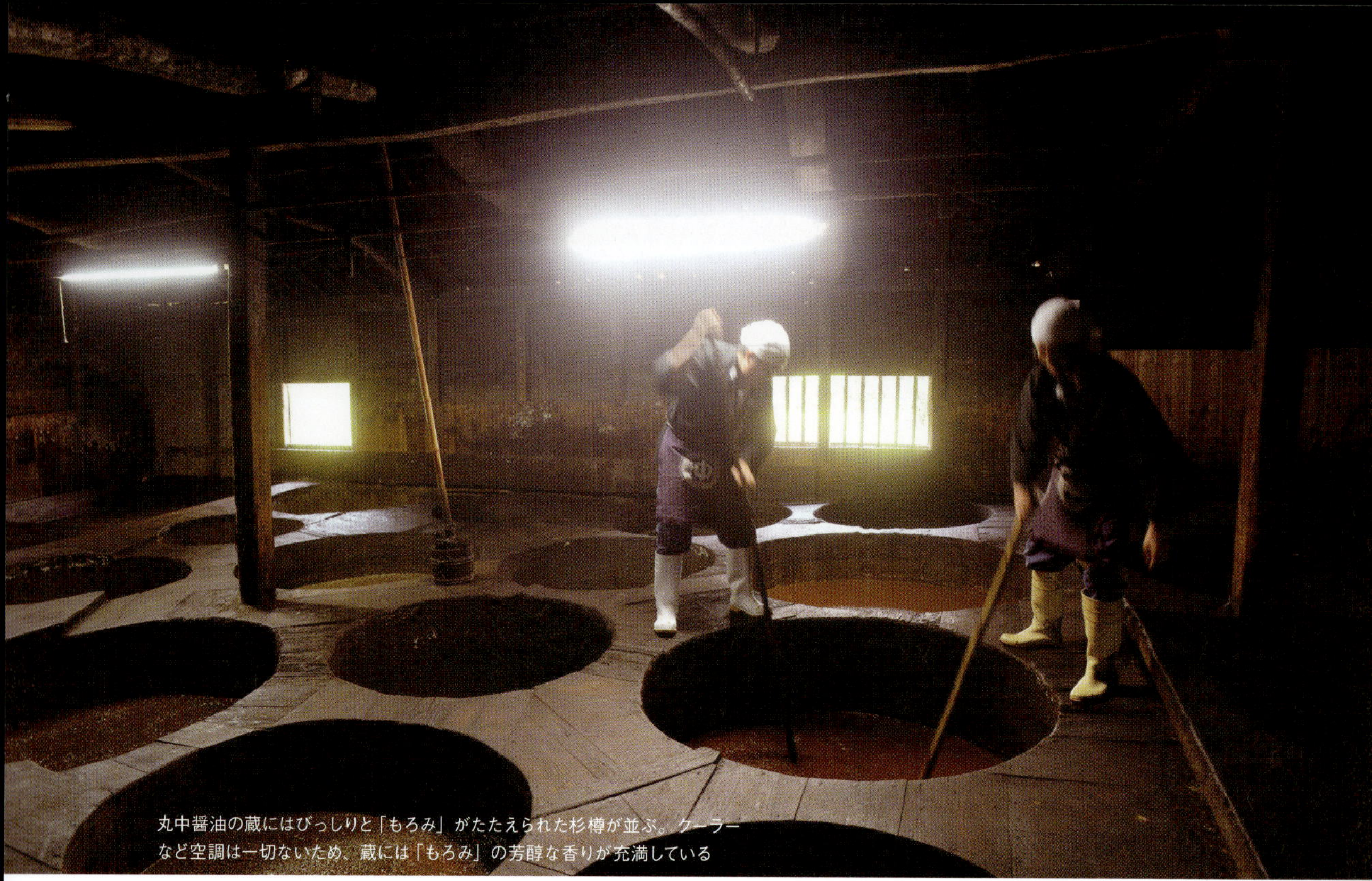
丸中醤油の蔵にはびっしりと「もろみ」がたたえられた杉樽が並ぶ。クーラーなど空調は一切ないため、蔵には「もろみ」の芳醇な香りが充満している

時間をかけてこそ、本当に価値ある食が生み出される

気候に合わせ、もろみと対話すること約3年。
その長い時間にこそ、価値がある。
できあがった醤油に、
そのすべての答えが凝縮していました。

蔵元を尋ねる②
丸中醤油

手つかずの菌たちが醤油をじっくりと育てる

滋賀県愛知郡愛荘町。JR琵琶湖線「稲枝駅」から車で10分ほどの田園広がるのどかな風景のなかに、丸中醤油はあります。改築されたばかりという建物は、新しさはほとんど感じられず、むしろ歴史を感じさせる厳かな雰囲気。その理由は、後ほど明らかにされることになります。

その建物に入った瞬間、むせ返るような香りが。その正体は、建物奥の蔵で寝かされた樽の中の「もろみ」たち。強烈ではありましたが、日本人なら誰もが嫌な気はせず、むしろ懐かしさ、心地よさを

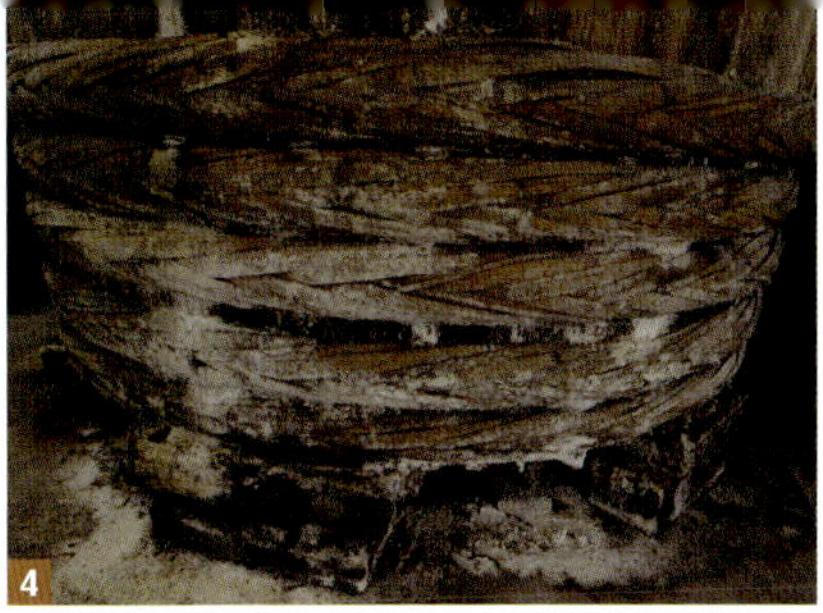

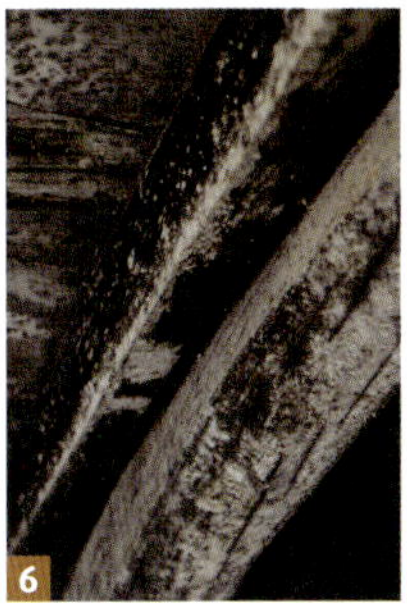

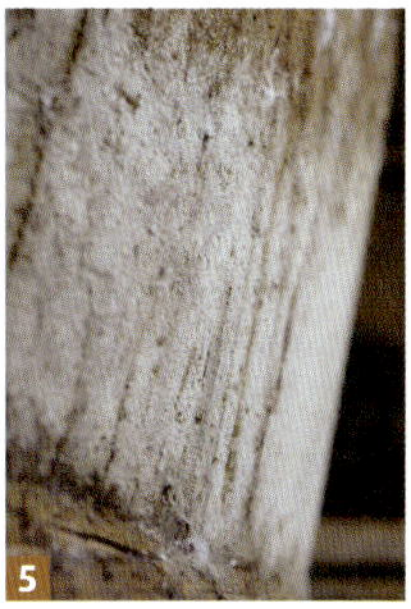

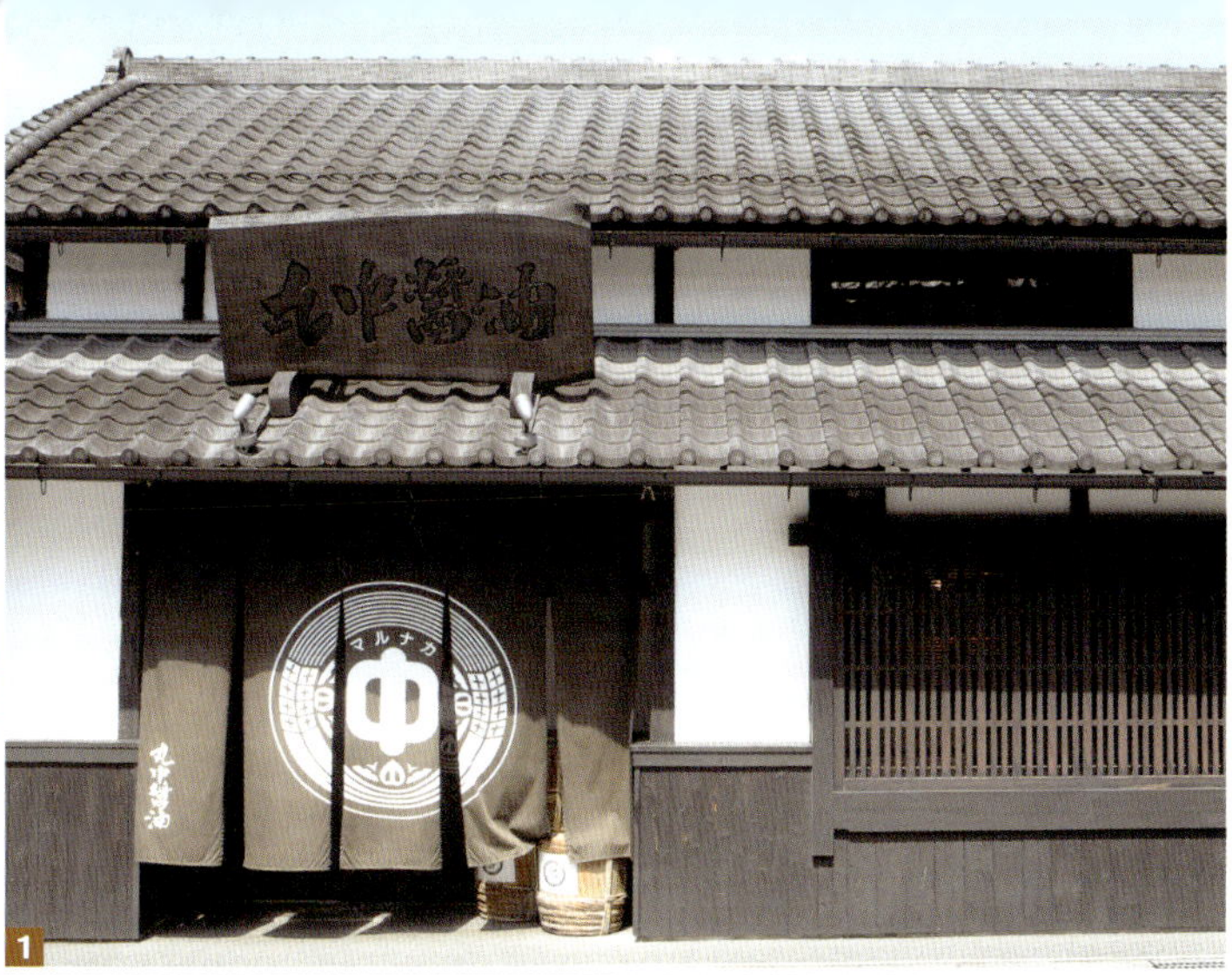

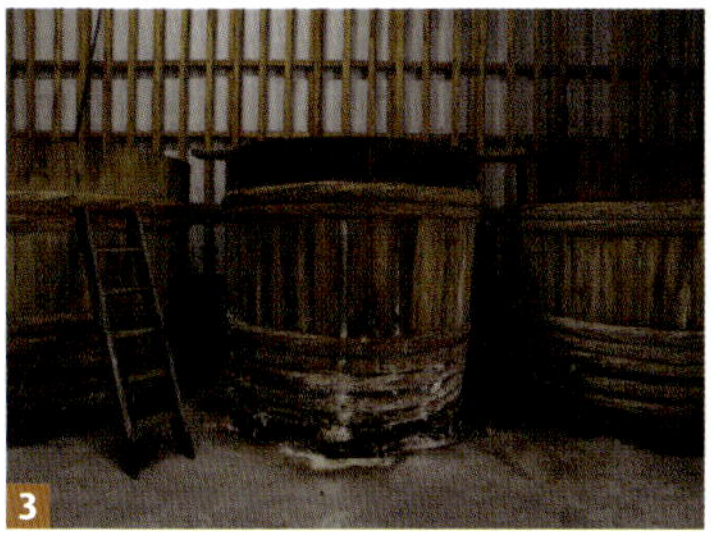

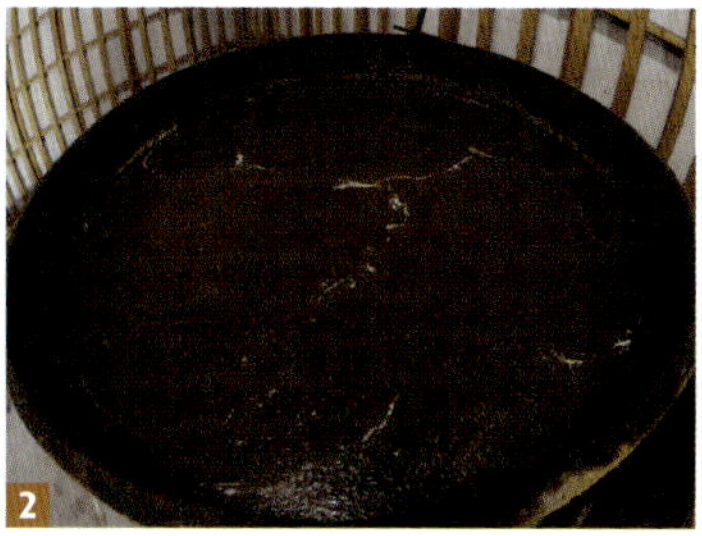

①丸中醤油の蔵は登録有形文化財。耐震補強のため建て替えられたが、蔵の菌を残すため、蔵を壊さず周囲を強化する形で補強　②直径2メートルを超えるほどの大きな杉樽。そのなかには「もろみ」が熟成を待っている　③樽の高さも成人男子の身長よりも高く、はしごをかけて上らなければならない　④⑤⑥杉樽にびっしりとつく「菌」たち。彼らが「もろみ」を醤油として育ててくれる

感じる種類の香りでした。

　早速そのもろみをたたえる樽を見せていただくと、びっしりとつく汚れのようなものが。これは一体――と感じる私たちを察してか、丸中醤油代表取締役社長の中居真和さんは、すかさずその正体を教えてくれました。

「これは私たちの蔵の〝菌〟です。彼らが醤油を作ってくれているんですよ」

〝菌〟で醤油を作る。これが日本が古来行ってきた醤油づくりであり、丸中醤油がこだわる製法なのです。

樽ごとの個性を見極め もろみと対話する

　丸中醤油が所有する樽は120ほど。そのうち60ほどに醤油の原型となる「もろみ」がたたえられ、気候や気温を読み解き、職人が櫂入れ（かき混ぜ）をし、〝菌〟が働きやすい状態にします。

「気候ももちろん重要ですが、樽の個性も実は大切で、できのいい樽もあれば、そうでない樽もある。それを見極めるのも我々の仕事です」

　樽ごとに味わいも異なるため、仕上げる段階で複数の樽をブレンドし、バランスよい味に仕上げるそう。そのバランスの塩梅も、職人の技術が必要になると言います。

　ちなみに樽の中には、100年200年を超える歴史のものもあり、今もなお現役で使いつづけていると言います。

「今、同じ樽を作れと言われても不可能。だからこそ樽も、そして〝菌〟が息づく蔵も、昔のままで守り続けなければ

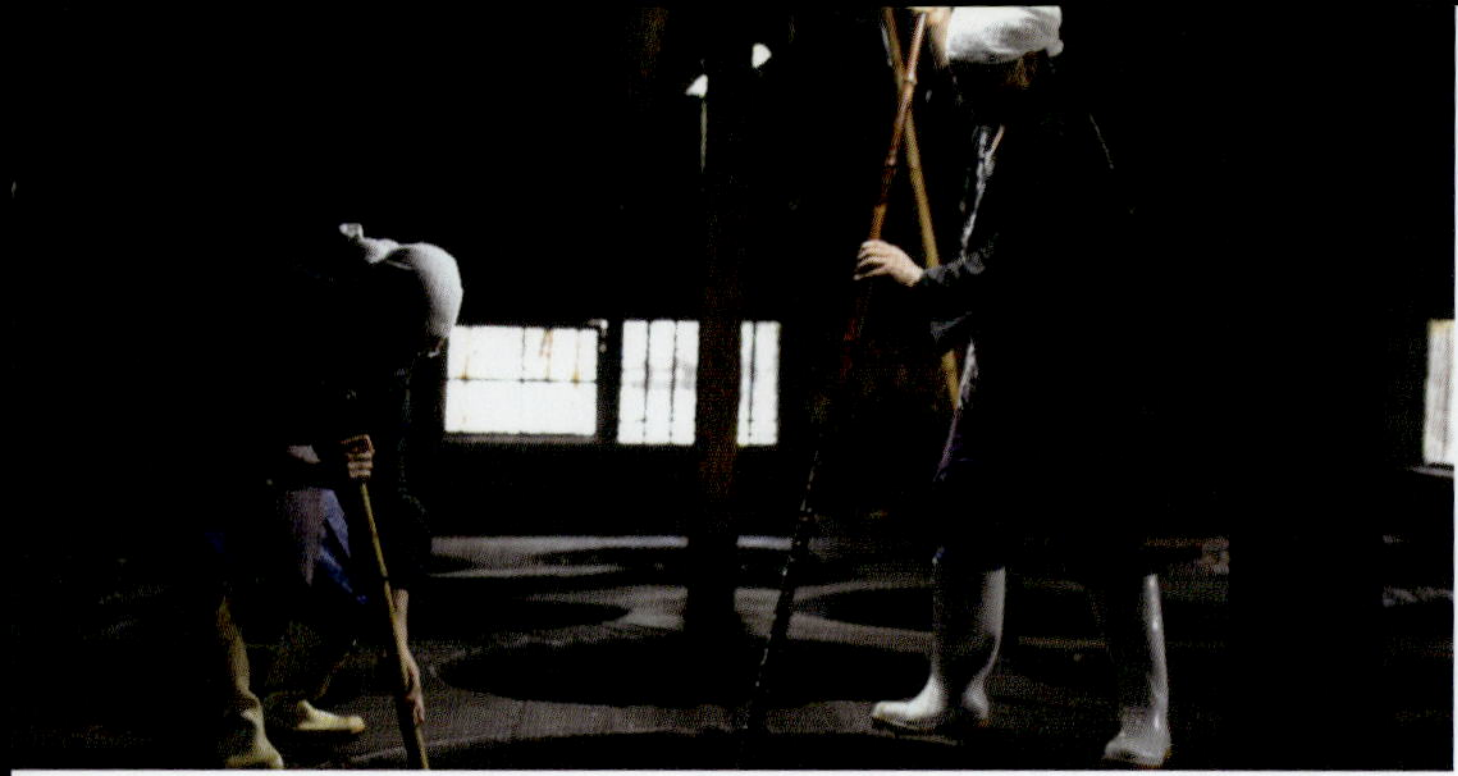
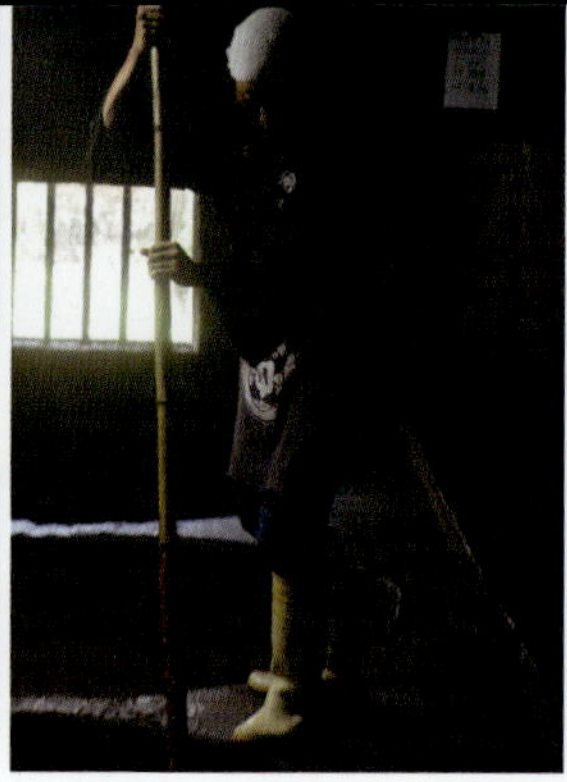
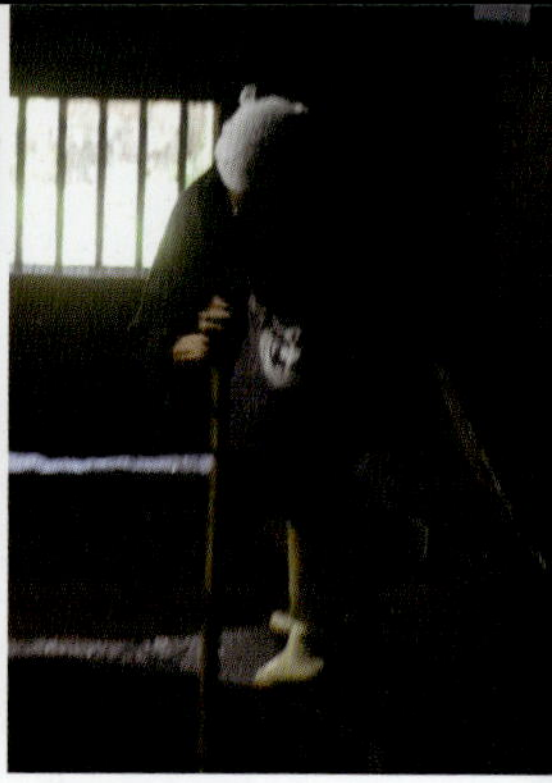

上3枚）丸中醤油の蔵の中では、「櫂入れ」をする職人たちの姿が見られた。空調も入れず湿気がこもる空間で、ピンと張りつめた緊張感の中、もくもくと作業を続けていた

ならないのです」

そう、耐震改築された建物は、あえて昔のままの状態を保っていたのです。

昔ながらの製法を守り続ける価値

創業は江戸時代の寛政年間。約２００年前の手法を貫き、醤油を造り続けています。

「伝統の作り方を変えないことこそ、受け継いだ私たちがすべきことです」

まず契約栽培による国産大豆を蒸し、同じく国産小麦を煎ったものと混合し、種麹をつけ、醤油麹を作ります。次に天日塩と鈴鹿山の伏流水で作った塩水に麹を漬けこむ仕込みを行い、もろみを作ります。このとき使用する塩水は、「塩吊り」という塩分が自然に浸透する、伝統の手法により作ります。

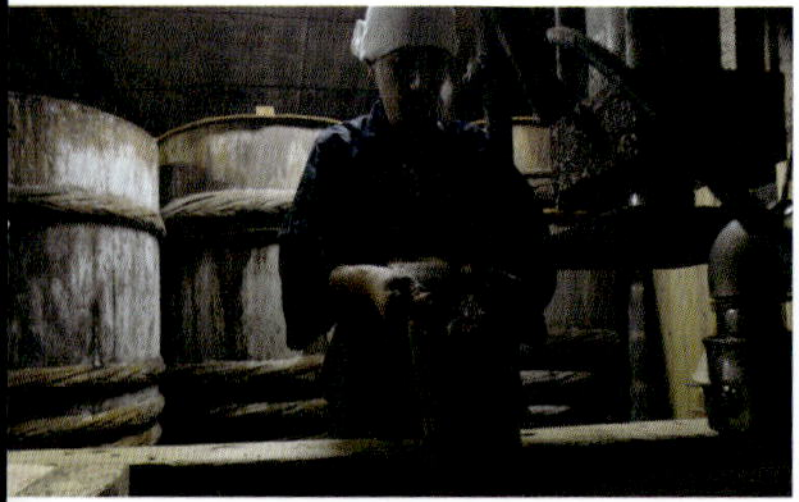
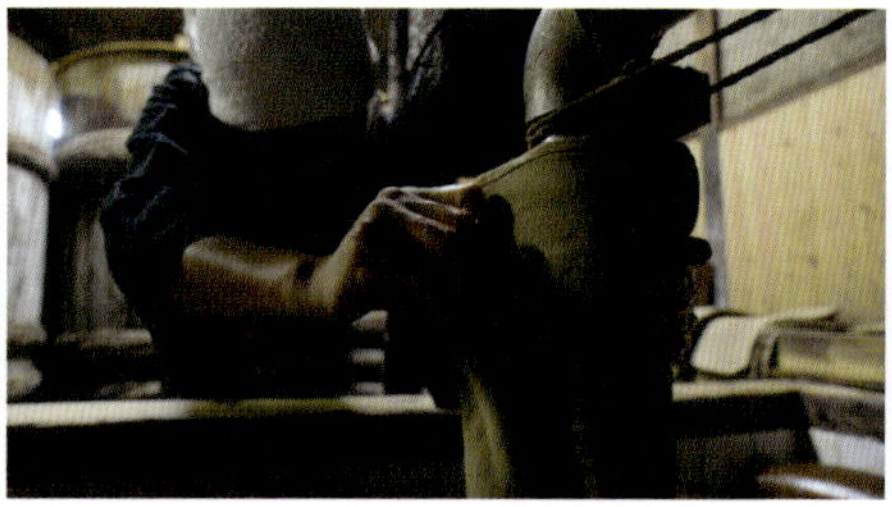
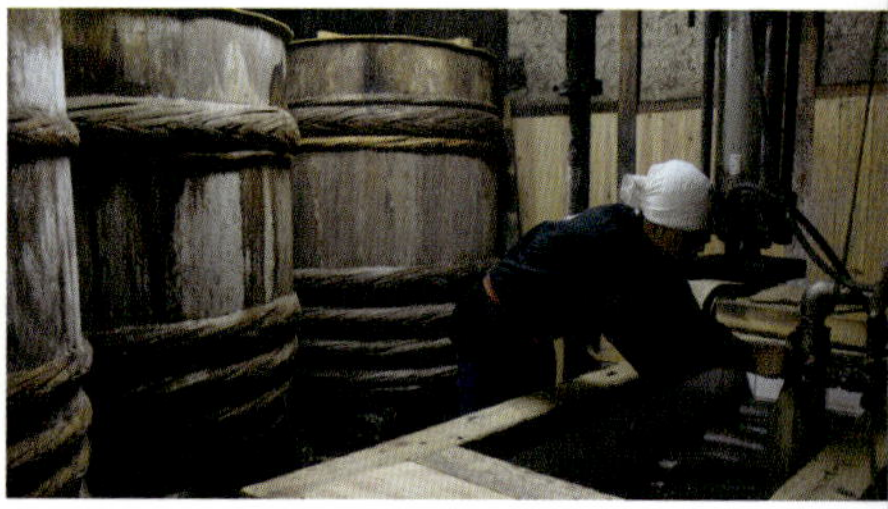

上3枚）3年を経た「もろみ」をしぼる「舟絞り」も、丸中醤油に伝わる伝統技法。袋へ醤油を詰め、たたみ、重ねる作業も一見単純だが、熟練の技が求められるという

そして蔵で発酵・熟成させること約3年。その間、前出の通り樽の状態を見ながら櫂入れします。そして3年経ったものを絞り、醤油に仕上げます。この絞る作業も「舟絞り」という伝統手法を採用。袋の自然な重さだけで醤油をしみ出させるのです。その後火入れを行い、瓶詰めをすれば完成です。

時間をかけるものこそ価値がある

こうして自然素材のみで、機械に頼らず、自然の力によって育まれた醤油は、まさに自然の力が凝縮した味わい。さらに調理することにより、自らの味も際立たせつつ、素

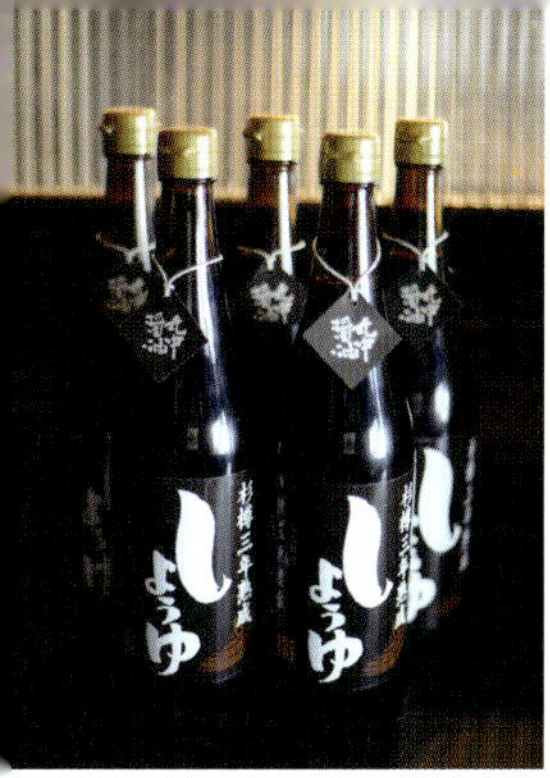

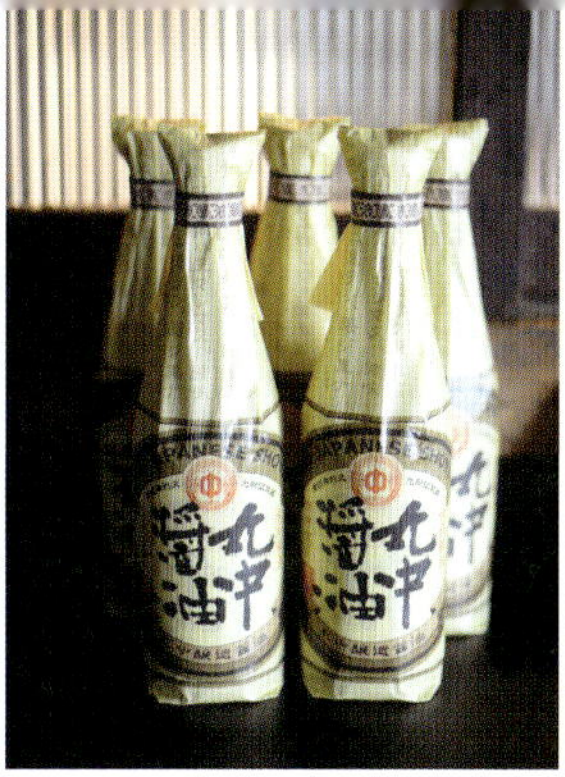

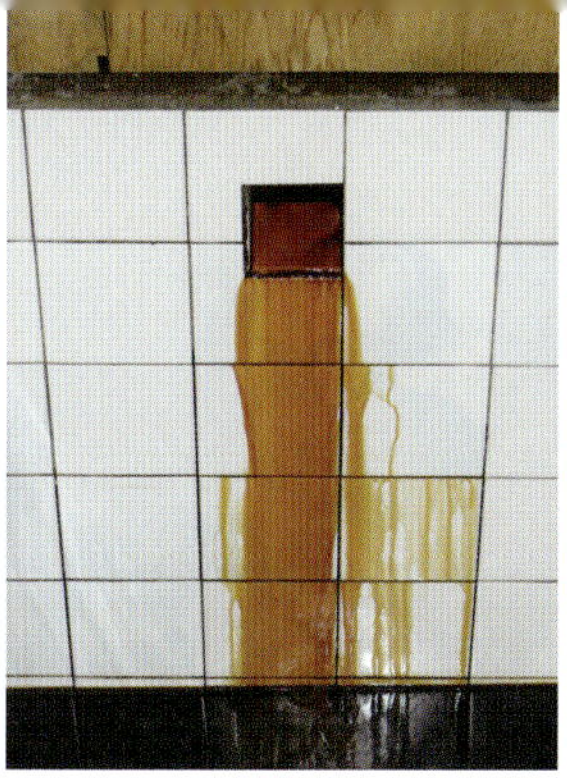

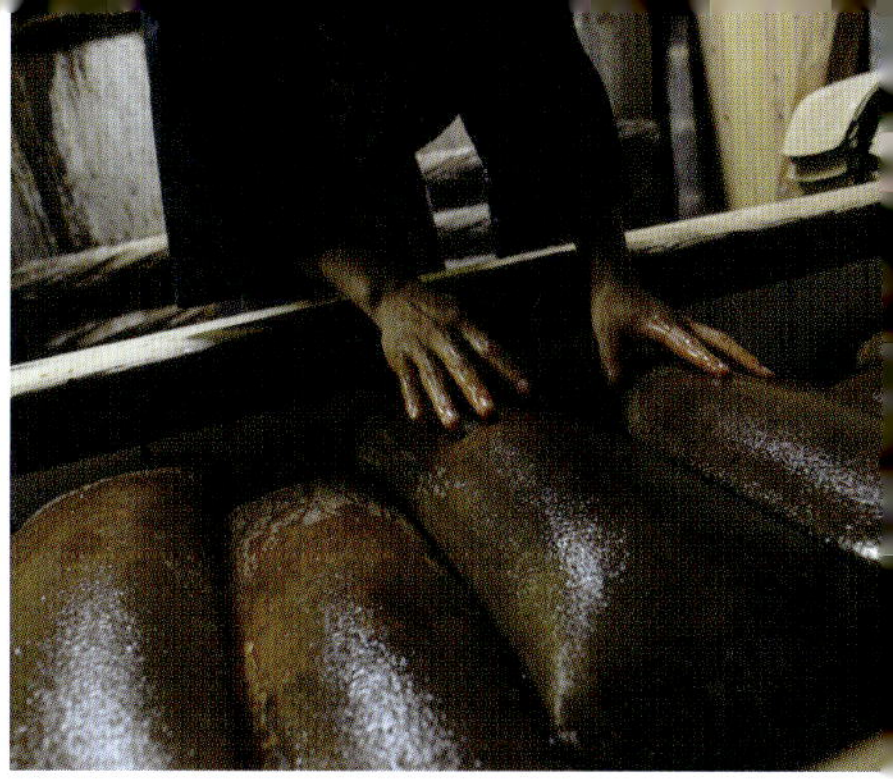

右2枚）「舟絞り」により自然の重みで染出た醤油はやわらかくまろやかな味わい　左中）定番商品「丸中醸造醤油」。刺身、煮物などに最適
左）蔵元でしか買えない「蔵出し　杉樽三年熟成」

材の味も引き出してくれると言います。

そしてこの醤油は、完全無添加のため安全・安心なのはもちろん、食生活で悩む子どもたちをも変える力があるようです。

「拒食症の子がうちの醤油を使ったらご飯を食べた、という声もいただきました。昔ながらの作り方には、現代では解明できない力があるのかもしれませんね」

一方、すべて手づくりで長い期間をかけるため、当然ながら生産本数も限られます。作業も非常に重労働。それでもこのスタイルを貫く、と中居さんは言い切ります。

中居さんは社長になる以前、大手メーカーに勤務、機械化された醤油づくりも経験しています。しかしあるときの経験から、実家に戻り跡を継ぐ決意をしたそうです。

蔵元　丸中醤油株式会社

〒529-1233
滋賀県愛知郡愛荘町東出229
TEL: 0749-37-2118（蔵元）
　　 0749-37-2719（事務所）
FAX: 0749-37-4363
http://www.s-marunaka.com

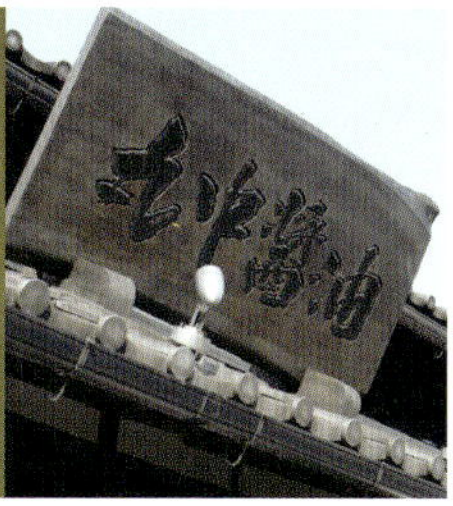

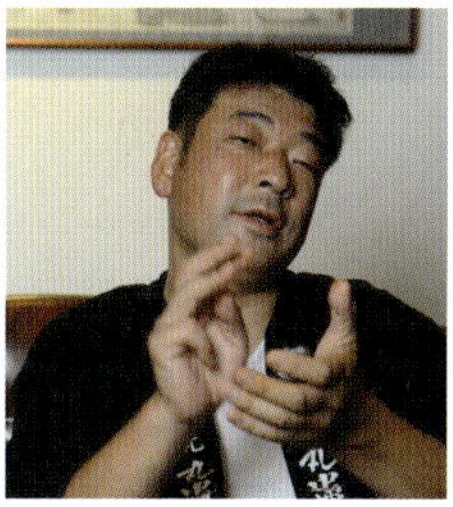

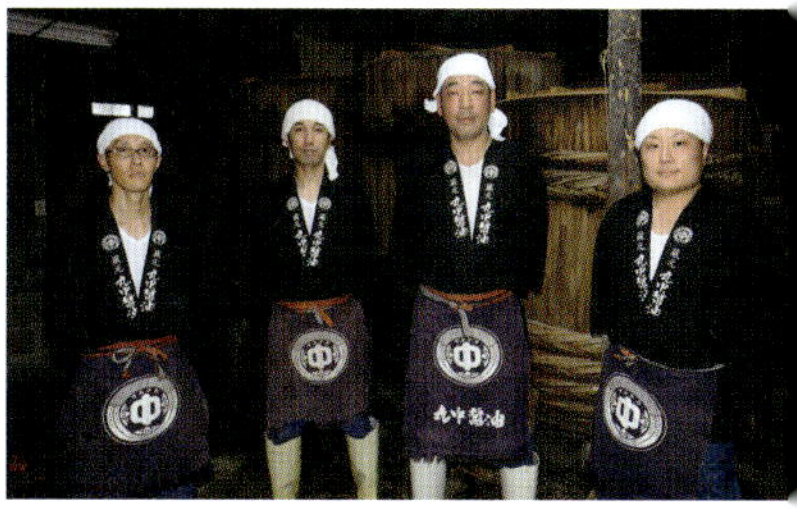

右）社長の中居真和さん（右2番目）と醤油づくりに励んでいた職人たち
左）中居さんの古式製法へのこだわりを語るまなざしは真剣そのもの

「会社の同僚も私と同様、醤油会社の息子が多かったんですが、その同僚たちを自宅に招いてうちの醤油を使ってもらったんです。するとみんな『うまい！』と感激して。醤油に厳しい人たちがうまいと言う――その時初めてうちの蔵の価値に気づきました」

時間をかけるものには価値がある――中居さんは迷わずそう断言します。

「昔から伝わる食材ほど、長く人が食べ続けている訳だから、安心できると思うんです。そして昔のものは手間ひまかけなければならない分、安全・安心だし何よりおいしい。100年後、200年後経っても、変わらずこの醤油を残していきたいですね」

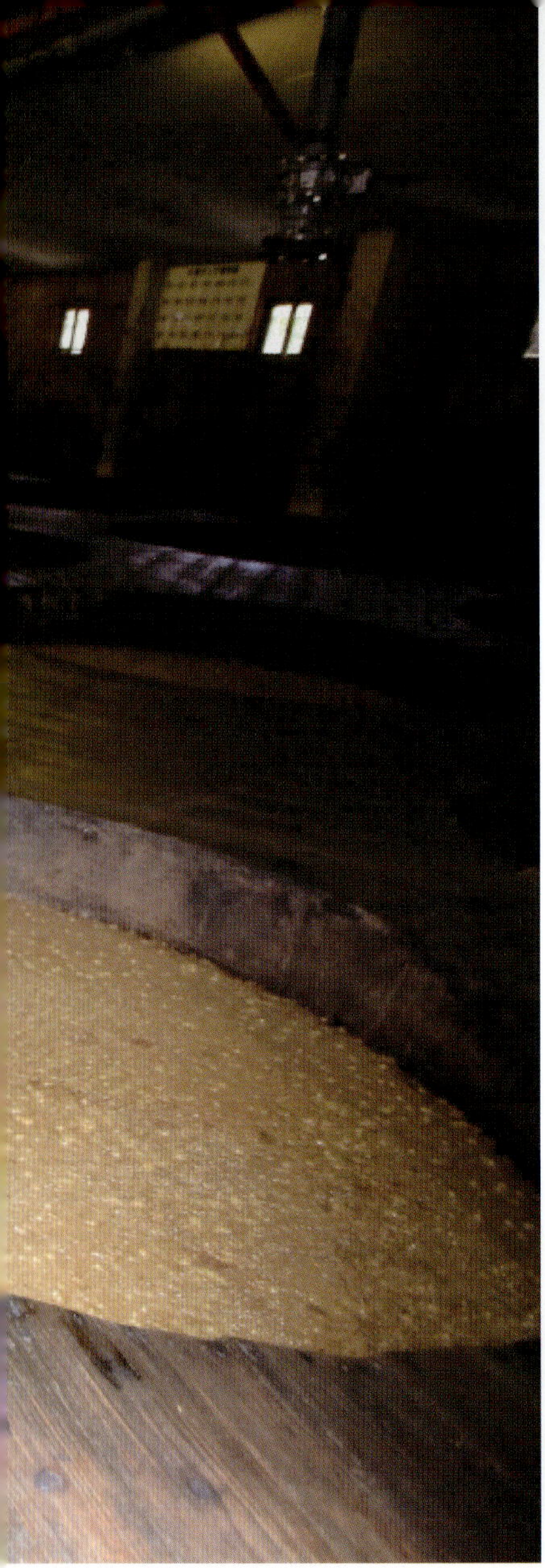

小豆島に伝わる昔ながらの製法そのものが、オーガニック。

全国屈指の醤油の生産地として知られる、香川県小豆郡小豆島町。そこで長年醤油づくりを続ける丸島醤油は、伝統的な古式製法を今に伝える、島内でも希少なオーガニック醤油の製造企業だ。自然の力が凝縮した味わいは、世界基準の評価も数多く受けている。

蔵元を尋ねる③

丸島醤油

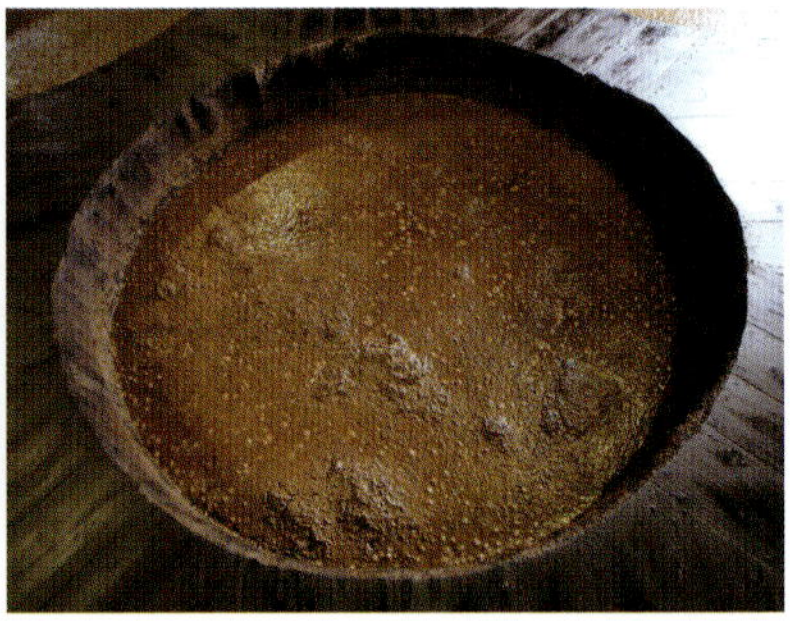

有機醤油蔵のもろみの表面。発酵の泡が立ち、耳をすますと泡が弾ける音がほのかに聴こえてきました

大量生産路線から再びオーガニックに

全国の醤油製造ランキングで常に上位を争う香川県。その生産量の9割以上を占めるのが、小豆島です。歴史は天正時代にまで遡り、塩づくりが盛んだった環境を土台に、紀州での醤油づくりの技術が導入されました。以来、海運に恵まれた立地を生かし、大阪、九州などへの販売を拡大し、日本屈指の醤油生産地へと成長していきました。

その古来から伝わる伝統製法を今も継承し、かつ食材も昔ながらのオーガニックな有機原料を使いつづけるのが、丸島醤油です。創業は１９４２年。江戸後期から続く８軒の地元醸造家たちが集い創業し、その後、丸島醤油株式会

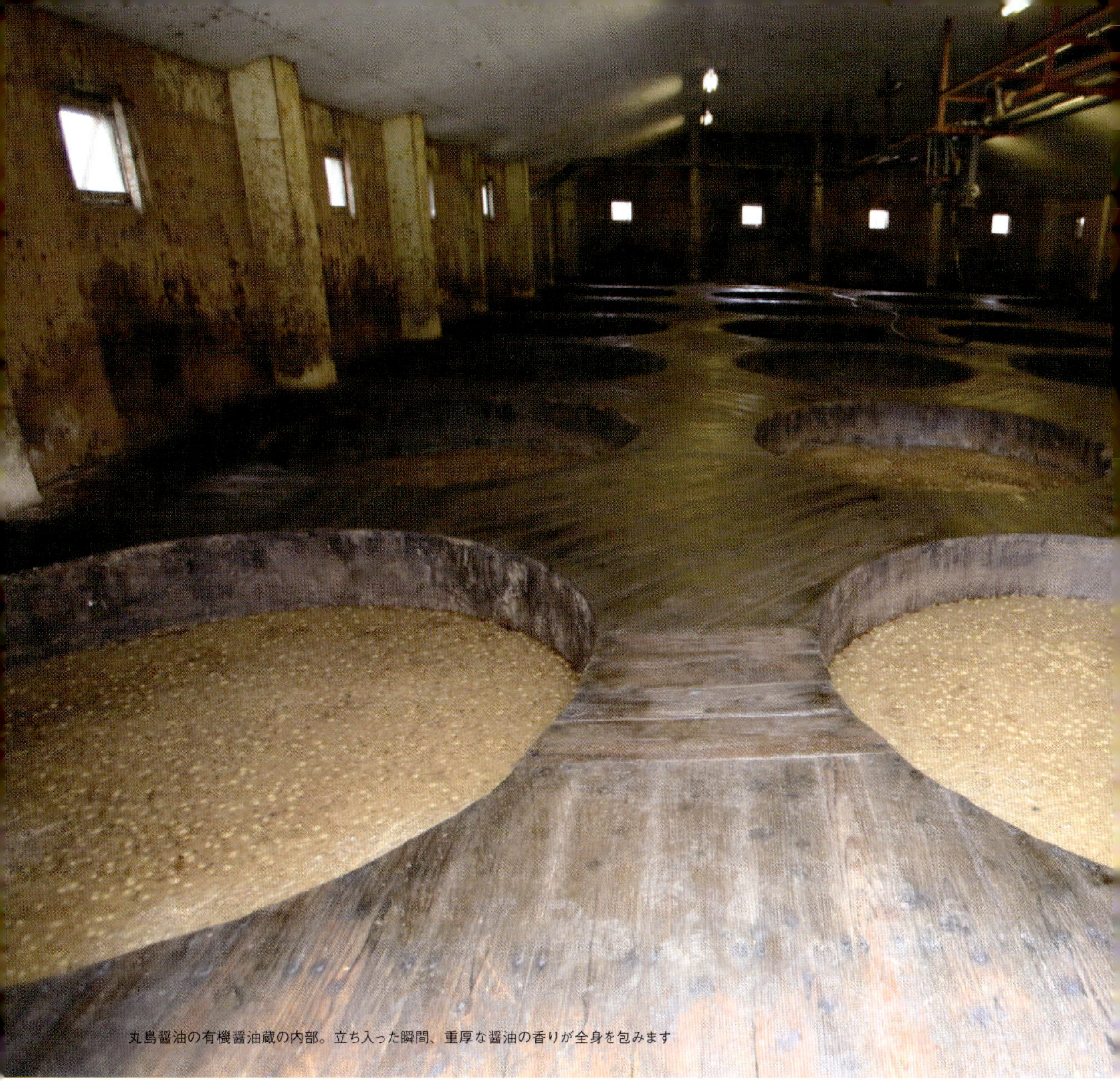

丸島醤油の有機醤油蔵の内部。立ち入った瞬間、重厚な醤油の香りが全身を包みます

社を設立。醤油および、だし、佃煮等の製造・販売も行い、今日に至ります。

その看板商品といえるのは、やはり古来の自然の力を生かした伝統製法で、国産の有機食材を用いて作った「国産有機しょうゆ」だそうです。日本各地のこだわりの食材を揃える小売店などを中心に販売されるだけでなく、海外でも高い評価を受け、これまで『iTQi (International Taste & Quality Institute)「２００９年度優秀味覚賞」』や『モンドセレクション優秀品質賞』などを受賞しました。パリの三つ星レストランでも取り入れられているといいます。

国内だけでなく、海外からも評価されるオーガニック醤油。その現状を、同社代表取締役を務める、山西健司社長

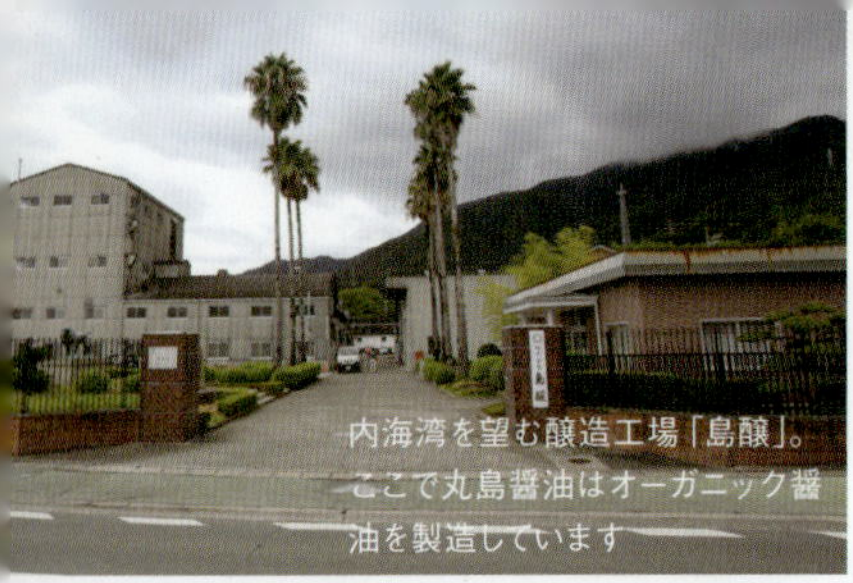

内海湾を望む醸造工場「島醸」。ここで丸島醤油はオーガニック醤油を製造しています

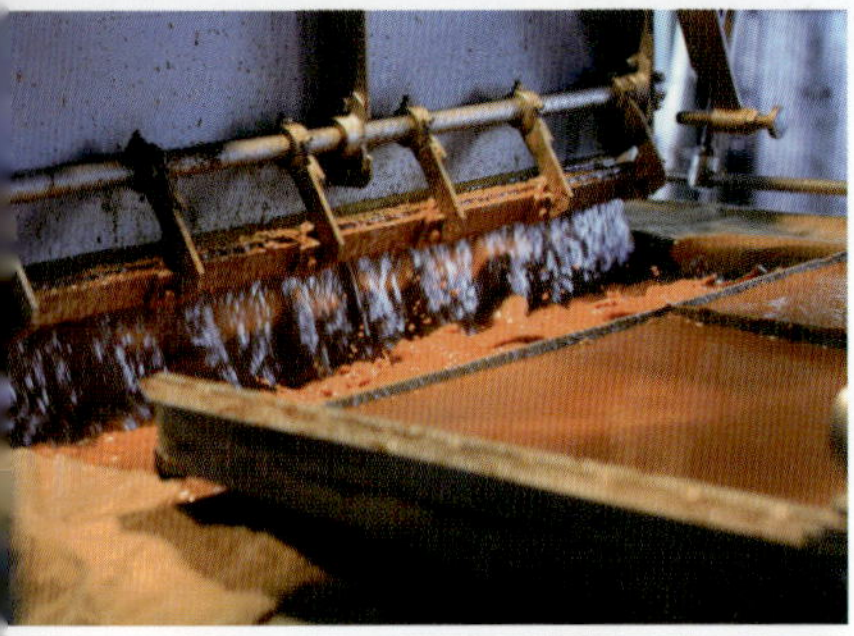

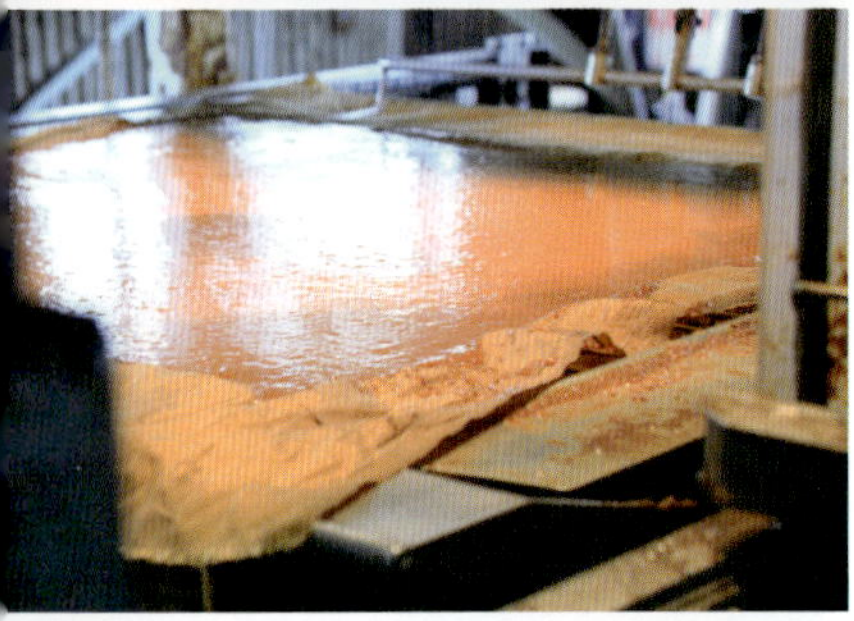

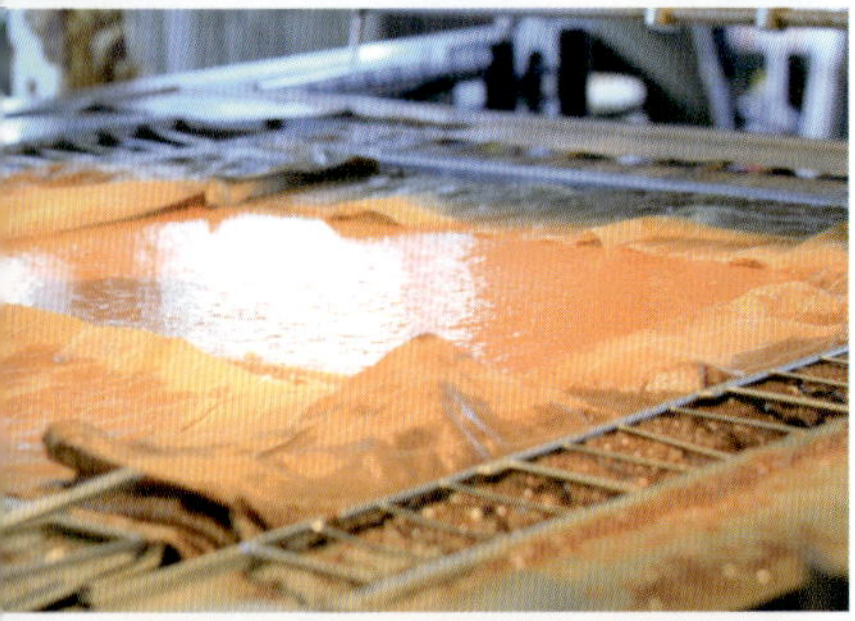

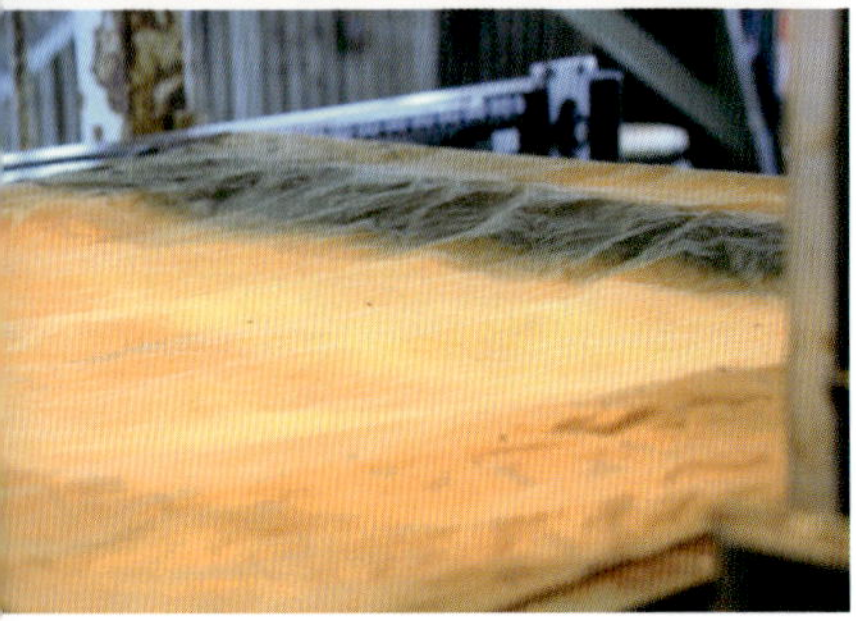

2年以上かけて発酵されたもろみは、機械ながらも丁寧に袋詰めされます

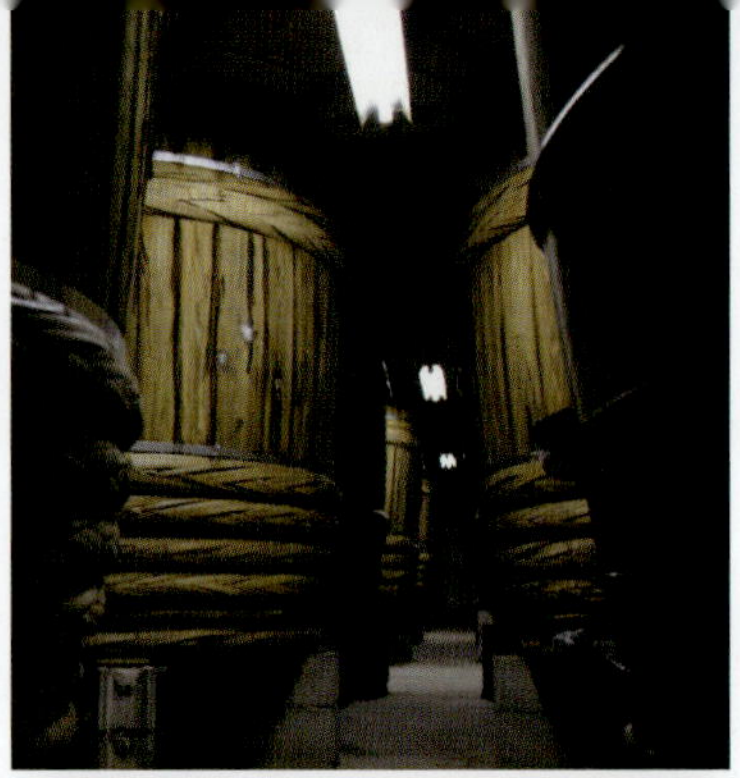

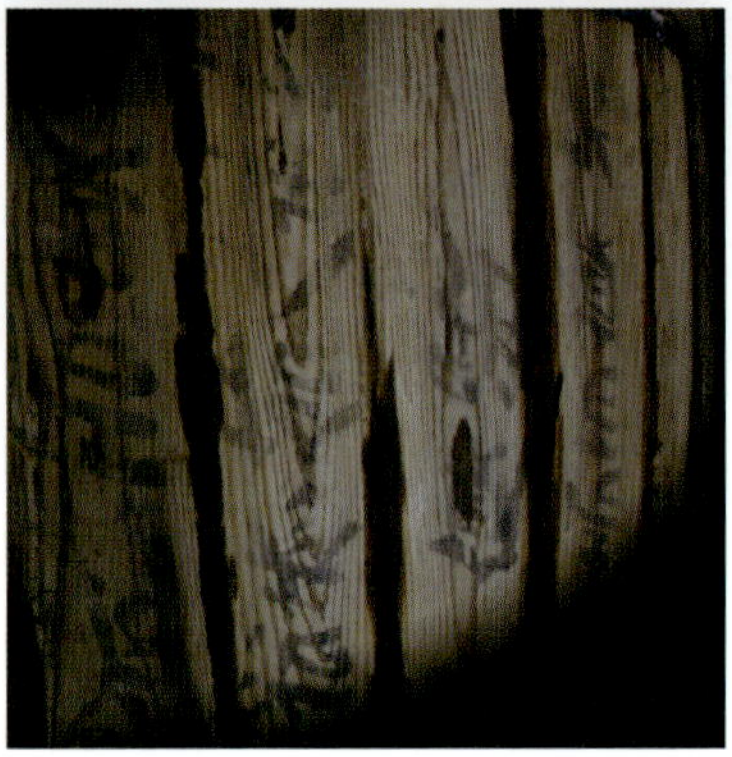

醤油のもろみが入った木樽は、床の下に設置されています。樽に記された筆文字が、歴史を物語っています

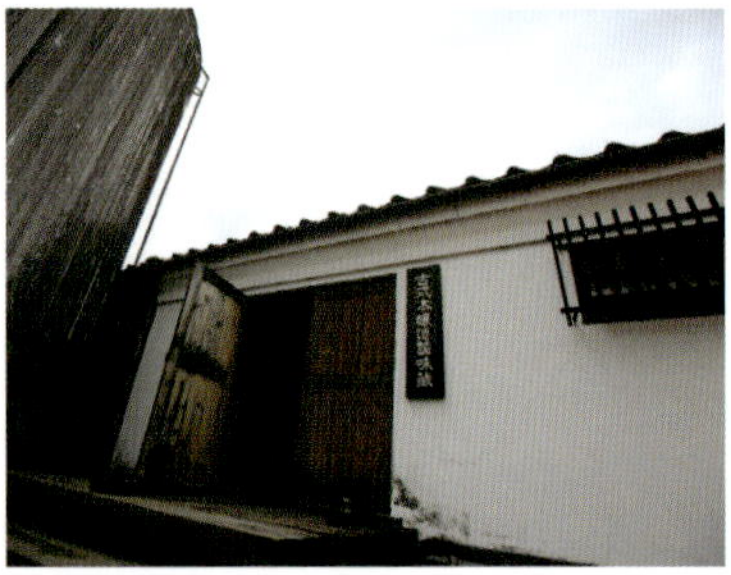

有機醤油をつくる専用蔵の外観からも、昔ながらの製法を続ける雰囲気が醸し出されていました

は次のように語ります。

「実は戦後の国の方針の影響により、我が社もいわゆる大豆かすを用いた低価格・大量生産型に移行した時期もありました。しかし、価格競争からの脱出や、純正食品路線への転換などを目指し、再び昔ながらの醤油づくりに戻しました。それが結果として醤油そのものの高い評価につながり、小豆島の醤油づくりの価値が再評価されたと思っています」

自然の旨みの力を化学的に証明したい

丸島醤油が醤油を共同醸造する「島醸」の敷地内には、100年を越す歴史を持つ木樽が並ぶ醤油蔵が3蔵設置されています。そこにある樽の数は、全部で204。うち、有機醤油を専門に醸すのは、24樽だそうです。

「現在は樽を作る職人がゼロに等しく、新たに作ることはほぼ不可能だと言われています。なので、使わなくなった木樽を取り寄せ、古来の醤油づくりの製造環境を確保しているのが実情です」

木樽でできた醤油のもろみは、量産するために機械化はされているものの、構造的には昔ながらの製法を生かしつつ、圧搾（あっさく）され、

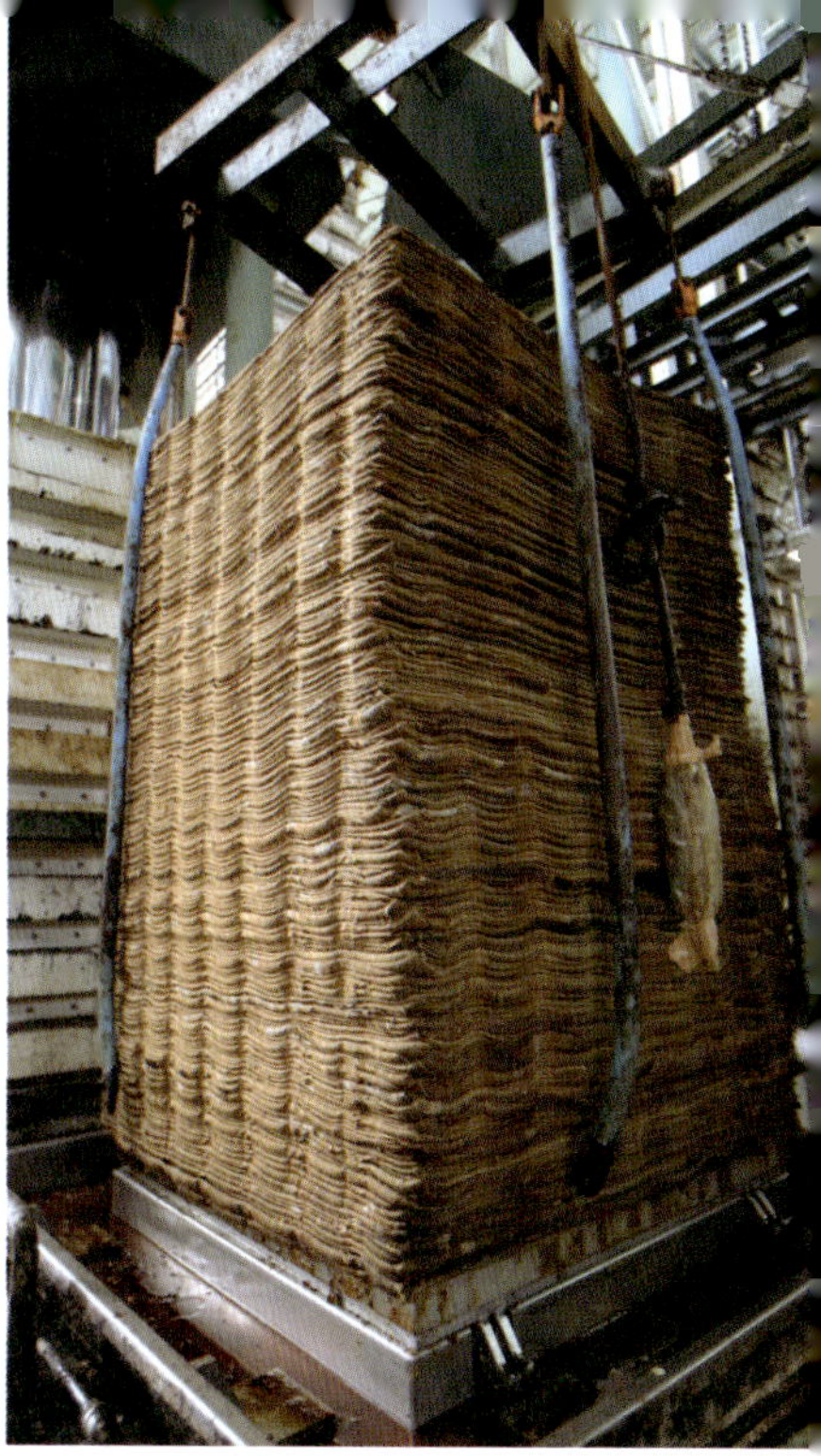

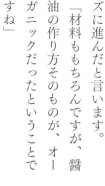

詰められたもろみは、工場内に積み上げられ、自然の重みで圧搾（あっさく）。3日間で1/4の高さにまで圧縮されるそうです

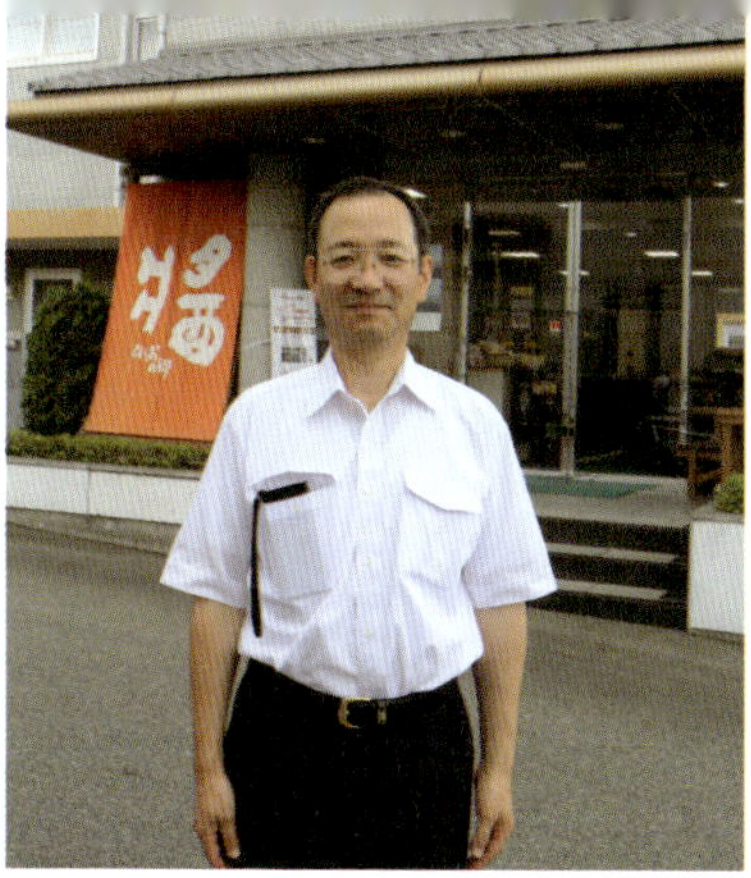

丸島醤油代表取締役社長の山西健司さん

醤油として完成します。

オーガニック認証は、有機JAS制度ができた直後の2001年に認定されました。原料もその頃から無農薬のものを使い、製造工程も昔ながらの製法を用いていたことにより、結果として認証はスムーズに進んだと言います。

「材料ももちろんですが、醤油の作り方そのものが、オーガニックだったということですね」

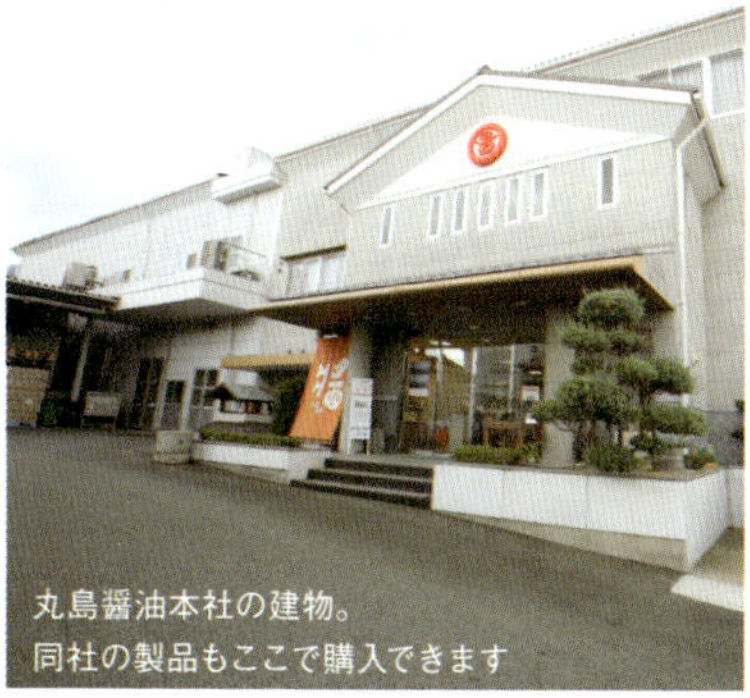

丸島醤油本社の建物。
同社の製品もここで購入できます

改めてオーガニックの醤油の価値を山西社長に聞くと、「味が違う」と即答しました。

「国産有機大豆を、自然の力を生かして完全発酵させて作る醤油は、大豆本来の味を十分に引き出した逸品です。それはまさに、自然の味わいである“五味”が凝縮した味といえます。化学的に作られたものとは、違いは明らかです」

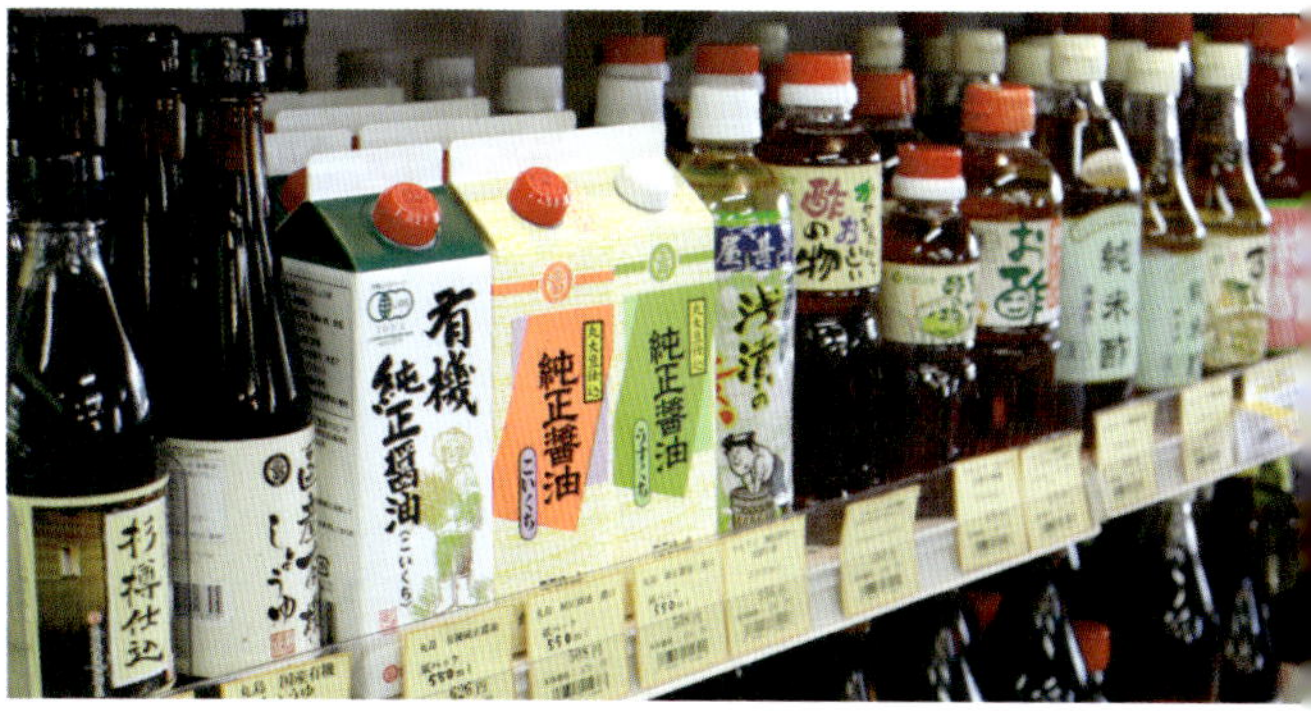

国産有機しょうゆは、自然食品店を中心に販売されています（写真は「健康生活マルシマ」内）

その価値を現在は、有機JAS認証の第三者評価で示しているわけですが、より味に焦点を当てたわかりやすい表現方法を、将来的には挑戦したいそうです。

「小豆島には、醤油の味を化学的に評価できる『発酵食品研究所』があります。ここで私たちのオーガニック醤油のおいしさが客観的に証明できれば、オーガニックの品質はさらに高く評価されるはずです」

昔ながらの醤油づくりの価値は、醤油の地・小豆島にある同社の存在により、さらに高まることになりそうです。

給食受託製造・販売事業

株式会社 アイコーメディカル

食文化の未来を考える

弊社は「温かくておいしい給食提供」をモットーに、旬の食材をバランスよく、様々な調理法により季節や土地柄に合ったメニュー作りに取り組んでおり、「日本の食文化の継承」の一助になりたいと願っております。また徹底した品質管理、安全衛生管理の下、安心かつ安全な給食提供を実施しております。幼児食だけではなく、0歳児からの離乳食のご提供もございます。全国展開中です。ぜひお問い合わせください。

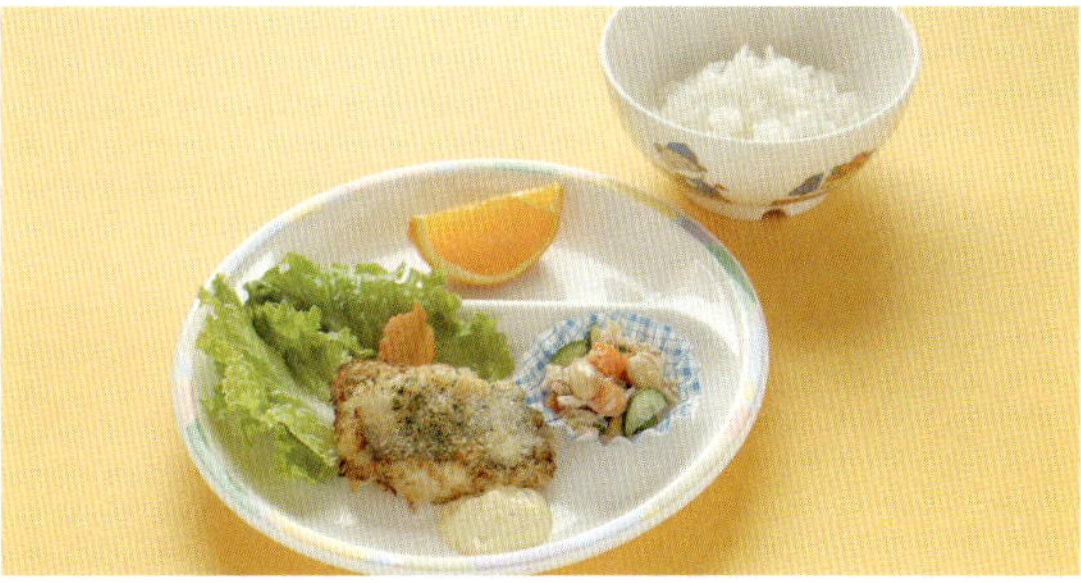

管理栄養士による、バランスのとれた給食を実現

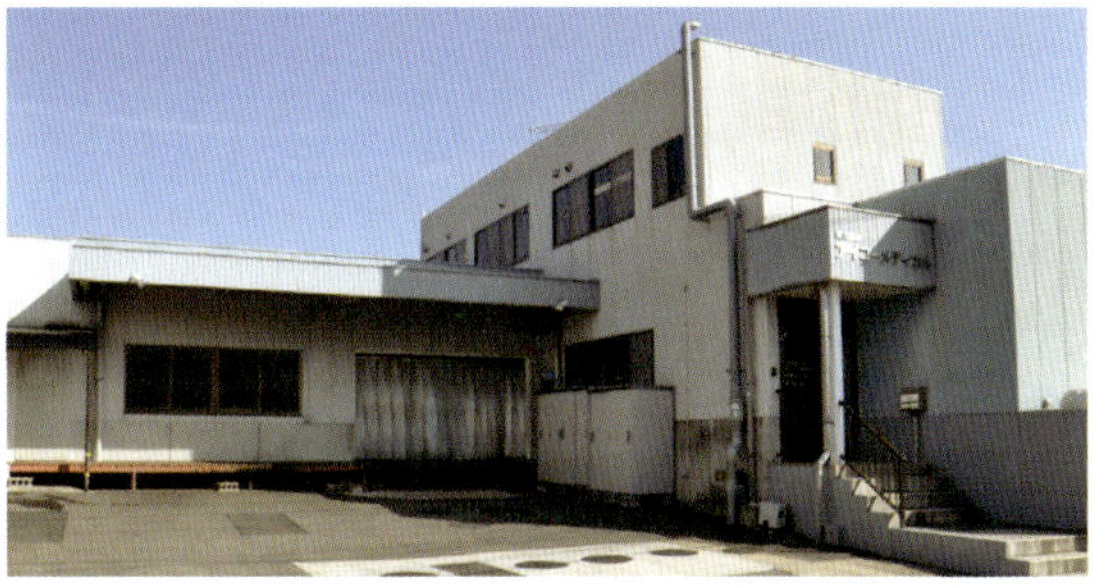

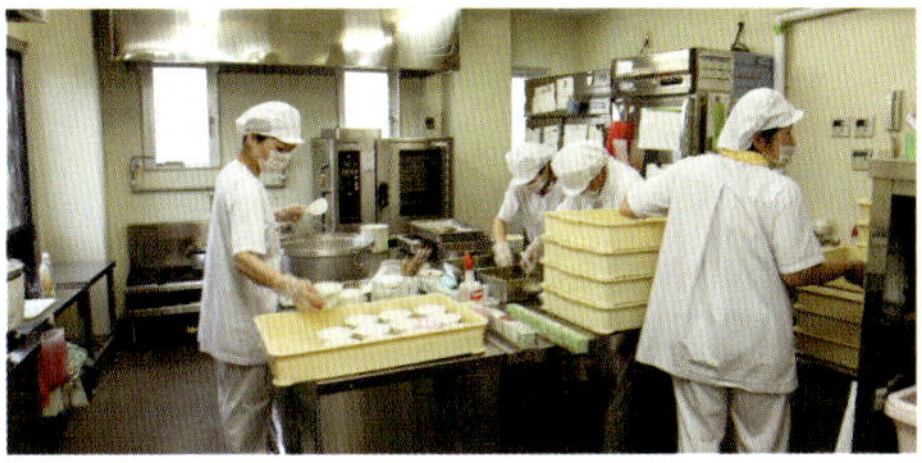

安心安全な給食提供のために入念な確認を行いながら作業をします

〒485-0803　愛知県小牧市高根１－２００
TEL 0568-78-0966　FAX 0568-78-0977
info@aiko-medical.co.jp　www.aiko-medical.co.jp

いいもの、確かなもので永いおつきあい。

株式会社 宮﨑製作所

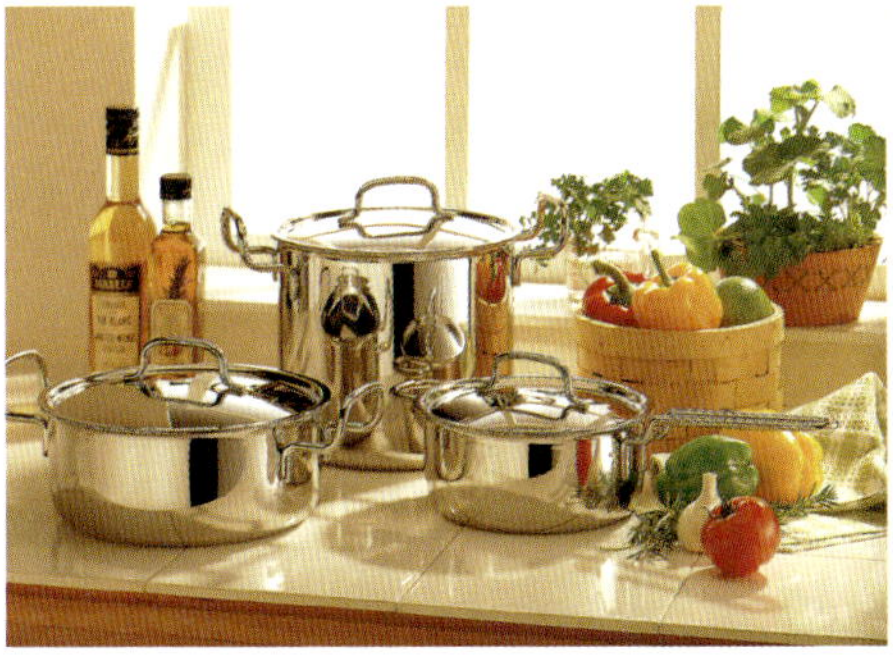

服部先生の鍋ジオ・プロダクトシリーズ

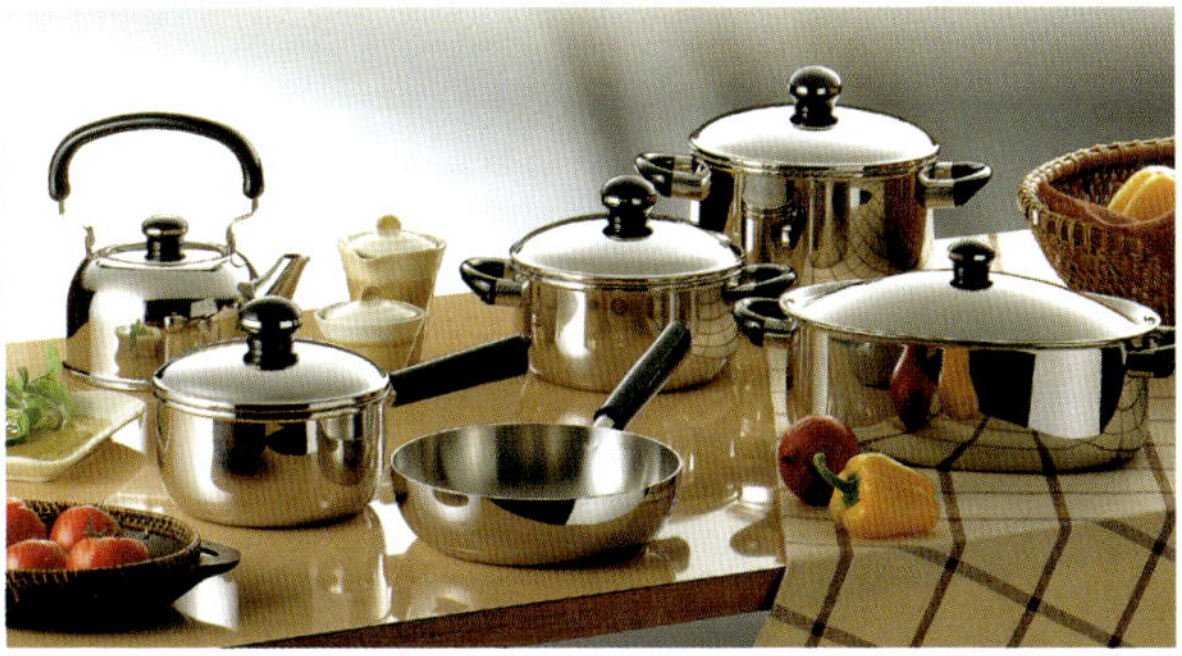

種類とサイズの豊富なオブジェシリーズ

安心で安全な製品作りを通して、「家庭の味」を伝えることに貢献したい。

当社は1996年より、服部幸應先生をスーパーバイザーに迎えて、ジオ・プロダクトシリーズを製造しております。基本の調理はもちろんですが、ご飯が炊けたり、ケーキが焼けたり、鍋ごとオーブンに入れてグラタンに焦げ目をつけたり、といった調理もできます。安心で安全な食事作り、「家庭の味」を伝えることに、日本の鍋メーカーとして貢献したいと考えております。

Miyaco

〒959-1276
新潟県燕市小池上通り4852-8
TEL 0256-64-2773
FAX 0256-64-5728
info@miyazaki-ss.co.jp
www.miyazaki-ss.co.jp

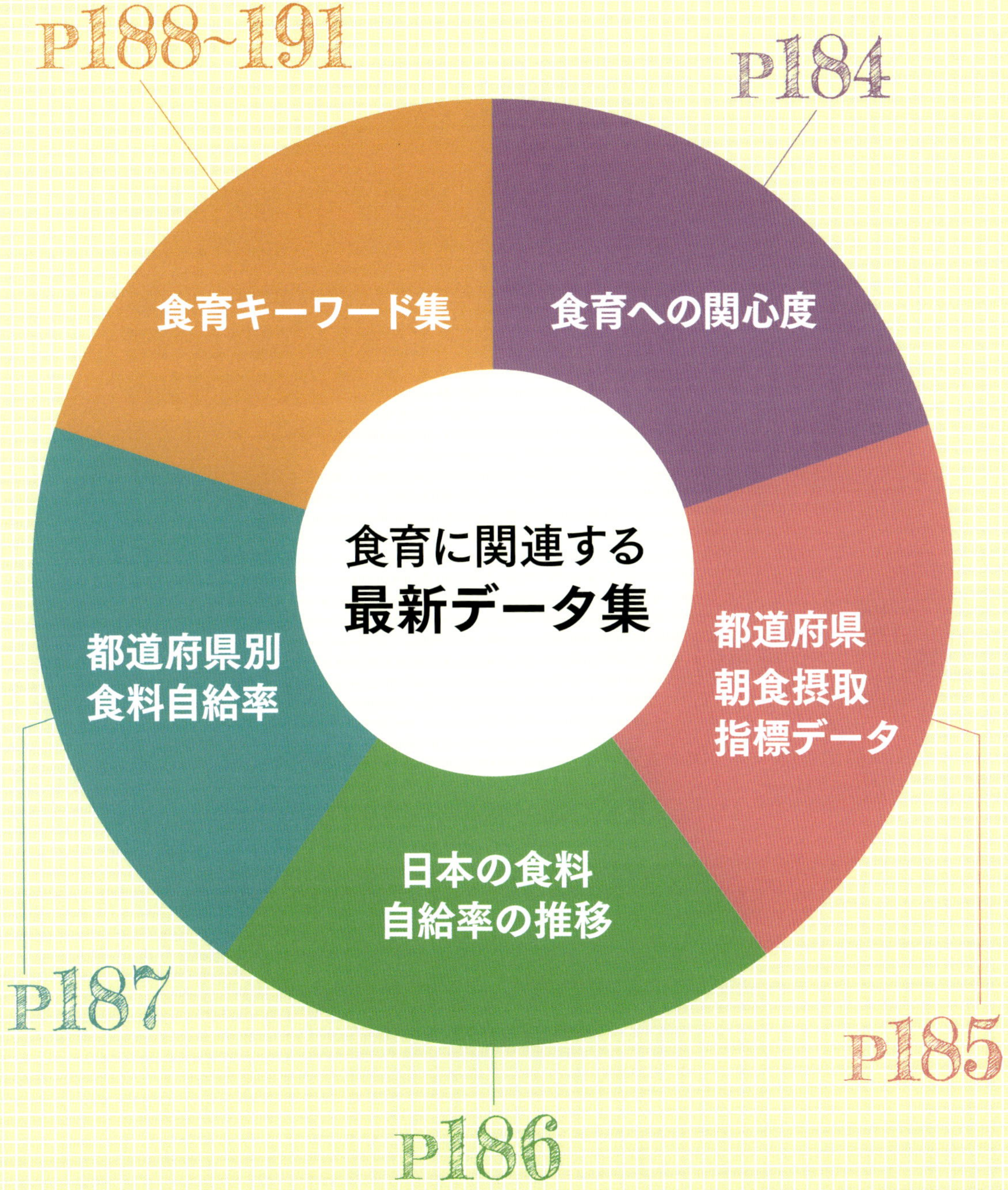
食育に関連する
最新データ集
P188~191
食育キーワード集
P184
食育への関心度
P185
都道府県
朝食摂取
指標データ
P186
日本の食料
自給率の推移
P187
都道府県別
食料自給率

「食育」という言葉を知っていますか?

「食育」という言葉を知っていると答えたのは全体の77.5%。
年々「食育」の認知度は向上しています。

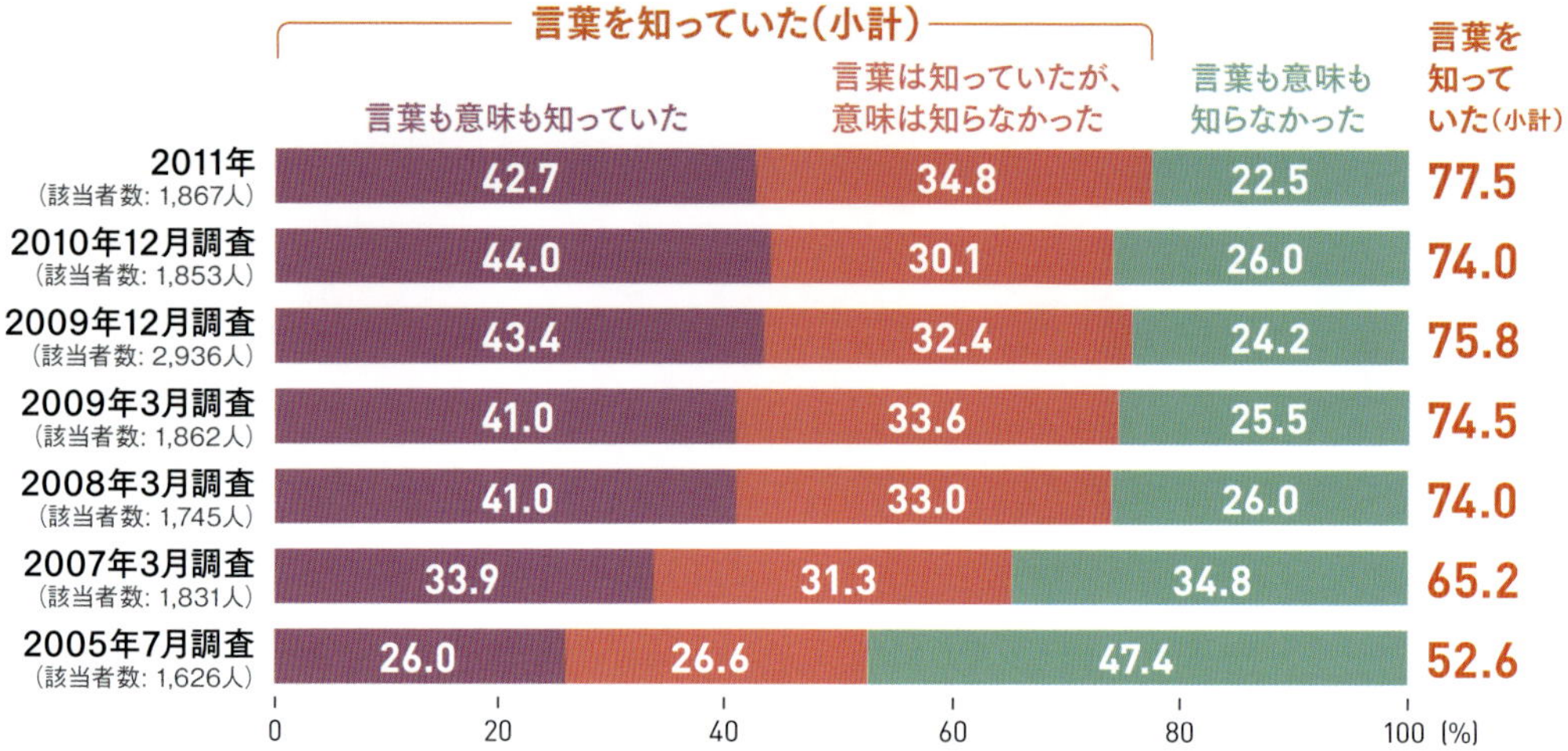

(株式会社日本能率協会総合研究所「食育・食生活総合データ年報2013」より)

「食育」に関心がありますか?

「関心がない」と答えた26.2%を大きく引き離し、
72.4%が「関心がある」という意思を示しています。

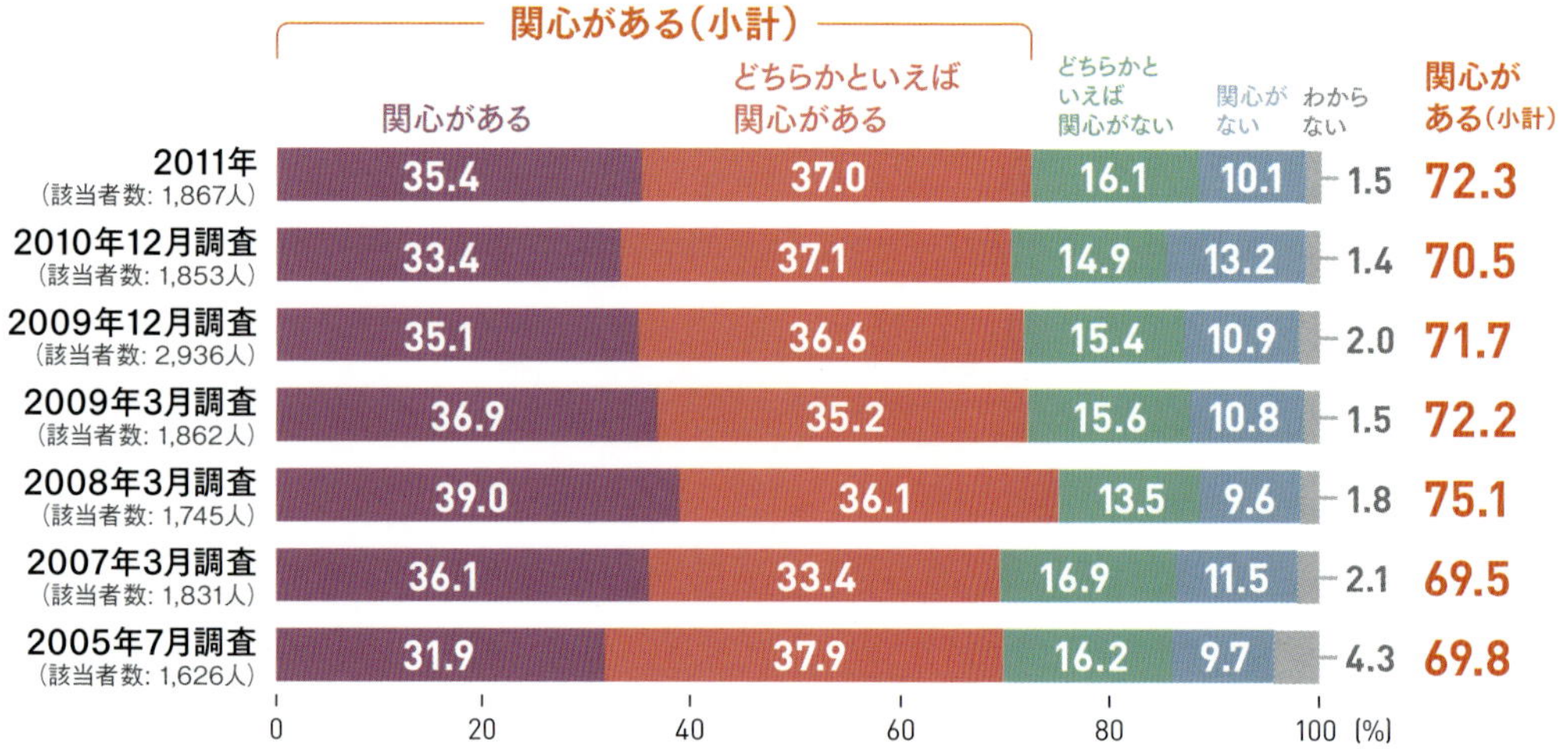

(株式会社日本能率協会総合研究所「食育・食生活総合データ年報2013」より)

都道府県別「子どもの朝食の状況」

全国的に80％以上の子ども達が、
朝食を摂っているという結果が出ました。

日本全国
小 89.0%
中 83.5%

小 小学6年
中 中学3年

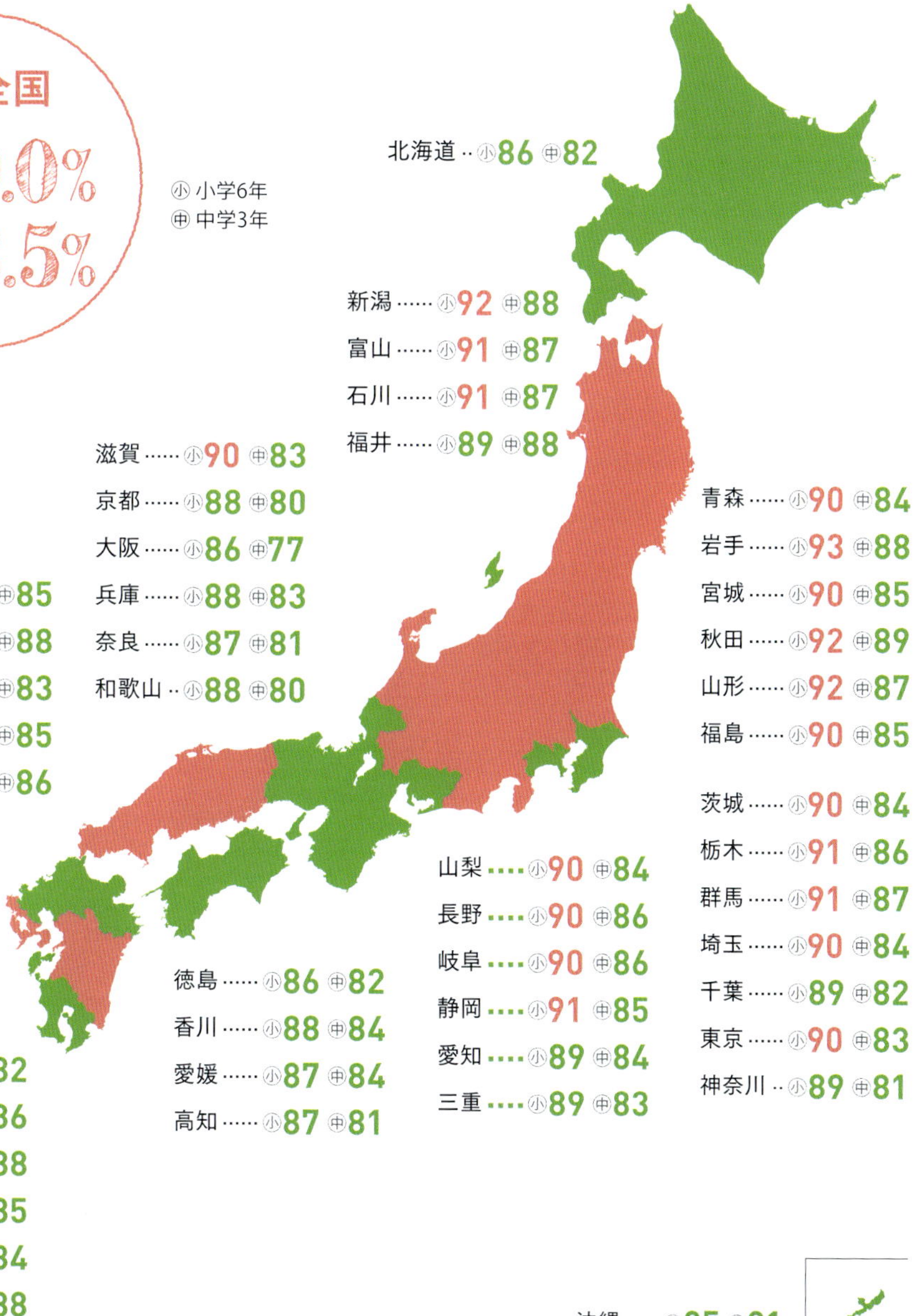

北海道 ‥ 小86 中82

新潟 …… 小92 中88
富山 …… 小91 中87
石川 …… 小91 中87
福井 …… 小89 中88

滋賀 …… 小90 中83
京都 …… 小88 中80
大阪 …… 小86 中77
兵庫 …… 小88 中83
奈良 …… 小87 中81
和歌山 ‥ 小88 中80

鳥取 …… 小90 中85
島根 …… 小92 中88
岡山 …… 小90 中83
広島 …… 小90 中85
山口 …… 小90 中86

青森 …… 小90 中84
岩手 …… 小93 中88
宮城 …… 小90 中85
秋田 …… 小92 中89
山形 …… 小92 中87
福島 …… 小90 中85

茨城 …… 小90 中84
栃木 …… 小91 中86
群馬 …… 小91 中87
埼玉 …… 小90 中84
千葉 …… 小89 中82
東京 …… 小90 中83
神奈川 ‥ 小89 中81

山梨 …… 小90 中84
長野 …… 小90 中86
岐阜 …… 小90 中86
静岡 …… 小91 中85
愛知 …… 小89 中84
三重 …… 小89 中83

徳島 …… 小86 中82
香川 …… 小88 中84
愛媛 …… 小87 中84
高知 …… 小87 中81

福岡 …… 小87 中82
佐賀 …… 小89 中86
長崎 …… 小90 中88
熊本 …… 小90 中85
大分 …… 小87 中84
宮崎 …… 小90 中88
鹿児島 ‥ 小89 中88

沖縄 …… 小85 中81

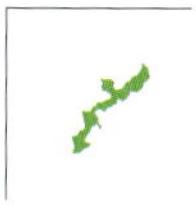

（文部科学省「全国学力・学習情報調査（2010年）」より）

1965年以降の食料自給率の推移

わが国の食料自給率は、自給率の高い米の消費が減少し、飼料や原料を海外に依存している畜産物や油脂類の消費量が増えてきたことから、長期的に低下傾向で推移してきましたが、カロリーベースでは近年横ばい傾向で推移しています。

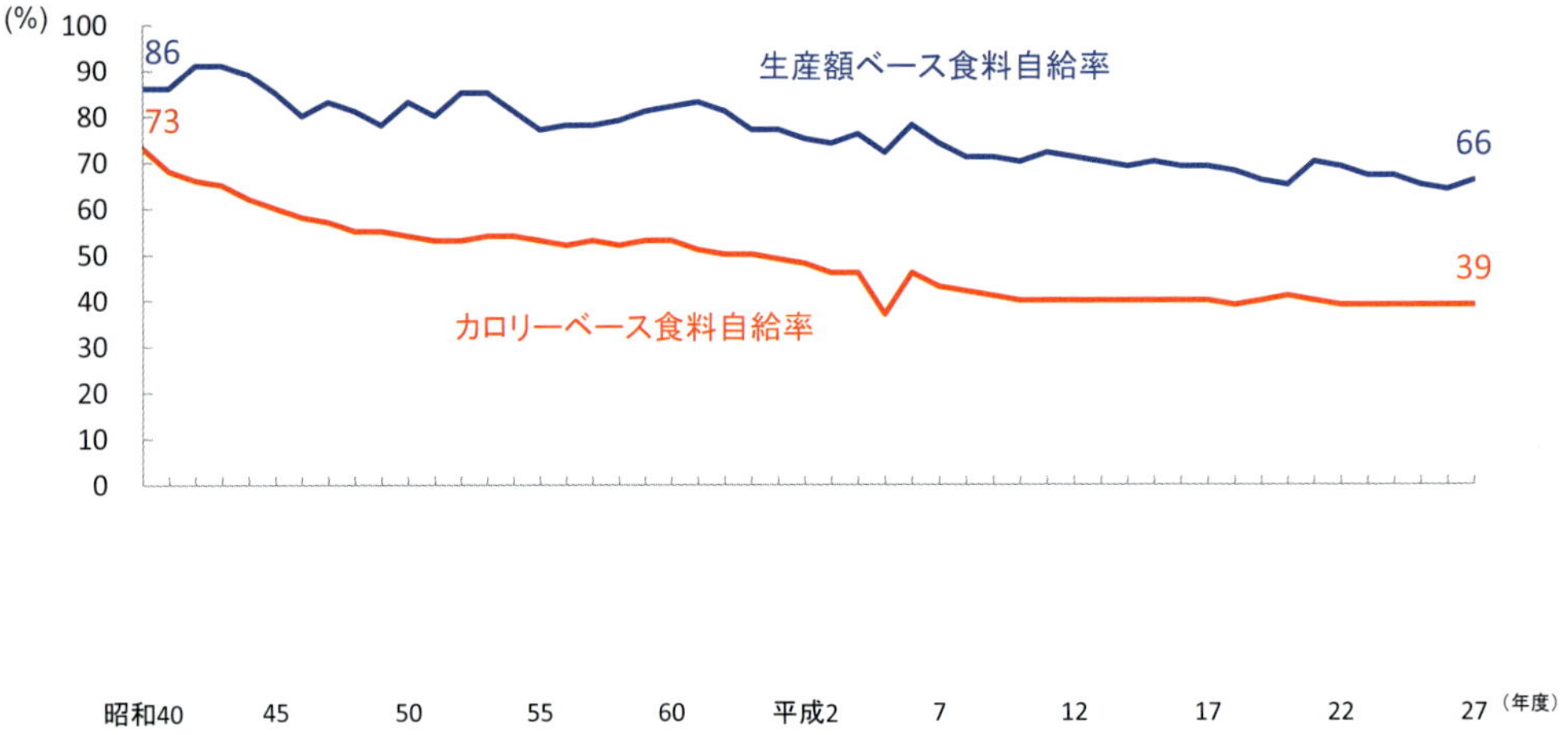

年度	S40	41	42	43	44	45	46	47	48	49	50	51	52	53	54	55	56	57	58	59	60	61	62	63	H1	2
カロリーベース	73	68	66	65	62	60	58	57	55	55	54	53	53	54	54	53	52	53	52	53	53	51	50	50	49	48
生産額ベース	86	86	91	91	89	85	80	83	81	78	83	80	85	85	81	77	78	78	79	81	82	83	81	77	77	75

年度	H3	4	5	6	7	8	9	10	11	12	13	14	15	16	17	18	19	20	21	22	23	24	25	26	27
カロリーベース	46	46	37	46	43	42	41	40	40	40	40	40	40	40	40	39	40	41	40	39	39	39	39	39	39
生産額ベース	74	76	72	78	74	71	71	70	72	71	70	69	70	69	69	68	66	65	70	69	67	67	65	64	66

（農林水産省調べ（2015年））

各都道府県別食料自給率（平成26年度）

東北地方から北は高い食料自給率ですが、
大都市は非常に低い数値となっています。

日本全国の
食料自給率
39%

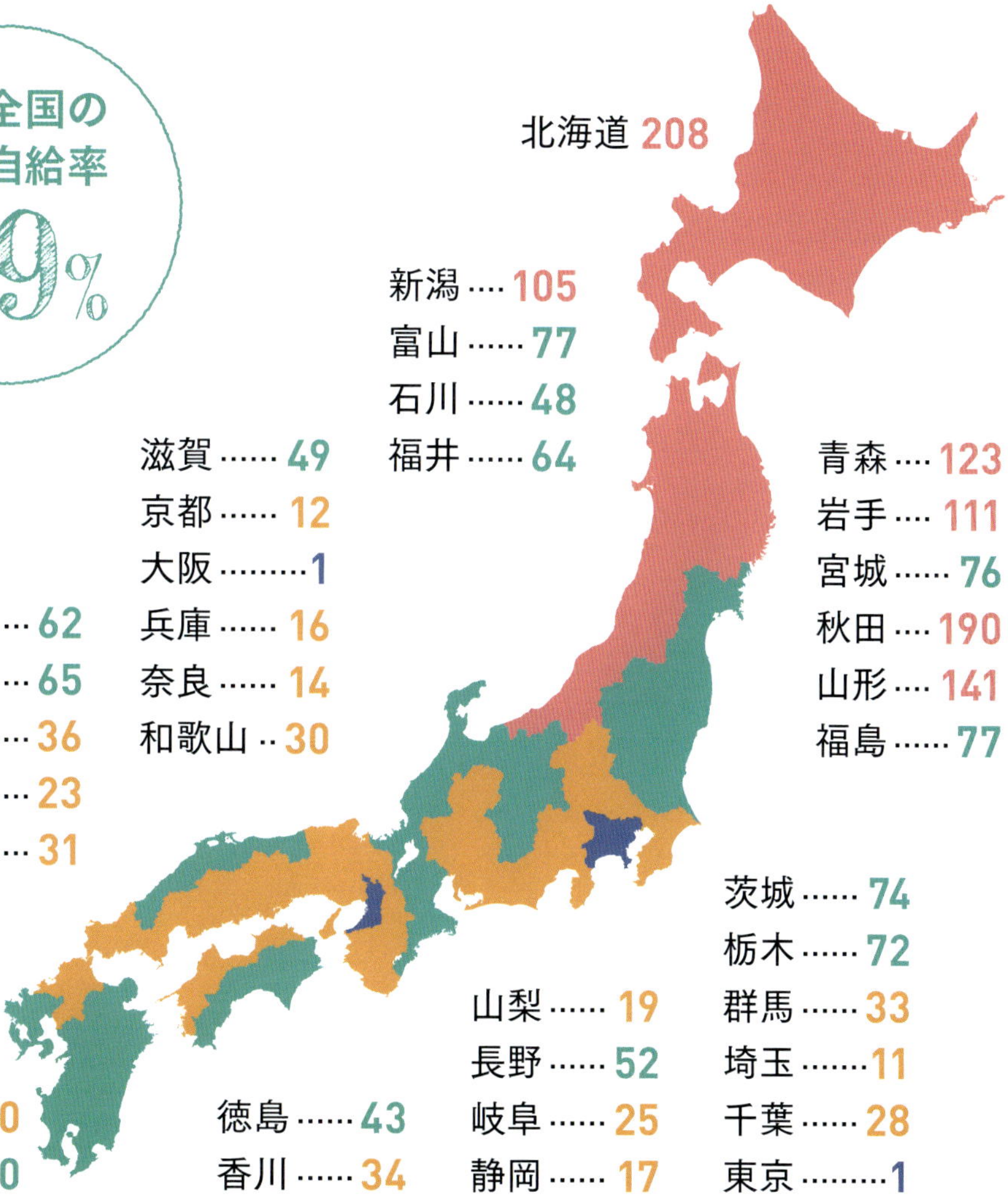

北海道 208

新潟 …… 105
富山 …… 77
石川 …… 48
福井 …… 64

滋賀 …… 49
京都 …… 12
大阪 …… 1
兵庫 …… 16
奈良 …… 14
和歌山 …… 30

青森 …… 123
岩手 …… 111
宮城 …… 76
秋田 …… 190
山形 …… 141
福島 …… 77

鳥取 …… 62
島根 …… 65
岡山 …… 36
広島 …… 23
山口 …… 31

茨城 …… 74
栃木 …… 72
群馬 …… 33
埼玉 …… 11
千葉 …… 28
東京 …… 1
神奈川 …… 2

山梨 …… 19
長野 …… 52
岐阜 …… 25
静岡 …… 17
愛知 …… 13
三重 …… 43

福岡 …… 20
佐賀 …… 90
長崎 …… 44
熊本 …… 59
大分 …… 48
宮崎 …… 67
鹿児島 …… 84

徳島 …… 43
香川 …… 34
愛媛 …… 37
高知 …… 47

100%以上
39 ～ 100%
39% 未満
5% 未満

沖縄 30

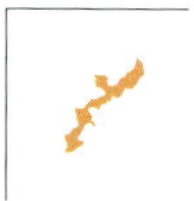

（農林水産省調べ（2015年））

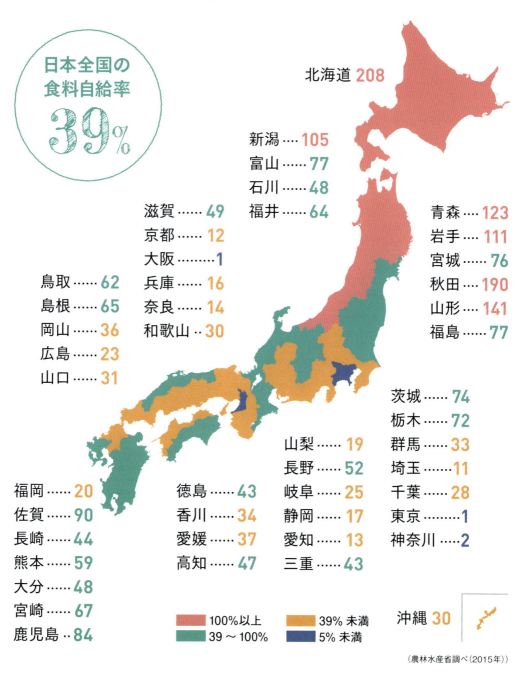

これだけは覚えておきたい！
食育キーワード集

食育に役立つキーワードを集めました。説明や困ったときなどに、ぜひ活用してください！

の原料を供給してCO_2の吸収や気候の安定化の役割を持つ森林、そして製品の製造に必要な土地や住居・道路など、「人間が経済活動や生活や使っている地球表面上の面積」で表し、この数値が大きいほどに、自然環境に負荷をかけていることになります。

オサカナスキヤネ

血液をサラサラにする効果が高い食品の語呂合わせ。「オ」はお茶、「サ」は魚、「カ」は海藻、「ナ」は納豆、「ス」は酢、「キ」はきのこ、「ヤ」は野菜、そして「ネ」はねぎを表しています。生活習慣病を予防するために、なるべく多くこの「オサカナスキヤネ」を摂るようにしましょう。

口中調味《こうちゅうちょうみ》

ごはんを、「甘い」「酸っぱい」「塩っぱい」「苦い」「辛い」などのおかずで、口の中で味を調整しながら食べることを表します。和食独特の食べ方で、味に関して多様な経験ができるので、幅広い味覚を育むことができます。

医食同源《いしょくどうげん》

「クスリも食も源は同じ」という考えで、日々において栄養バランスのとれた食事を心がけることで、病気を予防するということを表した言葉。

一汁三菜《いちじゅうさんさい》

伝統的な和食の基本形。主食のごはんに対して、汁ものを一つ、大・中・小3つのおかずを組み合わせた献立です。この一汁三菜でメニューを考えると、自然とバランスの取れた食事になります。おかずはいろいろな味になるように、焼く、煮る、蒸すなど調理法を変えるとよいでしょう。

一物全体《いちぶつぜんたい》

食べ物を皮ごとむだなく食べること。それによって、その食物が生きるために持っている栄養素や生命力のすべてを摂取することができます。

エコロジカル・フットプリント

人間がどれほど地球環境に依存して生活しているかを、数値化したもの。食料を生産するための農地や海洋、そして木材など

食農教育《しょくのうきょういく》

農業体験を通して、自然の恵みの尊さ、命の大切さ、感謝のこころなどを育む教育のこと。特に体験農場や体験ファームは、食べ物が当たり前にある現代社会において、自然の重要さを学べる場として、人気が高まっています。

食物繊維《しょくもつせんい》

食物の中に含まれ、体内では消化されない繊維。身体をつくったりエネルギーになる機能はないものの、便の調子を整える、腸内の有害物質を排出する、コレステロールを減らすなど大切な働きをします。

食料自給率

その国の食料消費が、どのくらい自国の生産でまかなえているかを示すもの。「カロリーベース」「生産額ベース」「穀物自給率」などで表されます。

身土不二《しんどふじ》

身体と大地（身土）は一体であり、分けて考えることができない（不二）ことを表した言葉。その人が生まれ育った地域でできた食べ物が、その人の身体に最もふさわしいという意味。

スローフード

1986年に、イタリアのブラという街で始まった運動。移り変わりの激しい社会に対し、地元の食材と食文化を大事にし、ゆったりとした本来の食の楽しみを取り戻そうという取り組み。

五大栄養素《ごだいえいようそ》

炭水化物、脂質、タンパク質の3大栄養素に、ビタミンとミネラルを加えたもの。五大栄養素のどれか一つでも欠けたら、身体は正常に機能しなくなります。さらに七大栄養素と呼ばれるものは、水分と食物繊維を加えたものです。

在来種《ざいらいしゅ》

昔からその土地・地域で栽培または飼育されているもの。その土地の風土に合った作物は、丈夫で病気にかかりにくく、味もよくなります。この在来種から採取された種を受け継ぎ、その土地ならではの作物を守る取り組みが進んでいます。

さしすせそ

料理に加える調味料の順番を示した語呂合わせ。「さ」は砂糖、「し」は塩、「す」は酢、「せ」は醤油、「そ」は味噌を表しています。

三角食《さんかくた》べ

ごはん、おかず、汁ものの3つを、三角に順を追って交互に食べること。バランスよく、おいしく食べることの指針として、給食の場でも指導されています。

旬

野菜や果物、魚介類などの食物が、最もおいしくたくさん出まわる時期や季節のことを表します。栄養価が高まっていることも特徴です。旬より少し早く出まわるものを「はしり」、旬が終わる頃を「なごり」といいます。

トクホ

厚生労働省が保健効果や安全性等について審査・承認した「特定保健用食品」のこと。認定された商品には、容器などにマークがつけられています。

トレーサビリティ

ある食品が、どこで生産され、どのように流通して食卓まで届いたのか情報をさかのぼることができること。万が一、食品事故が起きたとき、原因の追及（trace：追跡）を可能（ability）にし、対応が迅速にできるようにする仕組み。

中食《なかしょく》

レストランなどで食べる「外食」や家で料理をして食事をする「内食」の間、お弁当やお惣菜などを購入して家で食べることを「中食」といいます。

バーチャルウォーター

輸入している食糧や工業製品などのほとんどは、生産過程で水を大量に消費します。この水の量が、もし自国で生産した場合どのくらい必要だったかを算定した数値。仮想水とも呼ばれます。

BMI《ビー・エム・アイ》

Body Mass Indexの頭文字を取った、肥満指数を表す略語。肥満かどうかを測る基準で、『体重(kg) ÷身長(m) ÷身長(m)』の算式で求めます。BMI値が18.5未満の場合はやせ、18.5以上25未満は正常域、25以上が肥満となります。

炭水化物《たんすいかぶつ》

身体を動かすエネルギーとなる栄養素。特にごはんなどの穀類に多く含まれています。不足すると疲れやすくなり、活動がにぶくなります。炭水化物はだ液によってブドウ糖などに分解され、身体に吸収されます。脳はこのブドウ糖が、唯一のエネルギー源になります。

タンパク質

血液や筋肉、内臓や皮膚など、私たちの身体を構成するのに不可欠な栄養素。肉や魚、卵や豆類などに多く含まれています。

地産地消《ちさんちしょう》

地元の農産物を、地元で消費しようという取り組み。新鮮でおいしいだけでなく、輸送などのエネルギー消費も防ぐことができ、その取り組みは広がっています。

デトックス

生活の中で体内に溜まってしまった有害な毒素を排出（解毒）すること。さまざまな方法がありますが、食材では豆類、玉ねぎ、玄米、ごぼう、リンゴなどに大きな解毒作用があります。

特定アレルギー品目

商品の原材料に表示義務があるのは、卵、乳、小麦、そば、落花生の5品目。表示を推奨しているのは、大豆、リンゴ、イカ、オレンジ、クルミなどの他に、カニ、イクラ、松茸などの20品目があります。

識の高い人々が実践しています。

味覚障害《みかくしょうがい》

食べ物の味が薄く感じる、微妙な味の違いが分からないといった症状のこと。栄養バランスの乱れによって、亜鉛不足になることがその原因の一つと考えられています。特に味覚が発達段階にある子どもの場合は、「こ食（→P80〜83）」は絶対に避けるようにしましょう。また加工食品に含まれる添加物は亜鉛を排出してしまうので、味覚障害になりやすくなるので注意が必要です。

ミネラル

炭水化物、脂質、タンパク質の三大栄養素の働きを助ける、微量栄養素。カルシウム、鉄、リン、カリウムなどが該当します。体内ではつくれないため、食べ物から摂取することになります。

メタボリックシンドローム

内臓脂肪症候群。内臓脂肪型の肥満に、脂質異常、高血糖、高血圧の症状が重なった状態。心筋梗塞や脳卒中などに進行する危険性があります。

LOHAS《ロハス》

健康で自然や環境と調和する、持続可能なライフスタイルを指す言葉。「Lifestyles Of Health And Sustainability」の頭文字をとった造語。資源を浪費し環境負荷の高いこれまでの社会生活ではなく、自然と人間の共生を考えながら、健やかに暮らすことを目指した生き方を意味します。

ビタミン

炭水化物、脂質、タンパク質の三大栄養素の働きを助ける栄養素。足りなくなると食欲がなくなり、疲れやすい、肌荒れなどの原因となります。ビタミンには、水溶性のC、B1、B2と、脂溶性のA、D、Eなどがあります。

フード・ファディズム

「ファディズム」は、一時的な流行を追いかけるという意味。「フード・ファディズム」とは、テレビや雑誌などで「身体に良い」と紹介された食べ物ばかりを食すことを指します。インターネットでもさまざまな情報が飛び交っていますが、そこで重要になるのは食育の三本柱の一つ「選食力」です。

フードマイレージ

食糧輸送が環境に与える負荷の大きさを表す指標。この値が小さいほど、環境にやさしいということになります。イギリスの消費運動家ティム・ラング氏が1994年に提唱した言葉。

マイ箸・マイバッグ

自前のお箸や買い物袋を携帯し、エネルギー資源の消費を節約すること。ゴミの減少にもつながります。

マクロビオティック

ギリシャ語で「マクロ＝大きい」「ビオ＝命」「ティック＝方法」を語源とする、豊かな人生を送るための一つの方法。玄米菜食を主体とした食事療法を取り入れ、健康意

クレヨンハウスが選ぶ、心とからだと未来を育てる本

強く
すくすく
まっすぐに

「ていねいに暮らす」素晴らしさや、「考える力」を養う大切さ——

クレヨンハウスが販売する絵本からは、強いこだわりが感じられます。現代の子どもたちに、何を伝えるべきなのか？ そんな疑問に答えるべく、子どもたちが「いま」と「未来」をたくましく生きる手がかりとなる本を、クレヨンハウスがセレクトしました。

子どもたちに伝えたい 食べ物のはなし

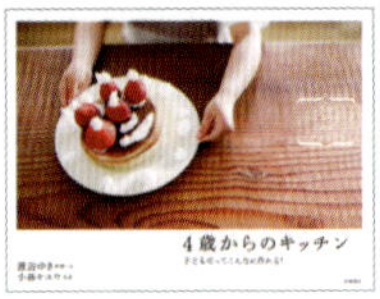

4歳からのキッチン
渡辺ゆき／料理・文、小林キユウ／写真
［岩崎書店　1,300円］
味はもちろん、見た目もかわいいレシピがそろう。

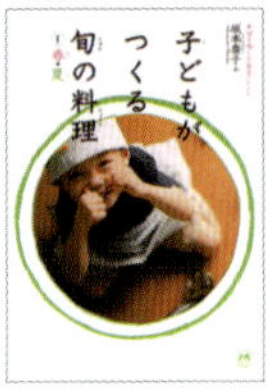

子どもがつくる旬の料理 ①②巻
坂本廣子
［クレヨンハウス　各1,600円］
子どもが夢中になれるレシピを紹介。

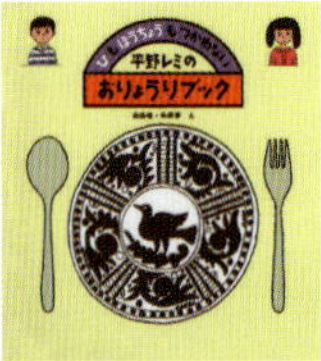

平野レミのおりょうりブック
平野レミ／文、和田唱・和田率／絵
［福音館書店　900円］
火も包丁も使わない、簡単なレシピがたくさん。

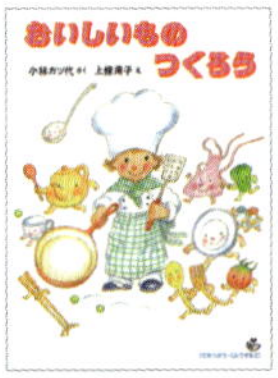

おいしいものつくろう
小林カツ代／作、上條滝子／絵
［冨山房　1,100円］
初めての料理にぴったりな、おもしろレシピも。

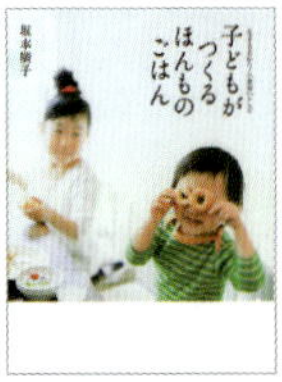

子どもがつくるほんものごはん
坂本廣子
［クレヨンハウス　1,800円］
感動と達成感を味わえる、本格的なレシピがずらり。

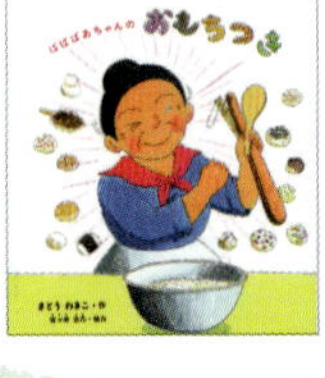

ばばばあちゃんのおもちつき
さとうわきこ／作、佐々木志乃／協力
［福音館書店 900円］
炊飯器やお菓子を使って、おもち作りに挑戦！

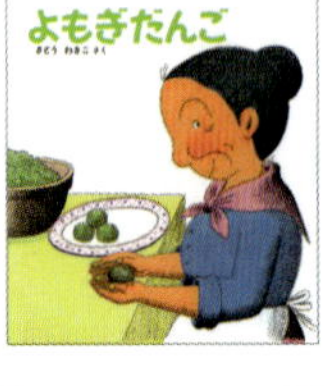

よもぎだんご
さとうわきこ
［福音館書店　900円］
よもぎだんご作りや、野草摘みの楽しさを紹介。

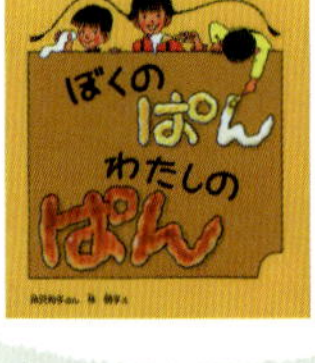

ぼくのぱんわたしのぱん
神沢利子／文、林明子／絵
［福音館書店　900円］
子どもの「作りたい」気持ちを刺激する絵本。

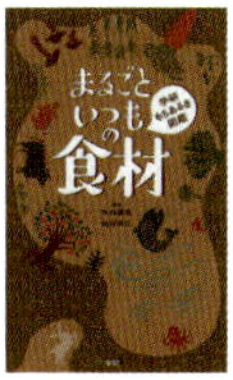

まるごといつもの食材
（学研もちあるき図鑑）

木村義志、松井淳江／監修［学研　2,000円］

あらゆる食材がまるごと分かる、食べ物図鑑。

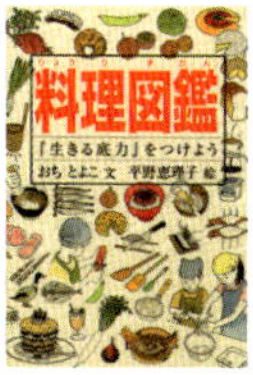

料理図鑑
おちとよこ／文、平野恵理子／絵

［福音館書店　1,600円］

調理道具や素材選び、調理の基礎など情報が満載。

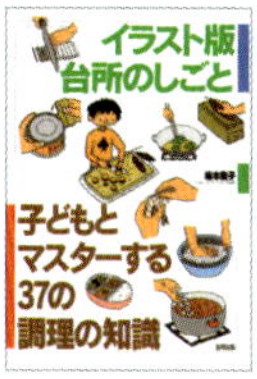

子どもとマスターする37の調理の知識
坂本廣子［合同出版　1,600円］

知っておきたい調理の基礎をイラストで解説。

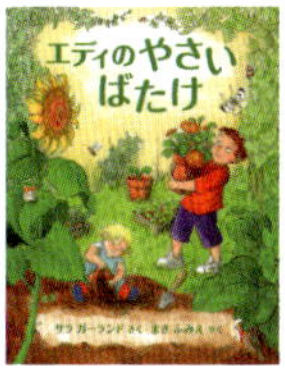

エディのやさいばたけ
サラ・ガーランド／作、まきふみえ／訳

［福音館書店　1,400円］

思わず応援したくなる、初めての野菜作り。

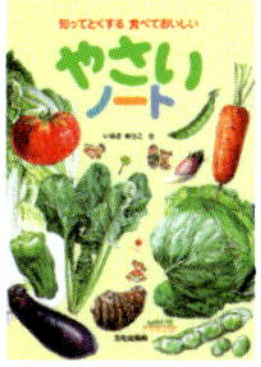

やさいノート
いわさゆうこ

［文化出版局　1,400円］

意外と知らない野菜を、様々な角度から紹介。

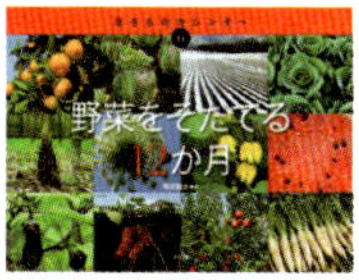

野菜をそだてる12か月
（生きものカレンダー）

亀田龍吉［アリス館　1,600円］

様々な種類の野菜が育つまでの1年間を追う。

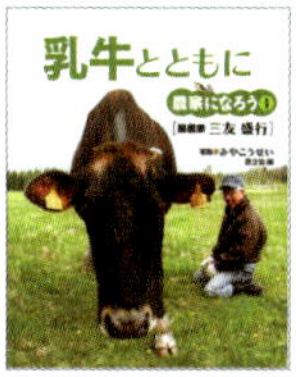

農家になろう 全5巻
みやこうせい、大西暢夫、倉持正実、依田恭司郎、石井和彦／写真［農文協　各1,900円］

農業の魅力やおもしろさを紹介するシリーズ。

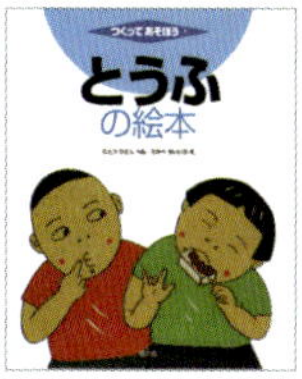

つくってあそぼう 全40巻
［農文協　各1,800円］

手作り食品に込められた知恵を学べるシリーズ。

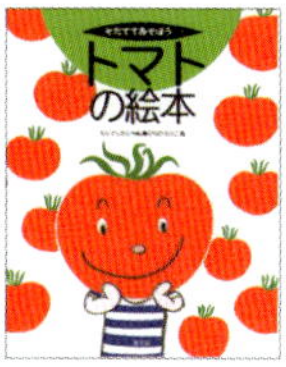

そだててあそぼう 全100巻
［農文協　各1,800円］

栽培を通じ、いのちと自然、文化を学ぶシリーズ。

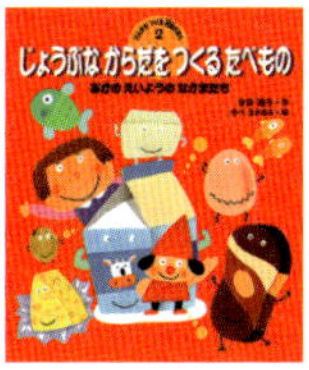

元気をつくる食育えほん 全5巻
吉田隆子／作、せべまさゆき／絵

［金の星社　各1,300円］

「食べるって楽しい」気持ちを育てるシリーズ。

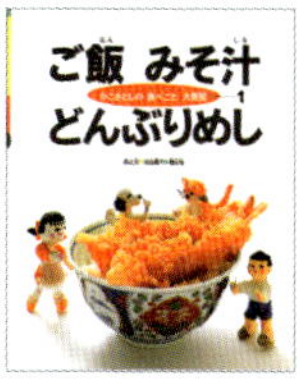

かこさとしの食べごと大発見 全10巻
かこさとし

［農文協　各2,200円］

豊かな食の世界を、分かりやすく伝えるシリーズ。

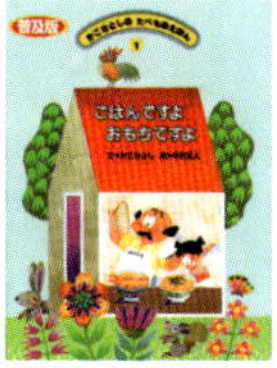

かこさとしのたべものえほん 全10巻
（普及版）

かこさとし［農文協　各1,800円］

食べ物の素材別に文化や歴史を紹介するシリーズ。

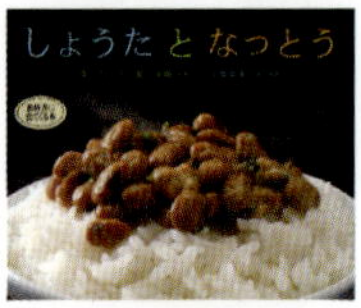

しょうたとなっとう

星川ひろ子、星川治雄／写真・文
小泉武夫／原案・監修［ポプラ社　1,200円］

納豆ができる工程を楽しく学べる写真絵本。

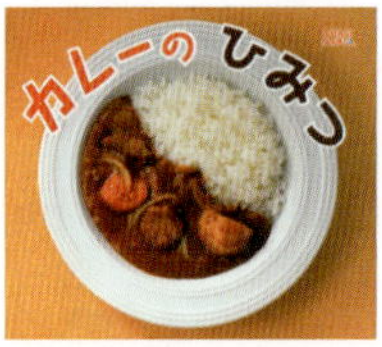

しぜんにタッチ！ **カレーのひみつ**

中山章子／監修・料理指導、古島万理子／写真
［ひさかたチャイルド　1,000円］

カレーをルウから手作り。おいしさの秘密に迫る！

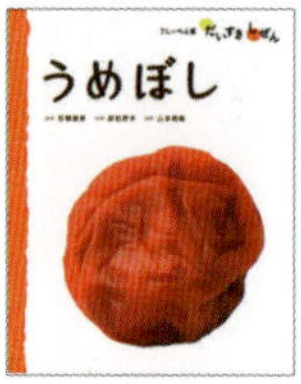

だいすきしぜん **うめぼし**

石橋國男／指導、辰巳芳子／料理
山本明義／撮影［フレーベル館　1,000円］

梅干しを手作りする過程を写真で紹介。

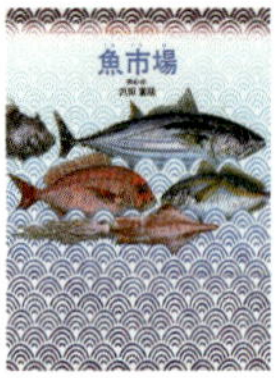

魚市場

沢田重隆
［評論社　1,800円］

築地市場を舞台に魚の種類や流通のしくみを紹介。

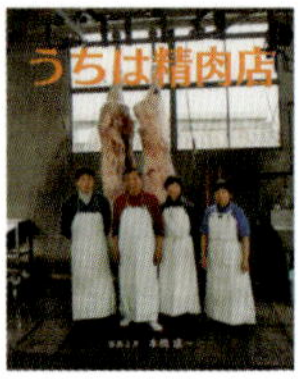

うちは精肉店

本橋成一
［農文協　1,600円］

「いのちをいただく」仕事を追った、写真絵本。

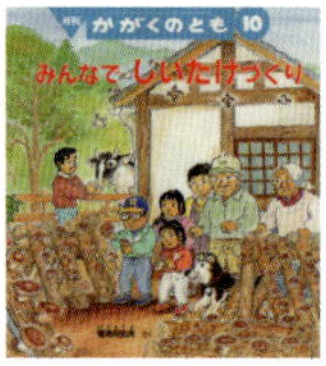

かがくのとも2013年10月号
みんなでしいたけづくり

菊池日出夫［福音館書店　390円］

椎茸の原木栽培から収穫までを体験。

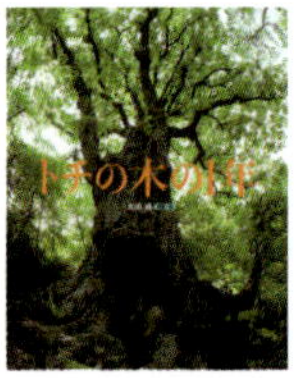

トチの木の1年

太田威
［福音館書店　1,200円］

トチの木を通し、自然と共に暮らす知恵を学べる。

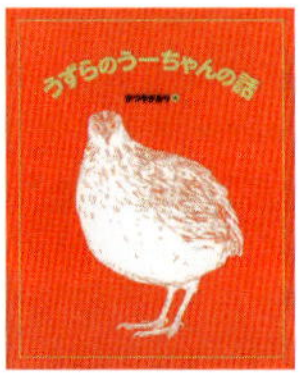

うずらのうーちゃんの話

かつやかおり
［福音館書店　1,200円］

生き物と暮らす大変さや愛情、命の強さを描く。

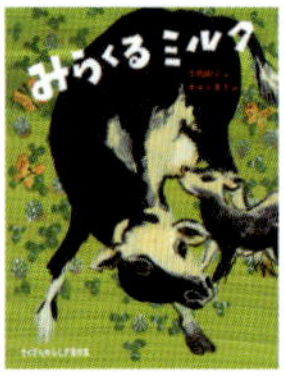

たくさんのふしぎ **みらくるミルク**

中西敏夫／文、米本久美子／絵
［福音館書店　1,300円］

世界中で愛される、ミルクと乳製品の歴史とは。

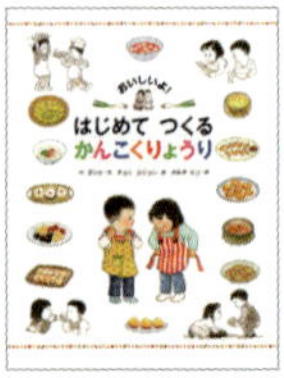

はじめてつくるかんこくりょうり

ペ　ヨンヒ／文、チョン　ユジョン／絵
かみやにじ／訳［福音館書店　2,000円］

簡単に作れておいしい、韓国料理のレシピ集。

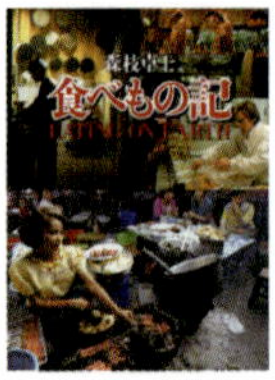

食べもの記

森枝卓士
［福音館書店　3,400円］

世界各地の食文化を、千枚以上の写真と共に紹介。

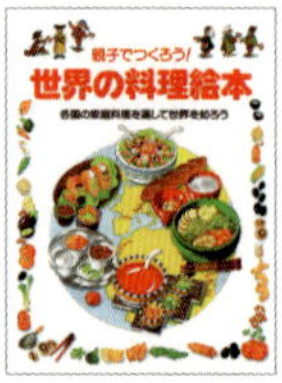

親子でつくろう！ **世界の料理絵本**

キャロライン・ヤング
［集文社　1,942円］

世界の様々な料理のレシピと食べ方を紹介。

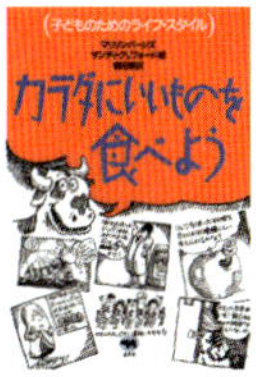

カラダにいいものを食べよう

マリリン・バーンズ／著、サンディ・クリフォード／絵、鶴田静／訳［晶文社　2,100円］

食に関する情報を、実験やクイズを交えて説く。

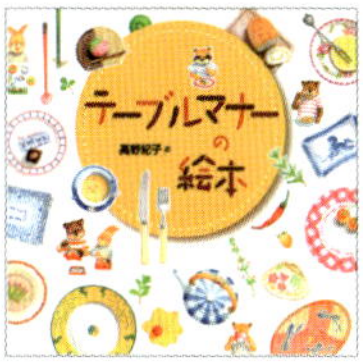

テーブルマナーの絵本

高野紀子
［あすなろ書房　1,600円］

小学生のための、食事作法と外食のマナー本。

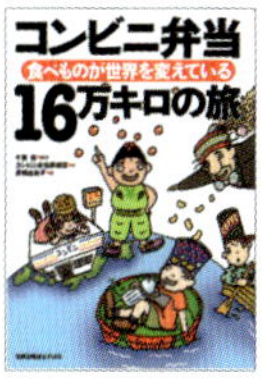

コンビニ弁当16万キロの旅

千葉保／監修、コンビニ弁当探偵団／文、高橋由為子／絵［太郎次郎社エディタス　2,000円］

便利な食生活が抱える環境問題や水問題を追求。

子どもたちに伝えたい 原発のはなし

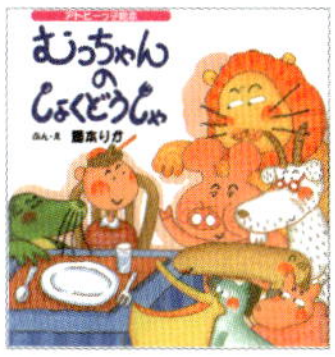

むっちゃんのしょくどうしゃ

國本りか
［芽ばえ社　1,200円］

皆に読んでもらいたい、食物アレルギーのお話。

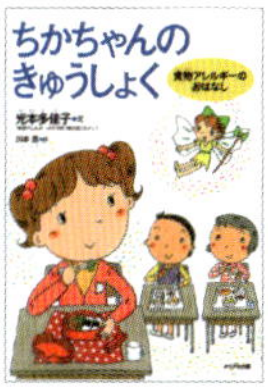

ちかちゃんのきゅうしょく

光本多佳子／文、川本浩／絵
［かもがわ出版　1,500円］

食物アレルギーの正しい知識をやさしく解説。

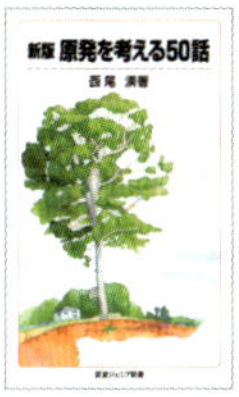

新版　原発を考える50話
（岩波ジュニア新書）

西尾漠［岩波書店　840円］

原発の危険な現状と、電気の真実について語る。

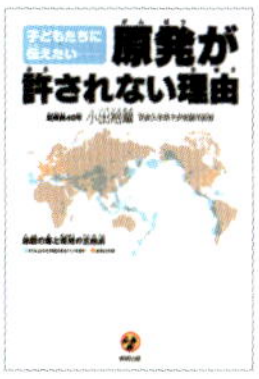

子どもたちに伝えたい―
原発が許されない理由

小出裕章［東邦出版　1,200円］

原子力発電の実態を、データと図解でやさしく解説。

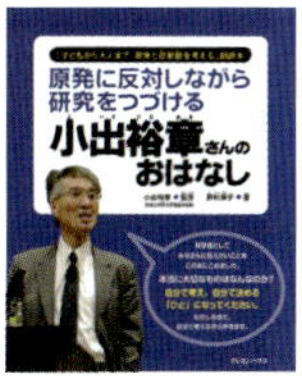

小出裕章さんのおはなし

小出裕章／監修、野村保子／著
［クレヨンハウス　1,200円］

原発研究者が訴える、原発事故と放射能の危険性。

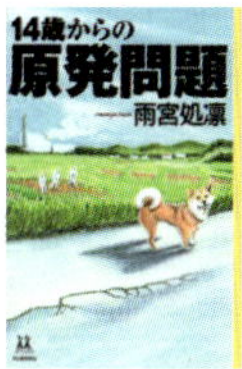

14歳からの原発問題
（14歳の世渡り術シリーズ）

雨宮処凛　［河出書房新社　1,200円］

原発の問題を分かりやすく、丁寧に説く。

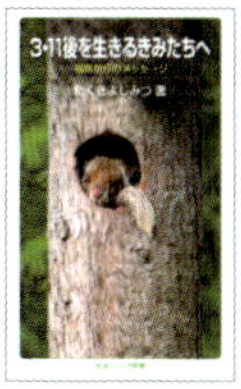

3・11後を生きるきみたちへ
（岩波ジュニア新書）

たくきよしみつ［岩波書店　820円］

原発や複雑化するフクシマの問題などを訴える。

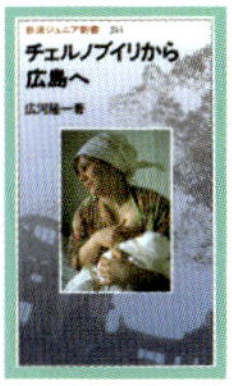

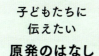

チェルノブイリから広島へ
（岩波ジュニア新書）

広河隆一［岩波書店　820円］

あるべき救援活動の姿と、核の必要性を問いかける。

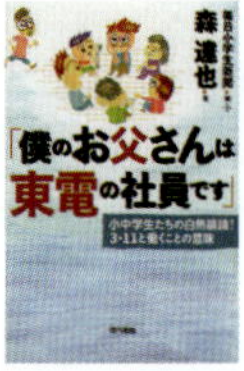

「僕のお父さんは東電の社員です」

毎日小学生新聞／編、森達也／著
［現代書館　1,400円］

原発事故に関する、全国の小中学生の議論を紹介。

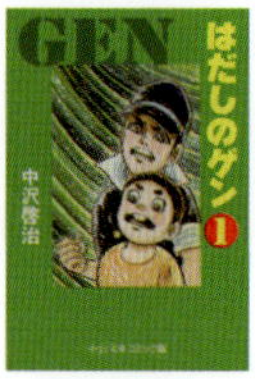

はだしのゲン①～⑦巻（中公文庫）

中沢啓治
［中央公論新社　各705円］

被爆の惨状や苦しみを描く、不朽の反戦反核マンガ。

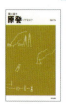

娘と話す原発ってなに？

池内了
［現代企画室　1,200円］

原子力発電の問題点を、物理学者の視点から解説。

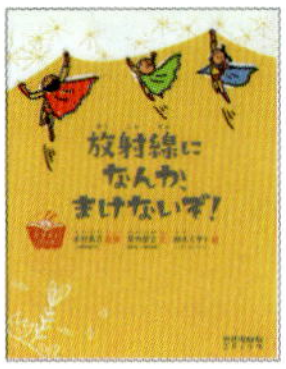

放射線になんか、まけないぞ！

木村真三／監修、坂内智之／文、柚木ミサト／絵
［太郎次郎社エディタス　1,200円］

日常生活で役立てたい、放射線の基礎知識。

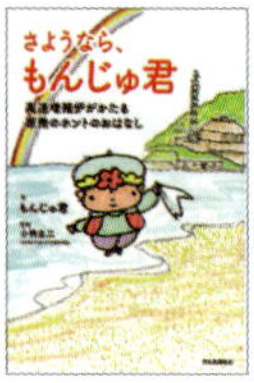

さようなら、もんじゅ君

もんじゅ君／著、小林圭二／監修
［河出書房新社　1,200円］

みんなが知りたい、原発の現状が分かる入門書。

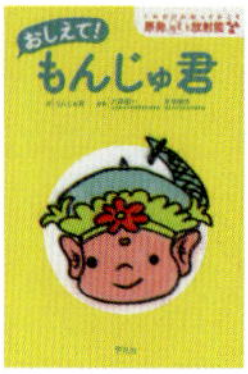

おしえて！もんじゅ君

もんじゅ君／著、大島堅一、
左巻健男／監修［平凡社　1,000円］

原発と放射能の疑問に、やさしく答えるQ&A。

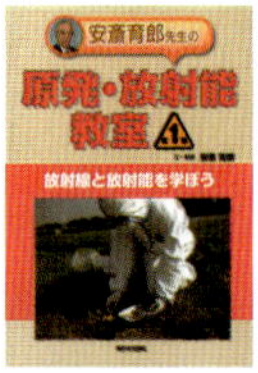

安斎育郎先生の原発・
放射能教室 ①～③巻

安斎育郎［新日本出版社　各2,000円］

放射線防護学の専門家が、様々な事例を解説する。

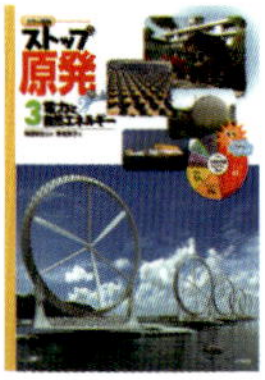

ストップ原発 ①～④巻

野口邦和、飯田哲也、辻信一／監修
［大月書店　各2,800円］

原子力発電の危険性について解説するシリーズ。

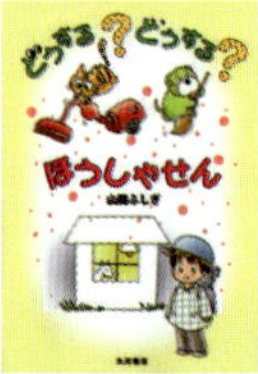

どうする？どうする？ほうしゃせん

山田ふしぎ
［大月書店　900円］

放射能の危険性と、身を守る方法をやさしく解説。

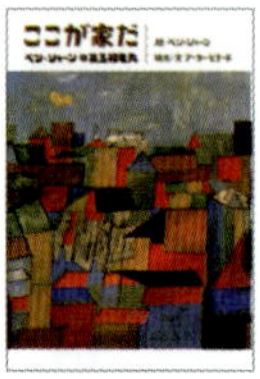

ここが家だ ベン・シャーンの第五福竜丸

ベン・シャーン／絵、アーサー・ビナード／構成・文
［集英社　1,600円］

第五福竜丸を通して、反原発、反水爆を訴える。

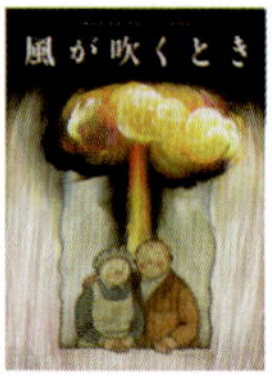

風が吹くとき

レイモンド・ブリッグズ／作
さくまゆみこ／訳［あすなろ書房　1,600円］

イギリス人夫婦の視点から、核戦争の恐怖を描く。

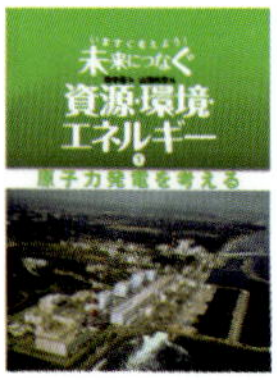

未来につなぐ資源・環境・エネルギー①
原子力発電を考える

田中優／著、山田玲司／画［岩崎書店　3,000円］

資源エネルギー問題について、具体策を考える。

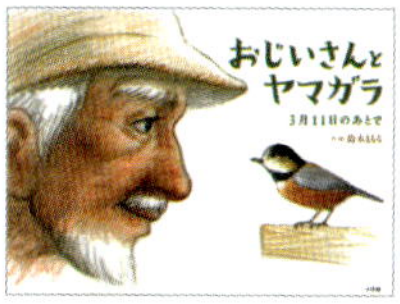

おじいさんとヤマガラ
3月11日のあとで
鈴木まもる［小学館　1,400円］
3.11以降の福島の森と鳥たちに起きた異変とは。

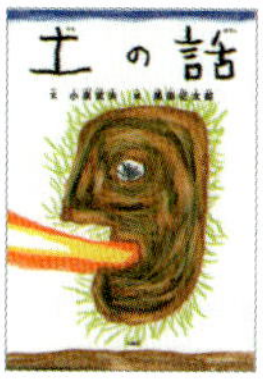

土の話
小泉武夫／文、黒田征太郎／絵
［石風社　1,300円］
フクシマの土が、阿武隈弁で人間文明を告発する。

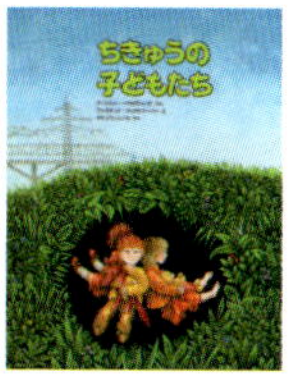

ちきゅうの子どもたち
グードルン・パウゼヴァング／文、アンネゲルト・フックスフーバー／絵［ほるぷ出版　1,400円］
母なる地球の観点から、環境破壊について考える。

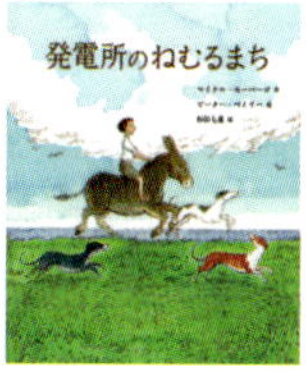

発電所のねむるまち
マイケル・モーパーゴ／作、ピーター・ベイリー／絵
杉田七重／訳［あかね書房　1,200円］
ある美しい街に、原子力発電所が建設され…。

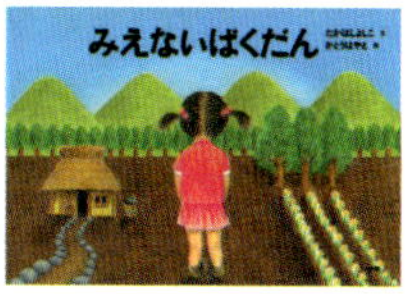

みえないばくだん
たかはしよしこ／文、かとうはやと／絵
［小学館　1,300円］
3.11以降、大反響をよんだ脱原発の詩を絵本化。

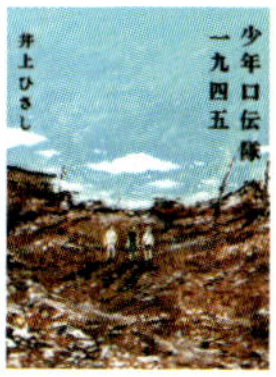

少年口伝隊一九四五
井上ひさし／著、ヒラノトシユキ／絵
［講談社　1,300円］
広島で被爆するも、懸命に生きる少年たちを描く。

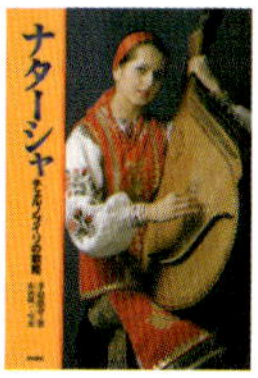

ナターシャ チェルノブイリの歌姫
手島悠介／著、広河隆一／写真
［岩崎書店　1,300円］
チェルノブイリで被爆した歌手の活動を紹介。

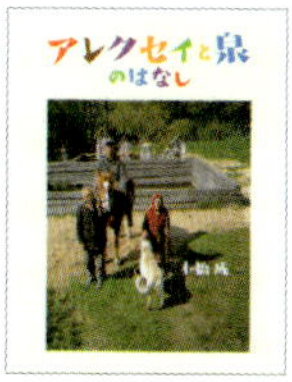

アレクセイと泉のはなし
本橋成一
［アリス館　1,300円］
チェルノブイリの事故後も、村人たちは故郷に残る。

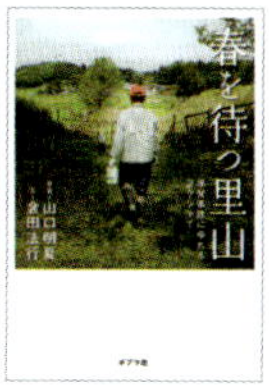

春を待つ里山
会田法行／文、山口明夏／写真
［ポプラ社　1,500円］
放射線により故郷を追われる人びとを写真で伝える。

crayonhouse

子どもと女性、そしてオーガニックの視点から考えた文化を発信する会社、クレヨンハウス。厳選された絵本、書籍やおもちゃのほか、コスメや衣類、食材など、様々なオーガニック製品も販売している。

www.crayonhouse.co.jp

東京店
東京都港区北青山3-8-15
Tel: 03-3406-6308

大阪店
大阪府吹田市垂水町3-34-24
Tel: 06-6330-8071

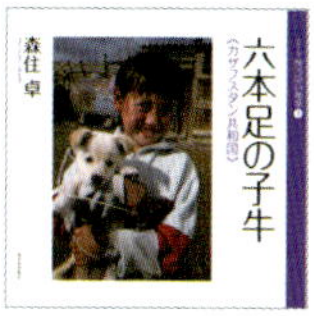

シリーズ核汚染の地球 ①〜③巻
森住卓
［新日本出版社　各1,500円］
核に汚染された国々の様子を写真で伝えるシリーズ。

山口タカの食育後記

本誌の企画書の表紙に「この国の食の安心・安全は食育が育む！」と書きました。

取材を進めるほどに、食育活動を長く実践し、食の安心・安全を突き詰めていくとオーガニック志向になると実感。それは食の世界に止まらず、衣食住にわたるライフスタイルの新しい価値観に成長しているとも感じました。食育を実践すればするほどオーガニックとの距離が急接近しているのです。

食は社会的、家庭的、個人的とそれぞれのシーンでいろいろな問題を抱えたままです。そのひとつの大きな要因として農薬、化学肥料、化学合成食品添加物、遺伝子組み換え食品、放射能など人為的なものから端を発しています。いまや何が安心で、安全なのかわからないのが現状です。

そんな中で安全についてはさまざまな規則を作り、規制をかけて安全策を図ろうとしていますが、誰も安心はしていません。つまるところ安心は他力本願、受身では得られないのです。

安心を得るには、もっと食を知るしかないのです。そして、自らを安全と安心を選択できるように育てる。それが食育なのです。その方向がオーガニックなのだと強く実感しました。

この国の食の安心・安全は
オーガニックがにない、食育が育む！

発行日　2017年7月20日 初版発行

監修　服部幸應

編集人　山口タカ（や組）

発行人　杢谷正樹

発行所　一般社団法人オーガニックヴィレッジジャパン
〒104-0052　東京都中央区月島1-21-12
TEL: 03-6225-0613
FAX: 03-3532-0463
E-mail: info@ovj.jp
URL: http://www.ovj.jp

発売所　キラジェンヌ株式会社
〒151-0073　東京都渋谷区笹塚3-19-2
青田ビル2F
TEL: 03-5371-0041
FAX: 03-5371-0051
URL: http://www.KIRASIENNE.com

印刷所　モリモト印刷株式会社

「食育」のすべてがわかる！

新版 **食育の本**

Shoku-iku

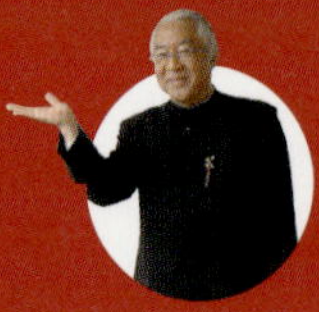

編集スタッフ

編集ディレクター　山口タカ（や組）

編集　西原真志
種藤　潤
のなかあき子
國近絵美

取材　種藤　潤
西山武志
横田　泉

デザイン　福島徹也
田宮菜穂子

イラスト　石田純子

撮影　上重泰秀

企画プロデュース　や組

DTP　藤田プロセス株式会社
協力　学校法人 服部学園 服部栄養専門学校